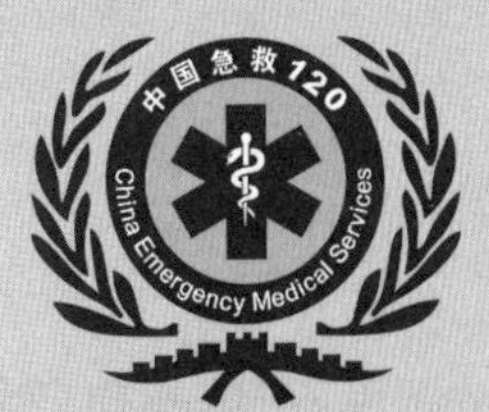

广州市
院前医疗急救理论
考核题库

广州市急救医疗指挥中心
广州市院前急救管理专家委员会 编

SPM 南方传媒
广东科技出版社
全国优秀出版社
·广州·

图书在版编目（CIP）数据

广州市院前医疗急救理论考核题库 / 广州市急救医疗指挥中心，广州市院前急救管理专家委员会编. 广州 ：广东科技出版社，2025. 6.（2025.7重印）

ISBN 978-7-5359-8401-2

Ⅰ. R459.7-44

中国国家版本馆 CIP 数据核字第 2024JE3427 号

广州市院前医疗急救理论考核题库

Guangzhou Shi Yuanqian Yiliao Jijiu Lilun Kaohe Tiku

出 版 人：严奉强
责任编辑：李　旻　何钰怡
装帧设计：友间文化
责任校对：杨　乐
责任印制：彭海波　林记松
出版发行：广东科技出版社
（广州市环市东路水荫路11号　邮政编码：510075）
销售热线：020-37607413
https://www.gdstp.com.cn
E-mail：gdkjbw@nfcb.com.cn
经　　销：广东新华发行集团股份有限公司
印　　刷：广州市彩源印刷有限公司
（广州市黄埔区百合三路8号　邮政编码：510700）
规　　格：787 mm × 1 092 mm　1/16　印张20　字数400千
版　　次：2025年6月第1版
2025年7月第2次印刷
定　　价：98.00元

编委会

前　言

习近平总书记强调："健康是促进人的全面发展的必然要求，是经济社会发展的基础条件，是民族昌盛和国家富强的重要标志，也是广大人民群众的共同追求。"党的二十大开启了全面建设社会主义现代化国家的新征程，擘画了以中国式现代化全面推进中华民族伟大复兴的新蓝图，强调要"推进健康中国建设"。个人健康是立身之本，是实现美好生活的重要基础；人民健康是立国之基，是检验中国式现代化建设成效的重要标尺。当前，人民群众对医疗健康服务的需求快速增长，对医护人员的专业性提出了更高的要求。

为推动医疗卫生健康事业高质量发展，巩固院前急救医护人员的专业知识，更好发挥其医疗技能，广州市急救医疗指挥中心组织院前急救专家编写了《广州市院前医疗急救理论考核题库》。本书从临床实际出发，面向院前急救工作人员，内容包括医生理论考核题库、护士理论考核题库、医疗辅助人员考核题库、法律法规考核题库等四部分，基本涵盖院前急救工作者在临床中必须掌握的医疗知识与法律知识。本书内容丰富，文字简明扼要，题目专业严谨，覆盖全面，难度适中。希望本书能够帮助院前急救医疗人员充分掌握专业知识，提高院前急救能力。

广州市急救医疗指挥中心

2024年12月

目　　录

题库

参考答案

《广州市院前医疗急救理论考核题库》题型说明

本题库包含院前急救医生理论考核题库（1321题）、院前急救护士理论考核题库（897题）、院前急救辅助人员考核题库（99题）和法律法规题库（155题）四部分，以及对应题目的参考答案。经广州市院前急救管理专家委员会核定，本题库采用A型题（A1、A2、A3、A4）和X型题两种类型题目。具体介绍如下：

A1型题（即单句型最佳选择题）：每道试题由1个题干和5个备选答案组成，备选答案中只有1个是最佳选择，称为正确答案，其余4个均为干扰答案。

A2型题（即病例摘要型最佳选择题）：试题结构是由1个作为题干的简要病历，以及5个备选答案组成，备选答案中只有1个是最佳选择。

A3型题（即病例组型最佳选择题）：试题题干叙述一个以患者为中心的临床情景，然后提出2～5个相关问题，每个问题均与介绍的临床情景有关，但测试要点不同，且问题之间相互独立。答题时，从每个问题后的5个选项中，选择1个最佳答案。

A4型题（即病例串型最佳选择题）：题干叙述一个以单一患者或家庭为中心的临床情景，然后提出2～6个相关问题。随着病情的展开，可得到新的信息。有时陈述了一些次要的或有前提的假设信息，这些信息与病例中叙述的具体患者并不一定有联系。提供信息的顺序对回答问题非常重要。每个问题均与介绍的临床情景有关，又与随后的病情发展有关。答题时要以试题提供的信息为基础。

X型题（即任意选择题）：每道题后有5个备选答案，备选答案中有1个或1个以上正确答案，选多或选少均不得分。

题　库

第一部分

医生篇

（共1321题）

包括

A1型题330题　A2型题331题

A3型题348题　A4型题156题

X型题156题

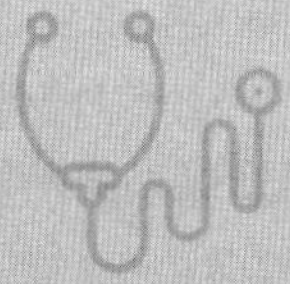

一、A1型题　330题

（单句型最佳选择题。每道试题由1个题干和5个备选答案组成，备选答案中只有1个是最佳选择，称为正确答案，其余4个均为干扰答案。）

1. 急诊医学专业特点与其他学科专业的差异在于：（　）

A. 整体与局部　B. 临床思维　C. 时间窗概念　D. 多能一专　E. 以上都是

2. 急诊专科医生应具备的人文素养有：（　）

A. 良好的职业道德　B. 高度的责任心　C. 急患者之所急的情怀，能医者之所能的担当

D. 医病、医身、医心　E. 以上都是

3. 以下不是成人院外心脏骤停生存链内容的是：（　）

A. 及早识别与预防　B. 启动应急反应系统　C. 高质量心肺复苏（CPR）及除颤

D. 心脏骤停恢复自主循环后的治疗　E. 康复

4. 以下关于孕产妇院内心脏骤停救治流程叙述错误的是：（　）

A. 提供高质量的CPR　B. 实施子宫侧移手法以缓解动脉-下腔静脉压迫

C. 置入高级气道后每6秒通气1次　D. 围死亡期剖宫产最好在20分钟内完成

E. 围死亡期剖宫产的目标是改善产妇及胎儿的预后

5. 儿童心肺复苏时的辅助通气频率是：（　）

A. 30～40次/min　B. 20～30次/min　C. 15～20次/min　D. 10～15次/min

E. 8～10次/min

6. 根据《2020年美国心脏协会心肺复苏和心血管急救指南》，成人心肺复苏过程中胸外按压中断的控制时间是：（　）

A. 6秒内　B. 8秒内　C. 10秒内　D. 12秒内　E. 14秒内

7. 根据《2020年美国心脏协会心肺复苏和心血管急救指南》，成人心肺复苏建立高级气道后的通气频率是：（　）

A. 2秒1次　B. 4秒1次　C. 6秒1次　D. 6～8秒1次　E. 8秒1次

8. 成人心肺复苏时，胸外按压实施者交换按压操作的时间间隔是：（　）

A. 5分钟　B. 3分钟　C. 10分钟　D. 2分钟　E. 4分钟

9. 关于成人胸外按压方法的叙述，不正确的是：（　）

A. 按压部位位于双侧乳头连线中点　B. 按压深度至少达到5cm，但不超过8cm

C. 按压频率100～120次/min　D. 要确保胸廓的充分回弹

E. 按压中断时间不超过10秒

10. 成人心肺复苏时，施救者在给予电击除颤后应：（　）

A. 立即检查呼吸或脉搏　B. 调节好除颤仪，准备第二次除颤

C. 立即行心电图检查，以明确心脏骤停的心电类型

D. 继续胸外按压，5组（约2分钟）CPR后再行脉搏和呼吸检查

E. 肾上腺素1mg，静脉推注

11. 口对口人工呼吸时，将患者头部后仰，托起下颌，其目的是：（　）

A. 便于口对口紧密接触，避免漏气　B. 避免口、鼻分泌物流出

C. 保护颈椎　D. 保持脑部血液供应　E. 解除舌后坠造成的咽喉阻塞

12. 判断口对口人工呼吸是否有效的依据是：（　）

A. 自主呼吸是否恢复　B. 口唇发绀是否改善　C. 瞳孔是否缩小

D. 胸廓是否起伏　E. 呼吸肌是否有力

13. 关于成人心肺复苏中人工呼吸的叙述，不正确的是：（　）

A. 人工呼吸前要检查口腔有无异物

B. 对建立高级气道的患者实施心肺复苏的过程中，要保持按压通气比为30：2

C. 尽可能避免过度通气　D. 利用简易呼吸器进行人工呼吸

E. 每次人工呼吸需要确保胸廓起伏

14. 被目击的创伤性成人心脏骤停患者最常见的心律类型是：（　）

A. 心室颤动　B. 无脉性电活动　C. 尖端扭转型室性心动过速

D. 无脉性室性心动过速　E. 心室静止

15. 早期电除颤是决定成人心脏骤停患者存活的关键因素，除颤每延迟1分钟，患者存活率下降：（　）

A. 5%　B. 7%～10%　C. 10%～20%　D. 30%　E. 50%

16. 关于成人心肺复苏过程中电除颤的叙述，不正确的是：（　）

A. 双向波除颤能量为200J　B. 单向波除颤能量为360J

C. 所有的室性心动过速都不需要电除颤

D. 目击发生心室颤动的患者需要尽快电击除颤

E. 电除颤后需要进行5个循环的心肺复苏后再进行判断

17. 成人CPR时肾上腺素的用量、用法是：（　）

A. 每1分钟1mg，静脉推注　B. 每2分钟1mg，静脉推注

C. 每3～5分钟1mg，静脉推注　D. 每6分钟1mg，静脉推注

E. 每10分钟1mg，静脉推注

18. 成人CPR时，对于顽固性心室颤动/无脉性室性心动过速患者，首剂及第二剂胺碘酮的静脉用量分别是：（　）

A. 75mg，75mg　B. 75mg，150mg　C. 150mg，150mg　D. 150mg，300mg

E. 300mg，150mg

19. 下列关于减轻心脏骤停患者自主循环恢复后继发性脑损伤的措施，不正确的是：（　）

A. 进行基础的神经功能检查及头颅CT筛查脑水肿

B. 进行目标温度管理（30～32℃）　C. 维持目标平均动脉压在65～80mmHg

D. 维持动脉血氧饱和度正常（94%～99%）

E. 对于ST段抬高心肌梗死（STEMI）及非ST段抬高心肌梗死（NSTEMI）患者，重建冠状动脉血运

20. 下列关于儿童心脏骤停特点的叙述，不正确的是：（ ）

A. 多为突发心脏原因所致 B. 78%的初始节律是心室静止

C. 室性心律的发生率＜10%

D. 对非原发性心脏骤停患儿，复苏早期更注重呼吸支持

E. 心肺复苏时间较成人相对更长

21. 关于儿童CPR质量的叙述，错误的是：（ ）

A. 用力快速（100～120次/min）按压（≥1/3胸廓前、后径），保证胸廓回弹

B. 尽量减少胸外按压中断 C. 每2分钟轮换1次

D. 如没有高级气道，应采用30∶2的按压通气比

E. 如已建立高级气道，应持续按压，并每2～3秒给予1次人工呼吸

22. 儿童CPR时，电击除颤第一次、第二次的电击能量分别是：（ ）

A. 1J/kg，2J/kg B. 2J/kg，2J/kg C. 2J/kg，4J/kg D. 4J/kg，2J/kg

E. 4J/kg，4J/kg

23. 儿童CPR时，对于顽固性心室颤动/无脉性室性心动过速患者，胺碘酮的静脉用量、用法是：（ ）

A. 2.5mg/kg，静脉推注，最多重复2次 B. 2.5mg/kg，静脉推注，最多重复3次

C. 5mg/kg，静脉推注，最多重复2次 D. 5mg/kg，静脉推注，最多重复3次

E. 5mg/kg，静脉推注，最多重复5次

24. 中毒后瞳孔不缩小的毒物是：（ ）

A. 莨菪碱 B. 有机磷类 C. 阿片类 D. 镇静催眠药 E. 氨基甲酸酯类

25. 中毒后呼吸气味有苦杏仁味的毒物是：（ ）

A. 有机磷杀虫药 B. 黄磷 C. 氰化物 D. 苯酚 E. 铊

26. 应用后可引起心动过速的药物是：（ ）

A. 洋地黄类 B. 拟胆碱药 C. 钙离子拮抗剂 D. 阿托品 E. β受体阻滞剂

27. 口服中毒者服毒后的最佳洗胃时间是：（ ）

A. ≤1h B. ≤3h C. ≤6h D. ≤8h E. ≤12h

28. 铅中毒的特效解毒剂是：（ ）

A. 依地酸钙钠 B. 二巯基丙磺钠 C. 二巯基丙醇 D. 亚硝酸盐-硫代硫酸钠

E. 亚甲蓝

29. 静脉注射稀释后的小剂量亚甲蓝（1～2mg/kg）用于抢救，其对应的中毒原因是：（ ）

A. 急性亚硝酸盐中毒 B. 急性重金属中毒 C. 急性氰化物中毒

D. 急性有机磷中毒 E. 急性阿片类药物中毒

30. 急性苯二氮䓬类药物中毒的特效解毒剂是：（ ）

A. 纳洛酮 B. 纳美芬 C. 氟马西尼 D. 维生素K_1 E. 维生素C

31. 急性灭鼠剂氟乙酰胺中毒的特效解毒剂是：（ ）

A. 维生素K_1 B. 维生素B_1 C. 维生素B_6 D. 二巯基丙磺钠 E. 乙酰胺

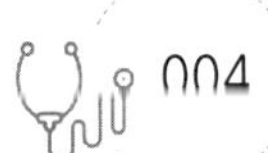

32. 肉毒杆菌食物中毒的发病特点是：（　）

A. 先有腹痛、呕吐，继而腹泻，多伴有发热

B. 先有腹痛、发热，后有腹泻及呕吐

C. 突然发病，主要为中枢神经系统症状，如头痛、眼睑下垂、吞咽困难等

D. 先有恶心、头痛，后迅速发生腹痛及呕吐

E. 先有纳差、腹痛、腹泻、水样便或黏液便，后发热

33. 爆发型百草枯中毒患者死亡的常见原因是：（　）

A. 心力衰竭　B. 多器官功能衰竭　C. 脑水肿　D. 肝衰竭　E. 呼吸衰竭

34. 拟除虫菊酯类中毒的诊断依据是：（　）

A. 发绀　B. 血尿　C. 头痛　D. 四肢肌肉震颤及抽搐　E. 出血性膀胱炎

35. 百草枯中毒损伤最突出、最严重的器官是：（　）

A. 消化道　B. 肺　C. 肝　D. 肾　E. 心

36. 下列关于急性氨基甲酸酯类杀虫药中毒的治疗措施，不正确的是：（　）

A. 立即脱离接触毒物现场　B. 2%碳酸氢钠溶液洗胃

C. 用肥皂水彻底清洗被污染的毛发、皮肤　D. 应用阿托品　E. 应用胆碱酯酶复活剂

37. 不属于急性有机磷农药中毒解毒剂的是：（　）

A. 阿托品　B. 二巯基丙醇　C. 盐酸戊乙奎醚　D. 氯解磷定　E. 双解磷

38. 治疗急性溴鼠隆中毒的特效药是：（　）

A. 维生素B_1　B. 维生素B_6　C. 维生素B_{12}　D. 维生素C　E. 维生素K_1

39. 不引起传染性食物中毒的致病菌是：（　）

A. 沙门菌　B. 副溶血弧菌　C. 变形杆菌　D. 葡萄球菌

E. 肠产毒性大肠埃希菌

40. 休克的最根本原因是：（　）

A. 有效循环血量下降　B. 血压下降　C. 中心静脉压下降　D. 心输出量下降

E. 尿量下降

41. 不符合脓毒性休克初始复苏1小时集束化策略的是：（　）

A. 测量乳酸水平

B. 使用抗生素前进行血培养

C. 针对低血压和高乳酸血症（≥4mmol/L），初始晶体液输注量为30mL/kg

D. 若液体复苏期间或之后血压持续偏低，优选多巴胺以维持平均动脉压≥65mmHg

E. 若液体复苏期间或之后血压持续偏低，优选去甲肾上腺素以维持平均动脉压≥65mmHg

42. 评估低血容量性休克患者液体复苏效果的最好指标是：（　）

A. 中心静脉压　B. 平均动脉压　C. 每小时尿量　D. 乳酸　E. 乳酸清除率

43. 休克时易发生的酸碱失衡类型是：（　）

A. 代谢性酸中毒　B. 呼吸性碱中毒　C. 呼吸性酸中毒合并代谢性碱中毒

D. 代谢性碱中毒　E. 呼吸性酸中毒合并代谢性酸中毒

44. 低血容量性休克患者早期最易受损害的器官是：（　）

A. 心　B. 脑　C. 肝　D. 肺　E. 肾

45. 关于低血容量性休克主要临床特点的叙述，错误的是：（　）

A. 有创伤、胃肠道出血或大量体液丢失的临床证据

B. 外周静脉塌陷，脉压差变小　C. 血压早期正常，晚期下降

D. 中心静脉压降低，回心血量减少，心排量下降，外周血管阻力降低

E. 微循环障碍

46. 临床上引起暖休克的最常见致病菌是：（　）

A. G^-杆菌　B. G^+杆菌　C. G^-球菌　D. G^+球菌　E. 病毒

47. 高位脊髓损伤易引起的休克类型是：（　）

A. 低血容量性休克　B. 感染性休克　C. 心源性休克　D. 过敏性休克

E. 神经源性休克

48. 关于多器官功能障碍综合征（MODS）的叙述，错误的是：（　）

A. MODS常指急性疾病过程中发生的两个或两个以上的主要器官功能不全　B. 急性

C. 死亡率高　D. 凡是两个或两个以上的主要器官功能不全就是MODS

E. MODS最好的治疗方法是预防

49. 脓毒症在留取标本后，使用静脉抗生素治疗的最佳时间是____内：（　）

A. 6小时　B. 4小时　C. 3小时　D. 2小时　E. 1小时

50. 热型为回归热的疾病是：（　）

A. 副伤寒　B. 霍奇金病　C. 结核病　D. 疟疾　E. 大叶性肺炎

51. 弛张热与间歇热的主要不同点是：（　）

A. 发热热峰　B. 发热上升方式　C. 发热持续时间　D. 发热下降方式

E. 有无正常体温

52. 发热呈稽留热型的疾病是：（　）

A. 风湿热　B. 布鲁菌病　C. 疟疾　D. 大叶性肺炎　E. 急性肾盂肾炎

53. 不属于重症中暑的是：（　）

A. 劳力性热射病　B. 经典型热射病　C. 热痉挛　D. 热衰竭　E. 热昏迷

54. 相对于强酸损伤，强碱损伤显著不同的特点是：（　）

A. 口服时可致消化道不同程度的烧灼伤　B. 坏死组织脱离后创面较浅

C. 眼部损伤时立刻用清水冲洗　D. 脂肪皂化　E. 疼痛剧烈

55. 关于强酸中毒处理的叙述，错误的是：（　）

A. 皮肤灼伤者应立即用清水冲洗，再用2%碳酸氢钠溶液冲洗，然后用生理盐水冲洗创面

B. 眼部灼伤者应立即用清水冲洗，再以生理盐水冲洗

C. 发生喉头水肿者应尽快行气管切开术

D. 出现消化道穿孔者应及早手术

E. 立即用2%碳酸氢钠溶液洗胃和催吐

56. 符合Ⅱ度冻伤的临床表现是：（　）

A. 复温后皮肤呈红色或紫色，无水疱

B. 复温后皮肤呈暗红色，水肿明显，有水疱，疱底鲜红

C. 复温后皮肤呈青紫色，皮温较低，散在厚壁血性水疱，疱底暗红，有血性渗出

D. 复温后皮肤呈青灰色，皮温低，有厚壁血性水疱，疱液呈咖啡色，疱底污秽

E. 复温后创面不易愈合，可有长期感觉过敏或疼痛

57. 急性胰腺炎患者腹部体查的特点是：（　）

A. 下腹正中压痛　B. 中上腹压痛　C. 墨菲（Murphy）征阳性

D. 麦氏（McBurney）点压痛　E. 脐周压痛

58. 单纯左心衰竭的典型体征是：（　）

A. 肝肿大　B. 颈静脉怒张　C. 肝颈静脉回流征阳性　D. 双肺底闻及湿啰音

E. 双侧胸腔积液

59. 体查时可闻及心包摩擦音的疾病是：（　）

A. 主动脉瓣关闭不全　B. 右心衰竭　C. 左心衰竭　D. 全心衰竭

E. 急性心肌梗死

60. 内脏痛的主要特点是：（　）

A. 快痛　B. 刺痛　C. 对牵拉不敏感　D. 必有牵涉痛　E. 定位不精确

61. 有关酮体的叙述，正确的是：（　）

A. 产生过多的原因是糖类摄入过多　B. 酮体是肝内脂肪酸分解的异常中间产物

C. 产生过多的原因是肝功能障碍

D. 在肝中合成，但被肝外组织氧化利用

E. 所有组织都可合成，但以肝中合成为主

62. 高渗高糖综合征的诊断标准中，最低有效血浆渗透压是：（　）

A. 310mOsm/L　B. 320mOsm/L　C. 330mOsm/L　D. 340mOsm/L　E. 350mOsm/L

63. 变异型心绞痛的主要发生机制是：（　）

A. 冠状动脉管腔严重狭窄　B. 循环血流量减少　C. 冠状动脉痉挛

D. 心脏舒张末期容量负荷过大　E. 不稳定斑块内出血，纤维帽破裂，血小板凝聚及血栓形成

64. 不属于糖尿病酮症酸中毒常见诱因的是：（　）

A. 腹痛　B. 感染　C. 胰岛素治疗中断　D. 创伤　E. 妊娠

65. 急性心肌梗死并左心功能不全伴频发多源性室性早搏，用利多卡因无效时，优选的药物是：（　）

A. 普鲁卡因胺　B. 普罗帕酮　C. 胺碘酮　D. 阿替洛尔　E. 维拉帕米

66. 心力衰竭概念的主要内容是：（　）

A. 心肌收缩功能障碍　B. 心肌舒张功能障碍　C. 心排血量相对下降

D. 心排血量绝对下降　E. 心排血量不能满足机体需要

67. 右心衰竭与肝硬化的最主要鉴别点是：（　）

A. 有无脾脏肿大　B. 肝脏是否肿大　C. 有无下肢水肿　D. 颈静脉是否充盈

E. 有无腹水

68. 不符合应激性溃疡发病基础的是：（　）

A. 重度烧伤　B. 重度创伤　C. 慢性胃炎　D. 颅脑外伤　E. 颅内血肿

69. 最能反映门静脉高压特征的是：（　）

A. 食管静脉曲张　B. 腹壁静脉曲张　C. 痔核形成　D. 腹水形成　E. 脾肿大

70. 脉压减小的疾病是：（　）

A. 主动脉瓣狭窄　B. 老年动脉硬化　C. 动静脉瘘　D. 多发性大动脉炎

E. 甲状腺功能亢进症

71. 急性腹痛伴休克最常见的病因是：（　）

A. 急性坏死性胆囊炎　B. 急性坏死性胰腺炎　C. 急性胃十二指肠溃疡穿孔

D. 急性尿路梗阻并感染　E. 急性下壁心肌梗死

72. 幽门梗阻呕吐大量胃液后的酸碱类型是：（　）

A. 代谢性酸中毒　B. 呼吸性酸中毒　C. 呼吸性碱中毒　D. 代谢性碱中毒

E. 代谢性酸中毒合并呼吸性碱中毒

73. 肝功能Child-Pugh C级患者发生食管胃底静脉曲张破裂大出血的急救措施是：（　）

A. 胃大部切除术　B. 三腔二囊管压迫止血

C. 经颈静脉肝内门体静脉分流术（TIPS）　D. 肝叶切除术　E. 肝总动脉结扎术

74. 食管异物最危险的并发症是：（　）

A. 颈前脓肿　B. 纵隔脓肿　C. 刺破大血管　D. 食管周围肿胀　E. 食管穿孔

75. 心绞痛发作时，不宜用硝酸甘油的疾病是：（　）

A. 稳定型心绞痛　B. 不稳定型心绞痛　C. 变异型心绞痛

D. 主动脉瓣关闭不全　E. 梗阻性肥厚型心肌病

76. 急性心肌梗死患者早期（24小时内）的主要死亡原因是：（　）

A. 心源性休克　B. 心力衰竭　C. 心律失常　D. 心脏破裂　E. 室壁瘤形成

77. 心脏听诊时，心尖区收缩中期附加音并有收缩中晚期杂音，最可能的诊断是：（　）

A. 乳头肌功能不全　B. 风心病二尖瓣关闭不全　C. 主动脉瓣关闭不全

D. 二尖瓣脱垂　E. 扩张型心肌病

78. 肾上腺素适用于心脏骤停患者的主要作用机制是：（　）

A. α肾上腺素能受体激动剂的特性　B. 兴奋多巴胺受体2

C. β肾上腺素能受体激动剂的特性　D. 兴奋多巴胺受体1

E. 兴奋毒蕈碱型（M型）受体

79. 对急性胃炎引起的上消化道出血，行急诊胃镜检查的最佳时间是在出血后：（　）

A. 7～8天内　B. 5～6天内　C. 2～3天内　D. 1～2天内

E. 尽早，即刻进行最好

80. 能使肾上腺素升压作用翻转的药物是：（　）

A. 酚妥拉明　B. 苯海拉明　C. 硝苯地平　D. 硝酸甘油　E. 普萘洛尔

81. 不符合高血压脑病特征的是：（　）

A. 以颅内压增高为主要表现　B. 大多数伴有急性肢体水肿表现

C. 可发生于嗜铬细胞瘤　D. 发作时先有血压突然升高　E. 可发生于急进性高血压

82. 垂体危象时，最多见的临床表现是：（　）

A. 高钠高渗性昏迷　B. 低钠低渗性昏迷　C. 高血糖性昏迷　D. 低血糖性昏迷

E. 高热性抽搐

83. 诊断消化性溃疡穿孔最有价值的临床表现是：（　）

A. 突发上腹部压痛　B. 突发上腹部反跳痛　C. 肝浊音界消失　D. 肠鸣音消失

E. 突发上腹部剧痛

84. 能使心输出量增加的因素是：（　）

A. 心交感神经中枢紧张性增高　B. 心迷走神经中枢紧张性增高

C. 心交感神经中枢紧张性降低　D. 心室舒张末期容量减少　E. 颈动脉窦内压力增高

85. 心肌缺血时，牵涉痛常发生的部位是：（　）

A. 左肩胛和右肩胛　B. 左肩胛和背部　C. 心前区，左肩和左上臂

D. 上腹部和腹股沟区　E. 中腹部和脐周围区

86. 关于蜘蛛痣的叙述，错误的是：（　）

A. 由皮肤小动脉末端分支性扩张而成　B. 发生机制与肝掌相同

C. 一般认为与肝脏对体内雌激素的灭活减弱有关　D. 多见于下腔静脉分布的区域内

E. 多见于急、慢性肝炎或肝硬化

87. 关于硝酸甘油作用机制的叙述，错误的是：（　）

A. 扩张心外膜血管　B. 降低心肌耗氧量　C. 降低交感神经活性

D. 降低左心室舒张末压　E. 降低心室壁肌张力

88. 肾上腺素和异丙肾上腺素共同的适应证是：（　）

A. 局部止血　B. 与局麻药物配伍，延长麻醉药的作用时间　C. 过敏性休克

D. 房室传导阻滞　E. 支气管哮喘

89. 高血压伴心绞痛及哮喘者，出现肾功能不全时，最适合的治疗药物是：（　）

A. 卡托普利　B. 普萘洛尔　C. 硝苯地平　D. 氢氯噻嗪　E. 哌唑嗪

90. 关于肝性脑病诱因的叙述，错误的是：（　）

A. 上消化道出血　B. 下消化道出血　C. 高血糖　D. 代谢性碱中毒　E. 便秘

91. 冠心病心绞痛与心肌梗死时胸痛的最主要鉴别点是：（　）

A. 疼痛的性质不同　B. 疼痛的部位不同　C. 疼痛放射的部位不同

D. 疼痛持续时间不同　E. 疼痛时是否伴发恶心、呕吐

92. 合并冠状动脉痉挛性心绞痛的高血压患者的首选治疗药物是：（　）

A. 美托洛尔　B. 氢氯噻嗪　C. 卡托普利　D. 氨氯地平　E. 哌唑嗪

93. **急性下壁心肌梗死最常见的并发症是：（　）**

A. 室性期前收缩　B. 房室传导阻滞　C. 心房颤动　D. 房性心动过速

E. 右束支传导阻滞

94. **不适宜使用洋地黄的疾病是：（　）**

A. 风湿性心脏病　B. 缺血性心肌病　C. 肥厚梗阻型心肌病　D. 急性心肌炎

E. 扩张型心肌病

95. **胸片心脏呈梨形的疾病是：（　）**

A. 主动脉瓣狭窄　B. 二尖瓣狭窄　C. 肺动脉瓣狭窄　D. 三尖瓣狭窄

E. 二尖瓣关闭不全

96. **不适宜用于治疗洋地黄中毒所致的室性心动过速的是：（　）**

A. 直流电复律　B. 氯化钾　C. 普罗帕酮　D. 苯妥英钠　E. 利多卡因

97. **最可能发生晕厥的心脏瓣膜病是：（　）**

A. 二尖瓣狭窄　B. 二尖瓣关闭不全　C. 主动脉瓣狭窄　D. 主动脉瓣关闭不全

E. 肺动脉瓣关闭不全

98. **不属于急性重型胰腺炎临床表现的是：（　）**

A. 呼吸衰竭　B. 腹痛　C. 腹泻　D. 消化道出血　E. 休克

99. **预激综合征合并快速心房颤动时的首选治疗药物是：（　）**

A. 地尔硫䓬　B. 洋地黄　C. 阿托品　D. 利多卡因　E. 胺碘酮

100. **甲状腺功能亢进症患者突然出现心悸、脉搏短绌，其心律类型最可能的是：（　）**

A. 房性心动过速　B. 窦性心动过速　C. 心房扑动　D. 心房颤动

E. 阵发性室上性心动过速

101. **心肌坏死的心电图特征性表现是：（　）**

A. ST段抬高呈弓背向上型　B. ST段水平型下降　C. T波低平　D. 冠状T波

E. 病理性Q波

102. **关于大批伤员的现场检伤分类，下列伤情中应标识为黑色的是：（　）**

A. 张力性气胸　B. 濒死状态　C. 休克

D. 严重烟雾吸入　E. 大出血

103. **关于大批伤员的现场检伤分类，下列伤情中应标识为绿色的是：（　）**

A. 30%以下的烧伤　B. 无昏迷头颅损伤　C. 休克伴软组织损伤

D. 一般软组织挫伤　E. 呼吸道烧伤

104. **关于大批伤员的现场检伤分类，下列伤情中应标识为红色的是：（　）**

A. 一般软组织挫伤　B. 非窒息性胸腔创伤　C. 长骨闭合性骨折

D. 头、胸、腹严重外伤而无法实施心肺复苏　E. 重型颅脑损伤

105. **在大型事故现场，伤病员的现场分拣次序为：（　）**

A. 红-黄-黑-绿　B. 红-黑-黄-绿　C. 红-黄-绿-黑　D. 绿-黄-红-黑

E. 黑-红-黄-绿

106. **健康宣教提醒居民，假如突然出现一侧肢体麻木乏力，应采取的措施是：（　）**

A. 在家卧床休息　B. 至社区诊所输液　C. 自行服药

D. 挂号到神经科门诊候诊　E. 立即拨打“120”急救电话

107. **动脉瘤性蛛网膜下腔出血最常见的症状是：（　）**

A. 癫痫　B. 晕厥　C. 突发剧烈头痛　D. 一侧肢体乏力　E. 视物旋转

108. **治疗癫痫持续状态的优选药物是：（　）**

A. 卡马西平　B. 苯妥英钠　C. 苯巴比妥　D. 水合氯醛　E. 地西泮

109. **临床上鉴别真性癫痫发作与假性癫痫发作的主要依据是发作时有无：（　）**

A. 突然跌倒　B. 全身抽搐　C. 瞳孔散大，对光反射消失

D. 双手紧握，下肢僵直　E. 呼吸急促，喉中发出叫声

110. **不符合面神经炎表现的是：（　）**

A. 患侧不能闭眼　B. 患侧额纹消失　C. 患侧鼻唇沟变浅

D. 患侧不能鼓腮　E. 患侧上肢肌力下降

111. **面神经炎早期主要的病理改变是：（　）**

A. 神经元异常放电　B. 神经水肿和脱髓鞘　C. 神经缺血坏死

D. 脑血管痉挛　E. 神经节细胞消失

112. **符合浅昏迷临床表现的是：（　）**

A. 定向力障碍　B. 大声可唤醒　C. 对疼痛刺激有反应

D. 无意识的自主运动消失　E. 四肢腱反射消失

113. **提示昏迷程度加重的表现是：（　）**

A. 出现病理反射　B. 双侧对称性浅反射减弱　C. 浅反射由减弱到消失

D. 深反射亢进或消失　E. 双侧腱反射不对称

114. **典型偏头痛的特点是：（　）**

A. 紧缩性头痛，伴有恶心、呕吐、畏光、畏声，活动后加重

B. 胀痛，伴恶心、呕吐、畏光、畏声，活动后加重

C. 胀痛，伴恶心、呕吐、畏光、畏声，活动后减轻

D. 搏动性头痛，伴恶心、呕吐、畏光、畏声，活动后加重

E. 搏动性头痛，伴恶心、呕吐、畏光、畏声，活动后减轻

115. **鉴别普通型偏头痛和典型偏头痛时，后者一定有：（　）**

A. 神经系统检查无异常　B. 先兆症状持续10～40分钟　C. 恶心、呕吐

D. 畏光、畏声　E. 搏动性头痛

116. **不符合精神障碍特征的是：（　）**

A. 情绪改变　B. 认知改变　C. 行为改变　D. 伴有痛苦体验

E. 社会功能下降或丧失

117. **与精神分裂症的阳性症状有关的是：（　）**

A. 皮层下边缘系统多巴胺功能低下　B. 皮层下边缘系统多巴胺功能亢进

C. 5-羟色胺系统功能低下　D. 5-羟色胺系统功能亢进

E. 去甲肾上腺素系统功能不足

118. 最常表现为吸气性呼吸困难的疾病是：（　）

A. 肺部恶性肿瘤　B. 慢性阻塞性肺疾病　C. 慢性阻塞性肺疾病急性发作

D. 支气管哮喘　E. 气管肿物

119. 不符合心源性呼吸困难特点的是：（　）

A. 夜间阵发性呼吸困难　B. 端坐呼吸　C. 双肺弥漫性湿啰音

D. 劳累后加重　E. 单侧呼吸音消失

120. 下列鉴别咯血与呕血的要点中，错误的是：（　）

A. 咯血患者原有各种呼吸道疾病；呕血患者原有各种消化道疾病

B. 咯血患者有胸闷、喉痒、咳嗽等症状；呕血患者上腹部不适，出现恶心、呕吐

C. 咯血患者血液性状色鲜红、泡沫状；呕血患者血液性状色暗红、咖啡色

D. 咯血患者血液性状呈酸性，伴痰液；呕血患者血液性状呈碱性，伴食物残渣

E. 咯血患者咯血持续时可有少量黑便，呕血患者呕血停止后仍有黑便

121. 提示患者气道完全梗阻的是：（　）

A. 患者不能讲话　B. 患者气促明显　C. 患者口唇发绀

D. 患者吸气时出现三凹征　E. 患者频繁咳嗽

122. 不属于解除气道异物梗阻方法的是：（　）

A. 腹部冲击法　B. 自行腹部冲击法　C. 胸部冲击法　D. 拍背法　E. 倒立法

123. 提示支气管舒张试验阳性的是：（　）

A. FEV_1较用药前增加 > 15%，且其绝对值增加 > 200mL

B. FEV_1较用药前增加 > 15%，且其绝对值增加 > 300mL

C. FEV_1较用药前增加 > 13%，且其绝对值增加 > 200mL

D. FEV_1较用药前增加 > 13%，且其绝对值增加 > 300mL

E. FEV_1较用药前增加 > 14%，且其绝对值增加 > 200mL

124. 不支持哮喘诊断的临床表现是：（　）

A. 反复发作喘息、气急、胸闷或咳嗽　B. 夜间及晨间多发

C. 常于接触变应原、冷空气、理化刺激后发作　D. 双肺满布湿啰音

E. 双肺满布干啰音

125. 影像学上判断大量气胸的肺门水平胸壁与肺边缘的距离是：（　）

A. ≥1cm　B. ≥2cm　C. ≥3cm　D. ≥4cm　E. ≥5cm

126. 胸腔穿刺第1次抽气量不宜超过：（　）

A. 300mL　B. 500mL　C. 600mL　D. 800mL　E. 1 000mL

127. 关于慢性阻塞性肺疾病急性加重期治疗的叙述，不正确的是：（　）

A. 应用糖皮质激素14～21天　B. 有抗菌指征者及早应用敏感抗生素

C. 红细胞增多症者应抗凝治疗　D. 应用支气管扩张剂　E. 控制性氧疗

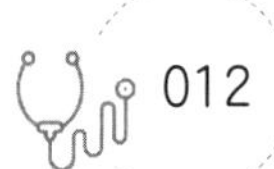

128. 慢性阻塞性肺疾病急性发作最常见的原因是：（ ）

A. 治疗不规律　B. 气候变化　C. 空气污染　D. 感染　E. 过敏

129. 呼吸衰竭最主要的临床表现是：（ ）

A. 呼吸频率增快　B. 呼吸困难与发绀　C. 呼吸费力伴呼气延长

D. 咳粉红色泡沫痰　E. 神经精神症状

130. 严重的Ⅱ型呼吸衰竭患者不给予高浓度氧疗的原因是：（ ）

A. 可诱发呼吸性碱中毒　B. 可诱发代谢性碱中毒　C. 缺氧不是主要原因

D. 抑制低氧兴奋呼吸中枢的作用　E. 可引起氧中毒

131. 提示“甲流”患者为危重病例的特征是：（ ）

A. 持续高热大于3天　B. 呼吸衰竭　C. 原有基础疾病明显加重

D. 影像学检查有肺炎征象　E. 反应迟钝，嗜睡，躁动，紫癜

132. 治疗急性呼吸窘迫综合征最有效的措施是：（ ）

A. 低浓度持续吸氧　B. 高浓度持续吸氧　C. 间隙正压机械通气

D. 呼气末正压通气　E. 应用糖皮质激素

133. 治疗急性呼吸窘迫综合征宜采用的氧疗方法是：（ ）

A. 低浓度间歇给氧　B. 高浓度间歇给氧　C. 高浓度持续给氧

D. 纯氧间歇给氧　E. 低浓度持续给氧

134. 急性肺动脉栓塞的血栓来源主要是：（ ）

A. 上肢深静脉　B. 下肢深静脉　C. 肾静脉　D. 腹腔静脉　E. 右心房

135. 诊断肺动脉栓塞最敏感的无创检查方法是：（ ）

A. 螺旋CT　B. 肺动脉造影　C. 放射性核素肺通气灌注扫描　D. MRI

E. 超声心动图

136. 急性肺栓塞溶栓的时间窗是____内：（ ）

A. 2小时　B. 6小时　C. 24小时　D. 7天　E. 14天

137. 引起血尿最常见的病因是：（ ）

A. 泌尿系感染　B. 肿瘤　C. 创伤　D. 药物中毒　E. 肾炎

138. 青壮年男性血尿的最常见原因是：（ ）

A. 尿路结石　B. 感染　C. 损伤　D. 肾炎　E. 中毒

139. 少尿的判断标准是：（ ）

A. 100mL/24h，5mL/h　B. 200mL/24h，10mL/h　C. 300mL/24h，15mL/h

D. 400mL/24h，17mL/h　E. 500mL/24h，21mL/h

140. 无尿的判断标准是：（ ）

A. 200mL/24h，5mL/12h　B. 100mL/24h，0mL/12h　C. 200mL/24h，0mL/12h

D. 100mL/24h，10mL/12h　E. 100mL/24h，5mL/12h

141. 发生急性肾损伤肾前性氮质血症时，尿/血浆肌酐的比值范围是：（ ）

A. 5～15　B. 15～37　C. 37～45　D. 45～80　E. 80～100

142. **发生急性肾小管坏死时，尿/血浆肌酐的比值：（　）**

A. ＜10　B. ＜20　C. ＜30　D. ＜40　E. ＜50

143. **女性尿潴留最常见的原因是：（　）**

A. 泌尿系感染　B. 泌尿系结石　C. 膀胱逼尿肌弛缓并失代偿

D. 盆底肌松弛　E. 神经调节失调

144. **能够松弛前列腺和膀胱颈等部位平滑肌的药物是：（　）**

A. β受体阻滞剂　B. α受体阻滞剂　C. 多巴胺受体激动剂

D. 胆碱能受体激动剂　E. M受体拮抗剂

145. **关于弥散性血管内凝血（DIC）的叙述，错误的是：（　）**

A. 严重感染是诱发DIC的主要病因　B. 大面积烧伤、严重挤压伤、骨折也会诱发DIC

C. 微血栓形成是DIC的特异性病理变化　D. 高凝状态是DIC的主要临床特点

E. DIC患者的休克程度与出血量不成比例

146. **不属于DIC发病机制的是：（　）**

A. 血管内皮损伤　B. 组织损伤　C. 溶血性贫血　D. 血小板活化

E. 纤溶系统激活

147. **关于DIC的发生因素，错误的是：（　）**

A. 肝功能严重障碍时易发生DIC　B. 休克晚期常发生DIC

C. 代谢性酸中毒时易发生DIC　D. 妊娠末期易发生DIC

E. 单核吞噬细胞功能亢进时易发生DIC

148. **异型输血发生DIC的主要机制是：（　）**

A. 促凝物质入血　B. 血管内皮损伤　C. 血小板损伤　D. 血细胞被大量破坏

E. 组织因子释放

149. **疑为溶血性或细菌污染性输血反应，应立即停止输血，用生理盐水维护静脉通路，及时报告医师，并积极抢救，同时核对检查的项目是：（　）**

A. 核对用血申请单、血袋标签、交叉配血试验记录

B. 核对受血者及供血者ABO血型、Rh（D）血型

C. 立即抽取受血者血液加肝素抗凝剂，分离血浆，观察血浆颜色，测定血浆游离血红蛋白含量

D. 如怀疑为细菌污染性输血反应，抽取血袋中血液做细菌学检验

E. 以上均正确

150. **最严重的早期输血并发症是：（　）**

A. 发热反应　B. 溶血反应　C. 过敏反应　D. 细菌污染反应

E. 血液循环容量过多

151. **特发性血小板减少性紫癜的主要发病机制是：（　）**

A. 脾脏吞噬血小板增多　B. 骨髓巨核细胞生成减少　C. 骨髓巨核细胞成熟障碍

D. 雌激素抑制血小板生成　E. 抗血小板抗体生成

152. 妊娠晚期的产科意外易诱发DIC，其机制主要是：（　）

A. 胎盘功能受损　B. 微循环血流瘀滞　C. 单核-巨噬细胞系统功能低下

D. 血液处于高凝状态　E. 纤溶系统活性增高

153. 特发性血小板减少性紫癜的出血特点是：（　）

A. 损伤后迟发出血　B. 常见有深部血肿　C. 常见有关节出血

D. 分批出现大小不等、高出皮面的瘀点　E. 牙龈、鼻出血，皮肤瘀点、瘀斑多见

154. 对于急腹症中的炎症性腹痛的叙述，不正确的是：（　）

A. 腹痛　B. 发热　C. 压痛　D. 炎症波及腹膜可有腹肌紧张

E. 血压早期可急剧下降

155. 下列关于急性阑尾炎的临床特点中，不正确的是：（　）

A. 早期可有上腹部、脐周疼痛　B. 数小时后转移至右下腹

C. 右下腹麦氏点附近固定性压痛　D. 可有腹肌紧张及反跳痛

E. 常发生于饱餐后

156. 关于急性胆囊炎的叙述，正确的是：（　）

A. 腹痛常发生于脐周位置　B. 墨菲征阴性　C. 常伴腹泻、呕吐

D. 腹部常有明显的反跳痛、肌紧张　E. 可放射到右肩背部

157. 关于急性胰腺炎的叙述，不正确的是：（　）

A. 常发生在暴饮暴食数小时后　B. 突发上腹部剧痛，呈持续性

C. 疼痛阵发性加剧，常伴频繁呕吐　D. 重症可有神志模糊、谵妄、烦躁不安、气促等

E. 分为轻度、中度、重度三种临床类型

158. 脏器穿孔性腹痛的临床特点是：（　）

A. 突发的持续性疼痛　B. 无腹膜刺激征

C. 立位腹平片或CT不能轻易发现气腹征　D. 常伴恶心、呕吐　E. 肝浊音界扩大

159. 关于上消化道穿孔的叙述，错误的是：（　）

A. 突发剧烈腹痛　B. 腹痛的性质为刀割样

C. 腹痛刚开始在上腹部，迅速波及全腹　D. 一般没有板状腹

E. 立位腹平片可有膈下游离气体征

160. 伤寒性肠穿孔的临床特点是：（　）

A. 常发生于冬春季节　B. 发病前3天有发热、头痛、腹泻病史

C. 患者肥达反应阴性　D. 下胸部、上腹部皮肤常有玫瑰疹

E. 发病1个月内做血尿便培养，常能发现伤寒沙门菌

161. 关于肠梗阻性腹痛的叙述，不正确的是：（　）

A. 常呈阵发性腹痛　B. 常伴恶心、呕吐

C. 常伴腹痛、腹胀，立位腹平片可发现肠袢和液气平面

D. 患者有排便，说明未发生肠梗阻　E. 当发生完全梗阻时，肛门排气停止

162. 胆道系统梗阻的特点是：（　）

A. 常表现为剑突下偏左剧烈疼痛　B. 一般无恶心、呕吐等临床表现

C. 肝内、外胆管结石是最常见的临床病因　D. 一般情况下，无巩膜和皮肤黄染

E. 胰腺疾病和本病发生无关联

163. 肾绞痛的临床表现是：（　）

A. 好发于泌尿系统感染　B. 腹痛缓慢发生，突然加重　C. 尿潜血阴性

D. 腹痛可放射到会阴部或腹股沟区　E. 肾区叩击痛阴性

164. 关于急性肾绞痛的叙述，不正确的是：（　）

A. 多为运动后突然发作的腰、腹部剧痛　B. 可放射到会阴部或者患侧腹股沟区

C. 严重者伴频繁恶心、呕吐　D. 患侧腹部输尿管走行处有深压痛

E. 腹部压痛、反跳痛阳性

165. 关于出血性腹痛的叙述，不正确的是：（　）

A. 腹痛常突然发作　B. 常有脉搏加快、血压下降

C. 腹主动脉瘤破裂出血时，常突发“撕裂样”疼痛，并有濒死感

D. 异位妊娠破裂出血发生于育龄期妇女　E. 诊断性腹腔出血常抽出可凝固血液

166. 突发右上腹阵发性绞痛，随后呕血、有黑便、巩膜黄染，最有可能的诊断是：（　）

A. 急性胃炎　B. 胃溃疡出血　C. 急性肠道出血　D. 十二指肠溃疡出血

E. 胆道出血

167. 不属于肠系膜血管缺血性疾病的是：（　）

A. 急性肠系膜上动脉闭塞　B. 非闭塞性急性肠缺血　C. 肠系膜上静脉血栓形成

D. 慢性肠系膜血管闭塞性缺血　E. 主动脉夹层导致的肠道缺血

168. 关于急性肠系膜上动脉闭塞的叙述，错误的是：（　）

A. 患者通常有冠状动脉硬化性心脏病或心房颤动病史　B. 初始即发生剧烈的腹部绞痛

C. 应用常规解痉挛药物可缓解　D. 症状表现较为严重

E. 初始腹部体征无明显压痛

169. 患者，女性，32岁。突发剧烈下腹痛2小时，体查：下腹部压痛性肿块。最有可能的诊断是：（　）

A. 卵巢囊肿蒂扭转　B. 急性胆囊炎　C. 急性阑尾炎　D. 肾绞痛

E. 急性盆腔炎

170. 关于出血性腹痛的叙述，正确的是：（　）

A. 腹痛一般程度较轻　B. 异位妊娠破裂出血发生于育龄妇女，常无明确停经史

C. 一般不容易发生失血性休克　D. 腹主动脉夹层破裂患者有濒死感，迅速发生休克

E. 肝癌的自发性破裂出血和腹腔内压力增高无明显关系

171. 关于缺血性腹痛的叙述，错误的是：（　）

A. 腹痛呈持续性　B. 缺血坏死时间较长，会出现腹膜刺激征

C. 肠系膜上静脉血栓形成的临床表现为渐渐加重的腹部不适

D. 肠系膜上静脉血栓形成持续1～2周后突发剧烈腹痛、呕吐、腹泻与血便

E. 缺血性腹痛常呈周期性发作

172. 关于损伤性腹痛的叙述，错误的是：（　）

A. 有明确的外伤史、损伤部位疼痛和体征，诊断多无困难

B. 对腹部损伤应强调动态观察　C. 应辨别实质性或空腔脏器损伤

D. 要注意多发性损伤的可能　E. 腹部损伤时，其他部位发生损伤的可能性不大

173. 关于急性腹痛的叙述，错误的是：（　）

A. 必须询问既往病史和一般资料　B. 询问患者年龄、性别、职业等

C. 询问有无腹部手术史、心房颤动病史及类似发作史

D. 对大量饮酒、暴饮暴食者，要重点考虑急性胰腺炎

E. 对进食油腻食物者，要重点考虑急性胰腺炎

174. 关于急性腹痛的处理原则，错误的是：（　）

A. 首先对患者的全身情况进行评估，再对腹部情况进行判断

B. 先关注患者是否属于危重情况，若是则进行紧急处理

C. 无论诊断是否明确，均应考虑手术适应证

D. 密切观察病情变化，及时调整诊治策略

E. 对于老年患者，尽量采用保守治疗

175. 以下判断腹痛病情危重的指标，错误的是：（　）

A. 出现血压降低或休克　B. 脉搏$>$130次/min、体温≥39℃或体温不升

C. 烦躁、冷汗　D. 白细胞计数$>20\times10^9$/L或降低　E. 尿量$<$30mL/h

176. 急腹症剖腹探查的指征是：（　）

A. 呈弥漫性腹膜炎，而病因不明确者

B. 腹部症状和体征经保守治疗，范围不断扩大和加重者　C. 伴失血性休克者

D. 疑有脏器绞窄者　E. 以上均正确

177. 急性肠梗阻的临床表现是：（　）

A. 机械性肠梗阻一般表现为阵发性绞痛

B. 疼痛多发生在中腹部，也可偏向于梗阻所在区域　C. 可见肠型和蠕动波

D. 听诊为连续高亢的肠鸣音　E. 以上均正确

178. 关于急性梗阻性化脓性胆管炎的叙述，错误的是：（　）

A. 胆管结石与胆道感染是本病的主要病因

B. 急性起病，右上腹疼痛，伴寒战、发热和黄疸

C. 严重者出现休克和神志障碍　D. 脉搏和呼吸增快，一般无高热

E. 疾病进展迅速

179. 急性胰腺炎的特殊体征是：（　）

A. Grey Tuner征阳性　B. 墨菲征阳性　C. 巴宾斯基征阳性　D. 麦氏征阳性

E. Courvoisier征阳性

180. 胃十二指肠穿孔的最常见部位是：（　）

A. 胃大弯　B. 胃小弯　C. 幽门附近的胃十二指肠前壁　D. 胃窦部　E. 胃底部

181. 关于急性肠梗阻进行胃肠减压的叙述，错误的是：（　）

A. 减轻腹胀　B. 降低肠腔内压力　C. 减少肠腔内的细菌和毒素

D. 治疗急性肠梗阻时，不常规应用胃肠减压　E. 改善肠壁血液循环

182. 不符合急性肠梗阻临床表现的是：（　）

A. 腹痛　B. 便血　C. 腹胀　D. 呕吐　E. 肛门停止排气、排便

183. 最容易发生嵌顿的疝是：（　）

A. 股疝　B. 儿童腹股沟斜疝　C. 成人脐疝　D. 直疝　E. 切口疝

184. 批量伤员分拣统一采用分类标签，不同颜色标签表示不同的伤病情及轻重缓急的先后顺序，其中黄色标签表示：（　）

A. 危重伤　B. 重伤　C. 轻伤　D. 濒死伤　E. 颅脑损伤

185. 多发伤的定义是：（　）

A. 身体多部位的损伤

B. 在多种机械致伤因素的作用下导致身体多部位的损伤

C. 机体同时或相继遭受两种以上的解剖部位或器官的较严重损伤

D. 两种不同性质的致伤因素导致的机体损伤

E. 同一机械致伤因素作用下，机体同时或相继遭受两种以上解剖部位或器官的较严重损伤，至少一处损伤危及生命或并发创伤性休克

186. 以下关于多发伤的死亡高峰的叙述，正确的是：（　）

A. 第一死亡高峰出现在伤后1小时内　B. 第二死亡高峰出现在伤后24小时内

C. 第三死亡高峰出现在伤后数天或数周　D. 第一死亡高峰出现在伤后2小时内

E. 第三死亡高峰出现在伤后72小时内

187. 多发伤一般按照“CRASH PLAN”的顺序检查，其中“CRASH”中的“A”代表：（　）

A. 动脉　B. 腹部　C. 前臂　D. 气道　E. 心脏

188. 关于损伤控制技术的叙述，错误的是：（　）

A. 对严重创伤进行阶段性修复的外科策略

B. 旨在避免严重创伤患者生理潜能的耗竭

C. 对于腹腔脏器破裂，为避免脓毒症发生，要彻底修补破孔，并用大量生理盐水冲洗腹腔直到液体清亮为止

D. 择期进行确定性再手术　E. 有效降低严重创伤患者的死亡率

189. 关于复合伤的叙述，错误的是：（　）

A. 两种以上致伤因素同时或相继作用于人体造成的损伤

B. 机体病理生理功能紊乱程度较多发伤轻　C. 创伤不是单处伤的简单相加

D. 临床上依据其主要损伤的特征来命名

E. 放射性复合伤指人体在遭受放射性损伤的同时，又受到机械性损伤等

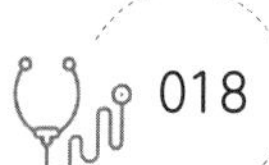

190. 胸部外伤所致的进行性血胸征象是：（　）

A. 持续脉搏加快、血压降低，补充血容量，血压仍不稳定

B. 闭式胸腔引流 > 200mL/h，持续3h　C. 血红蛋白、红细胞计数进行性降低

D. 胸腔引流液迅速凝固　E. 以上均正确

191. 关于腹内脏器损伤的叙述，<u>不正确</u>的是：（　）

A. 休克者为实质器官损伤　B. 内出血及同侧后背部牵涉痛多见于肝脾破裂

C. 有恶心、呕吐、便血、气腹者，多为胃肠道损伤

D. 有排尿困难、血尿、外阴或会阴部牵涉痛者，常提示泌尿系统脏器损伤

E. 肝破裂、胆囊管损伤者常有明显腹膜炎

192. 关于前尿道损伤的临床表现，<u>不正确</u>的是：（　）

A. 尿外渗　B. 尿道出血　C. 腰、腹部触诊有肿块　D. 排尿困难

E. 会阴部局部血肿

193. 急性腹痛伴休克最常见的疾病是：（　）

A. 急性坏死性胆囊炎　B. 急性坏死性胰腺炎　C. 急性胃十二指肠溃疡穿孔

D. 急性大叶性肺炎　E. 急性心肌梗死

194. 老年急性阑尾炎的临床特点是：（　）

A. 右下腹压痛明显　B. 显著腹肌紧张　C. 阑尾易缺血坏死

D. 腹痛、恶心明显　E. 常有寒战、高热

195. 急性持续性腹痛，阵发性加剧并伴有休克，最可能的诊断是：（　）

A. 输尿管结石，肾绞痛　B. 单纯性机械性肠梗阻　C. 阑尾穿孔，腹膜炎

D. 绞窄性肠梗阻　E. 胆道蛔虫症

196. 肠套叠的三大典型症状是：（　）

A. 腹痛、发热、脓血便　B. 腹痛、发热、黄疸　C. 腹痛、血便、腹部肿块

D. 腹痛、血便、发热　E. 腹泻、里急后重、腹部肿块

197. 内脏穿孔腹痛的特点是：（　）

A. 上腹刀割样痛伴肌紧张　B. 上腹烧灼样痛伴反酸　C. 上腹钻顶样痛

D. 右上腹绞痛　E. 中上腹持续性剧痛，阵发性加剧

198. <u>不符合</u>院前急救特点的是：（　）

A. 急救环境差　B. 病种多样且复杂　C. 社会性及随机性强

D. 紧急性和流动性大　E. 先明确诊断，再开始治疗

199. 急救医疗中心应有的条件是：（　）

A. 专用车库、修理场所、通信调度、行政办公房、后勤生活房

B. 专用车库、急诊用房、限量油贮、供应室、行政办公房

C. 病房、行政办公楼、门诊大楼、急诊抢救室

D. 门诊大楼、行政办公室、病房、供应室、后勤保障房

E. 专用车库、行政办公室、病房、急诊抢救室、限量油贮

200. 心脏骤停时抢救生命的黄金时间是：（　）

A. 1分钟　B. 2分钟　C. 3分钟　D. 4分钟　E. 6分钟

201. 急救调度员的普通话要求是：（　）

A. 普通话一级　B. 普通话四级　C. 普通话三级　D. 普通话二级甲等

E. 普通话二级乙等

202. 产科院前急救时，不需要使用硫酸镁的情况是：（　）

A. 重度子痫前期　B. 子痫　C. 血压160/110mmHg，伴头痛

D. 初产妇，妊娠31周，子宫规律收缩1小时，无阴道排液，阴道检查宫颈口扩张1cm

E. 宫颈口开全，先露棘下1.5厘米，宫缩间歇1分钟

203. 重大事故的死亡人数是：（　）

A. 10人以上，30人以下　B. 30人以上　C. 30人以上，50人以下

D. 3人以上，10人以下　E. 3人以下

204. 关于急诊医学专业的叙述，不恰当的是：（　）

A. 治病救人　B. 先抢后救　C. 时间紧迫　D. 简捷有效　E. 黄金时间

205. 对心室颤动患者，电击除颤每延迟1分钟，死亡率可增加：（　）

A. 1%～3%　B. 3%～5%　C. 6%～8%　D. 7%～10%　E. 8%～12%

206. 关于灾害救援现场急救、分检与运送的叙述，错误的是：（　）

A. 尽快脱离危险区域　B. 分配急救优先权，有效使用有限的急救资源

C. 首要保证呼吸道通畅　D. 最大限度缩短运送时间

E. 颅脑损伤严重者或胸、腹部术后伤情不稳定者，须尽快转送至上一级救治机构

207. 灾害事故发生后，通常应组织派遣的救护梯队数量是：（　）

A. 2个　B. 3个　C. 4个　D. 5个　E. 6个

208. 关于院间转诊的叙述，正确的是：（　）

A. 一级社区诊所患者病情变化，医师指示患者呼“120”转至附近网络医院进一步治疗

B. 某三级乙等非网络医院住院患者病情复杂，医师指示患者走出医院门口后呼“120”转送至附近大型网络医院治疗

C. 某二级乙等非网络医院住院患者病情加重，医师嘱患者自行联系社会转运救护车转送至附近大型网络医院治疗

D. 某三级网络医院住院患者病情变化，医院通过医务处院间会诊后，指示急诊科派“120”一线救护车转送患者至附近大型网络医院治疗

E. 某一级医院住院患者病情变化，家属自行呼“120”要求转诊，医师联系后认为其属于正在医院住院的患者，拒绝出车

209. 化学性眼外伤急救处理的首选原则是：（　）

A. 冲洗结膜囊　B. 抗感染　C. 球结膜下注射止血　D. 扩瞳　E. 理疗

210. 院前急救检伤分类标识卡的颜色是：（　）

A. 红、橙、黄、绿　B. 红、黄、蓝、黑　C. 红、黄、绿、黑

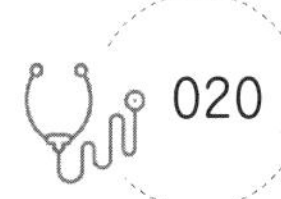

D. 红、黄、橙、蓝　E. 红、黄、紫、黑

211. 院外临产呼叫“120”指挥中心出车，是否必须在现场接生的最关键评估指标是：（　）

A. 子宫收缩是否正常　B. 产妇的妊娠及分娩次数　C. 阴道是否出血

D. 子宫收缩时宫颈口扩张程度和胎先露的高低　E. 胎心率

212. 当医护人员手部有损伤，院前急救出车需接触患者伤口、血液、体液及污物时，为安全起见，正确的做法是：（　）

A. 穿防护服　B. 使用手消毒剂　C. 戴双层医用手套　D. 戴腈纶手套

E. 正确洗手

213. 对于多发伤伤员，应首先抢救的情况是：（　）

A. 昏迷　B. 开放性气胸　C. 下肢开放性骨折　D. 上肢开放性骨折

E. 大出血的颌面部严重创伤

214. 属于多发伤的是：（　）

A. 烧伤　B. 脾破裂合并右胫腓骨骨折，多处软组织挫伤

C. 下肢长管状骨干骨折，下肢离断　D. 爆炸伤　E. 化学灼伤

215. 多发伤的初步评估内容是：（　）

A. 气道　B. 呼吸　C. 脊柱、脊髓　D. 循环、意识状态　E. 以上都是

216. 易引起急性肾衰竭的损伤是：（　）

A. 烧伤　B. 刀割伤　C. 扭伤　D. 挤压伤　E. 电击伤

217. 有关挤压伤的叙述，错误的是：（　）

A. 重物挤压人体某一肌肉丰富部位所致　B. 有大量的红细胞和肌细胞被破坏

C. 伤处有广泛的组织破坏　D. 常有局部明显肿胀，甚至静脉回流障碍

E. 可并发高钾血症

218. 脊髓火器伤最常见的部位是：（　）

A. 颈段　B. 胸段　C. 腰段　D. 骶椎　E. 圆锥

219. 弥漫性轴索损伤的常见疾病是：（　）

A. 挤压性颅脑损伤　B. 加速性颅脑损伤

C. 减速性颅脑损伤　D. 火器性颅脑损伤　E. 挥鞭样颅脑损伤

220. 急性硬膜下血肿出血来源最多见的是：（　）

A. 脑皮质破裂的小静脉　B. 脑皮质破裂的小动脉　C. 注入蝶顶窦的大脑中静脉

D. 注入横窦的大脑中动脉　E. 注入上矢状窦的桥动脉

221. 亚急性硬膜下血肿的伤后时间是：（　）

A. 24小时至1周　B. 2天至2周　C. 3天至3周　D. 1～3周　E. 2～3周

222. 脑挫裂伤导致的脑水肿高峰期的伤后时间是：（　）

A. 6h内　B. 6～12h　C. 12～24h　D. 24～48h　E. 48～72h

223. 提示颞叶钩回疝的早期临床表现是：（　）

A. 意识丧失，一侧瞳孔缩小，对侧肢体瘫痪　B. 意识丧失，双侧瞳孔缩小

C. 意识丧失，一侧瞳孔散大，对侧肢体瘫痪　D. 意识丧失，双侧瞳孔扩大

E. 意识丧失，血压下降，心率加快

224. 常见脊髓半侧损害综合征的疾病是：（　）

A. 急性硬膜外脓肿　B. 急性硬膜外血肿　C. 脊髓髓外肿瘤

D. 脊髓髓内肿瘤　E. 急性脊髓炎

225. 成人颅内压增高的客观指标是：（　）

A. 剧烈头痛　B. 喷射性呕吐　C. 昏迷　D. 视乳头水肿

E. 脑中线移位2mm

226. 有关火器性颅脑损伤的手术，错误的是：（　）

A. 尽早清创　B. 术中适当扩大射入口　C. 彻底清除碎骨片

D. 彻底清除深部小弹片　E. 术中应用抗生素液体冲洗

227. 脑震荡的临床表现是：（　）

A. 逆行性遗忘，常昏迷时间＞30分钟　B. 神经系统检查一定有病理反射

C. 脑脊液常规异常　D. 脑脊液生化异常　E. 脑干听觉诱发电位可有异常

228. 下列关于开放性脊髓损伤的处理原则中，错误的是：（　）

A. 按常规方法搬运伤员　B. 先处理脊髓损伤，积极抗休克治疗

C. 全身应用广谱抗生素　D. 早期实施清创术

E. 椎板切除术的目的是椎管内清创

229. 治疗颅底骨折引起的脑脊液漏时，错误的做法是：（　）

A. 用棉球填塞鼻腔或外耳道　B. 适当应用减少脑脊液分泌的药物，如醋氮酰胺

C. 限制液体入量　D. 保持鼻腔和外耳道清洁　E. 头抬高30°

230. 男性，18岁，骑电动车摔倒，右侧额部着地，当时昏迷，25分钟后清醒，自觉轻微头痛，四肢活动正常，次日头痛加重，伴呕吐1次来诊。首选的辅助检查是：（　）

A. 头颅CT　B. 头颅CTA　C. 头颅MRI　D. 头颅MRA　E. 脑电图

231. 男性，48岁，脑外伤10小时，呕吐2次，伤后曾昏迷1小时，头颅CT示左额颞叶脑挫裂伤，中线居中，鼻腔有清亮液体漏出，应采取的治疗措施是：（　）

A. 鼻腔填塞漏口　B. 经鼻窦手术修补漏口　C. 开颅探查并修补漏口

D. 降颅压减少漏出　E. 预防感染

232. 颅内压增高的昏迷患者出现呼吸道梗阻，首选处理是：（　）

A. 清除呼吸道分泌物　B. 高流量吸氧　C. 气管插管　D. 气管切开

E. 呼吸兴奋剂

233. 减速伤常造成的损伤是：（　）

A. 冲击点伤　B. 弥漫性轴索损伤　C. 对冲伤　D. 冲击点伤和对冲伤同时出现

E. 脑干损伤

234. 颅内压增高可导致脑神经麻痹，最常见的受累神经是：（　）

A. 外展神经　B. 面神经　C. 滑车神经　D. 听神经　E. 动眼神经

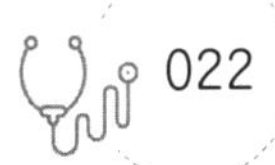

235. 脑干损伤的特征性表现是：（　）

A. 中枢性高热　B. 去大脑强直　C. 瞳孔不等大　D. 深度昏迷　E. 呼吸不规则

236. 颅脑外伤后可出现昏迷—清醒—昏迷的中间清醒期，关于中间清醒期的叙述，错误的是：（　）

A. 颅脑外伤后，由硬膜外血肿导致的昏迷，均存在中间清醒期

B. 急性硬膜下血肿患者可出现中间清醒期

C. 急性硬膜下血肿患者可不出现中间清醒期

D. 第一次昏迷为原发性颅脑损伤所致，第二次昏迷为继发性颅脑损伤所致

E. 急性硬膜外血肿的中间清醒期比急性硬膜下血肿的表现更为典型

237. 脑出血与蛛网膜下腔出血最主要的鉴别点是：（　）

A. 有无昏迷　B. 有无高血压病史　C. 有无脑膜刺激征　D. 有无定位体征

E. 脑脊液有无新鲜血液

238. 应尽早取出的眼眶内异物是：（　）

A. 眶尖部的气枪弹　B. 眶尖部的铁砂弹　C. 眶尖部的竹碎片

D. 眶尖部的玻璃碎片　E. 眶尖部的铜碎片

239. 眼球贯通伤的治疗原则中，错误的是：（　）

A. 合并眼内异物者必须Ⅰ期取出　B. 及时修复伤口　C. 预防感染

D. 防治并发症　E. 恢复眼球结构的完整性

240. 外伤后处理鼻骨骨折的适宜时间是：（　）

A. 1h内　B. 1～2h　C. 2～3h　D. 3～6h　E. 6～10h

241. 鼻骨骨折最常见的临床表现是：（　）

A. 鼻塞　B. 鼻出血　C. 皮下瘀血　D. 外鼻肿胀　E. 鼻背塌陷

242. 舌部受伤后出血明显，常用的止血方法是：（　）

A. 局部喷洒止血药　B. 静脉使用止血药　C. 纱布块填塞止血　D. 缝合止血

E. 结扎患侧颈外动脉

243. 对口腔颌面部外伤吸入性呼吸困难的最佳急救方法是：（　）

A. 清除口内分泌物　B. 气管切开　C. 经鼻气管插管　D. 俯卧位通气

E. 静脉注射洛贝林、尼可刹米

244. 耳廓外伤时，处理错误的是：（　）

A. 尽量保留软组织　B. 挫伤无须缝合　C. 早期抽吸形成的血肿

D. 尽早清创缝合　E. 选择针对链球菌感染的敏感抗生素

245. 下列关于鼻出血的叙述，错误的是：（　）

A. 白血病是常见的出血原因之一　B. 青少年出血好发于鼻中隔的Litter's 区

C. 老年人涕中带血需排除恶性肿瘤　D. 前、后鼻孔填塞无效者可行血管栓塞

E. 与鼻中隔偏曲无关

246. 院前急救中，脊柱骨折脱位的好发部位是：（　）

A. 寰枢椎　B. 第5、第6颈椎　C. 第11、第12胸椎

D. 胸腰段　E. 第2、第3腰椎

247. 脊柱骨折伴截瘫伤员的常见并发症是：（　）

A. 周围神经损伤　B. 尿路结石　C. 缺血性骨坏死　D. 缺血性肌挛缩

E. 创伤性关节炎

248. 胸腰椎Chance骨折是：（　）

A. 不稳定性爆裂性骨折　B. 稳定性爆裂性骨折　C. 椎体水平状撕裂性损伤

D. 单纯性楔形压缩性骨折　E. 脊柱屈曲-牵张性损伤

249. 第8胸椎骨折可损伤的脊髓是：（　）

A. 第10胸节　B. 第11胸节　C. 第12胸节　D. 第1腰节　E. 第2胸节

250. 骨盆骨折最危险的并发症是：（　）

A. 腹膜后血肿　B. 膀胱破裂　C. 尿道断裂　D. 直肠损伤　E. 骶丛神经损伤

251. 院前接回一疑似胸腰椎骨折脱位合并截瘫患者，最佳的处理方法是：（　）

A. 卧硬板床，腰背下垫枕复位　B. 两桌法整复骨折脱位

C. 双侧下股骨牵引整复骨折脱位　D. 双踝悬吊法整复骨折脱位

E. 尽早手术复位，并行椎管减压

252. 脊髓损伤中预后最好的类型是：（　）

A. 脊髓裂伤　B. 脊髓挫伤　C. 脊髓震荡　D. 脊髓圆锥损伤

E. 马尾损伤

253. 病情较轻的骨盆骨折类型是：（　）

A. 前后压缩型　B. 垂直压缩型　C. 侧方压缩型　D. 混合压缩型　E. 肌肉牵拉型

254. 院前接诊一疑似脊柱损伤的伤员，正确的搬运方法是：（　）

A. 一人抱起伤员，平放于门板担架上后送

B. 二人用手分别托住伤员头、肩、臀和下肢，平放于门板担架上后送

C. 二人用手分别托住伤员头、肩、臀和下肢，平放于帆布担架上后送

D. 二人分别抱头抱脚，平放于硬板床上后送

E. 无搬运工具时可背负伤员后送

255. 颈椎骨折脱位合并颈髓横断伤，早期可出现的并发症是：（　）

A. 呼吸衰竭　B. 循环衰竭　C. 脂肪栓塞　D. 下肢关节畸形

E. 四肢肌肉萎缩

256. 脊柱的脊髓排尿中枢定位是：（　）

A. 第7颈椎　B. 第8胸椎　C. 第10胸椎　D. 第12胸椎、第1腰椎　E. 第1骶椎

257. 骨盆环完整性遭破坏的骨盆骨折是：（　）

A. 髂前上棘骨折　B. 髂骨翼骨折　C. 耻骨联合分离　D. 耻骨一侧单支骨折

E. 骶尾部骨折

258. 脊髓损伤的ASIA正确分级是：（　）

A. 甲、乙、丙、丁共四级　B. 1、2、3、4共四级　C. A、B、C、D共四级

D. 1、2、3、4、5共五级　E. A、B、C、D、E共五级

259. 脊柱外伤时，关节突交锁是：（　）

A. 关节突不完全骨折并半脱位　B. 关节突不完全骨折并全脱位

C. 下关节突位于下一椎骨上关节突的后方

D. 上关节突位于下一椎骨上关节突的前方

E. 下关节突位于下一椎骨上关节突的前方

260. 有关脊髓损伤水平的评定，正确的是：（　）

A. 主要以感觉损伤平面为依据

B. 确定损伤平面时，该平面关键性的肌肉肌力必须≥4级

C. 可主动屈肘、伸腕，但不能伸直肘关节，损伤水平定位C_4

D. 乳房水平感觉减退，损伤水平定位T_4

E. 脐水平感觉减退，损伤水平定位T_9

261. 关于脊柱外伤与脊髓外伤关系的叙述，错误的是：（　）

A. 椎管狭窄者，脊柱创伤更易发生脊髓损伤　B. 脊髓损伤节段与椎体受伤平面不一致

C. 部分病例表现为亚脊髓损伤，X线检查却无骨折、脱位

D. 胸椎较固定，胸椎骨折脱位，多有脊髓伤

E. 屈曲型骨折脱位造成脊髓损伤多见

262. 在诊断寰枢关节脱位时，颈椎侧位平片测量寰齿间距至少是：（　）

A. 1mm　B. 2mm　C. 3mm　D. 4mm　E. 5mm

263. 完全性脊髓损伤的评定标准是：（　）

A. 不存在骶残留，如有部分保留区不超过3个节段

B. 存在骶残留，如有部分保留区不超过3个节段

C. 不存在骶残留，如有部分保留区不超过2个节段

D. 存在骶残留，如有部分保留区超过3个节段

E. 不存在骶残留，如有部分保留区超过3个节段

264. 骨盆外固定带固定的正确摆放部位是：（　）

A. 髂前上棘　B. 髂前上棘与髂前下棘之间　C. 髂前下棘

D. 股骨大转子水平　E. 耻骨联合和股骨大转子中间

265. 不符合气性坏疽局部表现的是：（　）

A. 伤口无异味　B. 患肢胀裂样疼痛　C. 明显肿胀

D. 伤口有浆液血性液体流出　E. 皮下气肿

266. 注射破伤风类毒素预防破伤风的机制是：（　）

A. 抑制痉挛　B. 抑制破伤风梭菌生长　C. 中和游离毒素　D. 中和结合毒素

E. 使体内产生破伤风抗体

267. 对破伤风、气性坏疽患者应进行隔离，具体方法是：（　）

A. 接触隔离　B. 呼吸道隔离　C. 消化道隔离　D. 严密隔离　E. 保护性隔离

268. 属于特异性感染的是：（　）

A. 化脓性膝关节炎　B. 痈　C. 丹毒　D. 化脓性腱鞘炎　E. 气性坏疽

269. 丹毒的致病菌是：（　）

A. 金黄色葡萄球菌　B. 表皮葡萄球菌　C. 大肠埃希菌　D. 产气荚膜梭菌

E. 乙型溶血性链球菌

270. 下列关于外科感染的局部治疗中，错误的是（　）

A. 热敷　B. 必要时切除发炎的脏器　C. 严重中毒时切开减压

D. 患部活动促进循环　E. 加强营养支持

271. 有关治疗痈的叙述，正确的是：（　）

A. 全身症状出现前切开　B. 切口不超越炎症范围　C. 切开至皮肤全层

D. 深层坏死组织不宜一次切除，部分待其自行脱落　E. 唇痈不宜切开

272. 不属于产气性皮下蜂窝织炎致病菌的是：（　）

A. 溶血性链球菌　B. 变形杆菌　C. 拟杆菌　D. 肠球菌　E. 大肠埃希菌

273. 不易诱发破伤风全身肌肉痉挛的因素是：（　）

A. 光线　B. 声音　C. 温度　D. 震动　E. 碰触

274. 烧伤急救过程中，最早的一个实施环节是：（　）

A. 急救中心　B. 烧伤现场　C. 最近的基层医院

D. 烧伤专科医院的急诊科　E. 重症烧伤监护病房

275. 大面积烧伤患者伤后48小时内，最主要的并发症是：（　）

A. 创伤性休克　B. 低血容量性休克　C. 脓毒症休克　D. 急性肾功能衰竭

E. 多器官功能障碍综合征

276. 吸入性损伤的早期诊断依据是：（　）

A. 呼吸缓慢　B. 呼吸急促　C. 呼吸性碱中毒　D. 剧烈咳嗽　E. 声嘶和喘鸣

277. 工作时不慎被浓硫酸烧伤颜面部，立即呼叫“120”，医务人员与患者取得联系后，建议患者现场可行的最佳紧急措施是：（　）

A. 静候“120”到场救治　B. 立即用碱性溶液中和处理

C. 立即用大量清水冲洗颜面部

D. 立即用大量清水冲洗颜面部，勿忘冲洗眼部

E. 立即用牛奶冲洗颜面部，起保护作用

278. 男性，29岁，在车库修车时，不慎发生汽油燃烧，同事立即呼叫“120”，医务人员到达现场检查发现患者头面部、颈部、双手烧伤，患者声音嘶哑，面部肿胀明显。最可能的烧伤并发症是：（　）

A. 低血容量性休克　B. 神经源性休克　C. 吸入性损伤　D. 肺水肿

E. 面部毒性反应

279. 吸入性损伤最主要的危害是：（　）

A. 肺水肿　B. 肺部感染　C. 呼吸衰竭　D. 窒息　E. 气胸

280. 烧伤早期的休克类型是：（　）

A. 神经源性休克　B. 低血容量性休克　C. 血管源性休克　D. 感染性休克

E. 心源性休克

281. 与烧伤后早期休克无关的是：（　）

A. 全身感染　B. 红细胞丢失　C. 烧伤创面水分蒸发加速　D. 心功能降低

E. 毛细血管通透性增高，血浆成分丢失

282. 应该给予液体复苏治疗的成人Ⅱ、Ⅲ度烧伤面积是：（　）

A. ＞15%人体总面积　B. ＞20%人体总面积　C. ＞25%人体总面积

D. ＞30%人体总面积　E. ＞35%人体总面积

283. 大面积烧伤48小时内威胁患者生命的主要是：（　）

A. 应激性溃疡　B. 急性感染　C. 急性肾功能衰竭　D. 低血容量性休克

E. 脓毒症休克

284. 不符合烧伤现场急救原则的是：（　）

A. 立即冷疗　B. 迅速脱离致伤源　C. 就近救治

D. 检伤分类后转送至专科医院　E. 立即镇静、补液

285. 大面积烧伤时，最需要急救现场行气管切开后才能转院的情况是：（　）

A. 呼吸道烧伤　B. 严重休克　C. 头部烧伤　D. 上呼吸道梗阻　E. 心脏骤停

286. 左上肢化学烧伤患者的院前紧急处理是：（　）

A. 镇痛　B. 大量清水冲洗　C. 大量中和剂冲洗　D. 创面消毒清创

E. 解毒剂

287. 关于电烧伤患者院前急救的叙述，不正确的是：（　）

A. 立即脱离电源　B. 心脏骤停时立即行心肺复苏

C. 必须了解触电经过及体查　D. 焦痂及深筋膜切开术

E. 高压电击伤后病情稳定，不必立即大量补液，以免加重心肺负担

288. 关于电击伤现场急救的叙述，错误的是：（　）

A. 立即使患者脱离电源　B. 如患者仍抓着电线，抢救者应将患者推开

C. 如衣物在燃烧，应将其扑灭　D. 心脏骤停应立即行心肺复苏

E. 兼顾合并伤的处理

289. 关于化学烧伤的处理，正确的是：（　）

A. 碱烧伤时，用清水冲洗时间不宜过长　B. 使用酸碱中和剂应及时、彻底

C. 石灰烧伤时，用大量流动清水持续冲洗

D. 眼部碱烧伤应立即用3%硼酸液中和，再用等渗生理盐水彻底冲洗

E. 烧伤局部处理的同时兼顾内脏器官保护

290. **有关吸入性损伤的诊断，临床依据不大的是：（　）**

A. 燃烧现场相对密闭　B. 咳出炭沫痰　C. 呼吸急促

D. 面、颈部有深度烧伤，眉毛和鼻毛烧焦　E. 伤后有声嘶、咽喉部充血

291. **关于火焰烧伤现场急救的叙述，错误的是：（　）**

A. 呼救并用双手扑灭火　B. 倒地打滚灭火　C. 用大衣、毯子、棉被等覆盖灭火

D. 使用灭火器灭火　E. 淋水或跳入水池灭火

292. **现场初步诊断为产时先兆子宫破裂，首选的药物是：（　）**

A. 多巴酚丁胺　B. 地西泮　C. 缩宫素　D. 地塞米松　E. 硝苯地平

293. **关于院前急救中使用缩宫素的叙述，正确的是：（　）**

A. 胎心音不好时使用

B. 出现病理性缩复环时可使用

C. 不管产程处于什么时候，都可肌内注射

D. 阴道口见胎头拨露时，可静脉注射

E. 胎儿娩出后胎盘还没有娩出时，可肌内注射

294. **可在短时间内危及生命的妇科急腹痛疾病是：（　）**

A. 急性化脓性盆腔炎　B. 急性化脓性附件炎　C. 子宫内膜异位囊肿破裂

D. 卵巢囊肿蒂扭转　E. 输卵管峡部妊娠破裂

295. **关于临产后正常子宫收缩特点的叙述，不正确的是：（　）**

A. 子宫底压力大于子宫下段　B. 不受主观控制　C. 伴有疼痛　D. 阵发性

E. 腹部可见生理性缩复环

296. **接到临产的“120”呼叫后，到达现场评估的要点是：（　）**

A. 胎儿宫内情况　B. 产妇生命体征　C. 产程进行到哪一阶段

D. 现场状况　E. 以上都是

297. **不宜使用硫酸镁的临床情况是：（　）**

A. 妊娠33周，阵发性腹痛3h，宫颈口扩张9cm

B. 妊娠32周，阴道流水4h，阵发性腹痛2h，宫颈口扩张0.5cm

C. 妊娠34周，头晕眼花1h，BP 165/99mmHg　D. 子痫发作已停止

E. 子痫发作

298. **不能了解产程进展程度的是：（　）**

A. 胎先露下降情况　B. 胎心听诊　C. 腹部检查了解子宫收缩情况

D. 阴道检查　E. 宫颈口扩张程度

299. **产妇在火车站娩出胎儿后10分钟，关于第三产程现场处理的叙述，错误的是：（　）**

A. 检查子宫收缩情况　B. 按摩子宫　C. 徒手剥离胎盘　D. 肌内注射缩宫素

E. 耻骨联合上方向下按压了解脐带回缩情况

300. **关于病理性缩复环的临床特点，错误的是：（　）**

A. 血尿　B. 发生的原因是梗阻性难产　C. 腹部可见一凹陷环

D. 环的位置有压痛　E. 提示已进入第二产程，胎儿即将娩出

301. 妊娠38周产妇，在家中发生阴道排液1h，呼叫“120”，医师到达现场后的正确处理是：（　）

A. 若检查后无子宫收缩，则没有必要行阴道检查

B. 若阴道检查是足先露，宫颈口扩张1cm，孕妇可步行到“120”车上等待转运

C. 听诊胎心以了解胎儿宫内情况

D. 若为足月胎膜早破的孕妇，不要求对羊水的性状进行观察，肯定要转运

E. 若胎膜已破，阴道检查时则不需要对会阴进行清洁消毒

302. 不符合前置胎盘临床表现的是：（　）

A. 持续腹痛，检查腹部板硬　B. 阴道出血　C. 阴道出血量与贫血程度成正比

D. 腹部无压痛　E. 反复阴道出血量已达200mL，胎心率132次/min

303. 产前出血患者经现场评估考虑为前置胎盘的可能性大，不正确的处理方法是：（　）

A. 腹部检查了解有无腹部压痛和子宫收缩情况　B. 胎心听诊以评估胎儿宫内情况

C. 监测血压、脉搏和呼吸　D. 会阴消毒后行阴道检查，以确诊胎盘的位置

E. 建立静脉输液通道

304. 30岁，已婚妇女，有不孕病史，不规则阴道少许流血2天，突发下腹疼痛，伴休克。最可能的诊断是：（　）

A. 黄体破裂　B. 胃穿孔　C. 卵巢囊肿蒂扭转　D. 输卵管妊娠破裂　E. 肾绞痛

305. 不符合胎盘早剥临床表现的是：（　）

A. BP 160/98mmHg　B. 有规律的子宫收缩，子宫收缩间歇子宫软，无压痛，胎心好

C. 跌倒后持续腹痛　D. 阴道少许出血　E. 胎心消失

306. 产后出血最常见的原因是：（　）

A. 阴道裂伤　B. 宫颈裂伤　C. 凝血功能异常　D. 子宫收缩乏力　E. 胎盘粘连

307. 听诊胎心时，行胎心率与孕产妇脉搏比较的原因是：（　）

A. 评估孕产妇的生命体征　B. 估计产程的进展

C. 鉴别所听到的心率来源于胎儿还是孕产妇

D. 评估胎儿宫内情况　E. 诊断是否为双胎妊娠

308. 关于产后出血的定义，正确的是：（　）

A. 宫颈口开全后的阴道出血

B. 胎儿娩出后24小时内，阴道分娩者出血量≥500mL，剖宫产者≥1000mL

C. 胎盘娩出后的阴道出血　D. 常发生在产后24小时后

E. 胎儿娩出后统计2小时阴道出血量，达300mL诊断为产后出血

309. 软产道裂伤所致的产后出血的临床特点是：（　）

A. 胎儿娩出后立即出现持续阴道出血　B. 胎盘娩出后阵发性出血

C. 子宫如软袋状　D. 胎儿娩出后自阴道流出不凝血

E. 导致软产道裂伤的主要高危因素是胎盘早剥

310. 关于院外分娩发生产后出血的现场处理，<u>不正确</u>的是：（　）

A. 建立静脉输液通道　B. 吸氧　C. 按摩子宫　D. 清宫术　E. 使用缩宫素

311. 29岁产妇，足月产后3h，阴道出血200mL，高度怀疑羊水栓塞的临床表现是：（　）

A. BP 110/70mmHg，HR100次/min　B. BP 178/110mmHg

C. BP 48/32mmHg，HR40次/min，阴道流出不凝血　D. 子宫收缩欠佳

E. 阴道出血与贫血成正比

312. 关于院外分娩发生羊水栓塞的现场救治，<u>不正确</u>的是：（　）

A. 使用糖皮质激素　B. 保持呼吸道通畅　C. 建立可靠的静脉通道

D. 缓解肺动脉高压　E. 使用子宫收缩剂预防和减少产后出血

313. 关于异常分娩临床表现的叙述，正确的是：（　）

A. 产程延长　B. 排尿困难　C. 肠胀气　D. 精神疲惫　E. 以上均正确

314. 产科腹部四步手法检查的目的是：（　）

A. 判断胎产式、胎先露和胎方位　B. 评估胎心率　C. 确定子宫的位置

D. 明确子宫颈的位置　E. 了解胎先露的高低

315. 孕妇院外临产呼叫“120”，现场判断来不及转运回医院生产，必须要现场接生。关于现场接生的紧急准备工作，<u>错误</u>的是：（　）

A. 取无醇消毒液行会阴的清洁消毒　B. 肌内注射缩宫素加快胎儿娩出

C. 尽可能将产妇安置在清洁及相对安静的区域　D. 建立静脉通道

E. 指导产妇正确使用腹压

316. 临产后阴道检查，<u>不需要</u>了解的内容是：（　）

A. 胎先露　B. 宫颈口扩张程度　C. 前羊膜囊　D. 骨盆情况　E. 胎心率

317. 关于产前出血原因不明确时的院前急救，<u>不适合</u>的是：（　）

A. 阴道检查以明确病因　B. 胎心听诊了解胎儿宫内情况

C. 腹部检查评估子宫收缩情况　D. 认真询问病史以寻找病因

E. 检查生命体征，估计产前出血量

318. 关于胎膜早破的诊断依据的叙述，<u>不正确</u>的是：（　）

A. 妊娠中期阴道突然大量排液，阴道内液体pH试纸检查为红色

B. 妊娠晚期有规律的子宫收缩，伴阴道流液

C. 阴道检查见后穹隆有较大量液体　D. 阴道内液体pH试纸检查为蓝色

E. 阴道内液体混有小片状的“胎脂”

319. 关于产后胎盘已经剥离征象的叙述，<u>错误</u>的是：（　）

A. 在耻骨联合上方向下轻压子宫下段时外露的脐带回缩

B. 阴道口外露的一段脐带自行延长　C. 子宫体变硬呈球形　D. 阴道少许流血

E. 宫底升高达脐上

320. 胎儿在家中娩出后，现场检查考虑胎盘仍未剥离，阴道出血不多，现场处理<u>错误</u>的是：（　）

A. 对有活动性出血的会阴裂伤伤口予以压迫止血

B. 清洁消毒会阴后在臀部垫消毒臀巾，再转运

C. 肌内注射缩宫素　D. 徒手剥离胎盘　E. 建立静脉输液通道

321. 小儿急性阑尾炎的特点是：（　）

A. 病情进展慢　B. 右下腹压痛不明显　C. 死亡率低　D. 并发症少

E. 早期宜保守治疗

322. 根据《2020年美国心脏协会心肺复苏和心血管急救指南》，双人进行婴儿心肺复苏时，心脏按压与人工呼吸的比例是：（　）

A. 30：2　B. 25：2　C. 20：2　D. 15：2　E. 10：2

323. 儿童心肺复苏时的电击除颤能量是：（　）

A. 首次与重复应用均为1J/kg　B. 首次与重复应用均为2J/kg

C. 首次2J/kg，重复应用为3J/kg，最大不超过100J

D. 首次与重复应用均为3J/kg，最大不超过150J

E. 首次2J/kg，重复应用为4J/kg，最大不超过200J

324. 婴儿咽部异物的最佳排出方法是：（　）

A. 催吐　B. 用手指挖出异物　C. 挤压腹部　D. 俯卧位并拍背

E. 喉镜下取异物

325. 小儿心肺复苏中，保持呼吸道通畅最理想的方法是：（　）

A. 保持气道开放体位　B. 安置口咽通气管　C. 气管内插管　D. 气管切开

E. 固定舌体

326. 关于小儿惊厥的处理原则，<u>不正确</u>的是：（　）

A. 抗感染　B. 防止误吸　C. 各种止痉方法　D. 吸氧　E. 保护气道

327. 急性肾炎患儿病程早期突发惊厥的最可能原因是：（　）

A. 低钙血症　B. 低镁血症　C. 高钙血症　D. 高镁血症　E. 高血压脑病

328. 小儿惊厥持续状态的首选治疗药物是：（　）

A. 苯巴比妥　B. 地西泮　C. 水合氯醛　D. 副醛　E. 苯妥英钠

329. 小儿高热惊厥的特点是：（　）

A. 1岁以下多见　B. 3～6岁多见　C. 惊厥呈持续性　D. 高热数天后发病

E. 体检神经系统有阳性体征

330. 重症患儿输液的目的是：（　）

A. 补充液体，增加排尿，促进机体代谢产物排出体外

B. 补充有效血容量，提供能量，维持电解质平衡

C. 补充水分，排出毒性成分，加速机体恢复

D. 补充水及电解质，减轻毒血症状，促进机体恢复

E. 静脉滴注抗生素及激素等药物，抗感染及加快退热等

二、A2型题　331题

（病例摘要型最佳选择题，试题结构是由1个作为题干的简要病历以及5个备选答案组成，备选答案中只有1个最佳选项。）

1. **患者，男性，56岁。因“胸闷、胸骨后疼痛1小时”来诊。既往有高血压病史。体查：BP 95/68mmHg，P 115次/min，经皮氧饱和度93%，双肺可闻及湿啰音。床边心电图示胸前导联ST段普遍呈弓背向上抬高，诊断为ST段抬高心肌梗死。患者在等待导管室行经皮冠脉介入术（PCI）的过程中突然发生抽搐，双眼上翻，呼之不应，经抢救无效死亡。该患者最可能的死亡原因是：（　）**

   A. 心源性休克　B. 急性左心衰竭　C. 心脏破裂　D. 心室颤动　E. 脑出血

2. **患者，男性，68岁。临床诊断为急性广泛前壁心肌梗死。患者在等待行PCI过程中突然发生抽搐，意识不清，颈动脉搏动消失，心电监护显示：Ⅱ导联呈形态、振幅各异的不规则波动，频率为310次/min，QRS波群消失。应立即采取的最佳急救措施是：（　）**

   A. 按压人中，同时立即给予气管插管　B. 立即给予胸外心脏按压

   C. 立即予双向波200J电除颤1次　D. 利多卡因100mg静脉推注，之后再考虑电除颤

   E. 立即给予肾上腺素1mg静脉推注

3. **患者，女性，57岁。因“胸闷6小时”来诊。既往有冠心病病史。来诊后在诊治过程中突然出现意识丧失，呼吸停止，颈动脉搏动消失。在心肺复苏期间，为恢复自主循环，首选的药物是：（　）**

   A. 利多卡因　B. 肾上腺素　C. 多巴胺　D. 胺碘酮　E. 阿托品

4. **患者，男性，72岁。因“胸痛伴胸闷3小时”来诊，诊断为非ST段抬高心肌梗死。在急诊室等待入院期间心电监护见心室颤动，应用双向波电击除颤的首次能量是：（　）**

   A. 50J　B. 100J　C. 150J　D. 200J　E. 360J

5. **患者，女性，65岁。心脏骤停行心肺复苏术后恢复自主循环，但72小时后仍处于深昏迷状态，生理反射消失，无自主呼吸，脑电图呈直线，其病情是：（　）**

   A. 大脑存在多灶性无复流现象，局部多部位脑功能丧失

   B. 脑干功能出现不可逆性丧失　C. 大脑皮质功能不可逆性丧失

   D. 小脑和下丘脑功能丧失　E. 全脑功能不可逆性丧失

6. **患者，女性，67岁。因“气促伴呼吸困难1个月，加重1天”来诊。既往有纵隔恶性肿瘤伴心包转移病史。体查：BP 87/69mmHg，P 145次/min，神志淡漠，面色苍白，颈静脉怒张，心界向两侧扩大，HR 145次/min，律齐，心音低钝而遥远。床边心电图提示窦性心动过速，肢体导联低电压，电交替。在诊治过程中突然意识丧失，颈动脉搏动消失。在心肺复苏的同时，应首选的急救措施是：（　）**

   A. 快速扩容升压　B. 溶栓治疗　C. 多巴胺或去甲肾上腺素升压

   D. 心包穿刺引流　E. 外科手术治疗

7. 患儿，男，6岁。吃花生米时玩闹导致上气道梗阻窒息，随后发生呼吸心脏骤停，立即给予心肺复苏术，胸外按压的手法是：（ ）

A. 双掌按压法　B. 双手环抱按压法　C. 单掌按压法　D. 单掌环抱按压法

E. 双指按压法

8. 2023年春运期间，广州高铁南站候车大厅一位中年男性乘客突发晕厥倒地。体查：无意识，无呼吸脉搏，立即呼救并嘱取自动体外除颤器（AED），并行心脏按压，AED送达后的操作方法是：（ ）

A. 接通电源→安放电极→分析心律→充电→电击除颤

B. 接通电源→安放电极→分析心律→电击除颤

C. 安放电极→接通电源→分析心律→电击除颤

D. 安放电极→接通电源→分析心律→充电→电击除颤

E. 安放电极→分析心律→接通电源→电击除颤

9. 患者，女性，58岁。因“胸痛1小时”来急诊。急性病容，大汗，在测量血压时突然全身抽搐，意识丧失，体查：无自主呼吸，未触及颈动脉搏动。正确的急救措施是：（ ）

A. 先查心电图，明确心电图类型

B. 先给予气管插管，人工呼吸，再进行胸外按压

C. 考虑急性心肌梗死，立即启动胸痛中心流程，做急诊PCI

D. 立即请神经科及心内科会诊

E. 立即将患者平放在硬板床或地面上并开始胸外按压，同时尽快准备除颤

10. 患者，女性，26岁。“被家人发现意识障碍1小时”来诊。体查：昏迷状，双侧瞳孔1mm×1mm。最可能的诊断是：（ ）

A. 海洛因中毒　B. 颠茄类中毒　C. 酒精中毒　D. 脑出血　E. 苯中毒

11. 患者，男性，35岁。“被发现意识障碍2小时”呼“120”。现场体查：瞳孔4mm×4mm。最可能的诊断是：（ ）

A. 有机磷中毒　B. 海洛因中毒　C. 颠茄类中毒　D. 苯二氮䓬类中毒

E. 氨基甲酸酯类中毒

12. 患者，男性，45岁，温度计厂工人。近1年来出现乏力、记忆力减退等神经衰弱症状，常因琐事与人发生口角，事后又忧郁胆怯。近期发现写字时字迹弯弯曲曲，体查发现口腔有慢性炎症。为明确诊断，优选的试验性治疗药物是：（ ）

A. 依地酸二钠钙　B. 维生素K_1　C. 二巯丙磺钠　D. 纳洛酮　E. 阿托品

13. 患者，男性，48岁。长期用锡壶热酒饮用，近期出现头痛、头晕、疲倦乏力、睡眠不安。体查：牙根缘黏膜内可见点状深灰色颗粒沉积，心、肺体查无特殊。血常规示Hb 86g/L。对该患者最有效的治疗药物是：（ ）

A. 碘解磷定　B. 阿托品　C. 亚甲蓝　D. 依地酸钙钠　E. 维生素K_1

14. 患者，女性，68岁。因“服地西泮片50粒后昏迷”呼“120”。既往无癫痫病史和高血压病史。体查：BP 101/60mmHg，HR 56次/min，首选的治疗措施是：（ ）

A. 静脉输注5%葡萄糖盐水 B. 呋塞米 C. 多巴胺 D. 纳洛酮 E. 氟马西尼

15. 一建筑工地食堂，8名工人用餐后半小时左右出现头晕、精神萎靡、乏力，部分工人呕吐、烦躁不安、呼吸困难。体查：口唇、指甲和全身皮肤发绀。首选的治疗药物是：（ ）

A. 依地酸钙钠 B. 小剂量亚甲蓝 C. 大剂量亚甲蓝 D. 纳洛酮

E. 亚硝酸异戊酯+3%亚硝酸钠+25%硫代硫酸钠

16. 患者，女性，40岁。因“昏迷伴抽搐1小时”呼“120”出车。现场体查：皮肤湿冷，多汗，呼吸困难，双侧瞳孔1.5mm×1.5mm。最可能的诊断是：（ ）

A. 一氧化碳中毒 B. 热射病 C. 安眠药中毒 D. 有机磷中毒 E. 酒精中毒

17. 患儿，男，11岁。因误服有机磷农药1605（对硫磷）20mL被家人送来急诊。急查测定胆碱酯酶活力为54%。不适宜用于急诊洗胃的液体是：（ ）

A. 温水 B. 冰水 C. 生理盐水 D. 高锰酸钾 E. 2%碳酸氢钠

18. 患者，女性，39岁。因误服敌敌畏30mL来诊。为解除磷酰化胆碱酯酶的作用，首选的药物是：（ ）

A. 碘解磷定 B. 山莨菪碱（654-2） C. 阿托品 D. 乙酰胆碱 E. 琥珀酰胆碱

19. 患者，男性，16岁。因考试成绩不理想与其父吵架后服敌敌畏60mL，10分钟后被家人送来急诊。体查：神志清楚。不宜采取的措施是：（ ）

A. 阿托品 B. 地西泮 C. 碘解磷定 D. 阿托品和碘解磷定联合应用

E. 彻底洗胃

20. 患者，女性，36岁。因给果树打农药被诊断为急性重度有机磷杀虫药中毒，经抢救治疗3天后胆碱能危象消失，“阿托品化”保持良好。患者进食后突感呼吸困难，睁眼、抬头无力。体查：神志清楚，听诊两肺呼吸音减弱，未闻及干、湿啰音，双侧病理征阳性，SpO_2为84%。该患者最有可能的并发症是：（ ）

A. 中毒性脑病 B. 有机磷杀虫药中毒“反跳” C. 中间肌无力综合征

D. 迟发性周围神经病 E. 阿托品中毒

21. 患者，女性，25岁。长时间在装有燃气用热水器的卫生间洗澡后被家人发现晕倒在卫生间，面部潮红，无呕吐、无大小便失禁。家人呼“120”，为明确诊断，优选的辅助检查是：（ ）

A. 头颅CT B. 血气分析 C. 血钠、钾、氯 D. 血糖 E. 胃液毒物分析

22. 患者，男性，78岁。被家人发现昏迷30分钟，呼“120”接回急诊。体查：BP 110/70mmHg，HR 80次/min，口唇樱桃红色，诊断为一氧化碳中毒。其主要中毒机制是：（ ）

A. 呼吸抑制 B. 血红蛋白病 C. 生成碳氧血红蛋白（COHb）

D. CO_2增加 E. 脑水肿

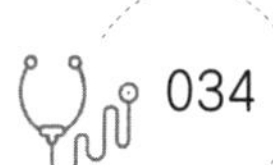

23. 患者，女性，61岁。冬天烧煤炉取暖过夜，清晨被家人发现昏迷不醒，呼“120”送入医院。体查：口唇呈樱桃红色。最有助于明确诊断的辅助检查是：（ ）

A. 血胆碱酯酶活力测定 B. 血高铁血红蛋白测定 C. 血糖测定 D. 血COHb测定
E. 头颅CT扫描

24. 患者，女性，34岁。因急性一氧化碳中毒入院，治疗1周后症状消失出院。2个月后突然出现意识障碍。既往无高血压及脑血管病史。最可能的诊断是：（ ）

A. 脑出血 B. 脑梗死 C. 短暂性脑缺血性发作 D. 中间型综合征
E. 中毒迟发性脑病

25. 患者，男性，26岁。工作时误吸一氧化碳后出现头痛、头晕、全身乏力，测血碳氧血红蛋白为10%。首选的治疗措施是予以：（ ）

A. 亚硝酸钠 B. 面罩给氧 C. 亚甲蓝 D. 纳洛酮 E. 氟马西尼

26. 患者，男性，40岁，农民工。食用市售熟肉后1小时感到恶心、呕吐，腹痛伴呼吸困难。体查：BP 120/70mmHg，P 112次/min，意识模糊，双侧瞳孔等圆等大，直径3mm，口唇、面部及四肢末端明显发绀，心、肺听诊无特殊。最可能的诊断是：（ ）

A. 毒鼠强中毒 B. 杀虫脒中毒 C. 毒鼠磷中毒 D. 亚硝酸盐中毒
E. 肉毒杆菌中毒

27. 患者，男性，56岁。喷洒农药杀虫脒后，出现头晕、嗜睡、呕吐、发绀和血尿，诊断为有机氮类杀虫脒中毒。<u>错误</u>的急救措施是：（ ）

A. 吸氧 B. 1%亚甲蓝30～50mL缓慢推注 C. 1%亚甲蓝200mL静脉滴注
D. 补液 E. 血液净化治疗

28. 患者，女性，19岁。因网购过度与父亲争吵后服用敌敌畏100mL，15分钟后送至医院急诊。体查：神志清楚，生命体征平稳。最重要的治疗措施是予以：（ ）

A. 彻底洗胃 B. 阿托品 C. 水合氯醛 D. 氯解磷定 E. 碘解磷定

29. 患者，男性，21岁。自服甲胺磷150mL后昏迷半小时，家人呼“120”接回医院。体查：双肺满布湿啰音。治疗该患者肺水肿的首选药物是：（ ）

A. 硝普钠 B. 阿托品 C. 呋塞米 D. 毛花苷丙 E. 吗啡

30. 患者，女性，38岁。因急性有机磷中毒入院，经阿托品治疗后神志清醒，肺部湿啰音消失，但仍有肌肉震颤。进一步的治疗措施是予以：（ ）

A. 加大阿托品用量 B. 地西泮 C. 氯解磷定 D. 葡萄糖酸钙 E. 血液净化

31. 患者，男性，45岁。急性有机磷中毒经阿托品及氯解磷定治疗后8小时，出现烦躁不安。体查：T 39℃，HR 118次/min，谵妄状态，双侧瞳孔等大等圆，直径约4.5mm。皮肤潮红，下腹膀胱区呈半球形膨隆，叩诊呈浊音。该患者最可能的诊断是：（ ）

A. 有机磷中毒“反跳” B. 有机磷中毒性脑病 C. 氯解磷定中毒 D. 阿托品中毒
E. 中间型综合征

32. 患者，男性，33岁。进食外卖盒饭后20分钟突发阵发性癫痫样抽搐，剧烈而频繁。体查：昏迷状态，牙关紧闭，双肺呼吸音粗，未闻及干、湿啰音；HR 118次/min，律齐；四肢肌张力高，可见发作性抽搐。该患者最可能的诊断是：（　）

A. 溴鼠隆中毒　B. 毒鼠强中毒　C. 磷化锌中毒　D. 毒鼠磷中毒　E. 安妥中毒

33. 患者，女性，40岁。因“头痛、视力模糊、呕吐、腹痛、四肢抽搐1小时”来诊。家属在患者身边发现一个装有灭鼠剂氟乙酰胺的空瓶。救治该患者的特效药是：（　）

A. 维生素K_1　B. 维生素C　C. 乙酰胺　D. 亚甲蓝　E. 纳洛酮

34. 患者，女性，20岁左右。被路人发现晕倒在地，呼“120”出车。现场体查：BP 93/61mmHg，P 119次/min，R 9次/min，左上臂见3处针眼，神志恍惚，瞳孔直径约1.5mm。该患者最可能的诊断是：（　）

A. 海洛因中毒　B. 有机磷中毒　C. 酒精中毒　D. 酮症酸中毒　E. 安眠药中毒

35. 患者，男性，45岁。在稻田喷洒农药2小时后出现头痛、头晕、恶心、呕吐，呼吸困难，随后出现意识障碍，被家属送至急诊就诊。体查：浅昏迷，发绀，肺部可闻及少量湿啰音；HR 115次/min，律齐；四肢不自主抽搐。留置尿管后可见肉眼血尿。血气分析提示高铁血红蛋白含量增加，血胆碱酯酶活力为60%。该患者可能的诊断是：（　）

A. 急性有机磷农药中毒　B. 急性有机氯杀虫药中毒　C. 急性杀虫脒中毒

D. 急性氨基甲酸酯类杀虫药中毒　E. 急性拟除虫菊酯类杀虫药中毒

36. 患者，男性，16岁。因“中考成绩不理想而自服百草枯农药约40mL，6小时后告知家人后”被送来急诊。体查：神志清楚，双肺呼吸音粗，HR 105次/min，律齐；剑突下压痛，余未见异常。<u>不恰当</u>的处理措施是：（　）

A. 白陶土悬液洗胃　B. 血液灌流　C. 地塞米松治疗　D. 吸氧

E. 20%甘露醇口服导泻

37. 患者，女性，30岁。煤气中毒1天后由外院转送来急诊。体查：BP 90/50mmHg，深昏迷。该患者的中毒程度是：（　）

A. 轻度中毒　B. 中度中毒　C. 重度中毒　D. 危重度中毒　E. 极重度中毒

38. 患者，男性，28岁。蓄电池厂工人，在车间工作5个月后出现阵发性腹部剧烈绞痛，伴恶心、呕吐、食欲缺乏。体查：面色苍白，巩膜轻度黄染，肝肋下2cm，触痛（+）。血常规提示血红蛋白102g/L，红细胞3.8×10^{12}/L，谷丙转氨酶（GPT）205U/L。该患者最可能的诊断是：（　）

A. 急性汞中毒　B. 慢性铅中毒　C. 急性铊中毒　D. 砷化氢中毒　E. 镉中毒

39. 患者，男性，43岁。电镀厂工人，腰部、手、脚等关节疼痛半年余，考虑为“痛痛病”，该患者最可能的诊断是：（　）

A. 慢性铜中毒　B. 慢性铅中毒　C. 慢性镉中毒　D. 慢性锰中毒　E. 慢性镍中毒

40. 患者，男性，29岁。因“腹泻伴呕吐1天余”来诊，共解黄色水样便15次，每次量较多，无臭味，无黏液血便，同时伴有呕吐胃内容物10余次，现有头晕、心悸、口渴，无发热，无腹痛。1天前在海边游玩时进食过海产品。体查：BP 80/59mmHg，P 115次/min，

精神疲倦，皮凉，双肺呼吸音粗，未闻及干、湿啰音；HR 115次/min，律齐；腹软，无压痛。为明确诊断，最有意义的辅助检查是：（ ）

A. 血培养 B. 尿培养 C. 大便及呕吐物培养 D. 外斐反应 E. 肥达试验

41. **患者，女性，43岁。在海边度假村旅游时进食海产品5小时后突发剧烈腹痛，伴有发热、呕吐、腹泻，大便10余次，先呈水样便，后出现血水样便，无里急后重。体查：BP 95/61mmHg，P 113次/min，神清，精神疲倦，腹软，脐周轻压痛，肠鸣音活跃。粪便分析显示：白细胞8～10个/HP，红细胞15～20个/HP。该患者最可能的诊断是：（ ）**

A. 霍乱 B. 金黄色葡萄球菌食物中毒 C. 变形杆菌食物中毒 D. 副伤寒

E. 副溶血性弧菌食物中毒

42. **患者，男性，65岁。随旅游团外出，进食可疑隔夜肉类2小时后出现头痛、呕吐、腹痛、腹泻，大便7～8次，黄色恶臭水样便。体查：皮肤潮红，四肢及躯干部散在风团样皮疹。共同进餐人员有3人发病。该患者最可能的致病菌是：（ ）**

A. 肉毒杆菌 B. 副溶血性弧菌 C. 沙门菌属 D. 变形杆菌 E. 金黄色葡萄球菌

43. **患者，男性，45岁。进食罐头制品后出现乏力、头痛、吞咽困难，无发热，无腹痛、腹泻，无呕吐。体查：神清，精神稍疲倦，眼睑下垂，双肺呼吸音粗，未闻及干、湿啰音；HR 100次/min，律齐；腹软，下腹膀胱区半球形膨隆，叩诊呈浊音。最可能的诊断是：（ ）**

A. 副溶血性弧菌食物中毒 B. 沙门菌属食物中毒 C. 金黄色葡萄球菌食物中毒

D. 变形杆菌食物中毒 E. 肉毒杆菌食物中毒

44. **患者，男性，55岁。因"进食不新鲜水果后腹痛、腹泻，伴有里急后重、发热"来诊。在家自测体温，最高38.9℃，解黏液血便3～5次，每次量少。体查：神清，急性病容，双肺呼吸音粗，未闻及干、湿啰音；HR 92次/min，律齐；腹软，脐周轻压痛，反跳痛阴性，肠鸣音活跃。血常规示：白细胞13×10^9/L；粪便分析示：红细胞10个/HP，白细胞15个/HP。最可能的诊断是：（ ）**

A. 病毒性肠炎 B. 细菌性痢疾 C. 霍乱 D. 肠伤寒 E. 肉毒杆菌食物中毒

45. **患者，女性，54岁。与家人争吵后自服"泰诺感冒片"30片来诊。为预防可能发生的肝脏损害，选用的解毒剂是：（ ）**

A. 乙酰胺 B. 维生素K_1 C. 纳洛酮 D. N-乙酰半胱氨酸 E. 二巯基丙磺酸钠

46. **患者，女性，58岁。因"右上腹疼痛伴发热1天"来诊。体查：T 39.5℃，P 119次/min，BP 105/69mmHg，急性病容，精神疲倦，右上腹压痛，轻度肌紧张，Murphy征阳性。B超检查见胆总管扩张，胆总管下段有结石。最容易出现的并发症是：（ ）**

A. 急性胰腺炎 B. 胆道出血 C. 胆源性肝脓肿 D. 胆囊穿孔 E. 脓毒性休克

47. **患者，女性，19岁。在输注血小板时出现皮肤瘙痒、头晕、全身大汗淋漓、意识模糊。体查：BP 75/55mmHg，HR 120次/min。首选的治疗药物是：（ ）**

A. 阿托品 B. 去甲肾上腺素 C. 多巴胺 D. 肾上腺素 E. 林格液

48. 患者，男性，27岁。在建筑工地干活时不慎从约10米的高处坠落，呼“120”出车。现场体查：T 37℃，P 135次/min，BP 75/59mmHg。面色苍白，脉搏细弱，四肢湿冷，左耻骨联合及大腿根部大片瘀斑、血肿。最主要的诊断是：（ ）

A. 感染性休克　B. 心源性休克　C. 失血性休克　D. 神经源性休克

E. 过敏性休克

49. 患者，女性，50岁，饭店清洁工人。在清洁餐具过程中突发头晕、心悸、气短，无胸痛，呼“120”后急救人员10分钟内到达现场。既往体健。体查：BP 76/59mmHg，P 125次/min，血氧饱和度85%，R 25次/min，急性病容，皮肤湿冷，口唇发绀，双肺呼吸运动增强，双肺可闻及湿啰音；HR 125次/min，律齐；双上肢可见皮疹。该患者可能的诊断是：（ ）

A. 神经源性休克　B. 低血容量性休克　C. 过敏性休克　D. 感染性休克

E. 心源性休克

50. 患者，男性，67岁。在观看中国-沙特足球赛实况转播时，在中国队进球后心情激动，突发心前区剧痛，呼“120”出车。既往有糖尿病、高血压病史，平时不规则服降血糖、降血压药，基础血压在150/90mmHg左右。现场体查：BP 100/60mmHg，面色苍白，全身大汗淋漓，HR 116次/min。最可能的诊断是：（ ）

A. 过敏性休克　B. 神经源性休克　C. 感染性休克　D. 失血性休克

E. 心源性休克

51. 患者，男性，35岁。因“急刹车导致右季肋区撞击方向盘后腹痛1小时”被送入急诊室就诊。既往体健。体查：BP 75/49mmHg，HR 132次/min。血常规示：Hb 67g/L。腹腔诊断性穿刺抽出不凝血。初步诊断为重度失血性休克，首选的复苏液体是：（ ）

A. 葡萄糖盐水　B. 葡萄糖溶液　C. 平衡盐溶液　D. 全血　E. 血浆

52. 患者，男性，55岁。因“纳差、呕吐3天，尿少1天”由卫生室转来急诊。体查：BP 87/59mmHg。中心静脉压5cmH_2O，血Cr 212μmol/L。首选的治疗方案是予以：（ ）

A. 快速输液扩容　B. 利尿剂　C. 西地兰　D. 血液透析　E. 多巴胺

53. 患者，男性，45岁。在输注头孢克洛时出现皮肤瘙痒、头晕、出汗，随即出现意识模糊。BP 79/57mmHg，HR 119次/min。首选的治疗药物是：（ ）

A. 异丙肾上腺素　B. 去甲肾上腺素　C. 多巴胺　D. 肾上腺素　E. 多巴酚丁胺

54. 患者，男性，65岁。因“腹痛、腹泻、呕吐3天”来诊。血常规示：白细胞21×10^9/L，其中中性粒细胞计数93.1%。留观期间突然发生寒战，继而高热，神志逐渐变淡漠。体查：BP 79/55mmHg，HR 128次/min，皮肤黏膜苍白，四肢湿冷。该患者的治疗原则是：（ ）

A. 控制感染　B. 液体复苏　C. 密切监测器官功能

D. 维持水、电解质、酸碱平衡　E. 以上都是

55. 患者，女性，45岁。肝脓肿破裂引起弥漫性腹膜炎，面色苍白，四肢湿冷，P 125次/min，BP 75/56 mmHg，尿少，血pH 7.24。不恰当的治疗措施是：（ ）

A. 补碱，纠正酸中毒　B. 手术引流感染灶　C. 大量多次应用糖皮质激素

D. 补液，补充血容量　E. 联合应用抗菌药物

56. 患者，男性，35岁，驾驶员。车祸时右季肋区撞击方向盘后腹痛，呼叫"120"出车接回。体查：BP 89/67mmHg，P 115次/min，急性病容，意识模糊，双肺呼吸音粗，未闻及干、湿啰音；HR 115次/min，律齐；腹肌紧张，肝区叩痛有痛苦表情。FAST超声提示肝肾隐窝、盆腔积液，诊断性腹穿抽出不凝血。需要行剖腹探查术，但伤者无家属及朋友相随，正确的处理方法是：（　）

A. 因未交押金，不手术　B. 因未征得患者同意，不手术

C. 因无法取得患者家属意见，不手术

D. 因患者无家属或者关系人在场征求意见，不手术

E. 由经治医师提出医疗处置方案，在取得医疗机构负责人或者被授权负责人员的批准后，实施手术

57. 患者，男性，58岁。因"腹痛伴呕吐、发热1天余"来诊。体查：BP 82/60mmHg，P 121次/min，神志模糊，面色苍白，四肢湿冷，腹肌紧张，全腹压痛、反跳痛，肠鸣音消失。最可能的诊断是：（　）

A. 失血性休克　B. 过敏性休克　C. 感染性休克　D. 心源性休克

E. 神经源性休克

58. 患者，男性，69岁。心源性休克死亡，最不可能的疾病是：（　）

A. 急性心包压塞　B. 急性ST段抬高心肌梗死　C. 急性肺动脉主干栓塞

D. 室性心动过速　E. 肺源性心脏病

59. 患者，男性，23岁。烈日下踢足球1.5小时，大量出汗，仅饮少量水，后出现头晕、心悸、背部肌肉及双侧小腿腓肠肌阵发性肌肉痉挛。体查：T 37.5℃，P 105次/min，BP 99/56mmHg，神志清楚，双肺未闻及干、湿啰音，HR 105次/min，律齐。最可能的诊断是：（　）

A. 热痉挛　B. 热休克　C. 热晕厥　D. 热衰竭　E. 劳力性热射病

60. 患者，男性，49岁，钢铁厂工人。持续工作6小时后出现大汗淋漓、头昏、头痛、恶心、呕吐、面色苍白、短暂意识不清而被急送入院，车间内温度为35℃，相对湿度为85%。体查：T 39℃，P 115次/min，R 28次/min，BP 89/61mmHg，HR 115次/min，面色苍白，皮肤湿冷。最可能的诊断是：（　）

A. 中暑先兆　B. 轻症中暑　C. 热射病　D. 热痉挛　E. 热衰竭

61. 患者，男性，45岁。因"烈日下在建筑工地干活3小时后出现高热伴胡言乱语、抽搐"来诊。体查：T 41℃，P 135次/min，R 30次/min，BP 82/59mmHg，皮肤干燥，双侧瞳孔直径1.5mm，对光反射存在；颈抵抗（±）；双肺呼吸音粗，双下肺可闻及湿啰音；HR 135次/min，律齐，可闻及奔马律；留置导尿，引出尿液10mL。最可能的诊断是：（　）

A. 热痉挛　B. 热衰竭　C. 热晕厥　D. 劳力型热射病　E. 经典型热射病

62. 患者，男性，29岁。因"发热5天"来诊，每天体温波动在39～40℃，24小时内体温波动相差不超过1℃。体查：腹部玫瑰疹，肝、脾肿大。最可能的诊断是：（　）

A. 疟疾　B. 大叶性肺炎　C. 伤寒　D. 登革热　E. 流行性出血热

63. 患者，女性，48岁。因“与丈夫吵架后突发气促、呼吸困难，以及颜面部感觉麻木半小时”来急诊。体查：P 113次/min，BP 105/62mmHg，R 27次/min，血氧饱和度96%，急性病容，情绪激动，双手指间关节僵硬，双肺呼吸音粗，未闻及干、湿啰音；HR 113次/min，律齐。床旁血气显示：pH 7.52，$PaCO_2$ 29mmHg，PaO_2 96mmHg。最可能的酸碱失衡类型是：（　）

A. 代谢性碱中毒　B. 呼吸性碱中毒　C. 呼吸性碱中毒合并代谢性碱中毒

D. 呼吸性碱中毒合并代谢性酸中毒　E. 代谢性碱中毒合并呼吸性酸中毒

64. 患者，男性，47岁，南方电网工人。因“户外工作时不慎被马蜂蜇伤颜面部、颈部及双手后肿痛1小时”来急诊。体查：T 37.2℃，BP 129/72mmHg，P 90次/min，R 22次/min，血氧饱和度90%。神清，双肺呼吸音粗，未闻及干、湿啰音；HR 90次/min，律齐；颜面部、颈部及双手可见蜇痕点，部分可见尾刺残留在伤口内，伤口周围红肿，压痛阳性。对该患者的急救处理，不正确的是：（　）

A. 用针尖挑出残留在皮肤的尾刺　B. 挤压伤口促进毒液的排出

C. 用食醋洗敷伤口　D. 局部红肿处涂抹皮质激素软膏　E. 使用止痛剂

65. 患者，男性，35岁。因“小区内散步时被狗咬伤小腿后流血半小时”来急诊。体查：T 36.8℃，BP 123/68mmHg，P 89次/min，R 20次/min，血氧饱和度98%。神清，双肺呼吸音粗，未闻及干、湿啰音；HR 89次/min，律齐；左小腿可见散在牙痕和伤口，伤口少许流血，周围稍红肿。对该患者的急救处理，不正确的是：（　）

A. 从近心端向伤口处挤压出血，促进排毒

B. 用干净刷子和浓肥皂水反复刷洗伤口后用清水冲洗，洗刷时间至少30分钟

C. 冲洗后用70%酒精涂抹伤口数次，然后用无菌敷料包扎伤口

D. 注射狂犬病疫苗

E. 用抗菌谱覆盖厌氧菌的抗生素

66. 患者，女性，60岁。因“黏液血便，大便变细2周”就诊。钡灌肠示：直肠和乙状结肠充盈缺损，管腔不规则变窄。最可能的诊断是：（　）

A. 溃疡性结肠炎　B. 阿米巴结肠炎　C. 克罗恩病　D. 结肠癌　E. 肠结核

67. 患者，女性，35岁。1天前饮酒后出现上腹剧烈疼痛，伴恶心、呕吐和腹胀，大小便正常。体查：上腹偏左腹肌紧张，明显压痛，腹部平片示膈下未见游离气体。最可能的诊断是：（　）

A. 消化性溃疡穿孔　B. 肠梗阻　C. 急性阑尾炎　D. 胆石症　E. 急性胰腺炎

68. 患者，男性，54岁。因“阵发性心悸2天”来诊。既往有高血压病史10年。体查：BP 120/70mmHg，HR 180次/min，律齐，心音正常，无杂音。1分钟后HR降至80次/min，律齐，30秒后又回复至180次/min。最可能的诊断是：（　）

A. 窦性心动过速　B. 阵发性心房颤动　C. 阵发性室上性心动过速

D. 阵发性室性心动过速　E. 阵发性心房扑动

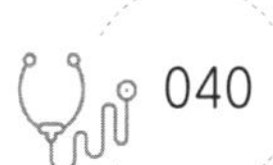

69. 患者，男性，32岁。因“劳累后心悸、气促，伴下肢水肿6个月”来诊。体查：心界向两侧扩大，心尖区闻及2/6级收缩期杂音，两肺底有小水泡音。超声心动图示：左室腔增大，心电图示完全性左束支传导阻滞。最可能的诊断是：（　）

A. 心包炎　B. 扩张型心肌病　C. 急性病毒性心肌炎　D. 二尖瓣狭窄

E. 肺心病

70. 患者，男性，68岁。急性前壁心肌梗死15小时，合并急性左心功能不全，BP 170/100mmHg，首选治疗药物是：（　）

A. 美托洛尔　B. 硝普钠　C. 硝酸甘油　D. 乌拉地尔　E. 维拉帕米

71. 患者，女性，60岁。心前区阵发性疼痛1个月，多在夜间发作，每次发作约15分钟，与活动无关。发作时心电图示：Ⅱ、Ⅲ、aVF导联ST段抬高。首选的治疗药物是：（　）

A. 单硝酸异山梨酯　B. 美托洛尔　C. 硝苯地平　D. 普萘洛尔　E. 胺碘酮

72. 患者，男性，50岁。不明原因晕厥15分钟。心电图示宽QRS波型心动过速，HR 150次/min，BP 60/45mmHg。首选的治疗方法是：（　）

A. 异丙肾上腺素　B. 阿托品　C. 毛花苷丙　D. 直流电复律

E. 植入临时心脏起搏器

73. 患者，男性，43岁。因“突发呕血2小时”入院。既往有消化性溃疡病史5年。体查：BP 80/40mmHg，P 118次/min，四肢湿冷。估计其出血量是：（　）

A. 400～500mL　B. 500～600mL　C. 600～700mL　D. 700～800mL

E. ＞800mL

74. 患者，男性，60岁。因“突然意识丧失，大动脉搏动消失5分钟”就诊。既往有冠心病。1周前心电图示：Ⅲ度房室传导阻滞。立即行人工呼吸和胸外按压，心电图示：心室电活动。心肺复苏期间，<u>不宜</u>选择的肾上腺素应用途径是：（　）

A. 静脉注射　B. 皮下注射　C. 骨髓腔注射　D. 心内注射　E. 气管内注入

75. 患者，男性，67岁。胸痛10小时，伴冷汗淋漓。既往有高血压和主动脉夹层病史。体查：P 110次/min，BP 70/50mmHg，口唇发绀。心电图示心肌缺血，血清淀粉酶正常，血糖正常。最可能的诊断是：（　）

A. 急性出血性坏死性胰腺炎　B. 急性肺栓塞　C. 低血容量性休克

D. 脓毒性休克　E. 心源性休克

76. 患者，女性，20岁。因低热、腹痛诊断为结核性腹膜炎。近3天出现呕吐、腹胀，未解大便。体查：肠鸣音亢进。最可能的并发症是：（　）

A. 肠穿孔　B. 肠梗阻　C. 肠出血　D. 中毒性肠麻痹　E. 脓毒性休克

77. 患者，男性，60岁。因“急性心肌梗死”收入院。住院第2天心尖部出现3/6级粗糙的收缩期杂音，间断伴喀喇音，经抗缺血治疗后心脏杂音消失。最可能的诊断是：（　）

A. 心脏乳头肌功能失调　B. 心脏乳头肌断裂　C. 心脏游离壁破裂

D. 心脏二尖瓣穿孔　E. 心室膨胀瘤

78. **患者，男性，52岁。因“突发剧烈心前区痛、气促6小时”来诊。心电图示：V_1～V_6导联ST段弓背向上型抬高，QRS呈QS波形，室性期前收缩，部分呈三联律。最佳的治疗措施是：（ ）**

A. 美西律　B. 利多卡因　C. 经皮冠脉介入术　D. 溶栓+经皮冠脉介入术

E. 溶栓治疗

79. **患者，男性，22岁。因“胸闷、心悸、气短伴头晕、全身乏力1天”来诊。2周前曾因“上呼吸道感染”发热1周。体查：T 37℃，P 98次/min，BP 90/60mmHg，咽充血，双肺清，未闻及干、湿啰音，心脏不大，心律不齐，第一心音低钝。心电图室性期前收缩，部分呈二联律。最可能的诊断是：（ ）**

A. 急性心肌炎　B. 急性心包炎　C. 扩张型心肌病　D. 感染性心内膜炎

E. 风湿性心脏病

80. **患者，女性，68岁。反复心悸2年。多次常规心电图示：窦性心律，HR 75次/min，有时出现宽大QRS波群，时间0.12秒，前后的R-R间期为1.6秒。心电图诊断是：（ ）**

A. 窦性心律，房室传导阻滞　B. 窦性心律，房性期前收缩

C. 窦性心律，室性期前收缩　D. 心房颤动，室性期前收缩

E. 窦性心律，右束支传导阻滞

81. **患者，男性，56岁。因“胸骨后压榨样疼痛1小时”急诊。体查：BP 80/50mmHg，皮肤湿冷，HR 196次/min，心音低。心电图示：P波无法辨认，QRS波宽大畸形，连续节律基本规则。首选的治疗措施是：（ ）**

A. 普罗帕酮　B. 胺碘酮　C. 利多卡因　D. 同步直流电复律　E. 非同步电复律

82. **患者，男性，32岁。近3天解柏油样便，每天2～3次。既往常有反酸、上腹痛，晚间重，进食可缓解。体查：贫血貌，肝、脾不大，右上腹压痛。最可能的诊断是：（ ）**

A. 肝硬化并胃底静脉曲张出血　B. 胃癌并出血　C. 胃炎并出血

D. 十二指肠溃疡并出血　E. 胃溃疡并出血

83. **患者，男性，56岁。持续性胸痛4小时，阵发性加重，伴出汗，口服“速效救心丸”稍缓解。既往有冠心病、高血压病史10年，糖尿病病史5年。体查：BP 130/80mmHg，双肺无异常，HR 62次/min，心律整齐，第一心音低钝。首选措施是：（ ）**

A. 静脉应用硝酸甘油　B. 皮下注射低分子肝素　C. 口服25mg倍他洛克

D. 口服阿司匹林　E. 床边心电图

84. **患者，男性，65岁。近2周常出现胸痛，每次持续20分钟，常在劳累时出现，与呼吸无关，自觉乏力。必须问诊的内容是：（ ）**

A. 疼痛缓解方式　B. 疼痛部位　C. 有无外伤史　D. 有无呼吸困难　E. 以上都是

85. **患者，男性，19岁。活动后心悸、气促3个月，下肢浮肿1周。既往有先天性心脏病病史。体查：肝大，质地中等，表面平滑，有压痛，腹部移动性浊音阳性，下肢凹陷性水肿。最可能的诊断是：（ ）**

A. 肝炎后肝硬化伴腹水　B. 肝炎后肝硬化并腹膜炎　C. 肝硬化伴结核性腹膜炎

D. 心源性肝硬化伴腹水　　E. 肝肾综合征并腹水

86. 患者，男性，70岁。胸痛、心悸伴晕厥1次。体查：BP 98/60mmHg，HR 72次/min，早搏2～3次/min。急诊室观察期间心电监护见心室颤动，双向波电击除颤的首次能量是：（　）

A. 50J　B. 100J　C. 150J　D. 200J　E. 360J

87. 患者，女性，86岁。饭后突发心前区剧痛，面色苍白，全身大汗淋漓。既往有高血压病史20余年，不规则服降压药。体查：BP 100/60mmHg，HR 126次/min，最可能的诊断是：（　）

A. 主动脉夹层破裂并失血性休克　B. 主动脉夹层破裂并神经性休克

C. 急性心肌梗死并低血容量性休克　D. 食管破裂并失血性休克

E. 急性心肌梗死并心源性休克

88. 患者，男性，56岁。活动后出现呼吸困难伴左胸痛，咳嗽频繁，咳出粉红色泡沫样血痰。既往有高血压病史12年。最可能的诊断是：（　）

A. 大叶性肺炎　B. 急性左心衰竭　C. 急性右心衰竭　D. 支气管扩张

E. 自发性气胸

89. 患者，女性，33岁。6小时前在街边吃烧烤，突发畏寒、高热、呕吐、腹痛、腹泻，腹泻共10次，开始为稀水样便，继之便中带有黏液和脓血。最可能的诊断是：（　）

A. 急性轻型细菌性痢疾　B. 急性普通型细菌性痢疾　C. 中毒型细菌性痢疾

D. 急性金黄色葡萄球菌性食物中毒　E. 急性肉毒杆菌性食物中毒

90. 患者，男性，65岁。在活动时突发心前区疼痛5分钟，休息后缓解。最恰当的诊断是：（　）

A. 急性心包炎　B. 急性心肌梗死　C. 心内膜下心肌梗死　D. 慢性心肌缺血

E. 劳力性心绞痛

91. 患者，男性，75岁。晨练后突发左下腹剧痛1天，无呕吐，肛门停止排便、排气。既往体健。体查：明显腹胀，以左下腹为主，肠鸣音亢进，直肠指检阴性。最可能的诊断是：（　）

A. 乙状结肠扭转　B. 肠套叠　C. 结肠肿瘤　D. 小肠扭转　E. 肠系膜血栓

92. 患者，男性，68岁。突发心前区疼痛30分钟，伴全身大汗，含服硝酸甘油未见好转。既往有冠心病病史。心电图提示前壁心肌梗死。最可能闭塞的动脉是：（　）

A. 左冠状动脉回旋支　B. 左前降支　C. 左冠状动脉主干　D. 右冠状动脉

E. 右冠状动脉左室后支

93. 患者，男性，62岁。近1周清晨自测空腹血糖10.2mmol/L，但夜间多次血糖测定为2.8～3.3mmol/L。有糖尿病病史10年，使用胰岛素治疗。该患者的表现是：（　）

A. Somogyi现象　B. 夜间胰岛素剂量不足　C. "黎明"现象　D. 胰岛素抵抗

E. 胰岛素抗药性

94. 患者，女性，54岁。近2年常出现后背痛，夜间饥饿痛，内镜检查提示十二指肠球后溃疡。关于十二指肠球后溃疡的叙述，正确的是：（　）

A. 十二指肠球后壁发生的溃疡　B. 距离幽门管1～2cm　C. 易并发出血

D. 临床症状不典型　E. 内科药物治疗效果好

95. 患者，女性，28岁。劳动时出现胸部闷痛，多次晕倒，数分钟后意识恢复。体查：胸骨左缘闻及喷射性收缩期杂音，屏气时杂音增强。最可能的疾病是：（　）

A. 先天性心脏病　B. 风湿性心瓣膜病　C. 扩张型心肌病

D. 梗阻性肥厚型心肌病　E. 病态窦房结综合征

96. 患者，男性，72岁。持续胸痛伴呕吐、大汗6小时。体查：BP 80/50 mmHg。心电图检查示：窦性心律，HR 45次/min，Ⅱ、Ⅲ、aVF导联ST段抬高。不恰当的处理是：（　）

A. 补液，维持肺毛细血管嵌楔压15～18mmHg　B. 静脉滴注硝酸甘油

C. 阿托品0.5mg，肌内注射

D. 尽快行经皮冠脉介入治疗，必要时行主动脉内球囊反搏　E. 止吐

97. 患者，男性，42岁。近日反复出现剧烈头痛，烦躁，心悸，多汗，呕吐，面色苍白，视物模糊。既往有高血压病史7年。体查：BP 230/120mmHg。最可能的诊断是：（　）

A. 恶性高血压　B. 高血压危象　C. 高血压脑病　D. 继发性高血压

E. 高血压亚急诊

98. 患者，男性，56岁。晚上10时突发心慌、多汗、肢体无力，继而神志不清，体查：P 120次/min。尿糖（－），尿酮体（－），尿素氮10.0mmol/L。有糖尿病病史10年，目前用胰岛素治疗。最可能的诊断是：（　）

A. 高渗性昏迷　B. 低血糖昏迷　C. 酮症酸中毒昏迷　D. 脑血管意外

E. 尿毒症昏迷

99. 患者，男性，72岁。阵发性心房颤动3年。窦性心律，HR 55次/min，注射阿托品0.5mg，心率无明显加快，口服地高辛0.25mg/d，2周后出现反复晕厥就诊，HR 32次/min。最恰当的治疗方法是：（　）

A. 停用地高辛，加用氯化钾　B. 停用地高辛，加用苯妥英钠

C. 停用地高辛，加用阿托品　D. 停用地高辛，加用氨茶碱　E. 安置心脏起搏器

100. 患者，女性，47岁。门静脉高压症引起食管、胃底静脉曲张破裂出血致休克。已用三腔二囊管压迫及药物处理止血，已输液输血。并发吸入性肺炎，已应用抗生素。目前患者出现鼻出血，皮肤瘀斑。实验室检查：血小板50×10^9/L，纤维蛋白原1g/L，凝血酶原时间较正常延长4s，副凝固试验阳性。患者的病情是：（　）

A. 肝功能严重障碍　B. 弥散性血管内凝血　C. 脓毒血症

D. 血小板减少性紫癜　E. 大量输血后体内凝血因子被稀释

101. 患者，女性，51岁。风湿性心脏病二尖瓣狭窄并关闭不全20年，心房颤动4年。无高血压及高脂血症病史。3小时前在家做饭时突然跌倒在地伴失语，最可能的原因是：（　）

A. 脑出血　B. 脑血栓形成　C. 短暂性脑缺血发作　D. 蛛网膜下腔出血

E. 脑栓塞

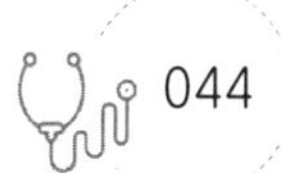

102. 患者，男性，48岁。无明显诱因出现皮肤黏膜黄染且逐渐加重，皮肤瘙痒，大便呈浅灰色。体查：巩膜黄绿色，心肺听诊正常，腹软、无压痛，肝肋下2cm，Ⅱ度硬，脾未触及。实验室检查：结合胆红素36.2μmol/L，ALP 380U/L。最可能的诊断是：（　）

A. 重症肝炎　B. 原发性胆汁性肝硬化　C. 钩端螺旋体病　D. 溶血性贫血

E. 肝癌

103. 患者，女性，69岁。剧烈胸痛伴发热1天。心电图示：除aVR导联以外，ST段呈弓背向下型抬高。最可能的诊断是：（　）

A. 急性心包炎　B. 张力性气胸　C. 急性心肌梗死

D. 主动脉夹层动脉瘤破裂　E. 急性肺栓塞

104. 患者，女性，45岁。临床诊断为急性胰腺炎。治疗2周后体温仍在38～39℃，左上腹压痛，可触及一约8cm×8cm的囊性包块，局部触痛明显。实验室检查：尿淀粉酶256U，白细胞 20×10^9/L，中性粒细胞84%。最可能的诊断是：（　）

A. 急性胰腺炎迁延不愈　B. 急性胰腺炎并发脓肿

C. 急性胰腺炎并发假性囊肿　D. 急性胰腺炎合并急性胆囊炎

E. 急性胰腺炎合并局限性腹膜炎

105. 患者，男性，58岁。因“紧张、劳累，出现头痛、眩晕、恶心、呕吐、烦躁、心悸、面色苍白、视力模糊2小时”来诊。既往有高血压病史5年。体查：BP 260/130mmHg，HR 120次/min。经紧急治疗后血压降至180/105mmHg，实验室检查：首次测血钾2.5mmol/L，复测2.6mmol/L。最恰当的进一步检查项目是：（　）

A. 静脉肾盂造影　B. 血清皮质醇　C. 肾脏B超及肾动脉超声

D. 血清醛固酮　E. 尿钠、尿钾

106. 患者，男性，50岁，因“心悸1周”来诊。体查：颈动脉搏动明显，水冲脉及毛细血管搏动征均阳性。可能的诊断是：（　）

A. 甲状腺功能亢进症　B. 主动脉窦瘤破裂　C. 严重贫血　D. 选项A和B

E. 选项A、B、C

107. 患者，女性，45岁。因“持续性上腹部疼痛伴发热1天”入院。入院后诊断为急性重症胰腺炎，行胃肠减压及抗感染、抑酸治疗。2天后体温正常，腹痛略有缓解，但患者突然感觉憋气。体查：R 32次/min，双肺呼吸音清，HR 102次/min，剑突下及左上腹部压痛及反跳痛（+），移动性浊音（+）。右小腿肿胀，皮温略高。造成呼吸困难最可能的原因是：（　）

A. 急性呼吸窘迫综合征　B. 腹膜炎限制呼吸运动　C. 肺栓塞

D. 中毒性心肌炎　E. 院内获得性肺炎

108. 患者，女性，26岁。感冒后食欲减退、少食1天，餐前按常规注射胰岛素，近午时突然心悸、出汗，继而出现头晕、视物模糊。既往诊断为1型糖尿病2年。最佳急诊处理是：（　）

A. 静脉注射胰岛素　B. 静脉滴注生理盐水　C. 静脉滴注葡萄糖

D. 静脉注射葡萄糖　E. 立即查指尖血糖，基于结果进行相应处理

109. 患者，女性，38岁。既往有十二指肠溃疡病史10年。着凉后咽喉疼痛，后服止痛药（不详）。2天前突发呕咖啡样胃内容物，排柏油样便，随后晕厥。估计该患者的上消化道出血量是：（　）

A. 300～400mL　B. 400～500mL　C. 500～600mL　D. 600～700mL
E. 700～1 000mL

110. 患者，男性，45岁。因诊断为急性胰腺炎而静脉应用广谱抗生素及进行其他非手术治疗1周，现腹痛、腹胀加重，体温再度升高。最有诊断意义的紧急检查项目是：（　）

A. 血白细胞计数+分类　B. 腹部平片了解有无肠梗阻　C. CT检查了解胰腺情况
D. 腹腔穿刺检测渗出液淀粉酶含量　E. 检查血脂肪酶

111. 患者，男性，65岁。反复阵发性右上腹疼痛10年。8小时前突发上腹剧烈疼痛，呈持续性，伴四肢湿冷。实验室检查：血清淀粉酶10 000U/L，血钙1.5mmol/L，血清白蛋白（ALB）28g/L，血糖10.0mmol/L，临床诊断为急性胰腺炎。该例非预后不良的指征是：（　）

A. 65岁　B. 四肢湿冷　C. 血清淀粉酶　D. 血糖　E. ALB

112. 患者，男性，52岁。肝硬化失代偿期、脾功能亢进，血常规三系减少，入院拟行脾切除术。实验室检查示：白蛋白29g/L，总胆红素26.8μmol/L，凝血酶原时间延长7s，轻度腹水，无肝性脑病。该患者肝功能Child-Pugh分级是：（　）

A. A级　B. B级　C. C级　D. D级　E. E级

113. 患者，女性，29岁。有风湿性二尖瓣狭窄、主动脉瓣关闭不全病史10年。低热2周并心力衰竭加重2天入院。目前考虑为风湿活动及感染性心内膜炎。关于病原学诊断的叙述，正确的是：（　）

A. 无论病情缓急，入院抽血3次后立即行抗感染治疗心内膜炎
B. 采血量与血培养的阳性率无关
C. 超声心动图明确有赘生物者，不必行血培养
D. 严格规定抽血应在患者高热时
E. 近期未使用抗生素者，正确采血培养阳性率高达95%

114. 患者，女性，70岁。体查：BP 150/95mmHg。其血压类型是：（　）

A. 正常血压　B. 临界高血压　C. 1级高血压　D. 2级高血压　E. 3级高血压

115. 患者，男性，59岁。因“胸痛2小时”来诊。心电图示：Ⅱ、Ⅲ、aVF导联ST段呈弓背向上型抬高，心室率43次/min。体查：BP 90/65mmHg，HR 43次/min，律齐。最可能的心律是：（　）

A. 心房扑动　B. 窦性心动过缓　C. 窦性停搏　D. 完全右束支传导阻滞
E. Ⅲ度房室传导阻滞

116. 患者，男性，79岁。因“剧烈心前区疼痛6小时”来诊。急诊心电图提示广泛前壁心肌梗死。体查：BP 100/60mmHg，R 30次/min，口唇发绀，双肺底闻及细小水泡音，HR

120次/min，心尖区第一心音减弱，可闻及舒张期奔马律。其Killip分级是：（　）

A. Ⅰ级　B. Ⅱ级　C. Ⅲ级　D. Ⅳ级　E. Ⅴ级

117. 患者，女性，78岁。突发心悸、胸闷2小时。既往有冠心病病史20年。体查：BP 90/60mmHg，心尖部第一心音强弱不等。最能提示出现室性心动过速的心电图特征是：（　）

A. 心房率快于心室率　B. P波与QRS波无固定关系　C. 宽大畸形的QRS波

D. 心室夺获波和室性融合波　E. R-R间期不固定

118. 患者，女性，68岁。因“急性广泛前壁心肌梗死，胸闷气促1小时”由外院转来。体查：HR 140次/min，双肺可闻及弥漫性小水泡音。最佳处理是：（　）

A. 给予毛花苷丙，以增加心脏收缩力　B. 给予美托洛尔，以降低心率

C. 给予硝酸甘油，以降低心脏前后负荷　D. 给予维拉帕米，以缓解冠状动脉痉挛

E. 给予林格液，以补充血容量

119. 患者，女性，62岁。少尿、腹围增大1周。既往有肝硬化失代偿病史。实验室检查示：血肌酐及尿素氮增高。考虑肝肾综合征。不符合诊断标准的是：（　）

A. 合并休克　B. 肝硬化合并腹水　C. 不存在肾实质疾病的表现

D. 在应用白蛋白扩容，并停用利尿剂至少2天后血肌酐不能降到133μmol/L以下

E. 血肌酐升高，大于133μmol/L

120. 患者，男性，50岁。1周前进食鱼时被鱼骨划破曲张静脉，经止血治疗后出血已停止。既往有肝硬化合并食管胃底静脉曲张病史。为预防再出血，最佳药物是：（　）

A. 硝苯地平　B. 维拉帕米　C. 比索洛尔　D. 普萘洛尔　E. 美托洛尔

121. 患者，男性，46岁。腹泻后出现发热、腹痛，腹水迅速增加3天。既往有肝硬化病史2年。体查：腹部压痛、反跳痛。最可能的并发症是：（　）

A. 血源性细菌性腹膜炎　B. 门静脉栓塞　C. 肠穿孔

D. 自发性细菌性腹膜炎　E. 结核性腹膜炎

122. 患者，女性，40岁。因“腹泻3个月”来诊。粪便量多，含大量脂肪及泡沫，奇臭。最可能的诊断是：（　）

A. 克罗恩病　B. 慢性细菌性痢疾　C. 慢性胰腺炎　D. 溃疡性结肠炎

E. 肠易激综合征

123. 患者，男性，56岁。BMI 26.8kg/m^2。无多饮、多尿、多食及消瘦症状。空腹血糖6.6mmol/L。父亲患糖尿病。为明确诊断或排除糖尿病，最有意义的检查项目是：（　）

A. 尿糖定性　B. 24小时尿糖定量　C. 餐后血糖　D. 口服葡萄糖耐量试验（OGTT）

E. 糖化血红蛋白

124. 患者，女性，58岁。因“腹泻、厌食1月”来诊。1月来体重减轻3kg。体查：神志淡漠，甲状腺Ⅰ度肿大。实验室检查：FT_3升高，TT_4升高，TSH下降，甲状腺摄^{131}Ⅰ率升高。最可能的诊断是：（　）

A. 亚急性甲状腺炎　B. 亚临床型甲状腺功能亢进症　C. T_3型甲亢

D. 甲状腺危象　E. 淡漠型甲状腺功能亢进症

125. 患者，女性，62岁。风湿性心脏病合并心力衰竭，使用地高辛及呋塞米治疗1年余，近3天出现恶心、食欲下降。心电图示：室性早搏二联律。最可能的病情是：（　）

A. 心力衰竭加重　B. 低钾血症　C. 风湿活动　D. 洋地黄过量

E. 洋地黄剂量不足

126. 患者，女性，20岁。因“气促1天”来诊。既往有糖尿病病史6年。体查：T 37.6℃，R 26次/min，P 118次/min，BP 90/50mmHg。血生化示：血糖23.6mmol/L，钠159.5mmol/L，二氧化碳结合力7.2mmol/L，β-羟丁酸8.4mmol/L，诊断为糖尿病酮症酸中毒。关于该例的处理，正确的是：（　）

A. 给大剂量胰岛素和生理盐水，使血糖尽快下降至正常范围

B. 注意监测血糖，当血糖降至13.9mmol/L以下时，应改用5%葡萄糖液加胰岛素加钾

C. 二氧化碳结合力7.2mmol/L，可静脉滴注5%碳酸氢钠

D. 二氧化碳结合力7.2mmol/L，可静脉滴注1.4%碳酸氢钠

E. 血压低、血钠高，可以输0.45%氯化钠溶液

127. 患者，男性，28岁。1周前出现发热，伴肌肉酸痛及胸痛。体查：闻及心包摩擦音。心电图示：Ⅱ、Ⅲ、aVF、aVR、aVL，V_2～V_6导联ST段抬高。最常见的病原体是：（　）

A. 腺病毒　B. 单纯疱疹病毒　C. 支原体　D. 柯萨奇B组病毒

E. 呼吸道合胞病毒

128. 患者，男性，55岁。在家中休息时突发右侧肢体乏力2小时。既往有高血压、糖尿病病史10年。体查：BP 115/65mmHg，神清，言语欠清，HR 82次/min，律齐，右侧肢体肌力3级。最可能的诊断是：（　）

A. 脑栓塞　B. 脑出血　C. 短暂性脑缺血发作　D. 蛛网膜下腔出血

E. 脑血栓形成

129. 患者，男性，68岁。因“突发右侧肢体乏力麻木，伴言语含糊不清2小时”来急诊。既往有高血压病史10年，不规则服用降压药。考虑“脑卒中”，最可能的病变部位是：（　）

A. 顶叶　B. 枕叶　C. 中脑　D. 内囊　E. 脑桥

130. 患者，男性，45岁。4小时前突发剧烈头痛，伴有呕吐。体查：BP 185/90mmHg，颈轻度抵抗感，克尼格征（+），布鲁津斯基征（+），其他神经系统体查阴性。最可能的诊断是：（　）

A. 脑血栓形成　B. 脑膜炎　C. 脑膜脑炎　D. 蛛网膜下腔出血　E. 脑栓塞

131. 患者，女性，24岁。与人吵架后突然倒在沙发上，全身抽搐1小时。体查：面色苍白，呼吸急促，眼睑紧闭，眼球乱动，瞳孔对称，对光反射存在，双侧巴宾斯基征未引出。常规脑电图未见异常。最可能的诊断是：（　）

A. 晕厥发作　B. 复杂部分性癫痫发作　C. 全身强直阵挛发作

D. 假性癫痫发作　E. 短暂性脑缺血发作

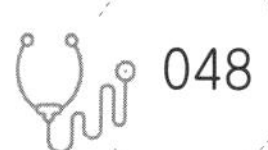

132. 患者，女性，72岁。发作性抽搐伴意识丧失1年，每次发作均由左侧肢体不自主抽搐开始，继而意识丧失，伴尿失禁，持续5分钟左右。最可能的诊断是：（ ）

A. 癔症 B. 原发性癫痫 C. 继发性癫痫 D. 短暂性脑缺血发作 E. 低钙血症

133. 患者，女性，16岁，学生。在上课中突然站起，挪动桌椅，边挪边喊叫，旁人不能打断其行为，约持续1分钟自动停止，对当时情况毫无记忆，近半年发生2次。最可能的诊断是：（ ）

A. 单纯部分性癫痫发作 B. 复杂部分性癫痫发作 C. 失神癫痫发作

D. 肌阵挛癫痫发作 E. 全面强直阵挛发作

134. 患者，男性，62岁。晨起刷牙时右口角漏水，伴右耳后痛1小时来诊。体查：右侧额纹变浅，右眼裂增宽、闭合无力，右侧鼻唇沟变浅，口角左歪。最可能的诊断是：（ ）

A. 中枢性面瘫 B. 右面神经炎 C. 右三叉神经第3支受损

D. 右三叉神经第2支受损 E. 右三叉神经第1支受损

135. 患者，男性，24岁。午睡后出现口角歪斜1小时来诊。既往体健。体查：左侧额纹消失，左鼻唇沟变浅，伸舌居中，其他神经系统体查呈阴性。首选的治疗是：（ ）

A. 针灸 B. 泼尼松 C. 青霉素 D. 血栓通 E. 维生素B_6

136. 患者，男性，40岁。晨起发现口角流涎，右额纹消失，眼裂闭合不全，闭眼时双眼球向外上转动，露出白色巩膜，此体征是：（ ）

A. Ramsay-Hunt征 B. Bell征 C. Lasegue征 D. Horner征 E. Fisher征

137. 患者，男性，56岁。因“突发意识丧失1小时”被“120”接至急诊科。既往有高血压病史8年。判断患者为深昏迷的最有价值的体征是：（ ）

A. 对外界环境无反应 B. 呼之不应 C. 眼球固定 D. 全身深浅反射消失

E. 血压下降，心率变慢，呼吸浅促

138. 患者，男性，34岁。车祸致头部外伤，昏迷半小时后清醒，2小时后又陷入昏迷状态。头颅CT检查示：右颞颅骨内侧双面凸透镜形态密度增高影。临床诊断是：（ ）

A. 右颞硬脑膜外血肿 B. 右颞硬脑膜下血肿 C. 右颞骨膜下血肿

D. 右颞帽状腱膜下血肿 E. 右颞蛛网膜下腔出血

139. 患者，女性，66岁。突发昏迷1小时。既往有高血压病史10年，不规则服用降压药，起病前自行停降压药1周。体查：BP 215/90mmHg，浅昏迷，HR 78次/min，律齐，左侧肢体肌力0级。最可能的诊断是：（ ）

A. 脑出血 B. 脑血管畸形 C. 高血压脑病 D. 脑栓塞 E. 脑动脉硬化

140. 患者，女性，18岁，学生。上学途中被电动车撞倒，右颞部着地，当时昏迷20分钟，醒后轻微头痛，四肢活动自如，次日感头痛加重，嗜睡，伴呕吐3次来诊。首选的辅助检查是：（ ）

A. 头颅CT B. 头颅MRI C. 头颅MRA D. 血常规 E. 腰穿检查

141. 患者，女性，27岁。反复出现左眼黑矇，视物不清，约1小时后出现右额颞部剧痛，伴呕吐，面色苍白，持续约5小时后进入睡眠状态，次日恢复正常。最可能的诊断是：（　）

A. 蛛网膜下腔出血　B. 椎基底动脉短暂性脑缺血发作（TIA）　C. 无先兆的偏头痛
D. 有先兆的偏头痛　E. 特殊型偏头痛

142. 患者，女性，22岁。发作性头痛1小时，有视觉先兆，伴有恶心、呕吐，服用麦角胺有效。体查：无阳性体征。最可能的诊断是：（　）

A. 神经官能症　B. 脑炎　C. 青光眼　D. 偏头痛　E. 紧张性头痛

143. 患者，男性，21岁。诉体内有虫爬、挤压感1周，但又不能说出具体部位。此症状是：（　）

A. 运动性幻视　B. 内脏性幻觉　C. 内感性不适　D. 体型障碍　E. 体态障碍

144. 患者，女性，41岁。因思考困难、工作效率低下而休假在家3个月，感觉生活乏味，兴趣索然，身体易疲劳。体查：未见明显异常。该患者最可能的诊断是：（　）

A. 焦虑症　B. 神经衰竭　C. 抑郁症　D. 癔症　E. 双向情感障碍型分裂症

145. 患者，女性，16岁。近9个月来不去上学，不洗澡，不主动更换衣服，对家人、亲友变得冷淡，对与自己有关的各种事情表现得无动于衷。该患者最可能的诊断是：（　）

A. 焦虑症　B. 恐惧症　C. 精神分裂症　D. 人格障碍　E. 抑郁症

146. 患者，男性，80岁。1周前淋雨后出现咳嗽、咳黄痰，伴有呼吸困难。既往有慢性阻塞性肺疾病病史30年。应避免使用的药物是：（　）

A. 氨溴索　B. 沙丁胺醇　C. 可待因　D. 甲基泼尼松龙　E. 氨茶碱

147. 患者，男性，72岁。上楼梯后出现呼吸困难伴咳嗽，咳出粉红色泡沫样痰。既往有高血压病史30年。体查：双肺呼吸音粗，可闻及大量干、湿啰音。最可能的诊断是：（　）

A. 急性右心衰竭　B. 急性左心衰竭　C. 大叶性肺炎
D. 慢性阻塞性肺疾病急性发作　E. 支气管扩张

148. 患者，男性，76岁。咳嗽、咳白黏痰30年，近1周出现呼吸困难。体查：神清，口唇发绀，双肺呼吸音对称，可闻及湿啰音。最可能的诊断是：（　）

A. 自发性气胸　B. 支气管哮喘　C. 急性呼吸窘迫综合征
D. 慢性阻塞性肺疾病急性加重　E. 急性左心衰竭

149. 患者，女性，34岁。因“咳嗽、咯血2天”来诊，伴有低热、盗汗。胸部CT检查，最可能出现的是：（　）

A. 右肺下叶大片高密度影　B. 左肺结节伴有空洞形成
C. 右肺结节，伴分叶，毛刺　D. 左肺肺大疱形成　E. 支气管呈柱状及囊状改变

150. 患者，男性，71岁。因“气促、咯血2小时”来诊，1周前曾行左侧髋关节置换术。体查：神清，口唇发绀，右侧呼吸音减弱，可闻及湿啰音。最可能的诊断是：（　）

A. 肺栓塞　B. 支气管扩张　C. 肺结核　D. 肺癌　E. 急性左心衰竭

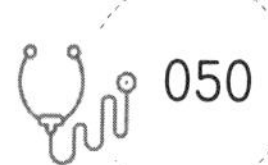

151. 患者，男性，67岁。反复咳嗽3个月余，气促、痰中带血丝3小时来诊。曾有20余年吸烟史。体查：神清，右肺可闻及少许湿啰音。为明确诊断，首选的辅助检查是：（　）

A. 血气分析　B. 胸部CT　C. 肺部B超　D. 胸部X线　E. 血常规

152. 患者，男性，35岁。在午餐过程中与人谈话时出现气促。体查：昏迷，口唇发绀，吸气费力，双肺可闻及哮鸣音。首选的救治方法是：（　）

A. 卧位腹部冲击法　B. 背部叩击法　C. 立位腹部冲击法

D. 卧位胸部冲击法　E. 立位胸部冲击法

153. 患者，男性，45岁。在饮酒、吃花生后出现气促，“120”医护人员到场后立即给予腹部冲击法治疗。此时用力的部位是：（　）

A. 胸骨　B. 剑突　C. 肚脐　D. 锁骨中线脐与剑突之间

E. 腹部正中线脐与剑突之间

154. 患儿，男性，6个月。将1粒蚕豆放入口中后出现呼吸困难，“120”医护人员到场后立即给予海氏手法急救。患儿的头部位置是：（　）

A. 低于躯干　B. 与躯干相平　C. 朝下倒立　D. 偏向一侧　E. 高于躯干

155. 患者，女性，18岁。接触花粉后突发呼吸困难1小时。10年前曾有类似发病史。体查：口唇发绀，R 30次/min，呼气延长，双肺满布哮鸣音。该患者的呼吸困难类型是：（　）

A. 吸气性呼吸困难　B. 呼气性呼吸困难　C. 混合性呼吸困难

D. 中枢性呼吸困难　E. 心源性呼吸困难

156. 患者，女性，38岁。在家打扫卫生后气促2小时。20年前曾有类似发病史。体查：端坐呼吸，双肺可闻及哮鸣音。最可能的诊断是：（　）

A. 急性左心衰竭　B. 癔症　C. 支气管哮喘　D. 过敏性休克　E. 急性呼吸衰竭

157. 患者，男性，35岁。反复干咳6年，无咯血、低热等，经规范抗生素治疗无效。体查：未见明显异常，胸部CT未见明显异常。最可能的诊断是：（　）

A. 支原体肺炎　B. 肺结核　C. 结核性胸膜炎　D. 咳嗽变异性哮喘　E. 肺癌

158. 患者，男性，80岁。因“反复咳嗽、气促30余年，加重2天”来诊。体查：左肺呼吸音消失，叩诊呈鼓音，右肺可闻及散在湿啰音。最可能的诊断是：（　）

A. 自发性气胸　B. 支气管哮喘　C. 支气管扩张　D. 肺结核

E. 慢性支气管炎急性发作

159. 患者，男性，30岁，晨跑时突感左胸部刺痛。体查：端坐呼吸，气促，气管右偏，叩诊左胸呈鼓音，听诊左侧呼吸音消失。最可能的诊断是：（　）

A. 左侧闭合性气胸　B. 大叶性肺炎　C. 左侧交通性气胸

D. 左侧开放性气胸　E. 左侧张力性气胸

160. 患者，男性，33岁。运动时突发右侧胸痛，伴呼吸困难就诊。诊断为气胸，其X线表现是：（　）

A. 右肺下叶可见片状高密度影

B. 右侧肺脏被压缩，并见到一凸弧形的细线条型阴影在被压缩肺的外缘

C. 右肺下叶见一圆形透亮区，其内可见液平面　D. 右肺可见一偏心空洞

E. 无异常所见

161. 患者，男性，63岁。家属发现患者呼之不应半小时，遂呼“120”出车。有慢性阻塞性肺疾病病史20年。吸烟史35年。体查：BP 150/70mmHg，浅昏迷状，球结膜水肿，双肺可闻及干、湿啰音，$A_2 < P_2$，下肢水肿。为明确诊断，首选的检查是：（　）

A. 动脉血气分析　B. 胸部X线片　C. 头颅CT　D. 心电图　E. 肺功能

162. 患者，男性，65岁。因“反复咳嗽、咳痰伴有喘息4年，加重2天”来诊。2天前出现咳嗽增多，脓性痰，量增加，气喘加重。该患者最可能的诊断是：（　）

A. 支气管哮喘急性发作　B. 慢性充血性心力衰竭　C. 慢性阻塞性肺疾病急性加重

D. 慢性支气管炎发作　E. 慢性阻塞性肺疾病并肺心病

163. 患者，男性，60岁。1周前因感冒后咳嗽加剧。既往有慢性支气管炎病史10年。体查：神志模糊，两肺可闻及哮鸣音，HR 120次/min，血气分析：pH 7.30，PaO_2 50mmHg，$PaCO_2$ 80mmHg。正确的治疗措施是：（　）

A. 静脉滴注尼可刹米　B. 静脉滴注毛花苷丙　C. 静脉滴注5%碳酸氢钠

D. 静脉注射呋塞米　E. 人工通气

164. 患者，女性，63岁。因“反复咳嗽、咳痰伴喘息8年，加重3天”来诊。血气分析示：吸空气时PaO_2 65mmHg、$PaCO_2$ 60mmHg。其低氧血症的主要原因是：（　）

A. 无效腔量减少　B. 肺泡弥散障碍　C. 肺内静动脉血分流

D. 通气/血流比率失调　E. 有效肺泡通气量不足

165. 患者，男性，72岁。反复咳嗽、咳痰30年，加重伴气促10天。体查：神志清楚，口唇发绀，桶状胸，双肺闻及少许干、湿啰音。胸部X线片示双肺纹理增粗、紊乱。血气分析示：PaO_2 55mmHg，$PaCO_2$ 39mmHg。该患者发生呼吸衰竭的主要机制是：（　）

A. 肺内静动脉血分流　B. 肺泡弥散功能障碍　C. 肺通气不足

D. 耗氧量增加　E. 通气/血流比例失调

166. 患者，男性，82岁。反复咳嗽、咳痰40年，加重伴气促2天。诊断为肺心病、急性呼吸衰竭。血气分析结果示：pH 7.18，$PaCO_2$ 74.6mmHg，HCO_3^- 17.6mmol/L，剩余碱-6mmol/L。其酸碱状态是：（　）

A. 代谢性酸中毒并呼吸性碱中毒代偿期　B. 代谢性碱中毒并代谢性酸中毒失代偿期

C. 呼吸性酸中毒并代谢性碱中毒失代偿期　D. 呼吸性碱中毒并代谢性酸中毒代偿期

E. 呼吸性酸中毒并代谢性酸中毒失代偿期

167. 患者，男性，26岁。因“低热、盗汗、乏力4个月”来诊，伴咳嗽，痰中带鲜红色血丝。最可能的诊断是：（　）

A. 肺癌　B. 支气管扩张　C. 肺脓肿　D. 肺结核　E. 慢性支气管炎

168. 患者，女性，63岁。因“低热、咳嗽，痰中带血1周”来诊。2小时前突然大咯血。既往有肺结核病史30年。首选的急救措施是予以：（　）

A. 吸氧　B. 镇静剂　C. 补液　D. 呼吸兴奋剂　E. 血管升压素

169. 患者，女性，28岁。因“胸闷、气短2周”来诊。自诉伴乏力、低热、纳差。体查：T 37.8℃，浅表淋巴结不大，左肩胛下角第8肋间以下语颤减低，叩诊呈浊音，呼吸音减低。腹部检查无异常。其最可能的诊断是：（ ）

A. 结核性胸膜炎　B. 胸膜间皮瘤　C. 肝硬化　D. 肾病综合征

E. 慢性充血性心力衰竭

170. 患者，男性，66岁。胆结石术后第5天，突发呼吸困难1小时。既往有慢性阻塞性肺疾病病史20余年。体查：BP 110/80mmHg，端坐呼吸，烦躁不安，大汗，口唇发绀，双肺可闻及少量干、湿啰音，HR 120次/min。导致呼吸困难最可能的原因是：（ ）

A. 医院获得性肺炎　B. 急性左心衰竭　C. 急性右心衰竭

D. 急性呼吸窘迫综合征　E. 自发性气胸

171. 患者，男性，55岁。因“发热6天，呼吸困难2天”来诊。体查：T 38.3℃，R 37次/min，BP 98/62mmHg，HR 105次/min，血氧饱和度93%，双肺底部可闻及湿啰音，呈矛盾呼吸。胸片示：双肺浸润阴影。文丘里面罩吸氧分数FiO_2 0.5，动脉血气示：PaO_2 75mmHg。诊断为急性呼吸窘迫综合征。最佳的呼吸支持方式是：（ ）

A. 继续文丘里面罩吸氧　B. 普通面罩吸氧　C. 非重复呼吸的储氧面罩吸氧

D. 有创正压通气　E. 无创正压通气

172. 患者，男性，66岁。因“持续性呼吸困难10小时”来诊。3个月前曾发生股骨颈骨折。既往有高血压病史8年。体查：T 36.5℃，BP 90/60mmHg，颈静脉充盈，P_2亢进，心脏各瓣膜区未闻及杂音和心包摩擦音。心电图示：电轴右偏。最可能的诊断是：（ ）

A. 急性肺动脉栓塞　B. 急性心肌梗死　C. 急性心包炎　D. 主动脉夹层破裂

E. 急性左心衰竭

173. 患者，女性，65岁。因“拖地后突然出现左侧胸部绞痛，伴咯血、呼吸困难，含服硝酸甘油未能缓解”而来急诊。体查：BP 110/70mmHg，口唇发绀，双肺未闻及明显干、湿啰音。最可能的疾病是：（ ）

A. 急性心肌梗死　B. 急性肺梗死　C. 急性冠脉综合征　D. 肺结核

E. 急性支气管扩张

174. 患者，女性，40岁，已婚。发现血尿半天，伴有尿频、尿急、尿痛。体查：腹平软，无压痛及反跳痛，双肾区无叩痛。最可能的诊断是：（ ）

A. 急性肾小球肾炎　B. 急性肾盂肾炎　C. 急性膀胱炎　D. 急性盆腔炎

E. 肾结石

175. 患者，女性，23岁。发现血尿2天，无尿痛、尿频、排尿困难。近1周服用“四联”抗结核药治疗肺结核。体查：腹平软，无压痛及反跳痛，双肾区无叩痛，双下肢无浮肿。最可能导致血尿的原因是：（ ）

A. 急性肾盂肾炎　B. 急性肾结核　C. 肾结石　D. 急性肾小球肾炎

E. 药物副作用

176. 患者，男性，25岁。因“双下肢浮肿1周，尿量减少1天”来诊。体查：神清，皮肤黏膜红润，无颈静脉怒张，双肺未闻及啰音，心律齐，未闻及杂音。腹平软，无压痛及反跳痛，双肾区无叩痛，双下肢凹陷性水肿。对诊断最有帮助的辅助检查是：（ ）

A. 血常规 B. BNP C. BUN D. Cr E. 氨基末端脑利钠肽前体（NT-proBNP）

177. 患者，男性，32岁，电镀工人。因“尿量减少1周、下肢浮肿1天”来诊。既往体健。从事电镀工作2年。体查：BP 170/100mmHg，神清，轻度贫血貌，无颈静脉怒张，双肺未闻及啰音，HR 80次/min，律齐，无杂音。腹平软，无压痛及反跳痛，双肾区无叩痛，双下肢凹陷性浮肿。最可能的诊断是：（ ）

A. 急性肾小球肾炎 B. 急性肾盂肾炎 C. 重金属相关性肾损伤

D. 泌尿结石 E. 高血压肾病

178. 患者，男性，78岁。因“排尿困难半天，伴有下腹部胀痛”来诊。体查：腹平软，膀胱区叩诊呈浊音，伴有压痛。最可能的原因是：（ ）

A. 泌尿系结石 B. 泌尿系肿瘤 C. 泌尿系感染 D. 前列腺增生 E. 前列腺癌

179. 患者，男性，15岁。骑跨在树干上玩耍时不慎摔下致会阴部受伤，伤后排尿困难及尿潴留，会阴部及阴囊肿胀、瘀斑伴剧痛。最可能的诊断是：（ ）

A. 会阴部软组织损伤 B. 尿道膜部损伤 C. 尿道球部损伤 D. 膀胱破裂

E. 骨盆骨折

180. 患者，男性，28岁。因“双下肢浮肿1周，尿量减少1天”来诊。体查：神清，无颈静脉怒张，双肺未闻及啰音，HR 78次/min，律齐，未闻及杂音，双下肢凹陷性水肿。查血钾6.8mmol/L，血肌酐1 100μmol/L。最佳的治疗措施是：（ ）

A. 静脉注射呋塞米 B. 口服环硅酸锆钠 C. 静脉滴注碳酸氢钠

D. 血液透析 E. 静脉注射葡萄糖酸钙

181. 患者，男性，65岁。因“胸闷、头晕半天”呼叫“120”出车。无尿，维持性血液透析2年。现场体查：神清，BP 180/100mmHg，P 43次/min，SpO_2 98%，大汗淋漓，双肺未闻及干、湿啰音，HR 43次/min，律齐，未闻及杂音。心电图提示：交界性逸搏心律。最有可能的原因是：（ ）

A. 急性心肌梗死 B. 高钾血症 C. 低钾血症 D. 高钙血症 E. 高镁血症

182. 患者，男性，78岁。因“发热、腰痛1天”呼叫“120”出车。既往有前列腺增生病史10年。现场体查：T 39℃，BP 105/80mmHg，P 110次/min，双肺无啰音，右肾区叩痛，输尿管行程无压痛。最可能的诊断是：（ ）

A. 急性肾小球肾炎 B. 急性肾盂肾炎 C. 急性膀胱炎 D. 肾结石

E. 输尿管结石

183. 患者，女性，80岁。因“尿频、尿痛2天”来诊。既往有糖尿病病史20年。尿常规示：白细胞（+++），红细胞（+），亚硝酸盐试验（+）。最有可能的病原体是：（ ）

A. 革兰阳性球菌 B. 革兰阳性杆菌 C. 革兰阴性杆菌 D. 真菌 E. 支原体

184. 患者，女性，90岁。因“发热、乏力5天”呼“120”出车。现场体查：T 38.5℃，BP 90/45mmHg，P 105次/min，全身皮肤干燥，双肺未闻及啰音，下肢无浮肿。患者24小时尿量约300mL，血肌酐450μmol/L。最可能的病因是：（　）

A. 血容量不足　B. 急性心力衰竭　C. 急性尿路梗阻　D. 脓毒症

E. 急性肾小球肾炎

185. 患者，男性，50岁。因“双下肢浮肿2天，尿少半天”来诊。体查：BP 180/95mmHg，双肺未闻及啰音，HR 75次/min，律齐，双下肢重度浮肿。血肌酐：350μmol/L，BUN 10.9mmol/L。有助于鉴别肾前性氮质血症和急性肾小管坏死的项目是：（　）

A. 尿钠浓度　B. 尿钾浓度　C. 尿/血浆比重　D. 肾小球滤过率　E. 胱抑素浓度

186. 患者，男性，70岁。输血后30分钟突发呼吸急促，咯血性泡沫痰。体查：颈静脉怒张，双肺闻及大量湿啰音。HR 130次/min。最可能的诊断是：（　）

A. 溶血　B. 细菌污染反应　C. 过敏反应　D. 急性心力衰竭

E. 急性呼吸窘迫综合征

187. 患者，男性，50岁。因“突然失语30分钟”来诊。近2周发生过5次类似症状，每次持续2～15秒。既往有风湿性心脏病、心房纤颤史。体查：神经系统无异常，脑CT未见明显异常。最可能的诊断是：（　）

A. 脑栓塞　B. 脑血栓形成　C. 脑出血　D. 脑血管畸形　E. 短暂性脑缺血发作

188. 患者，女性，38岁。看电视时突然出现右侧上、下肢不能活动，不能言语，无呕吐，无抽搐。既往有风湿性心脏病10余年。最可能的诊断是：（　）

A. 短暂性脑缺血发作　B. 脑血栓形成　C. 脑出血　D. 脑栓塞

E. 蛛网膜下腔出血

189. 患者，男性，19岁。皮肤紫癜2天，以下肢为主，两侧对称，颜色鲜红，高出皮肤表面，伴有关节痛及腹痛。最可能的诊断是：（　）

A. 血小板减少性紫癜　B. 过敏性紫癜　C. 急性白血病　D. 急性关节炎

E. 系统性红斑狼疮

190. 患者，女性，18岁。月经量多1年，间有头晕、乏力。体查：面色苍白。实验室检查：Hb 70g/L，部分红细胞大小不等，中心淡染；骨髓铁粒幼细胞减少。最佳的治疗方案是：（　）

A. 口服维生素B_{12}+铁剂　B. 输新鲜血　C. 叶酸+铁剂

D. 肌内注射维生素B_{12}+铁剂　E. 维生素C+铁剂

191. 患者，男性，28岁。30分钟前从4层楼高的脚手架上跌落，被2楼突出的阳台阻挡后左胸部落地，高度怀疑有肺挫裂伤和心包积血，该患者最可能出现的脉搏类型是：（　）

A. 细脉　B. 水冲脉　C. 交替脉　D. 奇脉　E. 短绌脉

192. 患儿，男性，2岁。家属代诉“哭闹后腹部疼痛2小时”来诊。体查：右侧腹股沟区有一肿物突出，通向阴囊，平卧或用手推之不能还纳。阴囊透光试验阴性。最可能的诊断是：（　）

A. 鞘膜积液　B. 腹股沟直疝嵌顿　C. 股疝嵌顿　D. 腹股沟斜疝嵌顿

E. 交通性鞘膜积液

193. 患者，男性，28岁。左胸部被自行车把撞伤2天。X线胸片示：左7～8肋骨闭合性骨折，无移位。下楼梯时突然腹痛，面色苍白，呼“120”接回医院。体查：BP 90/50mmHg，P 140次/min，腹腔穿刺抽出不凝血。最可能的诊断是：（　）

A. 急性上消化道出血　B. 外伤后腹膜后血肿破裂　C. 迟发性脾破裂

D. 迟发性肾破裂　E. 肝被膜下血肿破裂

194. 患者，女性，36岁。上腹部被汽车撞伤3小时。体查：BP 60/40mmHg，P 140次/min，面色苍白，四肢厥冷，全腹轻度压痛、肌紧张及反跳痛。最可能的诊断是：（　）

A. 胃破裂　B. 十二指肠破裂　C. 肝、脾破裂　D. 严重腹壁软组织损伤

E. 肾破裂

195. 患者，女性，42岁。外院诊断为第9～10肋骨闭合性骨折，肝破裂。体查：BP 90/60 mmHg，P 106次/min。实验室检查示：Hb 90g/L。最佳的治疗方法是：（　）

A. 吸氧、输血、观察　B. 补液，病情好转后手术　C. 补液的同时行开腹手术

D. 先补液2～3小时，若无好转则一边补液一边手术

E. 肋骨骨折处封闭及橡皮膏固定后手术

196. 患者，男性，30岁，司机。因“急刹车致身体挤压方向盘后3小时”就诊。自觉上腹部疼痛，向右肩及腰部放射。腹部X线平片示：腹膜后花斑状改变。最可能的诊断是：（　）

A. 胃破裂　B. 十二指肠破裂　C. 胰腺破裂　D. 肝破裂　E. 胆囊破裂

197. 患者，男性，23岁。从高处摔下，左腰部着地，伤后腰痛并有肉眼全程血尿，有小血块。体查：BP 110/70mmHg，P 100次/min；左腰部青紫、压痛，腹部无压痛及反跳痛。最可能的诊断是：（　）

A. 膀胱损伤　B. 输尿管损伤　C. 脾脏合并肾脏损伤　D. 左肾损伤

E. 肾挫伤并腹膜后血肿

198. 患者，男性，48岁。因“右侧肾绞痛后尿闭1天”来诊。腹部X线平片示：双侧输尿管中部各有结石一枚，大小约1cm×1cm，左肾内还有鹿角形结石。急诊处理是：（　）

A. 服中药排石　B. 中西医结合解痉排石　C. 膀胱镜下输尿管插管，引流尿液

D. 利尿药　E. 急诊行输尿管切开取石术

199. 患者，女性，41岁。1天前进食油炸鸡块和饮50度白酒200mL后出现上腹剧烈疼痛，伴恶心、呕吐和腹胀，大小便正常。体查：上腹偏左明显压痛，伴腹肌紧张。腹部平片示膈下未见游离气体。最可能的诊断是：（　）

A. 消化性溃疡穿孔　B. 胆道梗阻　C. 急性阑尾炎　D. 急性胃肠炎

E. 急性胰腺炎

200. 患者，女性，31岁，已婚。因“寒战、发热、腰痛伴尿频、尿急3天”来诊。体查：T 39℃，心、肺无异常，肝、脾肋下未触及，两侧肋脊角叩击痛（+）。尿常规示：尿蛋

白（-），镜检红细胞2～5个/HP，白细胞10～15个/HP。最可能的诊断是：（　）

A. 急性肾小球肾炎　B. 急性肾盂肾炎　C. 急性膀胱炎　D. 急性盆腔炎

E. 急性阴道炎

201. **患者，男性，34岁。因“突发呕血2小时”来诊。既往有消化性溃疡病史5年。体查：P 118次/min，R 32次/min，BP 80/40mmHg，呼吸浅促，四肢湿冷。估计其出血量是：（　）**

A. 400～500mL　B. 500～600mL　C. 600～700mL　D. 700～800mL　E. ＞800mL

202. **患者，男性，32岁。活动时突感右胸部撕裂样痛。既往无类似病史。体查：BP 110/68mmHg，R 35次/min，大汗淋漓，惊恐状，气促，气管左偏，叩诊右胸呈高调鼓音，右侧呼吸音消失。最可能的诊断是：（　）**

A. 右侧闭合性气胸　B. 右侧张力性气胸　C. 右侧交通性气胸

D. 干性胸膜炎　E. 大叶性肺炎

203. **患者，女性，25岁。突发上腹部痛1天，6小时疼痛后转移至右下腹痛，伴腹泻3～4次/d。体查：T 38.9℃，右下腹压痛、反跳痛及肌紧张，肠鸣音5～6次/min。最可能的诊断是：（　）**

A. 急性单纯性阑尾炎　B. 急性化脓性阑尾炎　C. 回盲部淋巴结炎

D. 节段性肠炎　E. 急性胃肠炎

204. **患者，男性，36岁。近3天解柏油样便，每天2～3次。既往常有反酸，上腹痛，夜间加重，进食可缓解。体查：贫血貌，腹部平软，肝、脾不大，右上腹轻度压痛。最可能的诊断是：（　）**

A. 肝硬化并胃底静脉曲张出血　B. 胃溃疡并出血　C. 急性出血性胃炎

D. 十二指肠溃疡并出血　E. 胃癌并出血

205. **患者，女性，18岁。因“枕部外伤1小时”来诊。X线平片示：枕骨骨折。行CT检查时突然昏迷，呼吸停止，双侧瞳孔等大。最可能的诊断是：（　）**

A. 脑挫伤　B. 原发性脑干损伤　C. 小脑幕切迹疝　D. 延髓损伤

E. 枕骨大孔疝

206. **患者，男性，46岁。因地震导致左腰及下肢被倒塌的砖墙压住，6小时后被救出，救出后4小时由“120”转运来诊。诉口渴，尿少，尿呈暗红色。体查：BP 88/65mmHg，P 120次/min，左下肢明显肿胀，皮肤有散在瘀血斑及水泡，足背动脉搏动较对侧弱，趾端凉，无骨折征。最可能的诊断是：（　）**

A. 左下肢挫伤　B. 左下肢血栓形成　C. 肾挫伤　D. 挤压综合征

E. 足背动脉挫伤

207. **患者，女性，39岁。车祸现场发现左股部伤口有大量鲜血涌出，在紧急止血包扎后，最先检查的是：（　）**

A. 肢体感觉　B. 触诊足背动脉和胫后动脉　C. 检查膝腱反射或跟腱反射

D. 足部主动活动有无缺失　E. 左下肢主动活动有无缺失

208. 患者，男性，29岁。不慎从10米高处的脚手架上坠落，呼“120”出车。现场体查：R 32次/min，颈椎局部明显压痛，活动受限。首先采取的治疗措施是：（　）

A. 手法复位　B. 吸氧　C. 气管切开　D. 保护颈椎并做外固定

E. 行MRI检查以明确损伤位置和程度

209. 患者，男性，69岁。晨练后左下腹剧痛1天，无呕吐，肛门停止排便、排气。既往体健。体查：明显腹胀，以左下腹为主，肠鸣音亢进，直肠指检阴性。该患者最可能的诊断是：（　）

A. 肠系膜动脉血栓　B. 肠套叠　C. 乙状结肠穿孔　D. 乙状结肠扭转　E. 小肠扭转

210. 患者，女性，22岁，已婚。夜间排尿后突感右下腹剧痛，随后恶心、呕吐。平时月经规律，末次月经为10天前。妇科检查：子宫右侧可触及拳头大小囊性包块，触痛，推移后疼痛加剧。最可能的诊断是：（　）

A. 输卵管脓肿　B. 输卵管妊娠破裂　C. 卵巢巧克力囊肿破裂

D. 卵巢囊肿蒂扭转　E. 卵巢黄体破裂

211. 患者，男性，19岁。驾摩托车撞树受伤，伤后右髋关节疼痛剧烈，不能活动。体查：右侧下肢短缩，呈屈曲、内收、内旋畸形。最可能的诊断是：（　）

A. 股骨颈骨折　B. 股骨干骨折　C. 骨盆骨折　D. 髋关节前脱位

E. 髋关节后脱位

212. 患儿，男性，3岁。母亲为之穿衣时牵拉其右手臂后突然哭闹，不敢上举持物。最可能的诊断是：（　）

A. 右肱骨髁上骨折　B. 右桡骨头半脱位　C. 右肘关节脱位

D. 右肩关节脱位　E. 右腕关节脱位

213. 患者，女性，49岁。因车祸致右小腿受伤。X线片示：右胫骨中下1/3交界处斜形骨折。常见的并发症是：（　）

A. 骨筋膜室综合征　B. 脂肪栓塞　C. 骨折延迟愈合　D. 胫前动脉损伤

E. 胫神经损伤

214. 患者，男性，28岁，农民。抬麻袋时突发剧烈腰痛，不敢活动腰部，卧床不敢翻身，咳嗽时腰痛加重，2天后双侧臀部也开始疼痛。体查：双侧直腿抬高试验阳性。最可能的诊断是：（　）

A. 腰椎骨折　B. 腰椎间盘突出症　C. 急性腰扭伤　D. 腰肌劳损

E. 腰肌筋膜炎

215. 患者，女性，68岁。冻雨天行走时不慎滑倒，即感右髋部疼痛，2小时后来诊。体查：右髋部有皮下瘀血，局部压痛，右下肢较左下肢缩短3cm，右下肢外旋50°畸形。最可能的诊断是：（　）

A. 髋关节脱位　B. 股骨转子间骨折　C. 骨盆骨折　D. 股骨颈骨折

E. 股骨大转子骨折

216. **患者，男性，45岁。被重物砸伤致双下肢广泛软组织挫伤1小时来诊。体查：BP 113/64mmHg，HR 108次/min，急行手术清创。最佳治疗方法是：（　）**

A. 静脉滴注0.9%氯化钠溶液　B. 静脉滴注0.9%氯化钠溶液+碱化尿液

C. 静脉滴注5%葡萄糖盐水　D. 静脉滴注5%葡萄糖盐水+碱化尿液

E. 静脉滴注5%葡萄糖液+碱化尿液

217. **患者，女性，50岁。腹部被自行车碾过，尚未明确诊断，观察期间患者诉腹痛明显。错误的处理是：（　）**

A. 禁饮禁食　B. 注射吗啡止痛　C. 反复检查腹部　D. 绝对卧床休息

E. 监测血压、脉搏

218. **患者，女性，46岁。擦窗户时不慎自三楼坠下，左侧身体着地，被立即送往医院。体查：T 37.8℃，BP 60/40mmHg，P 110次/min，面色苍白，唇干，色淡，腹胀，腹痛，全腹肌紧张，压痛，以上腹部为甚。最可能的诊断是：（　）**

A. 左侧结肠破裂　B. 胃破裂　C. 肝破裂　D. 脾破裂　E. 空肠破裂出血

219. **患者，男性，42岁。因右上腹撞伤后剧烈疼痛半小时来院急诊。体查：BP 82/45mmHg，P 130次/min，R 25次/min，神清，面色苍白，胸廓无畸形，呼吸音清，HR 130次/min，律齐，无病理性杂音，腹膨隆，腹式呼吸减弱，全腹压痛，以右上腹为甚，伴反跳痛，肝区叩痛（+），肝浊音界无缩小，肠鸣音减弱，腹穿见不凝血。外周血常规：血红蛋白81g/L，白细胞10.5×10^9/L。最有可能的诊断是：（　）**

A. 脾破裂　B. 胃十二指肠穿孔　C. 肝破裂　D. 肾破裂　E. 小肠破裂

220. **患者，男性，52岁。因“右肩部摔伤后活动受限2小时”来诊。体查：嘱患者以左手托右侧前臂，方肩畸形；将其右手搭在左侧肩部，则右肘不能靠近胸壁。最可能的诊断是：（　）**

A. 锁骨骨折　B. 肩关节脱位　C. 肩锁关节脱位　D. 肩胛骨骨折

E. 肩关节周围炎

221. **患儿，女性，7岁。因左肘摔伤半小时至急诊。医师予小夹板外固定，出现前臂明显肿胀，手部青白发凉，麻木无力。X线片示：左肱骨髁上骨折。不及时处理的后果是：（　）**

A. 挤压综合征　B. 缺血性骨坏死　C. 骨化性肌炎　D. 缺血性肌挛缩

E. 关节僵硬

222. **患者，女性，45岁。突发右上腹阵发性刀割样绞痛，向右后肩背部放射，伴呕吐、寒战、高热，黄疸2天。最可能的诊断是：（　）**

A. 急性胆管炎　B. 急性胆囊炎　C. 急性胰腺炎　D. 急性胆道蛔虫症

E. 急性肝脓肿

223. **患者，男性，29岁。因“车祸伤30分钟”来急诊。体查：BP 120/90mmHg，烦躁不安，口、鼻均有泥沙夹血外溢，呼吸困难，左胸侧严重擦伤，肿胀，HR 98次/min，四肢活动尚可，左大腿中下段中度肿胀，有瘀斑和严重擦伤。最紧急的抢救措施是：（　）**

A. 请胸外科医师会诊处理　B. 清除上呼吸道异物　C. 左下肢夹板固定

D. 吸氧　E. 胸部X线

224. 患者，男性，50岁。车祸致左侧脑部及胸部着地后6小时来诊。体查：BP 80/50mmHg，R 30次/min，神志淡漠，四肢冰冷。最可能的诊断是：（　）

A. 中枢性低血压　B. 低血容量性休克　C. 心源性休克　D. 神经源性休克

E. 脓毒性休克

225. 患者，男性，30岁。与人争吵时腹部被人用刀捅伤倒地，他人代呼“120”出车。关于出车医生的现场处理，错误的是：（　）

A. 保护好伤口　B. 开放腹部伤口用纱布填塞，包扎伤口

C. 马上冲洗外露脏器，小心回纳后包扎，接回医院

D. 尽快转运至附近有条件的医院救治　E. 评估腹部情况

226. 一道路施工工地发生事故，具体情况不明。“120”出车医生到达现场后的最先处理步骤是：（　）

A. 检伤分类　B. 评估现场安全　C. 向“120”指挥中心电话汇报情况

D. 请示“120”指挥中心进一步的处理方案

E. 对拟诊心脏骤停患者立即进行胸外按压

227. “120”出车医生到达一交通事故现场，评估现场安全后，初步发现有患者3名，其中老年可应答男性患者1名，无意识的中年男性患者1名，约6岁因恐惧而不配合检查的女孩1名。最恰当的现场处理是：（　）

A. 马上对昏迷患者开放气道　B. 电话向“120”指挥中心汇报情况

C. 检伤分类　D. 安排护士给昏迷患者吸氧

E. 安排担架员准备铲式担架转运患者

228. 一高速公路交通事故现场，检伤分类发现：1名昏迷的中年男性患者，颈动脉无搏动，瞳孔散大，对光反射消失；1名老年患者，重病容，意识模糊，呼之能对答，左小腿开放性骨折，伤口可见鲜血流出；1名小孩，头部左侧有血肿，清醒，余无异常。现场医护人员的正确处理方法是：（　）

A. 马上对心跳停止患者行CPR　B. 马上处理开放性骨折患者

C. 为防止小孩恐慌，马上将小孩送走　D. 安排护士准备监护除颤器准备除颤

E. 安排护士准备呼吸机，准备气管插管和人工通气

229. 一高速公路交通事故现场，检伤分类发现：1名老年患者，重病容，意识模糊，呼之能对答，左小腿开放性骨折，伤口可见鲜血流出。现场医护人员的最先处理步骤是：（　）

A. 马上止血　B. 马上包扎　C. 马上固定　D. 马上搬运到附近医院

E. 马上静脉补液

230. 患者，男性，69岁。高速公路交通事故伤，现场检伤分类发现：重病容，意识模糊，呼之能对答，右小腿开放性骨折，伤口可见鲜血流出。关于现场医护人员对其固定的叙述，错误的是：（　）

A. 先抗休克处理或同时处理休克　B. 固定的目的不是让骨折复位

C. 固定要牢靠　D. 为更好地固定，将刺出伤口的骨折端送回

E. 皮肤与夹板之间要垫适量的软物

231. 患者，男性，65岁。从2楼阳台不慎跌落，由家人呼“120”出车。现场体查：左大腿开放性骨折，伤口有少许鲜血流出。现场的最佳补液类型是：（　）

A. 5%葡萄糖溶液500mL　B. 5%葡萄糖盐水500mL　C. 生理盐水250mL

D. 低分子右旋糖酐500mL　E. 10%葡萄糖溶液500mL

232. 患者，女性，66岁。从楼梯跌落摔伤，被旁人发现并呼“120”出车。现场体查：BP 70/40mmHg，P 116次/min，右小腿开放性骨折，伤口有鲜血流出。正确的现场处理是：（　）

A. 头低位，吸氧，开放两条静脉通道快速补液

B. 仰卧位，双下肢抬高，吸氧，开放两条静脉通道快速补液

C. 头低足高位，高流量面罩氧疗，快速回院开放静脉通道补液

D. 头低位，吸氧，开放一条静脉通道快速补液，现场动员家属献血，另一条静脉通道输血

E. 现场动员家属献血，包扎伤口后回院输血

233. 患者，女性，53岁。高速公路交通事故伤，现场检伤分类发现：痛苦病容，意识模糊，呼之能对答，诉颈痛，右小腿开放性骨折，伤口可见鲜血流出。现场医护人员优先应做的处理是：（　）

A. 止痛　B. 马上转运回医院行CT检查　C. 上颈托

D. 先观察，暂时不做特殊处理　E. 手法按摩治疗

234. 患者，女性，87岁。从2楼阳台跌落。现场体查：左大腿开放性骨折，伤口有少许鲜血流出。患者有糖尿病10余年。现场指尖快速血糖显示“H”。现场的最佳处理是：（　）

A. 马上皮下注射胰岛素　B. 马上静脉滴注胰岛素

C. 马上静脉滴注葡萄糖胰岛素氯化钾（GIK）液

D. 静脉滴注生理盐水，转到医院再进一步处理　E. 导尿验尿糖

235. 患者，男性，56岁。高速公路交通事故伤，现场检伤分类发现：痛苦病容，意识模糊，呼之能对答，诉颈痛，右小腿开放性骨折，伤口可见鲜血流出。经现场医护初步处理后需转运回医院继续诊治，最佳的搬运方式是：（　）

A. 铲式担架　B. 脊椎板　C. 座椅　D. 3人搬运法　E. 4人搬运法

236. 患者，男性，42岁，园林工人。从约4米高树上跌落在地，头部流血。患者曾有昏迷，目前清醒，对答切题，述颈部痛。体查：头部右侧可见血肿，BP 110/60mmHg，HR 90次/min，律齐，双肺未闻干、湿啰音，SpO_2 98%。现场经包扎处理，准备转送回医院。优先采取的正确处理是：（　）

A. 3人搬运法将患者搬至救护车　B. 4人搬运法将患者搬至救护车

C. 安排担架员用铲式担架搬运　D. 安排担架员用脊椎板搬运　E. 给患者上颈托

237. **车祸现场发现一男性青年患者，重病面容，呼吸困难，腹部见血块，有疑似肠状物突出伤口外。体查：BP 80/30mmHg，P 120次/min，双侧胸廓对称，右肺呼吸音明显减弱，SpO_2 88%。错误的处理是：（　）**

A. 生理盐水500mL，快速静脉滴注　B. 对腹部行止血包扎

C. 将伤口突出物盖起来　D. 吸氧　E. 紧急胸腔穿刺抽气

238. **患者，女性，21岁，未婚。有多个性伴侣。末次月经2023年9月9日，量少，持续10天仍未干净，上次月经2023年8月2日。1小时前突发右下腹撕裂样痛，继而波及下腹及肩部痛，伴里急后重，排稀便2次。由家属呼叫“120”出车。现场体查：BP 90/52mmHg，P 109次/min，R 22次/min，面色苍白，皮肤湿冷，腹胀，全腹压痛和反跳痛。最可能的诊断是：（　）**

A. 急性肠炎　B. 急性阑尾炎　C. 急性盆腔炎　D. 输卵管妊娠破裂

E. 黄体破裂出血

239. **患者，女性，58岁。在家擦窗户时不小心摔坐在板凳上，出现会阴疼痛伴多量出血。自行呼叫“120”。到达现场后大门已打开，老人躺在客厅的沙发上，神志清，痛苦面容。体查：生命体征正常，裤子及沙发上有血迹，估计出血250mL。腹软，无压痛；会阴见明显的活动性出血，有血块。错误的现场处理是：（　）**

A. 建立静脉通道　B. 会阴清洁消毒　C. 缝合会阴出血点

D. 简单处理后尽快转运回院　E. 压迫止血

240. **患者，女性，55岁。在家搞卫生时从高处跌落，因疼痛而不能自行站立，由家属呼“120”。现场检查发现患者四肢活动无障碍，会阴可见活动性出血。消毒会阴后检查：会阴体见一不规则伤口，长约4cm，阴道后壁可见裂伤和活动性出血。现场优先的处理是：（　）**

A. 增加照明效果，仔细检查阴道裂伤情况　B. 迅速缝合出血部位止血

C. 肌内注射缩宫素　D. 消毒纱压迫止血后尽快转运回院　E. 伤口局部喷洒止血药

241. **患者，女性，35岁。脓性白带增多10天，下腹痛3天，拟诊“淋病”正在治疗中，突发下腹痛而呼叫“120”出车。现场体查：BP 100/80mmHg，P 110次/min，发热，发现患者被动蜷卧位，痛苦面容，腹肌紧张，压痛，反跳痛，以右下腹明显。最可能的诊断是：（　）**

A. 卵巢巧克力囊肿破裂　B. 盆腔脓肿破裂　C. 急性盆腔炎

D. 输卵管妊娠破裂　E. 卵巢囊肿蒂扭转

242. **患者，男性，30岁。突发上腹部阵发性钻顶样剧痛，间歇期无疼痛。体查：BP 102/81mmHg，P 98次/min，被动蜷卧位，痛苦面容。右上腹局部压痛明显，无反跳痛及腹肌紧张。最可能的诊断是：（　）**

A. 急性胆囊炎　B. 急性胆石症　C. 肝脏脓肿　D. 急性胃肠炎　E. 胆道蛔虫症

243. **患者，男性，45岁。突发上腹部绞痛，持续性腹痛伴阵发性加剧。体查：痛苦面容，右**

上腹局部压痛明显，无反跳痛及腹肌紧张，疼痛向右肩部放射。最有可能的诊断是：（　）

A. 急性胆囊炎　B. 急性胆道感染　C. 肝脏脓肿　D. 胆囊管结石嵌顿

E. 胆道蛔虫症

244. 患者，男性，58岁。在工地不慎滑倒跪地。体查：左侧膝关节皮肤挫伤，局部肿胀、压痛，活动受限。最有可能的诊断是：（　）

A. 膝挫伤　B. 髌骨骨折　C. 股骨骨折　D. 胫骨骨折　E. 半月板损伤

245. 患者，男性，23岁。因“打篮球后手部受伤1小时”来诊。体查：右手示指远端关节畸形、弹性固定，压痛明显。最有可能的诊断是：（　）

A. 指骨骨折　B. 肌腱损伤　C. 指关节脱位　D. 腱鞘损伤　E. 缺血性肌挛缩

246. 患者，女性，35岁。因“打篮球时不慎摔倒，左手撑地后觉左侧腕关节剧痛”来诊。体查：左侧腕关节正面观呈“刺刀样畸形”，明显肿胀、压痛。最有可能的诊断是：（　）

A. Smith骨折　B. Barton骨折　C. Monteggia骨折　D. Colles骨折

E. 腕骨骨折

247. 患者，男性，42岁。踢球时不慎摔倒，肘关节着地。体查：右侧前臂处于半屈位，右肘关节畸形，弹性固定，明显肿胀、压痛。肘后空虚感，肘后三角关系异常。最有可能的诊断是：（　）

A. 肘关节脱位　B. 肱骨下段骨折　C. 尺骨骨折　D. 桡骨骨折　E. 肘关节骨折

248. 患者，男性，76岁。因“饮酒后排尿困难”来诊。体查：耻骨上包块，有轻压痛。为明确诊断，最简便的辅助检查是：（　）

A. 肾-输尿管-膀胱X线摄影（KUB）　B. MRI　C. B超　D. CT

E. 膀胱造影检查

249. 患者，男性，79岁。因“排尿困难6小时”来诊。体检：下腹部明显膨隆，轻度压痛，肛门指检示前列腺明显肿大。最有可能的诊断是：（　）

A. 前列腺增生　B. 神经性膀胱　C. 膀胱炎　D. 尿道结石　E. 尿道狭窄

250. 患者，男性，33岁。因“尿道口流黄色液2天”来诊。5天前有冶游史。体查：无发热，尿道口黏膜红肿，挤压尿道排出大量脓性分泌物。最有可能的诊断是：（　）

A. 急性前列腺炎　B. 急性淋菌性尿道炎　C. 急性非淋菌性尿道炎

D. 急性膀胱炎　E. 急性肾盂肾炎

251. 患者，男性，31岁。因“尿道口流脓3天”来诊。5天前有冶游史。无发热。体查：尿道口黏膜红肿，挤压尿道排出多量脓性分泌物。该患者首选的抗菌药物为：（　）

A. 青霉素　B. 头孢曲松　C. 大观霉素　D. 喹诺酮类　E. 大环内酯类

252. 患者，女性，28岁，已婚。因“尿急、尿频、尿痛1天”来诊。有尿不尽感。体查：无发热，耻骨上压痛。最有可能的诊断是：（　）

A. 急性肾盂肾炎　B. 急性膀胱炎　C. 急性尿道炎　D. 急性阴道炎

E. 急性盆腔炎

253. 患者，男性，35岁。因“胸部刀刺伤10分钟”来诊。体查：BP 101/89mmHg，呼吸急促，颈静脉扩张，心音遥远。最有可能的诊断是：（　）

A. 钝性心脏损伤　B. 肺损伤　C. 穿透性心脏损伤　D. 纵隔损伤　E. 膈肌损伤

254. 患者，男性，50岁。从约6米高的脚手架上坠落致右小腿流血不止，并有明显畸形。院前急救需优先处置的是：（　）

A. 压迫止血　B. 使用吗啡止痛　C. 使用青霉素　D. 无醇消毒液清洗

E. 夹板固定

255. 患者，男性，70岁。因“车祸致多发伤”呼“120”出车。既往体健。现场体查：BP 60/45mmHg，P 116次/min，R 22次/min，意识模糊，面色苍白，双侧瞳孔等大等圆，对光反射灵敏，头颅无畸形，右颜面部出血红肿，无头皮裂伤，胸廓无畸形，右侧挤压试验阳性，腹部平软，无胃肠型及蠕动波，右上肢及右下肢多处出血伴剧烈疼痛。不正确的补液原则是：（　）

A. 先盐后糖　B. 先晶后胶　C. 见尿补钾　D. 先快后慢

E. 快速补液，尽快补足血容量

256. 患者，男性，30岁。施工时不慎从10米高处坠落，导致右胸2～5肋骨骨折、血气胸、肝脾破裂、T_{12}～L_1爆裂骨折、右股骨粉碎性骨折。该患者的伤型是：（　）

A. 多处伤　B. 多部位伤　C. 多发伤　D. 复合伤　E. 胸腹联合伤

257. 患者，男性，32岁。因车祸腹部受伤致小肠破裂、弥漫性腹膜炎、休克，已积极抢救。最能反映休克时组织细胞是否缺氧、缺氧程度及休克是否好转或恶化的指标是：（　）

A. 动脉血二氧化碳分压　B. 动脉血pH值　C. 动脉血乳酸水平

D. 动脉血碱剩余　E. 动脉血氧分压

258. 患者，女性，52岁。因“过马路时被电动车撞到左胸部1小时”来诊。体查：BP 80/45mmHg，P 120次/min，面色苍白，四肢厥冷。该患者最可能的诊断是：（　）

A. 神经源性休克　B. 张力性气胸　C. 梗阻性休克　D. 低血容量性休克

E. 疼痛性休克

259. 患者，男性，52岁。因“头部外伤2小时”来诊。伤后曾昏迷约30分钟。体查：神志清楚，格拉斯哥昏迷量表（GCS）评分10分，头顶有一头皮血肿约3cm×3cm大小，头皮无明显裂伤。左侧外耳道可见稀薄血性液体流出。CT：左颞可见一线形骨折，左额颞可见一薄层硬膜下血肿，左颞点、片状高密度影，颅内可见少量气体。诊断是：（　）

A. 轻型闭合性颅脑损伤　B. 中型闭合性颅脑损伤　C. 重型闭合性颅脑损伤

D. 轻型内开放性颅脑损伤　E. 中型内开放性颅脑损伤

260. 患者，女性，67岁。因“晨起突发右侧肢体瘫痪”来诊。与患者交流时发现其发音正常，说话流利，但不能理解提出的问题，且回答不切题，用词错误。MRI示左侧大脑半球有新鲜梗死灶。该患者的语言障碍类型是：（　）

A. 感觉性失语　B. 运动性失语　C. 传导性失语　D. 完全性失语

E. 命名性失语

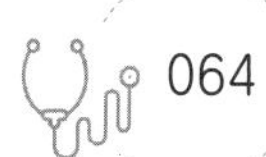

261. 患者，男性，35岁。因吉兰-巴雷综合征由外院转来留观。治疗期间突发胸闷、呼吸困难。应立即采取的抢救措施是：（　）

A. 平卧位，高流量吸氧　B. 沙汀胺醇，雾化吸入　C. 氨茶碱，静脉推注

D. 地塞米松，静脉滴注　E. 气管切开，人工呼吸

262. 患者，女性，20岁。因“头晕、头痛1天”呼“120”出车。既往有癫痫病史10年。在其家中准备转运回院时患者突然倒地，意识丧失、四肢抽搐。现场首要的处理措施是：（　）

A. 立即与家属将患者抬到床上，以防受伤　B. 观察瞳孔变化

C. 尽快用牙垫填在上下牙齿间，以防咬伤舌　D. 脑电图检查

E. 保持呼吸道通畅，防止窒息

263. 患者，男性，40岁。因“左侧额部车祸伤后头痛、视物不清3小时”来诊。曾呕吐2次。眼部检查：左眼直接对光反应消失，间接对光反应存在，右眼直接对光反应存在，间接对光反应消失。应优先做的检查是：（　）

A. 双眼正侧位片　B. 双眼眶及颅脑CT　C. 双眼B超

D. 双眼视觉诱发电位（VEP）　E. 眼部磁共振血管造影（MRA）

264. 患者，女性，24岁。因“行走时被矿泉水瓶砸中头部后出现左耳痛，听力下降，外耳道鲜血流出1小时”来诊。<u>错误</u>的处理是：（　）

A. CT检查头颅情况　B. 请神经外科会诊　C. 外耳道内用油纱填塞止血

D. 先治疗全身症状，再处理耳科情况　E. 应用抗生素预防感染

265. 患者，男性，28岁。因“练习拳击时被对手击中面部半小时”来诊。体查：鼻根部扁平宽大，内眦间距48mm，双眼视力严重减退。该患者最有可能的诊断是：（　）

A. 眶骨骨折　B. 额窦骨折　C. 筛窦骨折　D. 蝶窦骨折　E. 鼻骨骨折

266. 患者，女性，54岁。因“颌面部损伤致上颌骨骨折1小时”来诊。出血约700mL。体查：BP 110/74mmHg，P 100次/min，烦躁，面色苍白，皮肤湿冷。患者的病情是：（　）

A. 无休克　B. 休克代偿期　C. 中度休克　D. 重度休克　E. 虚脱

267. 患者，男性，40岁。因“从3楼坠落，头部着地后昏迷半小时”来诊。体查：左耳出血。请耳鼻喉科会诊，发现患者左侧面瘫。为明确诊断，优先采取的措施是：（　）

A. 颅脑+颞骨CT扫描　B. 外耳道积血细菌培养　C. 急行鼓室探查术

D. 面神经电图+肌电图　E. 纯音测听+声导抗检查

268. 患者，男性，36岁，搬运工人。火碱溅入左眼，自己用自来水洗后来诊。应优先采取的措施是：（　）

A. 结膜囊内点表面麻醉剂，翻睑钩拉开眼睑，用2 000mL生理盐水连续冲洗

B. 用绷带包扎，次日复诊　C. 氯霉素眼药水滴眼，不再复诊

D. 维生素C结膜下注射　E. 每小时滴半胱胺酸1次，连续3次

269. 患者，男性，32岁。因“打球时被羽毛球击伤左眼1小时”来诊。体查：左眼视力数指/30cm，前房积血。<u>不正确</u>的处理是：（　）

A. 立即散瞳，以减轻虹膜刺激症状　B. 卧床休息，取半卧位

C. 监测眼压，酌情使用降压药物　D. 经药物治疗眼压仍不能控制，行前房冲洗术

E. 止血剂与糖皮质激素联合应用

270. 患者，男性，30岁。因“颌面部受击打伤3小时”来诊。口腔检查：下颌颏部软组织红肿，口腔内外未见创口，咬合关系无异常。下颌正位片示下颌颏部正中有骨折线影像。正确的固定方法是：（　）

A. 手术切开骨间固定　B. 牙弓夹板固定　C. 骨钉加金属支架固定

D. 克氏针内固定　E. 皮质骨螺钉固定

271. 患者，女性，36岁。因“车祸致颈椎外伤伴四肢不全瘫1小时”来诊。体查：双上肢屈肘位，屈肘动作存在，伸肘功能丧失。患者最可能的损伤部位是：（　）

A. 颈1～颈2　B. 颈2～颈3　C. 颈3～颈4　D. 颈4～颈5　E. 颈5～颈6

272. 患者，男性，36岁。从三层楼外窗台坠落致腰椎骨折伴截瘫。手术后在EICU治疗2周出现发热，最可能的情况是：（　）

A. 血肿吸收　B. 体温调节功能障碍　C. 肺部感染　D. 骨折伤口感染

E. 手术切口感染

273. 患者，女性，20岁。车祸致骨盆骨折。体查：生命体征平稳。X线片示：耻骨联合分离，右侧骶髂关节向上方移位。最恰当的处理是：（　）

A. 持续硬板床仰卧位　B. 手法复位外固定　C. 切开复位内固定

D. 骨盆兜悬吊加下肢牵引　E. 石膏固定

274. 患者，男性，25岁。因“被撞后双耻骨骨折，伤后10小时无尿”来诊。体查：BP 110/62mmHg，P 80次/min，神清，肢端暖。为了解合并损伤情况，最简捷的方法是：（　）

A. 腹部叩诊　B. 腹部及盆腔B超　C. 放置导尿管　D. 膀胱镜检查

E. 逆行性输尿管造影

275. 患者，女性，27岁。骑自行车时头朝下跌倒致四肢不全瘫，呼“120”接回。X线片示：齿状突骨折伴半脱位。优先采取的措施是：（　）

A. 石膏领固定　B. 环枕固定术　C. 颌枕带牵引　D. 颅骨牵引固定

E. 切开复位内固定

276. 患者，男性，45岁。因“骑摩托车摔伤后四肢无力4天”由外院转来急诊。双下肢感觉肌力恢复快，双上肢恢复差。体查：双手握力Ⅱ级，双下肢肌力Ⅳ级，双侧巴宾斯基征（+），最可能的损伤是：（　）

A. 颈髓横断　B. 颈髓半切综合征　C. 颈髓前综合征　D. 颈髓中央管综合征

E. 颈6~颈7骨折

277. 患者，男性，30岁。喉结下肿痛1周，肿胀渐至颈中部，能讲话。体查：T 38.7℃，BP 100/60mmHg，右颈部明显肿胀、压痛，皮肤不红、无波动，白细胞15×10^9/L，血培养阴性。最可能的诊断是：（　）

A. 急性腮腺炎　B. 急性颌下腺炎　C. 亚急性甲状腺炎　D. 急性甲状腺炎

E. 颈部蜂窝织炎

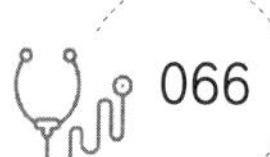

278. 患儿，女性，出生11天。不能张口吸乳，偶有咳嗽、蹙眉，头后仰，上肢屈曲，下肢伸直，手半握拳状，无呼吸困难。最可能的诊断是：（ ）

A. 手足搐搦症 B. 产后颅内血肿 C. 呼吸道感染 D. 破伤风 E. 癫痫

279. 患者，女性，50岁。因“背部皮肤红肿5天”来诊。初起为小片皮肤硬肿，中央多个脓点，范围约6cm，随后肿胀范围增大，疼痛加重，伴畏寒、发热。既往有糖尿病病史10年。最可能的诊断是：（ ）

A. 疖 B. 痈 C. 丹毒 D. 急性蜂窝织炎 E. 气性坏疽

280. 患者，女性，68岁。因“左足背被竹刺伤9天”来诊。患者自述头痛、乏力、张口困难及颈部强直，足部伤口红肿。该患者最可能的诊断是：（ ）

A. 气性坏疽 B. 足部脓肿 C. 脑血栓 D. 破伤风 E. 脑膜炎

281. 患儿，男性，12岁。10天前出现上唇部红肿，见脓头，自行挤压排脓后出现发热，体温最高38.9℃，寒战、头痛剧烈，神志不清。最可能的并发症是：（ ）

A. 淋巴结炎 B. 蜂窝织炎 C. 眼眶内感染 D. 海绵状静脉窦炎 E. 上颌窦炎

282. 患者，男性，50岁。上唇部一个毛囊尖处出现红肿、疼痛的结节，中央部有灰黄色小脓栓形成。<u>错误</u>的处置是：（ ）

A. 休息 B. 鱼石脂软膏 C. 抗生素 D. 湿热敷 E. 挤出脓液

283. 患者，男性，19岁。左小腿被蚊虫叮咬致瘙痒，抓破皮肤1天后出现畏寒、发热，局部呈烧灼样疼痛。体查：T 39℃。左小腿外侧延至大腿中下段明显红肿，局部皮温高，呈片状红疹，微隆起，色鲜红，压之褪色。最可能的诊断是：（ ）

A. 丹毒 B. 急性皮肤感染 C. 厌氧链球菌性肌炎 D. 坏死性筋膜炎

E. 急性蜂窝织炎

284. 患者，男性，26岁。工作时不慎擦破右小腿皮肤，2天后突然出现畏寒、发热，伤肢疼痛明显。体查：T 38℃。右下肢轻度肿胀，小腿及大腿中下段出现一红线，压痛明显。最可能的诊断是：（ ）

A. 网状淋巴管炎 B. 急性浅静脉炎 C. 深层淋巴管炎 D. 浅层淋巴管炎

E. 急性蜂窝织炎

285. 患者，男性，54岁。3天前右小腿皮肤破损处略红肿、疼痛，未予重视。今日病变扩散蔓延，疼痛加剧，伴畏寒、发热。体查：T 38.3℃。右小腿肿胀、压痛明显，表皮发红，指压稍褪色，红肿边缘界限不清。最可能的诊断是：（ ）

A. 坏死性筋膜炎 B. 急性静脉炎 C. 产气性皮下蜂窝织炎

D. 急性淋巴管炎 E. 皮下蜂窝织炎

286. 患者，男性，23岁。4天前畏寒、发热（T 39.2℃），右上臂中、上1/3内侧广泛性肿痛，皮肤略发红，皮温增高。经输注抗生素治疗后，体温降至37.8℃。右上臂肿胀消退，但其上1/3内侧仍有局限性疼痛和压痛，皮肤呈凹陷性水肿，伴功能障碍。为明确诊断，优先进行的检查是：（ ）

A. 血常规 B. 淋巴细胞分类 C. 穿刺 D. B超 E. X线摄片

287. 患者，男性，16岁。左小腿被蚊虫叮咬，抓破皮肤1天后出现畏寒、发热，局部烧灼样疼痛。体查：T 39℃。左小腿外侧延至大腿中下段明显红肿，局部皮温高，呈片状红疹，微隆起，色鲜红，中间稍淡，边界较清楚。临床诊断为丹毒。首选的抗生素是：（　）

A. 新青霉素　B. 大环内酯类　C. 氨基糖苷类　D. 喹诺酮类　E. 多黏菌素

288. 患者，男性，35岁。1周前右侧面部出现小结节，有红肿热痛，逐渐肿大并隆起，出现脓栓。该患者最可能的诊断是：（　）

A. 痈　B. 疖　C. 毛囊炎　D. 丹毒　E. 疽

289. 一6岁小孩洗澡时发生煤气爆炸，全身大面积烧伤，要求"120"派车出诊。不符合烧伤休克临床表现的是：（　）

A. 神志变化　B. 出现病理性反射　C. 心率增快　D. 口渴、尿量减少

E. 出现消化道症状

290. "120"接到求救电话，诉现场有一青年男性患者，因左下肢外伤要求出诊。到达现场发现患者外伤疑似枪伤。现场优先应做的处理是：（　）

A. 立即通知护士长　B. 迅速报告医院保卫部门或公安部门

C. 立即通知有关科室　D. 立即通知值班医生及抢救室护士

E. 询问伤者致伤原因

291. 患者，男性，30岁。被枪弹击伤上臂中段。体查：垂腕，各手指不能伸直，拇指、食指、中指背侧麻木，肘关节屈伸活动正常。最可能损伤的神经是：（　）

A. 桡神经　B. 正中神经　C. 尺神经　D. 肌皮神经　E. 腋神经

292. 患者，女性，28岁。妊娠30周，凌晨起床时发现床上有大摊鲜血。由丈夫呼叫"120"出车。到达现场时孕妇躺在床上，神志清。床褥上见较新鲜血液，估计出血300mL。询问孕妇：有轻微下腹胀，妊娠13周超声检查时医生曾经告知"胎盘位置低"。检查腹部软，无压痛，有不规则子宫收缩，胎心率130次/min。会阴可见血污，见缓慢活动性阴道出血。转运回院前应用的药物是：（　）

A. 酚磺乙胺　B. 硝苯地平　C. 缩宫素　D. 地西泮　E. 葡萄糖盐水

293. 患者，女性，26岁。第一次妊娠，现妊娠32周，下腹轻微疼痛后突然阴道大量排液2小时，由家属呼叫"120"出车。现场见产妇安静地在客厅的沙发中端坐等待，让其平躺检查，生命体征正常，腹部膨隆，无压痛和反跳痛，可扪及轻微的子宫收缩。在市级妇幼保健院做过正规产前检查，未发现异常。经多普勒胎心听诊全腹未能闻及胎心。阴道检查：会阴可见带有"胎脂"的羊水，阴道内扪及条索状组织，没有搏动，宫颈口已展平，宫颈扩张2cm。错误的现场处理是：（　）

A. 加强宫缩，准备接生　B. 会阴清洁

C. 再次询问有无胎动，用多普勒听诊器在腹部寻找胎心

D. 告知产妇和家属胎儿因脐带脱垂而死亡　E. 记录病情

294. 患者，女性，27岁。妊娠32周，在家中突然阴道排液，呼"120"出车。现场体查：胎膜已破，有规律的子宫收缩，宫缩很强，持续超过1分钟，间歇不到1分钟，胎心率105次/min，

阴道检查为足先露，宫颈口扩张3mm。错误的处理是：（ ）

A. 抑制子宫收缩

B. 会阴清洁

C. 告知产妇和家属未足月胎膜早破和胎心异常的风险和预后

D. 要求产妇回医院进一步治疗

E. 因宫颈口未开全，尽快起来走路到急救车等待转运

295. 患者，女性，35岁。经产妇，妊娠39周，阵发性腹痛3小时，阴道排液30分钟，由火车站工作人员呼叫“120”出车。30分钟后“120”到达现场，产妇腹痛时大声叫唤，并伴有排大便感。体查：腹部膨隆，有规律宫缩，胎心率120次/min。院前处理是：（ ）

A. 尽快转移到急救车检查　B. 迅速转运回医院

C. 消毒会阴后行阴道检查，判断是否需要现场接生　D. 肌内注射缩宫素

E. 静脉推注硫酸镁

296. 患者，女性，40岁。妊娠29周，1小时前突觉下腹持续疼痛难忍，休息后不能缓解，20分钟前开始出现阴道出血，如平时月经量。有高血压病史2年余，妊娠期因惧怕对胎儿产生影响而停止使用降压药物，妊娠期无规律的产前检查，仅行一次胎儿超声检查，谓“正常”。腹部检查：子宫张力大，呈板状，胎心率100次/min。最可能的诊断是：（ ）

A. 前置胎盘伴出血　B. 胎盘早剥　C. 先兆早产

D. 妊娠高血压合并子宫肌瘤红色样变　E. 妊娠合并急性阑尾炎

297. 患者，女性，19岁，未婚。妊娠43周未临产，请“村医”到家中协助催产，已静脉用药11小时还未娩出胎儿，因产妇疼痛难忍及异常烦躁，由家属呼叫“120”出车。现场体查：T 37.4℃，P 110次/min，BP 120/84mmHg，烦躁，唇干。子宫轮廓清，有规律宫缩，宫高/腹围=40cm/110cm，腹部于脐平面处见一“凹陷”，凹陷处有明显压痛，胎心115次/min，膀胱胀。阴道检查：先露头，先露坐骨棘上1cm，宫颈口已开全，宫缩时胎先露不下降。阴道检查后退出手指，见手套有暗红色的血，导尿时发现尿液为淡红色。最可能的诊断是：（ ）

A. 胎盘早剥　B. 宫内感染　C. 前置胎盘　D. 先兆子宫破裂　E. 子宫扭转

298. 患者，女性，30岁。已婚7年，月经规律（周期28天），正常性生活，一直未能妊娠。今天月经过期4天，上班时突然左下腹痛，继而晕厥。最可能的诊断是：（ ）

A. 急性阑尾炎　B. 输卵管妊娠破裂　C. 宫颈妊娠　D. 黄体破裂出血

E. 流产

299. 患者，女性，18岁，学生。上体育课时突发腹痛，伴呕吐两次，由学校呼叫“120”出车。现场体查：P 92次/min，BP 120/78mmHg；患者蜷卧在校医务室床上，痛苦面容，无发热，心肺听诊未发现异常，腹软，左下腹有深压痛，局部反跳痛。月经干净10天，平时身体健康，无痛经，有左侧盆腔包块病史。最可能的诊断是：（ ）

A. 黄体破裂　B. 卵巢囊肿蒂扭转　C. 卵巢子宫内膜异位囊肿破裂

D. 急性盆腔炎　E. 急性阑尾炎

300. **患者，女性，32岁。2周前如常月经来潮，但量较平时少，至今仍有少许阴道流血，因工作忙没有在意。1小时前突然阴道出血增多，伴多量血块，似有组织物排出。平时月经周期28天，量较多，但无贫血。有子宫肌瘤病史2年。体查：P 100次/min，BP 110/60mmHg，腹软，无压痛及反跳痛。估计阴道出血量约500mL，可见血块，阴道口有组织物堵塞。最可能的诊断是：（　）**

A. 月经来潮　B. 子宫肌瘤并感染出血　C. 黄体破裂　D. 异位妊娠破裂

E. 不全流产

301. **患者，女性，39岁。经产妇，停经42周，腹痛2天，1小时前在家中阴道分娩一男婴，家人谓“产后出血多”呼叫“120”出车。现场体查：BP 50/35mmHg，P 110次/min，面色苍白，表情淡漠，四肢湿冷，指端SpO_2 95%；腹胀，有压痛和反跳痛，可在脐上4横指扪及轮廓不清的子宫，耻骨联合上压痛明显，移动性浊音（+）；阴道出血不多。最可能的诊断是：（　）**

A. 子宫破裂　B. 子宫收缩乏力性产后出血　C. 胎盘滞留

D. 会阴、阴道裂伤　E. 羊水栓塞

302. **患者，女性，27岁。停经28周，晚上起床小便后发现阴道出血，超过平时月经量，伴下腹坠胀感，不伴腹痛和其他不适。因阴道出血多而呼叫“120”出车。现场体查：BP 110/75mmHg，P 90次/min。神志清，腹软，无压痛及反跳痛，子宫轮廓清，无压痛，未扪及明显的子宫收缩，宫高/腹围=25cm/87cm，胎心位于左下腹，胎心率138次/min。产前检查情况为中期妊娠，超声检查提示“胎盘位置低”。产科检查：会阴见血污，未见活动性出血。最可能的诊断是：（　）**

A. 先兆早产　B. 胎盘早剥　C. 前置胎盘伴出血　D. 妊娠合并宫颈糜烂

E. 妊娠合并宫颈息肉

303. **患者，女性，29岁。在街上行走时突发腹痛，自述欲生孩子，请路人帮呼叫“120”出车。现场体查：BP 120/80mmHg，P 98次/min。产妇表情痛苦，想大便；腹部膨隆，扪及子宫底达剑突下3横指，有宫缩，头先露，多普勒听诊器可闻及胎心率144次/min；外阴可见少许血性分泌物，伴有小片状胎脂；消毒后行阴道检查：先露头，最低点达坐骨棘下3cm，子宫收缩时阴道口可见胎头。<u>不正确</u>的现场处理是：（　）**

A. 会阴消毒铺无菌巾，打开产包和接生器械，准备接生

B. 马上肌内注射缩宫素20单位　C. 监护产妇生命体征　D. 观察胎心变化

E. 适当围闭现场，地面铺垫干净布垫

304. **患者，女性，32岁。在家中分娩一男婴后1^+小时，胎盘剥离情况不清楚，因产妇持续阴道出血和晕厥由家属呼叫“120”出车。现场见其丈夫背着产妇在路边等候。产妇神志不清，面色苍白，马上平躺在车床上进行体查：呼吸呈叹息样，血压和脉搏未能测到，心脏听诊似有心率10～20次/min。腹部检查：腹软，子宫软袋状。会阴和裤子见较多血，约500mL，无血块。按摩子宫，子宫不收缩，阴道无活动性出血。<u>不正确</u>的院前急救措施是：（　）**

A. 迅速建立两条以上的静脉通道快速补充血容量　B. 静脉滴注缩宫素
C. 气管插管正压通气　D. 消毒会阴后徒手进入子宫腔了解胎盘剥离情况
E. 胸外心脏按压

305. 患者，女性，21岁，大学生。因突然“晕厥”由学校呼叫“120”出车。现场见患者蜷卧在床上，神志淡漠，面色苍白，皮肤湿冷。可对答，诉腹部和肩膀痛。检查：BP 60/40mmHg，脉搏扪不清，心脏听诊HR 110～120次/min，腹胀，下腹肌紧张，压痛和反跳痛。会阴少许血迹。询问月经情况，谓“没有停经史，但阴道点滴出血已有半月”，有性生活史。最有可能的诊断是：(　)

A. 黄体破裂　B. 先兆流产　C. 输卵管妊娠破裂　D. 卵巢囊肿蒂扭转
E. 卵巢子宫内膜异位囊肿破裂

306. 患者，女性，18岁。突然阴道大量出血，伴头晕摔倒在宿舍，其工友呼叫“120”出车。现场见患者平躺在床上，神志清，面色苍白，能对答。体查：BP 90/58mmHg，P 100次/min，腹软，无压痛和反跳痛。会阴可见大量鲜红色血，伴有血块，阴道口仍见活动性出血。患者未婚，有性生活经历，阴道少许出血有2^+天，以为月经来潮。今天阴道出血突然明显增加，大大超过月经量，有可疑组织排出，伴有轻微下腹坠胀痛。再询问前次月经是2^+月前。最可能的诊断是：(　)

A. 宫颈妊娠　B. 输卵管妊娠破裂　C. 功能性子宫出血不全流产
D. 不全流产　E. 月经过多

307. 患者，女性，28岁。妊娠35周，初产妇，阴道流水2小时。腹部检查：有规律子宫收缩，胎心率117次/min。阴道检查：阴道pH试纸呈紫色，先露头，棘上3cm，宫颈口已展平，宫颈口可容1指尖。现场处理是：(　)

A. 静脉滴注缩宫素　B. 准备现场接生　C. 头低臀高位，尽快转运回医院
D. 未足月，可以继续留在家中待产　E. 静脉滴注硫酸镁

308. 患者，女性，35岁。院外临产呼叫“120”出车。到达现场时胎儿及其附属物已娩出40分钟。体查：BP 68/50mmHg，P 125次/min，子宫收缩欠佳，阴道可见持续缓慢出血，家属提示胎儿娩出后阴道出血多，现场的出血已清理。估计产后出血量是：(　)

A. 500～1 500mL　B. 1 000～1 500mL　C. 1 500～2 500mL
D. 2 500～3 000mL　E. 3 000～3 500mL

309. 患者，女性，30岁。妊娠37^+周，突然阴道大量排液而呼叫“120”出车。现场体查：足月胎膜早破，无宫缩。听诊胎心率100次/min。不正确的处理是：(　)

A. 腹部听诊所闻的胎心率与产妇脉搏鉴别比较　B. 继续寻找胎心听诊位置
C. 询问胎动情况　D. 阴道检查了解有无脐带脱垂　E. 硫酸镁静脉注射

310. 患者，女性，30岁。因“感冒”不适，近1天进食减少。因在家突然抽搐而呼叫“120”出车。既往身体健康。现场体查：T 38.7℃，BP 134/85mmHg，P 90次/min，神志清，无活动障碍，妊娠已21周。需鉴别诊断的疾病是：(　)

A. 子痫　B. 低钙性抽搐　C. 癫痫　D. 高热抽搐　E. 以上都要考虑

311. 患者，女性，29岁。妊娠30周，在工作单位四肢抽搐1次。既往有高血压病史2年。体查：BP 160/98mmHg，神志清，疲倦。院前救治不恰当的是：（　）

A. 静脉滴注硫酸镁　B. 静脉推注呋塞米　C. 使用降压药　D. 胎心听诊

E. 检查指端血氧饱和度

312. 患者，女性，70岁。早上醒来发现阴道大量出血，起床感觉头晕而由养老院的医生呼叫“120”出车。绝经20年，曾生育3次，现为孤寡而居住在养老院，平常生活能自理。现场体查：P 100次/min，BP 80/60mmHg，面色苍白，腹软，无压痛和反跳痛，未扪及包块，外阴可见大量陈旧血，有血块，阴道口可见持续活动性出血。最可能的诊断是：（　）

A. 会阴裂伤　B. 卵巢癌　C. 子宫内膜癌　D. 宫颈癌　E. 外阴癌

313. 患者，女性，16岁。阴道大量出血3天，伴头晕1天，由学生宿舍管理员呼叫“120”出车。现场体查：P 107次/min，BP 90/56mmHg，面色苍白，腹软，无压痛及反跳痛，未扪及包块，会阴见较多暗红色血。最可能的诊断是：（　）

A. 阴道异物　B. 功能失调性子宫出血　C. 不全流产　D. 异位妊娠破裂

E. 会阴裂伤

314. 患者，女性，24岁。妊娠21周，没有正规产前检查，在家突发抽搐而呼叫“120”出车。现场体查：孕妇体型肥胖，BP 148/95mmHg，双下肢浮肿。最可能的诊断是：（　）

A. 子痫前期　B. 慢性高血压并发子痫前期　C. 子痫　D. 低钙性抽搐　E. 癫痫

315. 患者，女性，19岁，大学生。上体育课练习跨栏项目时踢到跨栏，会阴部剧烈疼痛和流血不止，呼“120”出车到现场。现场急救的方法是：（　）

A. 立即应用止血药物　B. 强镇痛剂止痛

C. 会阴备皮后用无醇消毒液清洗、检查伤口，并缝合止血

D. 无醇消毒液清洁会阴，压迫止血　E. 使用抗生素预防感染

316. 患者，孕妇，30岁。乘坐高铁时，在候车室临产而呼叫“120”出车。到达现场时，胎儿及其附属物均已娩出。体查：产妇子宫收缩好，阴道出血不多，新生儿哭声响亮。不恰当的院前处理是：（　）

A. 检查娩出的胎盘是否完整　B. 确认新生儿的性别

C. 询问产妇和目击者以明确新生儿出生的具体时间　D. 缝合裂伤的会阴和阴道

E. 肌内注射缩宫素预防产后出血

317. 患儿，男性，5岁9个月。因“发热、腹泻2天，抽搐、神志不清1小时”由社区医院转来市儿童医院急诊。体查：BP 90/55mmHg，P 98次/min，T 39.5℃，神志不清，呼之不应，双侧瞳孔不等大，颈抵抗（+），心、肺未见异常。外周血白细胞20.2×10^9/L，中性粒细胞占92.5%。首选的治疗药物是：（　）

A. 对乙酰氨基酚　B. 地塞米松　C. 头孢菌素　D. 甘露醇　E. 多巴胺

318. 患儿，男性，8岁。因“发热、头痛、恶心、呕吐2天，嗜睡1天”来急诊。体查：T 39.5℃，浅昏迷，瞳孔等大，对光反射存在，颈强直试验（+），克尼格征（+），胸腹部皮肤见散在出血点。血常规：白细胞19.6×10⁹/L，中性粒细胞占86.5%。最可能的诊断是：（　）

A. 结核性脑膜炎　B. 流行性乙型脑炎　C. 流行性脑脊髓膜炎

D. 病毒性脑膜脑炎　E. 中毒型细菌性痢疾

319. 患儿，女性，5岁。因右手伸入热水中烫伤。体查：右手背部及掌心有水泡，剧痛。现场急救的方法是：（　）

A. 安慰患儿　B. 外涂安尔碘Ⅱ　C. 外搽75%酒精　D. 抽吸水泡

E. 用冷水持续冲淋手部

320. 患儿，女性，4岁。1天前晨起呕吐胃内容物3次，伴腹痛来急诊。体查：面色苍白，精神萎靡，呼吸促，唇微绀，双肺呼吸音粗，无干、湿啰音，HR 150次/min，心音低钝，律齐，各瓣膜区无杂音，腹略胀，无压痛、反跳痛，神经系统检查阴性。最可能的诊断是：（　）

A. 急性胃肠炎，低血容量性休克　B. 急性胃肠炎，脓毒性休克

C. 急性心力衰竭　D. 暴发性心肌炎　E. 病毒性肠炎

321. 患儿，女性，8岁3个月。发热5天，呈弛张热型，伴呕吐胃内容物3次，排大便3～5次/d，大便呈黏液状。患儿8天前因臀部脓肿在社区医院治疗。体查：BP 80/50mmHg，神志模糊，烦躁，呼吸深大，面色苍白，颈部略有抵抗，HR 112次/min，低钝，呼吸促，腹略胀，皮肤花纹状，克尼格征（－），巴宾斯基征（－），白细胞12.82×10⁹/L，中性粒细胞占88.6%，最可能的诊断是：（　）

A. 臀肌脓肿　B. 化脓性脑膜炎　C. 中毒性菌痢　D. 脓毒性休克

E. 多器官功能障碍综合征

322. 患儿，男性，6岁。活动后出现青紫、气短和蹲踞现象3年，在广州市的一所三甲综合医院被诊断为“先天性心脏病”。本次因患儿突发昏厥、抽搐来急诊。首选的抢救措施是：（　）

A. 高流量酒精吸氧　B. 低流量酒精吸氧　C. 静脉注射普萘洛尔

D. 静脉注射毛花苷丙　E. 静脉注射地西泮

323. 患儿，女性，8个月。因“低热、呼吸急促2小时”由家人送来急诊。体查：鼻翼扇动，胸部听诊闻及喘鸣音。首选的急诊处理是：（　）

A. 吸氧　B. 沙丁胺醇雾化　C. 进行过敏方面的咨询　D. 动脉血气分析

E. 拍胸部X线片

324. 患儿，男性，6个月。因呕吐胃内容物2次和排5次蛋花样大便在社区医院输液治疗（具体种类和量不详），输液后回家途中出现惊厥。最可能的抽搐原因是：（　）

A. 代谢性酸中毒　B. 稀释性低钠血症　C. 低钙、低镁血症　D. 低钾血症

E. 代谢性碱中毒

325. 患儿，女性，1岁2个月。因“咳嗽、发热2天，尿少半天”来诊。体查：T 39.2℃，R 72次/min，烦躁不安，面色青紫，呼吸急促，鼻翼扇动及三凹征，双肺可闻及细小水泡音，心音低钝，HR 176次/min，心律齐，腹软，肝肋下4cm。血气分析：PaO_2 60mmHg，$PaCO_2$ 45mmHg，SaO_2 89%。最可能的诊断是：（ ）

A. 肺炎合并呼吸衰竭　B. 肺炎合并心力衰竭　C. 肺炎合并肾功能衰竭

D. 肺炎合并中毒性心肌炎　E. 肺炎合并中毒性脑病

326. 患儿，男性，7个月。因“发热、腹泻1天”来诊。T：39.5℃（肛表），大便10～15次/d，黄色稀水样，量中等，伴呕吐3次，尿量少。体查：烦躁，哭无泪。最紧急的检查是：（ ）

A. 尿常规+血常规+电解质测定　B. 大便常规+尿常规+大便培养

C. 大便常规+血培养+电解质测定　D. 大便常规+血常规+大便病毒分离

E. 大便常规+电解质测定+血气分析

327. 患儿，女性，6个月。因“鼻塞、流涕1天，抽搐3次”来诊，伴双眼上翻，面肌、眼肌及四肢肌抽动，持续2～3分钟，抽搐后进食好。人工喂养。体查：营养、发育中等，枕后有脱发圈，前囟2.5cm×2.5cm，咽轻充血，颈无抵抗。体检时患儿再次抽搐。最佳处理是：（ ）

A. 先用维生素D、静脉补充钙，再吸氧　B. 先静脉补钙、吸氧、止惊，再用维生素D

C. 先快速静脉补钙、止惊，后即用维生素D

D. 先止惊、静注钙剂，后口服钙3～5天，再用维生素D

E. 先静脉补充钙剂与维生素D，再止惊、吸氧

328. 患儿，足月男婴，生后1周。因“口吐泡沫，气促1天”呼叫“120”出车。现场体查：口周发绀，R 48次/min，偶有不规则，心音有力，肺部听诊未闻及干、湿啰音。紧急处理是：（ ）

A. 吸氧　B. 心电图检查　C. 血气分析　D. 胸部X线检查　E. 静脉滴注抗生素

329. 患儿，足月男婴，新生儿。因胎心率170次/min而产钳分娩，第二产程延长，Apgar评分3分，出生时全身皮肤苍白，呼吸微弱，HR 40次/min，肌力、肌张力弱。最紧急的措施是：（ ）

A. 吸氧　B. 清除气道分泌物　C. 呼吸兴奋剂　D. 人工呼吸　E. 胸外心脏按压

330. 患儿，足月女婴。臀位产，生后第2天突然抽搐，阵发性青紫及呼吸暂停，有时尖叫。体查：前囟饱满，肌张力下降，口唇微发绀，HR 136次/min，两肺未闻及啰音。血白细胞10×10^9/L，中性粒细胞占56.5%，血钙2.1mmol/L，血糖3.5mmol/L，最可能的诊断是：（ ）

A. 新生儿低钙血症　B. 新生儿低血糖　C. 新生儿颅内出血　D. 新生儿肺炎

E. 新生儿化脓性脑炎

331. 患儿，男性。第一胎，第一产，胎龄37周$^{+2}$天剖宫产，出生体重4 000g，生后无窒息，1分钟Apgar评分10分，1小时全身青紫，呼吸急促，呻吟，4小时因青紫加重转入新生儿

监护科。母亲有糖尿病病史3年，服用二甲双胍治疗，妊33周因酮症酸中毒接受胰岛素治疗，分娩时血糖8.8mmol/L。体查：全身青紫，R 50次/min，P 170次/min，有鼻翼扇动及三凹征，心音正常，肺叩诊不浊，未闻及湿啰音，肝肋下1cm。最可能的诊断是：（　）

A. 湿肺　B. 肺透明膜病　C. 糖尿病酮症酸中毒　D. 低血糖　E. 休克

三、A3型题　348题

（即病例组型最佳选择题，试题题干叙述一个以患者为中心的临床情景，然后提出相关问题，每个问题均与介绍的临床情景有关，但测试要点不同，且问题之间相互独立。答题时，从每个问题后的5个选项中，选择1个最佳答案。）

（1～5共用题干）

路人呼“120”，谓马路的红绿灯附近，一老年人突然在人行横道上倒地，无家人陪同。作为院前调度人员，在派救护车的同时……

1. 指示呼救者要采取的措施是：（　）

A. 判断环境安全→拍打双肩及呼唤，判断意识→观察胸廓起伏→胸外按压→自取附近AED

B. 判断环境安全→观察胸廓起伏→拍打双肩及呼唤，判断意识→胸外按压→嘱他人取AED

C. 拍打双肩及呼唤，判断意识→胸外按压→观察胸廓起伏→嘱他人取AED→判断环境安全

D. 判断环境安全→拍打双肩及呼唤，判断意识→观察胸廓起伏→胸外按压→移动患者至人行道

E. 判断环境安全→拍打双肩及呼唤，判断意识→观察胸廓起伏→胸外按压→嘱他人取AED

2. “120”医护人员到达现场。复查患者无意识，无自主呼吸，颈动脉未触及搏动，立即接替心肺复苏，胸外按压的频率和深度是：（　）

A. 80～100次/min，3～4cm　B. 90～100次/min，4～5cm

C. 100～120次/min，5～6cm　D. 110～120次/min，5～6cm

E. 120～140次/min，6～7cm

3. 医护两人同时进行心肺复苏时，胸外按压和人工通气的比例是：（　）

A. 15∶1　B. 15∶2　C. 15∶4　D. 30∶2　E. 30∶4

4. 按压轮换的时间间隔是：（　）

A. 2分钟轮换1次　B. 3分钟轮换1次　C. 4分钟轮换1次　D. 5分钟轮换1次

E. 6分钟轮换1次

5. 关于现场抢救的措施，不恰当的是：（　）

A. 拨打“110”协助清空现场闲杂人员，维持现场秩序

B. 肾上腺素1mg，每5分钟静脉推注1次

C. 评判是否可除颤心律，如果是立即予以200J双向波除颤

D. 面罩通气　E. 气管插管，接呼吸机

（6～10共用题干）

路人呼叫“120”，谓一德路路口人行横道上发现约40岁男性突然晕倒在地，无家人陪同。院前急救医生随救护车到达现场，有多人围观，路口有车辆来往。

6. 现场首先要处理的是：（　）

A. 评估现场环境是否安全　B. 打电话给患者家属　C. 检查患者生命体征

D. 拨打“110”电话报警　E. 疏散路人

7. 现场体查：无意识，无自主呼吸，颈动脉未触及搏动，立即予现场心肺复苏。高质量胸外按压的存活率高，临床上通常采用胸外按压比例（chest compression fraction，CCF）来评估按压的连续性。按《2020年美国心脏协会心肺复苏和心血管急救指南》，理想的目标CCF值是：（　）

A. 50%　B. 60%　C. 70%　D. 80%　E. 90%

8. 关于高质量胸外按压的叙述，错误的是：（　）

A. 按压部位位于两乳头连线与胸骨中线交叉处

B. 按压频率100～120次/min，按压幅度达5～6cm

C. 确保按压后放松期胸廓完全恢复原状

D. 按压中断时间＜5秒

E. 按压中断时间＜10秒

9. 对于现场CPR，下列措施错误的是：（　）

A. 建立静脉通道，肾上腺素1mg，5分钟静脉推注1次　B. 心外按压每2分钟轮换1次

C. 对于可除颤心律，予以200J双向波电击除颤

D. 对于顽固性室颤患者，首剂给予150mg胺碘酮静脉注射

E. 建立高级气道后，每6秒通气1次，并持续心外按压

10. 经现场CPR后恢复自主循环，转运至急诊抢救室进一步处理，不恰当的措施是：（　）

A. 电话属地派出所到院协助明确患者身份及寻找家属　B. 开通绿色通道

C. 查找引起心脏骤停的病因，并针对病因治疗　D. 联系ICU会诊，目标温度管理

E. 准备体外膜肺氧合（ECMO）

（11～15共用题干）

7岁，男孩，在医院附近湘菜馆进食小龙虾时发出笑声，随后剧烈咳嗽，出现痛苦表情，发音含糊，双手抓住颈部。由家属立即抱送来急诊科。体查：神志尚清楚，不能讲话，

口唇发绀，吸气时三凹征阳性。

11. 该患儿最可能的诊断是：（　）

A. 食物中毒　B. 喉头水肿　C. 气道异物部分阻塞　D. 气道异物完全阻塞

E. 过敏性休克

12. 首诊医生的首选急救措施是：（　）

A. 高流量给氧　B. 站立位腹部冲击法解除气道异物梗阻

C. 站立位背部叩击法解除气道异物梗阻　D. 卧位腹部冲击法解除气道异物梗阻

E. 急行支气管镜检查

13. 急救过程中患儿逐渐出现意识丧失，无自主呼吸，无颈动脉搏动，立即给予双人CPR，胸外按压与人工通气的比例是：（　）

A. 15∶1　B. 30∶1　C. 15∶2　D. 30∶2　E. 10∶1

14. 气管切开后接呼吸机，通气频率是：（　）

A. 每2～3秒通气1次　B. 每3～4秒通气1次　C. 每4～5秒通气1次

D. 每5～6秒通气1次　E. 每6～8秒通气1次

15. 抢救过程中心电监护示心室颤动，下列处理措施，<u>不正确</u>的是：（　）

A. 立即除颤　B. 从成人除颤手柄中拔出儿童除颤专用手柄

C. 第一次电击能量选择2J/kg　D. 第一次电击能量选择4J/kg

E. 第二次电击能量选择4J/kg，后续电击≥4J/kg，最高10J/kg

（16～20共用题干）

2023年11月2日23时45分接“120”指挥中心调度指令出车，路人发现某路段18号骑楼下有一男性成人患者晕倒在地，旁边无人陪伴。10分钟后救护车到达现场。现场所见：40岁左右男性患者躺在骑楼下走廊，身旁有呕吐物。体查：BP 87/59mmHg，P 115次/min，SpO_2 93%，R 11次/min，T 36℃。昏迷状态，呼气有酒味，头皮无出血，双侧瞳孔等大等圆，直径4mm，对光反射存在；双肺呼吸音粗，未闻及干、湿啰音；HR 115次/min，律齐；四肢肌力检查不配合。

16. 该患者最可能的诊断是：（　）

A. 急性阿片类物质中毒　B. 急性酒精中毒　C. 急性有机磷中毒

D. 急性安眠药中毒　E. 急性脑卒中

17. 该患者的临床分期是：（　）

A. 兴奋期　B. 共济失调期　C. 循环失代偿期　D. 昏迷期　E. 循环衰竭期

18. 根据该患者的临床分期，估测其血酒精浓度是：（　）

A. 300～500mg/L　B. 500～1 000mg/L　C. 1 000～1 500mg/L

D. 1 500～2 000mg/L　E. 2 500～3 000mg/L

19. 下列关于现场及转运途中针对该患者的急诊处理措施，<u>不恰当</u>的是：（　）

A. 拨打“110”电话，请求警察到院协助明确患者身份，并联系患者家属

B. 测血糖，建立静脉通道，快速补液　C. 保持患者头侧位，避免呕吐物引起窒息

D. 回院后行头颅CT检查　E. 回院后行头颅MR检查

20. 关于该患者转运回医院后的进一步处理措施，不恰当的是：（　）

A. 开通绿色通道　B. 快速补液，使用奥美拉唑　C. 使用去甲肾上腺素

D. 使用纳洛酮　E. 血液净化

（21～25共用题干）

某市场二楼篮球场一21岁男性患者出现头晕，队友呼“120”出车。现场发现患者靠在围栏边，追问病史得知患者既往体健，半小时前曾在市场里的餐馆进餐，进食了海鲜。打篮球5分钟左右出现头晕、心悸、胸闷、恶心、乏力，皮肤少许瘙痒。体查：BP 89/65mmHg，P 112次/min，SpO_2 96%，R 25次/min，T 36.5℃。精神紧张状态，面色苍白，全身出虚汗，双肺呼吸音粗，未闻及干、湿啰音；HR 112次/min，律齐。

21. 该患者最可能的诊断是：（　）

A. 低血容量性休克　B. 心源性休克　C. 过敏性休克　D. 神经源性休克

E. 感染性休克

22. 该患者的休克分期是：（　）

A. 休克前驱期　B. 休克代偿期　C. 休克失代偿期　D. 休克抑制期

E. 休克衰竭期

23. 该患者的休克指数为：（　）

A. 1.26　B. 1.77　C. 2.58　D. 0.58　E. 0.79

24. 现场及转运途中针对该患者的急救处理，不恰当的是：（　）

A. 建立静脉通道，复方氯化钠溶液500mL快速静脉滴注

B. 肾上腺素0.5mg，大腿外侧肌内注射　C. 肾上腺素0.5mg，静脉注射

D. 地塞米松5mg，静脉注射　E. 转运途中密切监测生命体征，通知患者家属来院

25. 下列关于转运回急诊抢救室后的进一步检查，不恰当的是：（　）

A. 血常规　B. 脑钠肽（BNP）　C. 肝、肾功能　D. 血乳酸　E. 过敏原

（26～30共用题干）

2024年1月12日13:20接“120”指挥中心调度指令出车至某路段一男性老年患者家中，谓患者昏迷，13岁的孙女在家中。

26. 出车途中，医生需要做的是：（　）

A. 电话联系家属确认地址

B. 电话联系家属简要询问病史，并初步了解患者有无生命体征

C. 电话联系家属出来接车

D. 根据了解情况初定拟携带急救物品

E. 以上都是

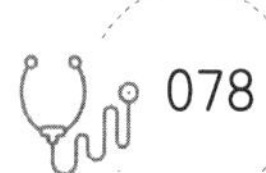

27. 到达现场后的处理，不恰当的是：（ ）

A. 快速检查生命体征　B. 测指尖血糖　C. 简要询问病史　D. 建立静脉通道

E. 立即转运回院

28. 孙女诉患者既往有关节痛、失眠症病史。现场体查：BP 110/65mmHg，P 75次/min，SpO_2 96%，R 12次/min，T 36.1℃。昏迷，表情安详，呼气无异味，双侧瞳孔等大等圆，直径2mm，对光反射存在；双肺呼吸音粗，未闻及干、湿啰音；HR 75次/min，律齐。病理征阴性。血糖7.1mmol/L。该患者最可能的诊断是：（ ）

A. 急性酒精中毒　B. 急性地西泮中毒　C. 急性有机磷中毒　D. 急性低血糖症

E. 急性脑卒中

29. 急性地西泮中毒的特效解毒剂是：（ ）

A. 纳洛酮　B. 醒脑静　C. 氟马西尼　D. 维生素K_1　E. 亚甲蓝

30. 该患者若应用氟马西尼注射液，下列叙述错误的是：（ ）

A. 高颅内压时禁用　B. 若平时服用阿米替林则禁用

C. 首剂0.3mg，缓慢静脉注射

D. 如60s内未达到所需的清醒程度，每隔1分钟重复使用0.3～0.5mg，最大剂量5mg

E. 可用5%葡萄糖溶液或0.9%生理盐水稀释后注射

（31～35共用题干）

患者，男性，50岁，锅炉操作工。在一个通风不良的环境中连续工作4小时后，突感头痛和头晕，后出现意识障碍，呼“120”接回院。体查：BP 127/75mmHg，P 105次/min，R 26次/min，意识模糊，双侧瞳孔等大等圆，面色潮红，口唇呈樱桃红色。双肺呼吸音粗，未闻及干、湿啰音；HR 105次/min，律齐；双侧巴宾斯基征阴性。

31. 该患者最可能的诊断是：（ ）

A. 急性重度中暑　B. 急性一氧化碳中毒　C. 急性氯气中毒　D. 急性汞中毒

E. 急性亚硝酸盐中毒

32. 该患者中毒的主要机制是：（ ）

A. 呼吸抑制　B. CO_2增加　C. 生成高铁血红蛋白　D. 生成碳氧血红蛋白

E. 心脏抑制

33. 根据该患者的临床表现，预测其血中碳氧血红蛋白的水平是：（ ）

A. 10%～20%　B. 5%～10%　C. 30%～40%　D. 50%～60%　E. 60%～70%

34. 最有效的治疗方法：（ ）

A. 基础生命支持治疗　B. 脱水治疗　C. 糖皮质激素治疗　D. 神经保护治疗

E. 高压氧治疗

35. 应用高压氧治疗CO中毒，氧舱压力通常是几个大气压：（ ）

A. 1～2　B. 2～3　C. 3～4　D. 4～5　E. 5～6

（36～40共用题干）

2023年12月28日19时05分接“120”指挥中心调度指令出车，有人跳桥入珠江中。约10分钟后患者由水警救起。现场体查：P 47次/min，BP 65/42mmHg，经皮血氧饱和度50%，昏迷，面色青紫，眼球突出，四肢厥冷，口腔及鼻腔充满血性泡沫。

36. 淹溺程度是：（　）

A. 轻度淹溺　B. 中度淹溺　C. 重度淹溺　D. 极重度淹溺　E. 溺死

37. 现场优先的急救措施是：（　）

A. 保暖　B. 清除口鼻内分泌物　C. 建立静脉通路，补液

D. 气管插管，呼吸机辅助呼吸　E. CPR

38. 最可能不符合实验室检测结果的是：（　）

A. 白细胞及中性粒细胞增高　B. 高钠、高氯血症　C. 低白蛋白血症

D. 酸中毒　E. 低钠、低氯血症

39. 对淹溺引起的心脏骤停，有关现场急救措施的叙述，错误的是：（　）

A. 开放气道，清除口鼻异物　B. 立即给予抢救性呼吸，连续给予5次有氧通气

C. 在电击除颤前擦干患者皮肤　D. CPR的顺序为A→B→C　E. CPR的顺序为C→A→B

40. 经现场抢救后的患者转送回急诊科抢救室，需采取的进一步治疗措施是：（　）

A. 保暖，继续机械通气　B. 补充血容量，维持水、电解质、酸碱平衡

C. 地塞米松5mg，静脉滴注以防肺水肿　D. 地塞米松15mg，静脉滴注以防肺水肿

E. 地西泮10mg，静脉注射以控制抽搐

（41～45共用题干）

2023年10月12日19时45分接“120”指挥中心调度指令出车至某小区，谓58岁女性饭后独自在小区草坪上散步时被蛇咬伤右踝关节，疼痛伴流血，呼“120”出车。

41. 出车途中医师与患者沟通，错误的是：（　）

A. 电话安抚呼救者尽量保持冷静，避免慌张、激动

B. 如果蛇咬住不放，嘱呼救者用棍棒或其他工具促使其离开

C. 嘱呼救者尽量记住蛇的基本特征，最好有咬伤自己的蛇的照片

D. 嘱呼救者步行至小区门口等待救护车

E. 嘱呼救者用手帕、布条或丝袜绑扎伤口近心端

42. 到达现场后的处理，不恰当的是：（　）

A. 快速检查生命体征　B. 检查伤口的局部表现　C. 伤口绷带加压固定

D. 建立静脉通道　E. 注射多价抗蛇毒血清

43. 被毒蛇咬伤的救治总原则是：（　）

A. 迅速辨明是否为毒蛇咬伤，分类处理　B. 阻止或延缓蛇毒素的继续吸收

C. 拮抗或中和已吸收的毒素　D. 防治各种并发症　E. 以上都是

44. 属于混合毒的蛇是：（　）

A. 海蛇　B. 金环蛇　C. 银环蛇　D. 竹叶青　E. 眼镜蛇

45. 关于现场鉴别毒蛇与无毒蛇咬伤的叙述，不正确的是：（　）

A. 毒蛇咬伤的牙印有1～4个，一般2个，牙痕较深而粗大，并且有一定的间距，大牙后可有锯齿状细牙，呈“八”字形或倒“八”字形排列

B. 无毒蛇咬伤的牙痕浅而细小，个数较多，间距较密，呈锯齿状或弧形两排排列

C. 毒蛇咬伤伤口多有麻木或剧痛感，伤肢迅速肿胀，伤口出血少许或出血不止，部分伤口出现水/血疱和瘀斑、溃疡和坏死

D. 金环蛇和银环蛇咬伤后疼痛明显，初期伤口明显肿胀

E. 无毒蛇咬伤所致的伤口无麻木感、肿胀、出血和坏死等，仅表现为外伤样的少许疼痛，数分钟后疼痛逐渐减轻或彻底消失

（46～50共用题干）

患者，女性，25岁。平时有抑郁症，因“自服‘敌草快’50mL后出现恶心、呕吐、腹痛1小时”由家人送来急诊。体查：T 36.5℃，R 20次/min，P 98次/min，BP 129/74mmHg，SpO_2 95%，神清，急性病容，口唇及口腔黏膜可见溃疡及水肿。双肺呼吸音粗，未闻及干、湿啰音；HR 98次/min，律齐；腹软，上腹部压痛（+），反跳痛（-），肠鸣音4次/min。

46. 为明确诊断，最重要的检查项目是：（　）

A. 胸部CT　B. 血液或尿液标本毒物分析　C. 血气分析

D. 腹部及泌尿系超声　E. 血清胆碱酯酶活性

47. 有关“敌草快”的中毒机制的叙述，正确的是：（　）

A. 氧化应激　B. 神经变性　C. 生殖毒性　D. 发育毒性　E. 以上都是

48. 关于“敌草快”毒代动力学的叙述，错误的是：（　）

A. “敌草快”可通过消化道、呼吸道、眼或皮肤黏膜等途径吸收

B. 吸收的“敌草快”可快速分布至全身

C. “敌草快”在人体内相对稳定，仅少部分在肝脏通过细胞色素P450酶将吡啶环氧化成毒性较低的单吡啶酮和双吡啶酮衍生物进行代谢

D. 经消化道途径暴露时，大部分（90%～95%）“敌草快”24小时内以原型经尿液排泄

E. 吸收进入血液循环的“敌草快”及其代谢物在48小时内主要经尿液排出

49. 关于“敌草快”治疗措施的叙述，错误的是：（　）

A. 终止毒物吸收　B. 促进毒物排泄　C. 应用特效解毒剂

D. 抗氧化及清除自由基　E. 器官功能支持治疗

50. 不具有抗氧化及清除自由基作用的药物是：（　）

A. N-乙酰半胱氨酸　B. 还原型谷胱甘肽　C. 褪黑素　D. 维生素B　E. 维生素C

（51～55共用题干）

患者，女性，72岁。因“阵发性胸闷18年，持续胸痛2小时”呼“120”接回急诊科。体查：BP 150/90mmHg，ECG考虑为急性前间壁心肌梗死。

51. 最可能的心电图改变是：（　）

A. Ⅰ、aVL导联出现异常Q波，伴ST段弓背向上抬高

B. Ⅱ、Ⅲ、aVF导联出现异常Q波，伴ST段弓背向上抬高

C. V_1～V_3导联出现异常Q波，伴ST段弓背向上抬高

D. V_1～V_5导联出现异常Q波，伴ST段弓背向上抬高

E. V_3～V_5导联出现异常Q波，伴ST段弓背向上抬高

52. 最具特征性的实验室改变是：（　）

A. 血清LDH上升　B. 血清AST上升　C. 血清ALT上升　D. 血清CK-MB上升

E. 血清肌红蛋白上升

53. 心电监测显示：频发室性早搏，伴短阵室性心动过速。最恰当的处理是：（　）

A. 静脉注射毛花苷丙　B. 静脉注射美西律　C. 静脉注射利多卡因

D. 静脉注射普鲁卡因酰胺　E. 静脉注射胺碘酮

54. 住院第3日，患者出现胸闷、大汗、面色苍白。体查：BP 90/40mmHg，HR 126次/min，律齐，双肺未闻及干、湿啰音，考虑合并心源性休克。<u>不恰当</u>的处理是：（　）

A. 主动脉内气囊反搏术　B. 静脉注射呋塞米　C. 静脉滴注多巴胺

D. 静脉滴注多巴酚丁胺　E. 静脉注射硝酸甘油

55. 起病1周后，患者反复低热，左肺底闻及湿啰音，心前区闻及心包摩擦音。最可能的并发症是：（　）

A. 急性心包炎　B. 院内获得性肺炎　C. 感染性心内膜炎

D. 心肌梗死后综合征　E. 肺栓塞

（56～57共用题干）

患者，女性，32岁，因“咳嗽、咳脓痰2天”来急诊。体查：T 39.5℃，R 24次/min，P 118次/min，BP 90/54mmHg，神志不清，双肺呼吸音粗，未闻及干、湿啰音。既往有腺垂体功能减退病史5年，一直服用泼尼松及甲状腺素治疗。

56. 最可能的诊断是：（　）

A. 糖尿病酮症酸中毒昏迷　B. 肾上腺危象　C. 甲亢危象　D. 垂体危象

E. 甲减危象

57. 血钠120mmol/L，ACTH、TSH、TT_3、TT_4、FT_3、FT_4、E_2均降低，<u>不恰当</u>的治疗是：（　）

A. 抗休克　B. 抗感染　C. 50%葡萄糖溶液，静脉注射

D. 5%葡萄糖盐水加氢化可的松，静脉滴注　E. 使用甲状腺素

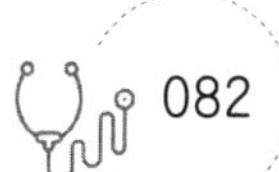

（58～60共用题干）

患者，女性，62岁。曾被诊断为糖尿病，用饮食管理即能控制血糖在“正常范围”。近10天因口齿不清，昏迷2天，外院诊断“广泛腔隙性脑梗死”，家属要求转来急诊科进一步诊治。实验室检查，血糖35mmol/L，血钠165mmol/L，尿酮体（+）。

58. 最可能的昏迷原因是：（　）

A. 脑出血　B. 广泛腔隙性脑梗死　C. 糖尿病酮症酸中毒

D. 高渗性非酮症性糖尿病昏迷　E. 乳酸性酸中毒

59. 对患者治疗<u>不恰当</u>的是：（　）

A. 发病后未使用胰岛素皮下注射　B. 发病后未使用胰岛素静脉注射

C. 发病后未使用磺脲类降糖药　D. 发病后未使用双胍类药物

E. 发病后予50%葡萄糖溶液静脉注射

60. 患者入院后昏迷加深，并出现左下肢癫痫样抽搐，最佳的治疗措施是：（　）

A. 1.4%碳酸氢钠溶液，静脉滴注

B. 0.45%盐水，静脉滴注，及0.1U/（kg·h）胰岛素，静脉滴注

C. 25%山梨醇溶液，静脉滴注

D. 地西泮，静脉注射

E. 5%碳酸氢钠溶液，静脉滴注

（61～63共用题干）

患者，男性，30岁。发作性血压升高，最高达200/120mmHg，伴头痛、面色苍白、出汗、心动过速，持续30分钟，平常血压正常。

61. 最可能的诊断是：（　）

A. 嗜铬细胞瘤　B. 肾动脉狭窄　C. 缩窄性主动脉炎　D. 恶性高血压

E. 原发性醛固酮增多症

62. 首选的实验室检查项目是：（　）

A. 磷酸核糖胺（PRA）　B. 血儿茶酚胺及尿香草基扁桃酸（VMA）

C. 尿17-羟皮质类固醇　D. 肾动脉血管造影　E. 血、尿醛固酮

63. <u>不宜</u>单独使用的降压药是：（　）

A. 多沙唑嗪　B. 美托洛尔　C. 硝苯地平　D. 酚妥拉明　E. 硝普钠

（64～66共用题干）

患者，男性，50岁。肝硬化，大量腹水，入院后给予呋塞米治疗，腹水明显减少，但出现神志不清。

64. 该患者最可能的诊断是：（　）

A. 肺性脑病　B. 低血糖昏迷　C. 肝性脑病　D. 高渗性昏迷　E. 肝肾综合征昏迷

65. 该患者最可能出现的电解质紊乱是：（　）

A. 低钾性碱中毒　B. 低钠血症　C. 低钾、低钠血症　D. 高钠、低钾血症

E. 高钾、低钠血症

66. 为避免发生上述现象，最恰当的措施是：（　）

A. 放腹水加输白蛋白　B. 加大呋塞米剂量　C. 联合螺内酯，利尿速度不宜过快

D. 联合氢氯噻嗪　E. 加大呋塞米剂量，加输白蛋白

（67～69共用题干）

患者，男性，26岁。食欲不佳，极度乏力、黄疸进行性加深、腹胀半个月，既往无肝病病史。体查：皮肤、巩膜明显黄染，皮肤有瘀斑，无肝掌及蜘蛛痣，腹水征阳性，肝、脾未触及。ALT 560U/L，总胆红素（TBil）342μmol/L。

67. 最可能的诊断是：（　）

A. 急性重型肝炎　B. 亚急性重型肝炎　C. 慢性重型肝炎急性发作

D. 急性黄疸型肝炎　E. 慢性胆囊炎

68. 血常规示：白细胞14.2×10^9/L，中性粒细胞占90.8%，提示可能合并细菌感染，最可能的感染部位是：（　）

A. 肺部　B. 肠道　C. 泌尿道　D. 腹腔　E. 软组织

69. 该患者近2天腹胀加重，腹水检查为渗出液，不宜使用的抗生素是：（　）

A. 氨苄西林　B. 亚胺培南　C. 庆大霉素　D. 三代头孢菌素　E. 阿奇霉素

（70～71共用题干）

患者，女性，28岁。反复阵发性心悸2年，1天前无明显诱因再次发作，伴头晕、乏力，无胸痛、无晕厥、无黑矇。体查：BP 98/54mmHg，P 120次/min，双肺呼吸音清，心律齐，心脏瓣膜听诊区未闻及杂音。

70. 为明确诊断，首选的检查项目是：（　）

A. 12导联心电图　B. 动态心电图　C. 经食管调搏　D. 18导联心电图

E. 心脏超声

71. 心电图显示：预激综合征伴室上性心动过速。应立即采取的措施是：（　）

A. 电复律　B. 维拉帕米，静脉注射　C. 胺碘酮，静脉注射

D. 美托洛尔，口服　E. 毛花苷丙，静脉注射

（72～74共用题干）

患者，男性，60岁。近1个月常于劳累后出现心前区疼痛，呼吸困难伴窒息感，疼痛与深呼吸无关。

72. 最可能的病因是：（　）

A. 慢性支气管炎并发肺气肿　B. 胸膜炎　C. 心包积液　D. 心绞痛　E. 肋骨软骨炎

73. 患者呼吸困难的特点是：（　）

A. 呼吸时肋间隙明显凹陷，吸气延长　B. 呼气延长　C. 呼吸频率加快

D. 伴喘鸣音的呼吸困难　E. 端坐呼吸体位

74. 此时最易出现异常的检查项目是：（　）

A. 心电图　B. 血常规　C. 血清心肌标志物　D. 胸片　E. 心脏超声

（75～76共用题干）

患者，男性，50岁。因“突发剧烈胸痛1小时”呼“120”出车，现场心电图示急性广泛前壁心肌梗死，按胸痛中心流程接回院。

75. 心电监护中，预示发生心室颤动的情况是：（　）

A. 频发房性早搏　B. 频发室性早搏　C. 窦性心动过缓　D. Ⅱ度房室传导阻滞

E. Ⅲ度房室传导阻滞

76. 心电监护示频发室性早搏，最恰当的处理是：（　）

A. 利多卡因，静脉注射后静脉滴注维持　B. 美托洛尔，口服

C. 胺碘酮，静脉注射后口服　D. 胺碘酮，静脉注射后静脉滴注维持

E. 普罗帕酮，静脉注射后静脉滴注维持

（77～79共用题干）

患者，男性，59岁。因“心肌梗死后反复心律不齐服用阿替洛尔治疗，1周来反复发作心前区疼痛伴晕厥”呼“120”出车。既往有高血压病史15年。

77. 最可能的晕厥原因是：（　）

A. 心房颤动　B. 心房扑动　C. 阵发性室上性心动过速

D. Ⅱ度Ⅰ型房室传导阻滞　E. 阵发性室性心动过速

78. 为明确诊断，优选的检查项目是：（　）

A. 超声心动图　B. 心电图　C. 动态心电图　D. 心肌核素显像　E. 冠状动脉造影

79. 出现心律失常的主要病因可能是：（　）

A. 心肌缺血　B. 高钾血症　C. 阿替洛尔过量　D. 心功能不全　E. 低钾血症

（80～84共用题干）

患者，男性，46岁。既往有乙肝病史15年。2年来出现乏力、腹胀，尿量减少，偶有鼻出血，1天前，劳累后突发恶心，呕鲜红色血，伴有血块，共约1 000mL。体查：BP 85/40mmHg，P 110次/min，神志淡漠。

80. 最可能的诊断是：（　）

A. 乙肝后肝硬化并出血　B. 肝硬化并食管胃底静脉曲张破裂出血

C. 肝硬化并门脉高压性胃病　D. 肝硬化并消化性溃疡

E. 肝硬化并急性胃黏膜病变

81. 为明确诊断，优选的检查项目是：（　）

A. 胃镜　B. 钡餐透视　C. 上腹部血管造影　D. 上腹部超声　E. 上腹部增强CT

82. 在积极治疗出血的同时，重点预防的并发症是：（　）

A. 肺性脑病　B. 腹部感染　C. 肝性脑病　D. 再次出血　E. 肾衰竭

83. 经处理后患者仍反复出血，多学科会诊后考虑手术治疗。关于手术适应证的说法，不正确的是：（　）

A. 无黄疸　B. 无腹水　C. APTT不超过正常值10秒　D. 无并发症

E. 急诊手术效果较好

84. 患者出血停止，但腹胀逐渐加重，不支持肝肾综合征的是：（　）

A. 自发性无尿或少尿　B. 低血钠　C. 低尿钠　D. 肌酐升高　E. 肾脏器质性损害

（85～86共用题干）

患者，女性，48岁，肝硬化腹水患者。近1周自觉腹胀加重，腹围增大，腹痛，发热。体查：腹肌稍紧张，全腹压痛、反跳痛，双下肢水肿。

85. 该患者应用利尿剂治疗，效果最佳的是：（　）

A. 螺内酯60mg，呋塞米20mg　B. 螺内酯200mg，呋塞米80mg

C. 螺内酯200mg，呋塞米100mg　D. 螺内酯300mg，呋塞米120mg

E. 螺内酯400mg，呋塞米200mg

86. 利尿过程中，每天理想减轻的体重是：（　）

A. 0.1～0.2kg　B. 0.3～0.4kg　C. 0.5～0.6kg　D. 0.6～0.7kg　E. 0.8～1.0kg

（87～89共用题干）

患者，男性，47岁。饮酒后剧烈胸痛伴大汗淋漓40分钟，心电图提示Ⅱ、Ⅲ、aVF导联弓背向上抬高0.2～0.3mV，ST-T呈单向曲线，aVL、V_5、V_6导联ST段抬高0.1～0.2mV，未见Q波。

87. 最可能的诊断是：（　）

A. 急性前侧壁心肌梗死　B. 急性下壁非Q波型心肌梗死

C. 急性下壁ST段抬高心肌梗死　D. 急性心包炎

E. 急性下壁、侧壁ST段抬高心肌梗死

88. 该患者最可能受累的冠脉是：（　）

A. 右冠脉　B. 左前降支　C. 左回旋支　D. 左冠脉主干　E. 右冠脉+左回旋支

89. 仅有Ⅱ、Ⅲ、aVF导联的ST段抬高，最可能累及的冠脉是：（　）

A. 右冠脉　B. 左前降支　C. 左回旋支　D. 左主干　E. 肺动脉

（90～91共用题干）

患者，女性，40岁。有2型糖尿病病史，规律胰岛素治疗，胰岛素皮下注射后1小时出现

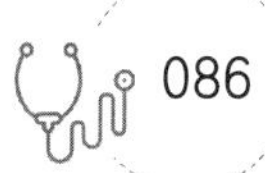

意识障碍。

90. 最可能的诊断是：（　）

A. 低血糖症　B. 脑血栓形成　C. 糖尿病酮症酸中毒　D. 脑出血

E. 高血糖高渗综合征

91. 不支持上述诊断的症状或表现是：（　）

A. 手抖　B. 心悸　C. 皮肤多汗　D. 血压升高　E. 血压下降

（92～94共用题干）

患者，女性，20岁。因“胸闷气促1天”来急诊。体查：P 102次/min，HR 110次/min，S_1强弱不等，律不齐，心尖部闻及舒张中期出现的先递减后递增的“隆隆”样杂音。

92. 最可能的诊断是：（　）

A. 先天性心脏病二尖瓣关闭不全　B. 风湿性心脏病二尖瓣关闭不全

C. 先天性心脏病二尖瓣狭窄　D. 风湿性心脏病二尖瓣狭窄　E. 扩张型心肌病

93. 心脏听诊提示：（　）

A. 二尖瓣狭窄并心房扑动　B. 二尖瓣关闭不全并心房颤动

C. 二尖瓣关闭不全并心房扑动　D. 二尖瓣狭窄并心房颤动

E. 二尖瓣关闭不全并狭窄并心房颤动

94. 最优选的治疗方法是予以：（　）

A. 地高辛　B. 人工瓣膜置换术　C. 呋塞米　D. 美托洛尔

E. 经二尖瓣球囊成形术

（95～97共用题干）

患者，男性，32岁。因“间歇性上腹部隐痛伴反酸、嗳气5年，突发右上腹剧痛5小时”来急诊。体查：T 37.2℃，P 100次/min，BP 130/80mmHg。痛苦面容，被迫体位，大汗淋漓。腹式呼吸消失，全腹部压痛、反跳痛，腹肌紧张明显，肠鸣音弱。

95. 最可能的诊断是：（　）

A. 消化道溃疡并穿孔　B. 急性胆囊穿孔　C. 输尿管结石

D. 急性出血坏死性胰腺炎　E. 十二指肠憩室穿孔

96. 首选的检查项目是：（　）

A. 腹部B超　B. 腹部CT　C. 腹部X线平片　D. 腹腔诊断性穿刺

E. 血、尿淀粉酶

97. 最恰当的治疗措施是：（　）

A. 急诊手术　B. 保守治疗　C. 输液，应用抗生素　D. 禁食，持续胃肠减压

E. 先观察，若病情无好转，剖腹探查

（98～100共用题干）

患者，女性，80岁。1年来乏力，面色苍白，因“急性阑尾炎”行手术治疗，术后嗜睡转EICU。转入时体查：T 34℃，R 14次/min，P 50次/min，BP 60/40mmHg。腱反射减弱。

98. 根据术后临床表现，最可能的原因是：（ ）

A. 术后感染　B. 黏液性水肿昏迷　C. 失血性休克　D. 麻醉药过量

E. 脓毒性脑病

99. 最有价值的检查项目是：（ ）

A. 血细菌培养　B. 血清T_3、T_4、TSH测定　C. 血红蛋白

D. 麻醉药血浓度测定　E. 脑脊液检查

100. 关于该患者的抢救措施，<u>不恰当</u>的是：（ ）

A. 体外加热升温　B. 静脉注射T_3或L-T_4　C. 氢化可的松，静脉滴注

D. 限制静脉补液量　E. 积极补液

（101～103共用题干）

患者，男性，90岁。既往有高血压病史2年，吸烟20年，血压最高185/115mmHg，自行间断服用“罗布麻”，血压波动在150～170/100～110mmHg。

101. 该患者的降压治疗目标是：（ ）

A. 血压＜150/90mmHg　B. 血压＜145/90mmHg　C. 血压＜140/85mmHg

D. 血压＜135/85mmHg　E. 血压＜130/80mmHg

102. 最适宜的治疗措施是：（ ）

A. 继续口服“罗布麻”　B. 强化降压治疗　C. 冠状动脉造影　D. 节制饮食

E. 口服活血化瘀中成药

103. 该患者的临床诊断是：（ ）

A. 高血压3级，很高危　B. 高血压3级，高危　C. 高血压2级，很高危

D. 高血压3级，中危　E. 恶性高血压

（104～105共用题干）

患者，男性，75岁。既往有冠心病，间断发生左心衰竭2年。半天前与家人争吵后出现心悸、气短，不能平卧，咳粉红色泡沫痰。体查：R 28次/min，BP 90/60mmHg，SpO_2 75%。神清，坐位，口唇发绀，双肺布满干、湿啰音。

104. 应用地高辛治疗后，<u>不能</u>反映其治疗有效的指征是：（ ）

A. 情绪稳定　B. 心率减慢　C. 血压下降　D. 呼吸困难减轻

E. 伴右心衰竭时尿量增多

105. 最恰当的氧疗方式是：（ ）

A. 间断低流量吸氧　B. 低流量酒精湿化吸氧　C. 无创呼吸机通气

D. 持续高流量吸氧　E. 持续低流量吸氧

（106～108共用题干）

患者，女性，46岁。2个月来间断低热、乏力，自服感冒药无效，近1周来出现渐进性心悸伴活动后呼吸困难，夜间高枕卧位。体查：P 100次/min，BP 90/70mmHg，颈静脉充盈，左下肺呼吸音稍减低，心界扩大，心音遥远，肝肋下3.0cm，下肢水肿（+）。

106. 该患者最可能的诊断是：（　）

A. 慢性充血性心力衰竭　B. 心包积液　C. 肺炎　D. 风湿性心脏病

E. 缩窄性心包炎

107. 最可能的病因是：（　）

A. 风湿性　B. 细菌性　C. 肿瘤性　D. 结核性　E. 病毒性

108. 为明确病变，最简便有效的检查是：（　）

A. 超声心动图　B. 测定上肢静脉压　C. 胸部X线片　D. 血细菌培养

E. 心电图

（109～110共用题干）

患者，男性，58岁。因“腹痛2天”来诊。体查：腹部压痛、反跳痛，并扪及痛性包块，腹腔穿刺抽出棕红色臭液，直肠指检有血迹。

109. 最可能的诊断是：（　）

A. 绞窄性肠梗阻　B. 慢性肠梗阻　C. 高位肠梗阻　D. 不完全性肠梗阻

E. 低位肠梗阻

110. 进一步的诊疗措施是：（　）

A. 抗感染保守治疗　B. 急诊手术　C. 通便灌肠　D. 输注同型血液

E. 腹腔置管引流

（111～112共用题干）

一跳楼现场，患者女性，静止不动，面部朝下，倒在血泊中。体查：呼吸为0，头部和面部多处外伤。

111. 紧急的救生干预是：（　）

A. 包扎伤口　B. 开放气道　C. 胸腔穿刺减压　D. 静脉注射洛贝林

E. 胸外按压

112. 当该患者对救生干预无反应时，其类别应该是：（　）

A. 立即救治类　B. 延迟救治类　C. 轻微受伤类　D. 濒临死亡类　E. 死亡类

（113～114共用题干）

一交通事故现场，患者男性，30多岁，能行走，右手割破，将衬衫当作绷带，出血已控制，愿意留下帮助他人。

113. 该患者需要的救生干预是：（　）

A. 控制大出血　B. 开放气道　C. 胸腔穿刺减压　D. 注射酚磺乙胺

E. 无须救生干预

114. 当该患者对救生干预的反应是无变化时，他的类别应该是：（　）

A. 立即救治类　B. 延迟救治类　C. 轻微受伤类　D. 濒临死亡类　E. 死亡类

（115～116共用题干）

患者，女性，20多岁。坐在路边，声音嘶哑，面部浮肿，喉喘鸣，手指向地面一只死黄蜂。

115. 该患者需要的救生干预是：（　）

A. 控制大出血　B. 开放气道　C. 胸腔穿刺减压　D. 注射地塞米松

E. 无须救生干预

116. 当该患者对救生干预的反应是无变化时，她的类别应该为：（　）

A. 立即救治类　B. 延迟救治类　C. 轻微受伤类　D. 濒临死亡类　E. 死亡类

（117～119共用题干）

患者，女性，21岁。既往患1型糖尿病8年，平素4次（R-R-R-N）胰岛素皮下注射治疗，定期查糖化血红蛋白7.5%～8.2%。2天前患者受凉后出现发热，体温37.5～38℃，因食欲不佳，自行停用胰岛素，改用阿卡波糖治疗，渐出现恶心、食欲不振，呕吐少量胃内容物，尿中有异味。体查：P 102次/min，BP 90/60mmHg，体重55kg，轻度脱水貌，精神萎靡。实验室检查：随机血糖25.6mmol/L，血钾4.8mmol/L，血钠144mmol/L，尿糖（++++），尿酮体（+++），动脉血气示pH 7.25。

117. 该患者目前的最佳胰岛素治疗方案是：（　）

A. 速效胰岛素类似物，持续静脉滴注，起始量11U/h

B. 长效胰岛素类似物，持续静脉滴注，起始量5.5U/h

C. 常规人胰岛素，持续静脉滴注，起始量11U/h

D. 恢复4次胰岛素注射治疗，并适当增加剂量

E. 速效胰岛素，持续静脉滴注，起始量5.5U/h

118. 该患者血气的pH值偏低，合理的治疗是：（　）

A. 静脉滴注0.9%生理盐水　B. 静脉注射5%碳酸氢钠，至血pH正常

C. 静脉滴注1.25%碳酸氢钠，至血pH正常　D. 静脉滴注1.25%碳酸氢钠，至尿酮体转阴

E. 静脉滴注5%碳酸氢钠，至尿酮体转阴

119. 患者入院后尿量约50mL/h，复查血钾4.3mmol/L，关于补钾的叙述，正确的是：（　）

A. 每2小时复查血钾，低于3.5mmol/L开始补钾　B. 立即开始口服补钾

C. 立即开始静脉补钾　D. 两次检测血钾均正常，不需要补钾

E. 待尿量有进一步的增加后，补钾

（120～122共用题干）

患者，女性，75岁。陈旧性广泛前壁心肌梗死6年，活动后胸闷、心悸、气短3年，近2周出现夜间阵发性呼吸困难。体查：P 120次/min，BP 160/90mmHg，端坐呼吸，双肺底可闻及湿啰音，双肺散在哮鸣音，腹平软，P_2亢进，心脏各瓣膜区未闻及杂音。肝、脾肋下未触及，双下肢无水肿。空腹血糖4.2mmol/L。心电图：V_1～V_6导联ST段压低0.05～0.1mV。

120. 血清肌钙蛋白T正常，该患者目前最可能的诊断是：（ ）

A. 气道梗阻 B. 肺动脉栓塞 C. 心绞痛 D. 急性心肌梗死 E. 急性左心衰竭

121. 该患者<u>不宜</u>立即使用的药物是：（ ）

A. 毛花苷丙 B. 美托洛尔 C. 硝普钠 D. 硝酸甘油 E. 呋塞米

122. 该患者的心功能分级：（ ）

A. Killip分级Ⅱ级 B. Killip分级Ⅲ级 C. Killip分级Ⅳ级 D. NYHA分级Ⅲ级
E. NYHA分级Ⅳ级

（123～124共用题干）

患者，男性，75岁。既往有风湿性心脏瓣膜疾病病史21年。因“心悸6天”来急诊。体查：BP 150/70mmHg，HR 109次/min，心律绝对不齐，心音强弱不等，自动体位。心电图示：心房颤动。

123. 为控制该患者的心室率，<u>不恰当</u>的药物是：（ ）

A. 地高辛 B. 美托洛尔 C. 维拉帕米 D. 硫氮䓬酮 E. 普罗帕酮

124. 优选的抗凝药物是：（ ）

A. 华法林 B. 阿司匹林 C. 肝素 D. 尿激酶 E. 波立维

（125～127共用题干）

患者，男性，60岁。因“胸闷、气促2周”来急诊。体查：吸气时BP 85/60mmHg，呼气时BP 100/75mmHg，心尖搏动减弱，心界向两侧扩大，HR 125次/min，律齐，心音低钝、遥远，心脏各瓣膜区未闻及杂音。

125. 最可能的临床征象是：（ ）

A. DeMusset征 B. Ewart征 C. Corrigan征 D. Quincke征 E. Traube征

126. 最有助于诊断的辅助检查是：（ ）

A. 胸部X线片 B. 动态血压监测 C. 心电图 D. 超声心动图 E. 肺功能

127. 最优选的治疗措施是：（ ）

A. 心包穿刺 B. 强心剂 C. 呋塞米 D. 支气管扩张剂 E. 瓣膜置换术

（128～129共用题干）

患者，男性，46岁。5天前因“压榨性胸痛伴大汗3小时”来院，诊断为急性前壁心肌梗死，因拒绝介入及溶栓治疗而按常规行保守治疗，1天后症状缓解。4小时前，患者再次发作胸痛，持续50分钟，心尖部可闻及3/6级收缩中晚期吹风样杂音。

128. 该患者出现杂音最可能的病因是：（ ）

A. 心力衰竭　B. 腱索断裂　C. 乳头肌功能不全　D. 室间隔穿孔

E. 梗死后综合征

129. 对诊断再梗死意义最大的检查指标是：（ ）

A. cTnT　B. CK-MB　C. LDH　D. AST　E. CK

（130～131共用题干）

患者，女性，42岁。诊断为风湿性心脏病、二尖瓣狭窄、快速心房颤动。应用地高辛0.25mg/d，1个月，心室率突然转为规则，为55次/min。

130. 最可能的临床判断及决策是：（ ）

A. 转为窦性心动过缓　B. 达到洋地黄化　C. 地高辛0.125mg/d

D. 洋地黄中毒　E. 转为心房扑动伴房室传导阻滞

131. 首选的药物是：（ ）

A. 维拉帕米　B. 普萘洛尔　C. 利多卡因　D. 苯妥英钠　E. 阿托品

（132～133共用题干）

一商场出现连续2次巨大的爆炸声而由工作人员呼叫“120”。现场发现广场一楼西门入口处发生爆炸，周围有10余人受伤，倒卧或坐靠在地上。使用SALT检伤分类法确定现场伤亡人员的优先处置顺序。

132. 第一步是：（ ）

A. 总体排序，区分出可服从指令行走的伤员

B. 总体排序，区分出可服从指令、可完成挥手或其他指令性动作的伤员

C. 总体排序，区分出不能服从指令、静止或存在生命威胁的患者

D. 个体评估，逐个区分出不能服从指令、静止或存在生命威胁的患者

E. 个体评估，优先分出病情较轻的伤员

133. 第一步完成后发现，现场伤员中，静止不动的有7人，能挥手的有3人，能行走的有2人。关于SALT检伤分类的个体评估，应该最先开始逐个检查伤情的群体是：（ ）

A. 不能服从指令、静止或存在明显生命威胁的群体　B. 能服从指令但不能行走的伤员

C. 能服从指令并能行走的伤员　D. 按先后顺序逐个检查作个体评估

E. 求医意愿最强烈的伤员

（134～135共用题干）

患者，男性，60岁。突然出现剧烈头痛和呕吐5小时，无发热，否认高血压病。体查：T 36.9℃，BP 120/80mmHg，右侧瞳孔4.0mm，对光反射消失，上睑下垂，眼球不能向上、下及内侧活动，颈抵抗，克尼格征（+）。CT示：脑中裂及右大脑外侧裂高密度影。

134. 该患者受累的颅神经是：（　）

A. 右侧滑车神经　B. 右侧三叉神经　C. 右侧动眼神经　D. 右侧外展神经

E. 右侧面神经

135. 最可能的诊断是：（　）

A. 脑干出血　B. 脑室出血　C. 内囊出血　D. 小脑出血　E. 蛛网膜下腔出血

（136～137共用题干）

患者，男性，67岁。因“发作性右侧肢体抖动，有时伴一过性意识障碍1个月”来诊。意识障碍持续2分钟左右，自行缓解。1年前左侧大脑中动脉区梗死。

136. 该患者最可能的诊断是：（　）

A. 癫痫发作　B. 晕厥　C. 短暂性脑缺血发作　D. 帕金森病

E. 低血糖

137. 关于抗癫痫药物治疗的叙述，错误的是：（　）

A. 应减少老年人的药物剂量　B. 应尽可能选择非肝酶诱导或抑制的药物

C. 应减少或避免应用对认知功能有影响的药物

D. 避免用造成或加重骨质疏松的药物　E. 多药联合治疗

（138～139共用题干）

患者，男性，32岁。午睡醒来发现右侧口角流涎，右侧额纹消失，右侧眼裂较左侧大，其他神经系统体查未见异常。

138. 该患者最可能的诊断是：（　）

A. 右侧中枢性面瘫　B. 左侧中枢性面瘫　C. 右侧周围性面瘫

D. 左侧周围性面瘫　E. 双侧周围性面瘫

139. 周围性面神经炎的最常见病因是：（　）

A. 感染性病变，多由潜伏在面神经感觉神经节的病毒被激活引起

B. 耳源性疾病　C. 自身免疫反应　D. 肿瘤性　E. 创伤性

（140～141共用题干）

患者，男性，40岁。从约4米高的树跌落地面，头部流血，患者曾昏迷约20分钟后清醒。体查：P 92次/min，BP 120/65mmHg，SpO_2 99%。头部右侧可见血肿，经现场处理后转送回医院，途中患者逐渐出现意识模糊。

140. 该患者最可能的诊断是：（　）

A. 内脏损伤　B. 伤口包扎不好继续出血　C. 硬膜外出血　D. 低血糖

E. 呼吸衰竭

141. 为明确诊断，需立即进行的检查项目是：（　）

A. 脑脊液检查　B. 头颅CT　C. 脑电图　D. 心电图　E. 脑血管造影

（142～143共用题干）

患者，男性，25岁。反复发作头痛，每年春秋季发作，每次发作持续3个月，表现为眼眶周围剧烈的刺痛伴有流泪和面部出汗，体查无异常体征，CT未见出血及占位。

142. 该患者最可能的诊断是：（　）

A. 丛集性头痛　B. 紧张性头痛　C. 神经官能症　D. 颅内肿瘤　E. 癔症

143. 对此类型头痛急性期的治疗，首选的措施是：（　）

A. 褪黑素　B. 维生素B_1　C. 糖皮质激素　D. 非甾体类止痛药

E. 高流量吸氧疗法

（144～145共用题干）

患者，女性，28岁。因工作紧张，近1个月感觉压力大，不能胜任工作，觉得自己一无是处，连累了父母，开煤气自杀后被急送入院。入院后乘人不备打碎窗玻璃，用碎玻璃自杀，后经抢救脱险。患者既往有青光眼病史。

144. 该患者最可能的诊断是：（　）

A. 应激障碍　B. 抑郁症　C. 虚无心境　D. 坏性心境障碍　E. 焦虑症

145. 为尽快消除患者自杀念头，首选的治疗是：（　）

A. 心理疏导　B. 暗示治疗　C. 新型抗抑郁药　D. 电抽搐治疗

E. 睡眠剥夺治疗

（146～147共用题干）

患者，男性，62岁。近1年来反复发生夜间阵发性呼吸困难，1天前呼吸困难症状加重。10年前曾因急性心肌梗死行冠状动脉支架植入术。体查：BP 180/90mmHg，端坐呼吸，双肺可闻及粗湿啰音，HR 140次/min，心律不齐。

146. 该患者最可能的诊断是：（　）

A. 急性支气管炎　B. 急性左心衰竭　C. 支气管哮喘

D. 急性呼吸窘迫综合征　E. 肺部恶性肿瘤

147. 首选的治疗药物是：（　）

A. 多巴酚丁胺　B. 呋塞米　C. 泼尼松　D. 多巴胺　E. 利多卡因

（148～149共用题干）

患者，男性，70岁。胰腺炎后4天突发呼吸困难2小时。既往有慢性阻塞性肺疾病病史。体查：BP130/70mmHg，烦躁不安，口唇发绀，双肺可闻及少量干、湿啰音，HR 130次/min。

148. 该患者呼吸困难的原因，最可能是：（　）

A. 急性呼吸窘迫综合征　B. 哮喘　C. 肺炎　D. 自发性气胸　E. 急性左心衰竭

149. 不恰当的治疗措施是：（　）

A. 吸氧　B. 氨茶碱　C. 可待因　D. 呋塞米注射液　E. 沙丁胺醇气雾剂

（150～151共用题干）

患者，男性，33岁。因“咯血2天”就诊，伴有低热、盗汗，每天咯血量约600mL。

150. 该患者最可能的诊断是：（　）

A. 肺栓塞　B. 肺炎　C. 肺结核　D. 肺癌　E. 急性左心衰竭

151. 首选的辅助检查是：（　）

A. 血气分析　B. 血常规　C. 胸部CT　D. 心电图　E. NT-proBNP

（152～153共用题干）

患者，女性，32岁。反复咳嗽、咳脓痰，咯血10年。2天前受凉后出现咳嗽，反复咯血，就诊后曾咯血200mL。体查：神清，双肺呼吸音粗，右下肺闻及固定湿啰音。胸部CT显示：右下肺柱状扩张支气管。

152. 患者的咯血程度是：（　）

A. 极少量咯血　B. 少量咯血　C. 中量咯血　D. 大量咯血　E. 极大量咯血

153. 首选的治疗药物是：（　）

A. 垂体后叶素　B. 氨基己酸　C. 头孢曲松　D. 去甲肾上腺素　E. 酚磺乙胺

（154～155共用题干）

患儿，男性，5岁。因“吃花生时出现呼吸困难”来诊。体查：神清，口唇发绀，出现三凹征，双肺呼吸音减弱，可闻及哮鸣音。

154. 此患儿最可能的诊断是：（　）

A. 肺炎　B. 急性呼吸窘迫综合征　C. 哮喘　D. 气胸　E. 急性气道梗阻

155. 其呼吸困难的类型是：（　）

A. 浅表性呼吸困难　B. 呼气性呼吸困难　C. 混合性呼吸困难
D. 吸气性呼吸困难　E. 节律性呼吸困难

（156～157共用题干）

患儿，男性，12岁。因“将1粒糖果放入口中后出现气促、不能言语”来诊。体查：神清，烦躁不安，出现三凹征，双肺呼吸音减弱，可闻及哮鸣音。

156. 应采用的救治方法是：（　）

A. 卧位腹部冲击法　B. 背部叩击法　C. 立位腹部冲击法
D. 卧位胸部冲击法　E. 立位胸部冲击法

157. 冲击时的用力方向是：（　）

A. 向外向下　B. 与腹壁垂直　C. 向外向上　D. 向内向上　E. 向内向下

（158～159共用题干）

患者，男性，31岁。因“支气管哮喘急性发作1天，自服氨茶碱，吸入β受体激动剂、激素气雾剂无效”而来急诊。体查：神清，口唇发绀，两肺满布哮鸣音，HR 130次/min。

158. 该患者的呼吸困难类型是：（　）

A. 阵发性呼吸困难　B. 混合性呼吸困难　C. 呼气性呼吸困难

D. 吸气性呼吸困难　E. 心源性哮喘

159. 在治疗过程中患者突发呼吸心脏骤停，首选的治疗措施是：（　）

A. CPR　B. 快速补液　C. 使用肾上腺素　D. 无创正压通气　E. 有创正压通气

（160～161共用题干）

患者，男性，43岁。因“接触粉尘后气促3小时”来诊。体查：双肺呼吸音粗，可闻及哮鸣音，诊断为支气管哮喘。

160. 提示严重通气不足的指征是：（　）

A. 广泛哮鸣音　B. $PaCO_2 > 50mmHg$　C. 呼气性呼吸困难　D. $PaO_2 < 60mmHg$

E. 发绀明显

161. 使用不恰当的药物是：（　）

A. 肾上腺素　B. 吗啡　C. 甲泼尼龙　D. 抗生素　E. 氨溴索

（162～163共用题干）

患者，男性，30岁。唱歌后突感右侧胸痛，伴气促。体查：神志清楚，面色苍白，口唇发绀，R 30次/min，右上肺叩诊呈鼓音，呼吸音消失，HR 120次/min。

162. 该患者最可能的诊断是：（　）

A. 张力性气胸　B. 急性胸膜炎　C. 胸腔积液　D. 交通性气胸　E. 急性心肌梗死

163. 为明确诊断，首选的辅助检查是：（　）

A. 胸部核磁共振　B. 胸部CT　C. 胸部B超　D. 心电图　E. 胸片

（164～166共用题干）

患者，男性，22岁。因“被冰锥刺伤右胸10分钟”呼叫“120”。现场发现患者呼吸困难，大汗淋漓。体查：神清，口唇发绀，右肺叩诊呈鼓音，听诊呼吸音消失。

164. 该患者最可能的诊断是：（　）

A. 右侧张力性气胸　B. 心包积液　C. 哮喘　D. 右侧闭合性气胸

E. 右侧开放性气胸

165. 首选的现场急救方法是：（　）

A. 胸腔穿刺　B. 加压封闭伤口　C. 清创缝合　D. 鼻导管吸氧　E. 气管插管

166. “120”救护车将患者接回医院后，首选的处理措施是：（　）

A. 扩容　B. 清创缝合　C. 闭式胸腔引流　D. 开胸探查　E. 转为闭合性气胸

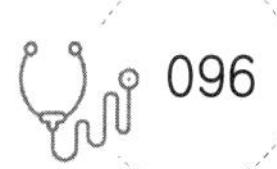

（167～169共用题干）

患者，男性，71岁。因“反复咳嗽、咳痰、气促40余年，胸闷、心悸2年，加重伴发热1周，昏睡3小时”入院。既往有50余年吸烟史。体查：BP 140/90mmHg，嗜睡状，呼之能应，瞳孔等大等圆，对光反射存在，口唇发绀，双肺可闻及干、湿啰音。HR 120次/min，早搏3次/min，下肢凹陷性水肿。

167. 该患者最可能的诊断是：（　）

A. 冠状动脉粥样硬化性心脏病　B. 慢性肺源性心脏病　C. 风湿性心脏病

D. 原发性心脏病　E. 高血压心脏病

168. 假设上述诊断成立，体检时最重要的体征是：（　）

A. 心音强弱、快慢不等　B. 心界向左下扩大　C. 心界向左、右两侧扩大

D. 肺动脉瓣区第二心音亢进　E. 心尖区可闻及3/6级粗糙吹风样全收缩期杂音

169. 假设上述诊断成立，患者神志改变的最可能的原因是：（　）

A. 代谢性碱中毒　B. 中毒性脑病　C. 肺性脑病　D. 脑梗死　E. 脑出血

（170～172共用题干）

患者，男性，64岁。反复咳嗽、咳痰20年，双下肢水肿2年，3天前咳嗽、咳痰加重，黄色黏稠痰，神志恍惚，口唇发绀，双肺可闻及干、湿啰音，HR 116次/min，血气分析：pH 7.27, PaO_2 55mmHg, $PaCO_2$ 81mmHg, HCO_3^- 32mmol/L。

170. 对该患者最关键的治疗是：（　）

A. 呼吸兴奋剂的应用　B. 控制感染　C. 氧疗　D. 解除气道痉挛　E. 利尿

171. 关于患者缺氧程度判断的叙述，最敏感的指标是：（　）

A. 动脉血氧分压　B. 肺功能中的FEV_1　C. 动脉血氧含量

D. 动脉血氧饱和度　E. 肺功能中残气量/肺总量比值

172. 对判断患者有无二氧化碳潴留的叙述中，不准确的是：（　）

A. 精神兴奋，烦躁不安　B. 持续性头痛　C. 室性期前收缩或其他心律失常

D. 球结膜充血水肿　E. 心率加快，血压上升

（173～174共用题干）

患者，男性，32岁。因“反复干咳、咯血2个月，发热1周”来门诊。体查：T 39.2℃，消瘦，左上肺语颤增强，叩诊呈实音，呼吸音减弱。白细胞7.8×10^9/L，结核菌素试验（PPD试验）硬结直径22mm，有水泡。X线胸片示：左上肺大片云雾状、密度较低、边缘模糊之阴影。

173. 该患者最可能的诊断是：（　）

A. 肺炎链球菌性肺炎　B. 干酪性肺炎　C. 支原体肺炎　D. 克雷白杆菌肺炎

E. 支气管扩张症

174. 该患者PPD皮试的结果是：（　）

A. （-）　B. （±）　C. （+）　D. （++）　E. （+++）

（175～176共用题干）

患者，女性，68岁。因“发热、咳嗽10天”入院。胸部X线片示右肺大片状浸润影，给予头孢曲松治疗，患者发热不退，呼吸困难逐渐加重。体查：神志清楚，双肺可闻及广泛湿啰音。3天后胸部X线片提示双肺浸润影。吸氧2L/min的情况下，血气分析示：pH 7.36，PaO_2 50mmHg，$PaCO_2$ 35mmHg。

175. 该患者最可能的诊断是：（　）

A. 肺炎加重　B. 并发急性呼吸窘迫综合征　C. 并发急性肺损伤

D. 并发气胸　E. 并发急性心功能不全

176. 未吸氧情况下动脉血气分析示：pH 7.30，PaO_2 50mmHg，$PaCO_2$ 65mmHg。关于该患者是否需要机械通气的叙述，合理的是：（　）

A. 不插管　B. 立即气管插管行机械通气　C. 氧疗无效再考虑插管

D. 插管与否取决于气道分泌物情况和$PaCO_2$高低

E. 先试用药物和无创通气，若病情未见改善，再考虑插管行有创通气

（177～179共用题干）

患者，男性，35岁。20天前因车祸致右股骨干骨折，已行内固定手术治疗。2小时前突然出现呼吸困难，右侧胸痛，伴有少量咯血，自感恐惧不安。体查：右肺有少量哮鸣音。

177. 该患者最可能的诊断是：（　）

A. 慢性阻塞性肺疾病　B. 支气管哮喘　C. 急性心肌梗死　D. 肺血栓栓塞症

E. 重症肺炎

178. 为明确诊断，首选的检查项目是：（　）

A. 心电图　B. 超声心动图　C. 胸部X线片　D. CT肺动脉造影

E. 放射性核素肺通气/灌注扫描

179. 最恰当的治疗方案是予以：（　）

A. 溶栓或抗凝治疗　B. 支气管舒张药　C. 糖皮质激素

D. 抗生素联合支气管舒张药　E. 强心药联合利尿剂

（180～182共用题干）

患者，女性，85岁。因“尿频、尿痛2天”来诊。既往有高血压病史。尿常规示：白细胞（+++），红细胞（+），亚硝酸盐试验（+）。

180. 该患者最可能的诊断是：（　）

A. 泌尿系结石　B. 泌尿系感染　C. 糖尿病肾病　D. 尿道综合征

E. 高血压肾病

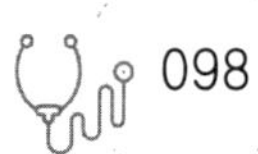

181. 该患者首选的治疗措施是：（　）

A. 导尿　B. 碱化尿液　C. 利尿　D. 抗菌药物　E. 止痛药物

182. 该患者的易感因素是：（　）

A. 尿道梗阻　B. 女性尿道结构　C. 药物因素　D. 遗传因素　E. 免疫抑制

（183～185共用题干）

患者，男性，45岁。因“健身后尿少2天”来诊。既往体健。体查：P 80次/min，BP 180/90mmHg，双肺无干、湿啰音，心律齐，双下肢无浮肿。血肌酐880μmol/L，肌红蛋白110ng/mL。

183. 该患者尿少最可能的原因是：（　）

A. 高血压肾病　B. 急性肾损伤　C. 急性肾小球肾炎　D. 急性肾盂肾炎
E. 急性尿路梗阻

184. 最佳的治疗方法为：（　）

A. 使用利尿剂　B. 碳酸氢钠，静脉滴注　C. 血液净化　D. 扩充血容量
E. 降压

185. 最容易出现的并发症是：（　）

A. 高钠血症　B. 高氯血症　C. 高磷血症　D. 高钾血症　E. 低钾血症

（186～187共用题干）

患者，男性，35岁。因“尿痛、排尿困难1天”来诊。体查：双肾区无叩痛，膀胱区压痛，叩诊呈浊音，可触及5cm×5cm大小的包块。

186. 为明确诊断，首选的检查项目是：（　）

A. 尿常规　B. 血常规　C. 肾功能　D. 血气分析　E. 泌尿系超声

187. 该患者排尿困难最可能的原因是：（　）

A. 泌尿系肿瘤　B. 泌尿系感染　C. 泌尿系结石　D. 神经源性膀胱
E. 尿道畸形

（188～189共用题干）

患者，男性，25岁。10天前患者开始感到全身不适、乏力、食欲减退、厌油、腹胀。5天后上述症状加重，全身黄染收入院。体查：神志清楚，表情淡漠，巩膜黄染，肝脏肿大，质软。实验室检查：血红蛋白100g/L，白细胞3.9×10^9/L，血小板120×10^9/L。入院后虽经积极治疗，但病情日益加重。入院后第10天，腹部及剑突下皮肤出现瘀斑，尿中有少量红细胞，尿量减少，血小板50×10^9/L。

188. 该患者最可能的诊断是：（　）

A. 脓毒性休克　B. 溶血性贫血　C. 肝硬化　D. 弥散性血管内凝血
E. 泌尿系统结石

189. 该患者的疾病最主要的病理特征是：（　）

A. 大量微血栓形成　B. 凝血功能失常　C. 纤溶过程亢进

D. 凝血物质大量消耗　E. 溶血性贫血

（190～191共用题干）

患者，女性，35 岁。输血开始1小时后出现寒战、高热、头痛、出汗、恶心、呕吐、皮肤潮红。既往有输血史。体查：T 40℃。

190. 该患者最可能的临床诊断是：（　）

A. 过敏反应　B. 发热反应　C. 溶血反应　D. 细菌污染反应

E. 血型不合反应

191. 出现该不良反应最可能的原因是：（　）

A. 供、受血者RhD血型不合　B. 血液保存、运输不当　C. 血液处理不当

D. 血液或血制品中有致热原　E. 受血者患溶血性疾病

（192～193共用题干）

患儿，女性，10岁。因“阵发性腹痛，黑便2天”来诊。体查：双下肢散在出血点，双膝关节肿胀，腹软，右下腹压痛。血常规：白细胞12.5×10^9/L，血小板200×10^9/L，血红蛋白110g/L。尿常规：蛋白质（+），红细胞（+），颗粒管型0～3个/HP。

192. 该患者最可能的诊断是：（　）

A. 急性阑尾炎　B. 肠套叠　C. 风湿性关节炎　D. 过敏性紫癜

E. 急性肾小球肾炎

193. 下列<u>不是</u>该病常见病因的是：（　）

A. 细菌、病毒　B. 食物　C. 药物　D. 寒冷　E. 放射性物质

（194～195共用题干）

患者，女性，26岁。因“头晕、乏力，月经量多2年”来诊。体查：浅表淋巴结及肝、脾无肿大。血常规：血红蛋白62g/L，白细胞7.0×10^9/L，血小板175×10^9/L，网织红细胞计数0.005。外周血涂片见红细胞中心淡染区扩大。

194. 对上述实验室指标，最早出现治疗效果反应的是：（　）

A. 白细胞数量上升　B. 网织红细胞计数升高　C. 血红蛋白升高

D. 叶酸、维生素B_{12}含量升高　E. 铁蛋白含量升高

195. 除病因治疗外，还需应用的措施是：（　）

A. 输血浆　B. 静脉滴注大剂量丙种球蛋白　C. 补充维生素B_{12}和叶酸

D. 补充铁剂　E. 补充红细胞集落刺激因子

（196～197共用题干）

患者，男性，41岁。上腹部持续性疼痛8小时，伴发热，频繁呕吐，呕吐后腹痛无缓解。体查：T 38.5℃，上腹部肌肉紧张，压痛，无移动性浊音。血常规：白细胞16.2×10^9/L，腹部立位平片：膈下未见游离气体。

196. 该患者最可能的诊断是：（　）

A. 急性心肌梗死　B. 急性胰腺炎　C. 胆石症　D. 上消化道穿孔　E. 肠梗阻

197. 该患者的基本治疗措施是：（　）

A. 急诊手术　B. 禁食和胃肠减压　C. 腹腔穿刺引流　D. 腹腔镜切除胆囊

E. 应用广谱抗生素

（198～202共用题干）

患者，女性，42岁。因“参加宴会后突发中上腹持续性疼痛伴恶心、呕吐6小时”来诊。既往无胃病病史。体查：T 38.4℃，巩膜无黄染，上腹部偏左明显压痛及腹肌紧张，肝脏浊音界正常，墨菲征阴性，肠鸣音正常。

198. 该患者最可能的诊断是：（　）

A. 急性肠梗阻　B. 急性阑尾炎　C. 急性胆囊炎　D. 上消化道穿孔

E. 急性胰腺炎

199. 为明确诊断，首选的检查是：（　）

A. 尿淀粉酶　B. 血淀粉酶　C. 血脂肪酶　D. 腹部超声　E. 腹部平片

200. 关于该患者治疗的叙述，错误的是：（　）

A. 立即应用抗生素　B. 补液治疗　C. 胃肠减压　D. 禁食　E. 应用生长抑素

201. 治疗过程中肝酶升高明显，且持续48小时以上，该患者的病情分级是：（　）

A. 轻症　B. 中重症　C. 重症　D. 危重度　E. 极重度

202. 有关该病早期治疗的叙述，错误的是：（　）

A. 输入晶体液　B. 输入胶体液　C. 镇痛　D. 营养支持　E. 针对病因治疗

（203～205共用题干）

患者，男性，48岁。1小时前被机动车撞伤腹部，诉腹痛并逐渐加重。体查：T 38.6℃，P 90次/min，R 20次/min，BP 100/76mmHg。痛苦貌，腹壁完整，全腹压痛、反跳痛，腹肌紧张，脐周为著。腹部B超：肠间少量积液，肝周、膈下未见明显异常。留置尿管时导出黄色尿液300mL。

203. 该患者最可能的诊断是：（　）

A. 肝破裂　B. 脾破裂　C. 胃破裂　D. 肾破裂　E. 小肠破裂

204. 为明确诊断，优选的检查项目是：（　）

A. 腹部CT　B. 腹部MRI　C. 血淀粉酶　D. 尿淀粉酶　E. 肠镜

205. 该患者最佳的治疗方法是：（　）

A. 胃肠减压　B. 应用抗生素　C. 补液治疗　D. 剖腹探查　E. 急诊输血

（206～207共用题干）

患者，男性，16岁。半小时前被刀刺伤右前胸送来急诊。体查：右前胸有3cm长伤口，听到空气出入的响声。

206. 首要的处理措施是：（　）

A. 给氧　B. 输液　C. 立即封闭胸壁伤口　D. 闭式胸腔引流

E. 紧急行剖胸探查术

207. 进一步处理的最主要措施是：（　）

A. 锁骨中线第2肋间行胸腔闭式引流术　B. 腋中线第6～8肋间置管行胸腔闭式引流术

C. 行剖胸探查术止血，修复损伤　D. 应用抗生素，防止感染

E. 气管插管或气管切开

（208～209共用题干）

患者，男性，28岁。车祸伤后急诊入院，经吸氧后仍有呼吸困难。体查：BP 70/50mmHg，P 124次/min，心音较弱。胸部检查：左胸饱满，左胸壁有骨擦音及皮下捻发音，叩诊呈鼓音，呼吸音消失，右肺呼吸音清晰。

208. 该患者最可能的诊断是：（　）

A. 左侧肋骨骨折并血性胸腔积液、失血性休克　B. 左侧肋骨骨折并血气胸、休克

C. 左侧肋骨骨折并心包积血、心源性休克

D. 左侧肋骨骨折，张力性气胸，皮下气肿，休克

E. 左侧肋骨骨折并单纯性气胸、感染性休克

209. 优选的急救措施是：（　）

A. 气管插管或气管切开　B. 快速输血、输液、抗休克　C. 心包穿刺减压

D. 粗针头穿刺胸腔减压　E. 胸膜腔闭式引流术持续排气

（210～212共用题干）

患者，男性，34岁。因急性阑尾炎穿孔伴局限性腹膜炎，行阑尾切除术后5天，仍有腹痛、腹胀。T 38.8℃，大便3～5次/d，有下坠感。血常规：白细胞 18.6×10^9/L。

210. 该患者最可能的诊断是：（　）

A. 切口感染　B. 并发急性肠炎或者痢疾　C. 并发膈下脓肿

D. 盆腔脓肿　E. 化脓性门静脉炎

211. 为明确诊断，首选的检查项目是：（　）

A. 伤口检查　B. 腹部B超　C. 胸腹部X线片　D. 直肠指诊　E. 粪便常规检查

212. 有关该患者进一步处理措施的叙述，错误的是：（　）

A. 脓肿较小时行非手术治疗　B. 应用抗生素　C. 腹部局部冷敷

D. 温热盐水灌肠　E. 物理透热疗法

（213～215共用题干）

患者，女性，54岁。反复发作上腹部疼痛2年，近2天上腹部绞痛，伴发热、寒战，最高体温39.2℃，皮肤巩膜黄染。

213. 该患者最可能的病因是：（　）

A. 肿瘤　B. 结石　C. 蛔虫　D. 炎性狭窄　E. 先天胆道畸形

214. 为明确诊断，首选的检查项目是：（　）

A. 腹部B超　B. 上腹部CT　C. 上腹部MRI　D. 经皮肝穿刺胆管造影

E. 经内镜逆行胆管造影

215. 若患者出现神志淡漠、嗜睡，BP 90/50mmHg，最有效的治疗措施是：（　）

A. 纠正水、电解质和酸碱平衡紊乱　B. 应用足量广谱抗生素

C. 应用糖皮质激素　D. 紧急手术解除胆道梗阻并减压

E. 使用多巴胺等药物维持血压

（216～217共用题干）

患者，男性，48岁，家具厂工人。做家具时不慎损伤手部2小时。现场发现左侧食指离断伤，断指被工人置于现场桌面上。伤肢疼痛明显。

216. 现场最紧急的处理措施是：（　）

A. 迅速用纱布将离断的断指进行保护　B. 迅速对伤指进行止血包扎

C. 迅速对患者进行输液治疗　D. 迅速将患者转运回医院处理

E. 迅速应用止痛药物

217. 对离断伤肢的正确处理是：（　）

A. 伤肢有明显污染，可直接丢弃　B. 将伤肢置入无菌冰水中保存

C. 伤肢用纱布保护，迅速转送医院　D. 若距离医院较远，应采用干燥冷藏法保存

E. 若距离医院较远，应采用湿润冷藏法保存

（218～220共用题干）

患者，男性，46岁。寒战、高热3天，最高体温39.5℃，伴恶心、呕吐、纳差、全身乏力。体查：T 39.3℃，右上腹压痛，向右侧肩部放射。血常规示白细胞23.3×10^{9}/L，肝功能AST 86 U/L，CRP 105mg/L。

218. 该患者最可能的诊断是：（　）

A. 细菌性肝脓肿　B. 阿米巴性肝脓肿　C. 急性胆道感染　D. 急性胆囊炎

E. 急性胰腺炎

219. 为明确诊断，首选的检查项目是：（　）

A. 腹部CT　B. 立位腹平片　C. MRI　D. 腹部超声

E. 经内镜逆行胆管造影

220. 最关键的治疗措施是：（　）

A. 全身支持治疗　B. 抗生素治疗　C. 经皮肝穿刺、脓肿置管引流术

D. 禁食　E. ERCP治疗

（221～223共用题干）

患者，男性，16岁。因“无明显诱因突发会阴部疼痛2小时”来诊。体查：T 36.3℃，右侧阴囊部明显压痛。

221. 该患者最可能的诊断是：（　）

A. 睾丸扭转　B. 急性附睾炎　C. 腹股沟斜疝嵌顿　D. 股疝嵌顿

E. 精索静脉急性曲张

222. 为明确诊断，首选的检查项目是：（　）

A. 腹部CT　B. 立位腹平片　C. 腹部MRI　D. 腹部+阴囊超声　E. 直肠指检

223. 如果该患者行B超检查，最有可能的发现是：（　）

A. 睾丸充血　B. 睾丸缺血　C. 附睾充血　D. 附睾缺血　E. 精索静脉曲张

（224～226共用题干）

患者，男性，26岁。畏寒、高热2天。体查：T 39.1℃，右侧阴囊明显肿胀，皮肤发红、发热、疼痛。睾丸及精索增大、增粗。血常规：白细胞 15.8×10^9/L。

224. 该患者最可能的诊断是：（　）

A. 睾丸扭转　B. 急性附睾炎　C. 腹股沟斜疝嵌顿　D. 股疝嵌顿

E. 精索静脉急性曲张

225. 为明确诊断，首选的检查项目是：（　）

A. 腹部CT　B. 立位腹平片　C. 腹部MRI　D. 腹部+阴囊超声

E. 直肠指检

226. 如果该患者行B超检查，最有可能的发现是：（　）

A. 睾丸充血　B. 睾丸缺血　C. 附睾充血　D. 附睾缺血　E. 精索静脉曲张

（227～231共用题干）

患者，男性，51岁，建筑工人。不慎从脚手架上摔下2小时。诉头部、颈部疼痛，四肢无力。体查：神志清，精神差。颈部局部压痛，活动受限。

227. 该患者首先要采取的措施是：（　）

A. 保护四肢　B. 迅速全身检伤　C. 控制现场环境，不让闲杂人等靠近

D. 迅速止痛　E. 保护颈椎

228. 患者在转运途中，神志转为淡漠，呼吸急促，体查：BP 102/79mmHg，R 28次/min。优先的处理措施是：（　）

A. 开放气道并保持畅通　B. 检查患者意识　C. 应用甘露醇快速静脉滴注

D. 快速补液　E. 保暖

229. 如果在现场发现患者左小腿有一开放性伤口，大小约5cm×3cm，渗血，可见骨折断端暴露于伤口外，肌肉明显损伤。有关该患者的处理措施，错误的是：（　）

A. 迅速进行止血包扎　B. 患肢制动　C. 应用夹板固定患肢

D. 将骨折端消毒后迅速还纳，然后固定

E. 骨折断端有穿透附近重要血管、神经的可能时，可适当牵引患肢，待稳定后再固定

230. 如果在现场发现骨折断端缺损，地上发现有3cm×4cm大小的污染骨块，去附近医院的车程约20分钟。最恰当的处理措施是：（　）

A. 该骨块已经明显污染，现场丢弃

B. 将骨块用无菌纱布包裹，送往医院进一步处理

C. 将骨块彻底用生理盐水冲洗、碘伏消毒后植入骨折端，然后包扎固定

D. 将骨块用碘伏消毒后放在生理盐水中，迅速到医院处理

E. 将骨块置于冰块上快速送往医院

231. 根据开放性骨折分度，该患者的骨折分度是：（　）

A. 第一度　B. 第二度　C. 第三度　D. 第四度　E. 第五度

（232～234共用题干）

患者，男性，23岁，足球运动员。射门时突然感觉膝关节“咔嗒”一声，剧痛倒地。体查：BP 135/89mmHg，左侧膝关节明显肿胀，压痛，活动受限。

232. 该患者最可能的诊断是：（　）

A. 膝关节韧带撕裂　B. 膝关节半月板损伤　C. 胫骨平台骨折

D. 胫骨上段骨折　E. 腓骨上段骨折

233. 不属于针对性的体格检查项目是：（　）

A. 过伸试验　B. 过屈试验　C. Mc Murray试验　D. 研磨试验　E. Lachman试验

234. 为明确诊断，最合适的辅助检查项目是：（　）

A. 膝关节X线　B. 膝关节MRI　C. 膝关节CT　D. PET-CT　E. 肌骨B超

（235～236共用题干）

患者，男，26岁。因“打羽毛球跳起击球时突然感觉左侧足跟部疼痛2小时”来院。体查：在小腿下端后方局部压痛，可触及凹陷，有空虚感。左足部活动受限。

235. 该患者最可能的诊断是：（　）

A. 跟腱断裂　B. 跟骨骨折　C. 腓骨下段骨折　D. 胫骨下段骨折

E. 腓肠肌部分撕裂

236. 关于该患者治疗的叙述，错误的是：（　）

A. 早期手术　B. 术后踝关节背伸位固定　C. 固定4～6周后开始功能锻炼

D. 闭合性部分断裂者经合适的非手术治疗后可自行修复　E. 术后屈膝位固定

（237～238共用题干）

患者，男性，45岁。因“不慎被重物砸伤右侧足部半小时”来诊。体查：右侧足背中段外侧局部肿胀并压痛，活动受限。

237. 该患者最可能的诊断是：（　）

A. 跟骨骨折　B. 距骨骨折　C. 第一跖骨骨折　D. 第三跖骨骨折

E. 第五跖骨骨折

238. 该患者拍片后显示为单一骨折，无明显移位，最恰当的治疗是：（　）

A. 早期手术　B. 急诊手术　C. 择期手术　D. 石膏或支架外固定

E. 休息8～10周可下地活动

（239～242共用题干）

患者，男性，51岁。无明显诱因突发右侧腰部阵发性剧痛2小时，向会阴部放射，伴恶心、呕吐、尿频。体查：BP 146/89mmHg，右侧腹部局部压痛，无反跳痛及肌紧张。右侧肾区叩击痛阳性。

239. 该患者最可能的诊断是：（　）

A. 肾结石　B. 膀胱结石　C. 尿道结石　D. 急性肾盂肾炎　E. 输尿管结石

240. 为明确诊断，首选的辅助检查项目是：（　）

A. 泌尿系B超　B. 中腹部CT　C. 输尿管镜　D. 下腹部CT　E. 腹部X线

241. 有关该患者急诊止痛药物的选择，错误的是：（　）

A. 双氯芬酸钠　B. 吲哚美辛　C. 哌替啶　D. 曲马多　E. 吗啡

242. 关于泌尿系结石药物排石治疗的叙述，错误的是：（　）

A. 结石＜0.7cm、表面光滑、结石以下无梗阻，可采用药物排石治疗

B. 尿酸结石可用枸橼酸氢钾钠治疗　C. 胱氨酸结石需碱化尿液

D. 乙酰半胱氨酸有溶石作用　E. 中药和针灸具有排石作用

（243～245共用题干）

患者，男性，59岁。排尿时突然尿流中断伴阴茎疼痛2小时，有尿急。既往无冶游史。体查：BP 135/86mmHg，排尿困难，会阴部无明显肿胀。阴茎局部无压痛。

243. 该患者最可能的诊断是：（　）

A. 肾结石　B. 尿道结石　C. 膀胱结石　D. 急性膀胱炎　E. 急性前列腺炎

244. 为明确诊断，首选的辅助检查是：（　）

A. 腹部X线　B. 泌尿系MRI　C. 泌尿系CT　D. PET-CT　E. 泌尿系B超

245. 该患者的最佳治疗方案是：（ ）

A. 切开取石 B. 经尿道膀胱镜取石 C. 激光碎石 D. 药物排石 E. 体外碎石

（246～249共用题干）

患者，男性，26岁。在爆炸现场被气浪所伤。伤后诉胸闷、气促。体查：神志清楚，精神差，R 32次/min，P 102次/min，BP 115/89mmHg。呼吸急促。全身皮肤多处擦挫伤。

246. 在现场进行初步评估，要遵循的顺序是：（ ）

A. ABCDE B. CRASH PLAN C. ISS D. CRMAS E. AIS

247. 该患者经“120”救护车接回医院后，需进行二次评估，此时要遵循的顺序是：（ ）

A. ABCDE B. CRASH PLAN C. ISS D. CRMAS E. AIS

248. 该患者最可能的主要诊断是：（ ）

A. 心脏冲击伤 B. 肺部冲击伤 C. 气胸 D. 胸壁挫伤 E. 皮肤挫伤

249. 患者在急诊留观，24小时后突发呼吸困难。体查：R 35次/min，SpO_2 88%。此时最可能的病情是：（ ）

A. 张力性气胸 B. 闭合性气胸 C. 急性呼吸窘迫综合征 D. 急性肺栓塞

E. 急性左心衰竭

（250～253共用题干）

患者，男性，41岁，矿工。井下作业时发生塌方，被砸伤背部，当即倒于地上，下肢无力，不能行走，由工友呼“120”救护车。现场体查：胸腰段后凸畸形并压痛，双下肢不全瘫，感觉异常平面位于双侧腹股沟水平。

250. 正确的搬运方法是：（ ）

A. 一人用一手抱颈，另一手抱腿将其放于担架上

B. 两人架其上肢，助其走上担架车

C. 一人抬头，另一人抬足放于木板上

D. 两人将其头、颈和躯干成一体平移至木板上

E. 三人分别抬其头和两腿放于担架上

251. 为明确诊断，应首选的辅助检查是：（ ）

A. 肌电图 B. 胸、腰椎X线片 C. 胸、腰椎CT D. 胸、腰椎MRI

E. 胸、腹部B超

252. 若受伤3个小时后患者双下肢感觉、运动逐渐恢复，最可能的诊断是：（ ）

A. 脊髓水肿 B. 脊髓出血 C. 脊髓震荡 D. 脊髓挫伤 E. 脊髓受压

253. 如果伤后患者腹胀、腹痛、大便秘结，最可能的原因是：（ ）

A. 肾脏损伤 B. 直肠损伤 C. 膀胱损伤 D. 尿道损伤 E. 腹膜后血肿刺激

（254～256共用题干）

患者，男性，44岁。建筑工人，进食炒鸡蛋和烙饼6两（1两＝50克），3小时后干活中出现腹痛，渐加重，24小时后出现停止排气、排便，未呕吐，无发热，疼痛性质为阵发性绞痛。

254. 最能提供可靠诊断线索的辅助检查是：（　）

A. 胸透　B. 立位腹平片　C. 血常规　D. 腹部B超　E. 直肠指诊

255. 现场体查：T 36.8℃，P 102次/min，BP 110/70mmHg，左下腹固定肠型，可触及一长约15cm的肠袢，移动性浊音（±），肠鸣音1～2次/min。最可能的诊断是：（　）

A. 胰腺炎　B. 急性胃肠炎　C. 克罗恩病　D. 粪块堵塞性肠梗阻　E. 肠扭转

256. 该患者的最佳治疗措施是：（　）

A. 急诊手术治疗　B. 择期手术治疗　C. 手法复位治疗　D. 解痉治疗
E. 结肠镜下复位治疗

（257～259共用题干）

患者，男性，24岁。被刀刺伤30分钟后呼“120”出诊。现场初步诊断为开放性气胸。

257. 对诊断最有意义的体征是：（　）

A. 听到空气出入胸膜腔的响声　B. 气管移位　C. 呼吸音减弱
D. 伤侧胸部叩诊呈鼓音　E. 心音遥远，血压下降

258. 首选的现场急救方法是：（　）

A. 胸穿　B. 加压封闭伤口　C. 清创　D. 输液　E. 给氧

259. 患者接回急诊科后，首先应进行的处理是：（　）

A. 静脉输液　B. 清创缝合　C. 闭式胸腔引流　D. 开胸探查
E. 转为闭合性气胸

（260～263共用题干）

患者，男性，55岁。既往有十二指肠溃疡病史10年，几乎每年发作一次，自觉今年明显加重，今晨起突然腹痛难忍，呈刀割样，自上腹开始，很快扩散至全腹来诊。体查：P 90次/min，BP 105/90mmHg，表情痛苦，面色苍白，冷汗，肢体发凉，不敢深呼吸，全腹压痛、反跳痛，肌紧张明显。

260. 该患者最可能的诊断是：（　）

A. 急性胰腺炎　B. 急性阑尾炎　C. 胃十二指肠溃疡急性穿孔
D. 急性化脓性梗阻性胆管炎　E. 急性胆囊炎

261. 为明确诊断，首选的辅助检查项目是：（　）

A. 立位腹平片　B. 血常规　C. 血清淀粉酶测定　D. 腹部B超
E. 腹腔穿刺

262. 若患者行立位腹平片检查，最可能出现的征象是：（　）

A. 无明显异常　B. 左膈升高，胃受压右移，胃结肠间距增宽

C. 腰大肌阴影消失　D. 见多数液平面和气胀肠袢

E. 膈下见半月形的游离气体影

263. 该患者的最佳治疗措施是：（　）

A. 胃肠减压　B. 半卧位休息　C. 输液　D. 应用广谱抗菌药　E. 剖腹探查术

（264～267共用题干）

患者，男性，35岁。高处坠落后腹痛1小时。体查：P 103次/min，BP 89/60mmHg，面色苍白，腹部无明显压痛，肠鸣音弱。髂腰部有瘀斑，腰背部压痛明显。尿常规：潜血阴性。

264. 最可能的诊断是：（　）

A. 肝破裂　B. 脾破裂　C. 小肠破裂　D. 肾破裂　E. 腹膜后血肿

265. 为明确诊断，优选的辅助检查项目是：（　）

A. 腹部B超　B. 腹部X线片　C. 腹部MRI　D. 肠镜　E. 胃镜

266. 患者到急诊科半小时后诉右上腹及右侧腰部持续性疼痛，进行性加重，并向右肩部放射。最可能的疾病是：（　）

A. 胃破裂　B. 十二指肠破裂　C. 小肠破裂　D. 直肠破裂　E. 结肠破裂

267. 最佳的治疗措施是：（　）

A. 应用广谱抗生素　B. 保守治疗　C. 胃肠减压　D. 急诊行剖腹探查术

E. B超引导下行腹腔穿刺引流治疗

（268～271共用题干）

患者，男性，37岁。朋友代诉：自行吞服长铁钉后腹痛2小时。体查：上腹部轻度压痛，无反跳痛及腹肌紧张。

268. 首选的检查项目是：（　）

A. 腹部B超　B. 腹部X线片　C. 腹部CT　D. 肠镜　E. 胃镜

269. 经过检查，证实患者存在胃内金属异物，约7cm长。首选的治疗方法是：（　）

A. 胃镜取出异物　B. 保守治疗　C. 口服石蜡油　D. 剖腹探查手术

E. 洗胃治疗

270. 患者拒绝治疗后签字回家。3天后自觉腹部明显疼痛，朋友陪同来院。体查：上腹部明显压痛、反跳痛，腹肌紧张。最可能的病情是：（　）

A. 胰腺损伤　B. 上消化道穿孔　C. 小肠穿孔　D. 结肠穿孔　E. 胆道穿孔

271. 最佳的治疗措施是：（　）

A. 胃镜取出异物　B. 保守治疗　C. 口服石蜡油　D. 剖腹探查手术

E. 洗胃治疗

（272～273共用题干）

患者，男，26岁。因“被人打伤后多处疼痛、出血23小时”来诊。伤后无昏迷。体查：

P 87次/min，BP 105/86mmHg，神志清楚，表情痛苦，头顶部有一6cm × 3cm大小的伤口，边缘不规则，深及颅骨。右前臂有一挫裂伤，大小约7cm × 3cm，深及皮下组织。

272. 头部伤口的处理是：（　）

A. 清创、缝合　B. 清创、包扎　C. 清创、引流、包扎　D. 消毒包扎

E. 消毒、引流

273. 前臂伤口的处理是：（　）

A. 清创、缝合　B. 清创、包扎　C. 清创、引流、包扎　D. 消毒包扎

E. 消毒、引流

（274～277共用题干）

患者，女性，38岁。因“右下腹持续性疼痛伴进行性加重2天”来诊，伴发热，最高38.3℃。大便3～5次/d。否认停经史。体查：T 38.2℃，P 96次/min，BP 106/85mmHg，腹部平软，右下腹局部压痛，无明显反跳痛及腹肌紧张。血常规示白细胞19.3 × 10^9/L。

274. 该患者最可能的疾病是：（　）

A. 急性盆腔炎　B. 黄体囊肿破裂　C. 输卵管炎　D. 急性阑尾炎

E. 右侧输尿管结石

275. 关于该疾病常见致病菌的叙述，<u>不恰当</u>的是：（　）

A. 大肠杆菌　B. 肠球菌　C. 脆弱拟杆菌　D. 厌氧菌　E. 金黄色葡萄球菌

276. 患者拒绝手术治疗，保守治疗3天后腹痛加重。体查：右下腹明显压痛，伴反跳痛及腹肌紧张。血常规示白细胞23.8 × 10^9/L。对症状加重、病情进展的叙述，<u>不恰当</u>的是：（　）

A. 阑尾化脓　B. 阑尾坏疽　C. 阑尾穿孔　D. 腹膜炎　E. 盆腔脓肿

277. 患者仍拒绝手术，要求保守治疗。2天后出现寒战、高热、黄疸。体查：T 39.2℃，P 109次/min，BP 109/86mmHg。最可能的并发症是：（　）

A. 化脓　B. 坏疽　C. 穿孔　D. 门静脉炎　E. 腹膜炎

（278～281共用题干）

患者，女性，28岁。因“突发下腹部疼痛1小时”来诊。有停经史。体查：神志清，精神差，面色苍白，T 37.2℃，P 103次/min，BP 98/72mmHg。下腹部明显压痛、反跳痛，无明显腹肌紧张。

278. 该患者最可能的诊断是：（　）

A. 急性盆腔炎　B. 异位妊娠破裂　C. 输卵管炎　D. 急性阑尾炎

E. 黄体囊肿破裂

279. 体检时，患者应采取的体位是：（　）

A. 仰卧位　B. 侧卧位　C. 膝胸位　D. 仰卧屈膝位　E. 半卧位

280. 为明确诊断，首选的辅助检查项目是：（　）

A. 腹部B超　B. 腹部CT　C. 腹部MRI　D. 肠镜　E. 腹部X线片

281. 最佳的治疗方法是：（　）

A. 止痛治疗　B. 保守治疗　C. 限期手术　D. 择期手术　E. 急诊手术

（282～283共用题干）

患者，男性，40岁。因“车祸2小时后出现咳嗽、胸痛”来急诊。体查：T 36.5℃，R 30次/min，P 130次/min，BP 90/60mmHg。右胸部压痛明显，右肺呼吸音低，右下肢骨折征（+）。胸片示：右侧液气胸。

282. 该患者的损伤类型是：（　）

A. 联合伤　B. 混合伤　C. 多发伤　D. 多处伤　E. 复合伤

283. 首先应采取的急救处理措施是：（　）

A. 止痛　B. 骨折固定　C. 镇静　D. 胸腔闭式引流　E. 吸氧

（284～285共用题干）

“120”出诊到一工地现场，发现一男性患者，被砖头砸伤头部，伤口少许渗血，神志清醒，可正确回答问题，可自行睁眼，右侧肢体偏瘫，疼痛刺激可回缩，左侧肢体可随意运动。既往有心脏支架植入史。

284. 该患者的GCS评分是：（　）

A. 9分　B. 11分　C. 13分　D. 15分　E. 17分

285. 为明确诊断，接回医院后的首选检查项目是：（　）

A. 颅骨X线　B. 颈椎X线　C. 头部CT　D. 头部MRI　E. 头部B超

（286～288共用题干）

患者，男性，43岁。3天前头部外伤，当时无意识障碍，2小时后出现头痛，抬高头位时痛感加重，伴恶心、呕吐，平卧位可减轻。体查：无阳性发现。头颅CT未见明显异常。

286. 为明确诊断，首选的检查项目是：（　）

A. 脑电图　B. 脑血管造影　C. 头部CT　D. 前庭功能试验　E. 腰椎穿刺

287. 若行腰椎穿刺的脑脊液测压为60mmH_2O，最可能的诊断是：（　）

A. 良性颅内压增高　B. 外伤后颅内低压综合征　C. 脑震荡　D. 神经性头痛　E. 眩晕症

288. 治疗措施是：（　）

A. 20%甘露醇125mL静脉滴注，12h1次　B. 镇静　C. 平卧位，补液　D. 脑室穿刺引流　E. 头高足低位

（289～291共用题干）

患者，男性，28岁，因“右眼被石灰烧伤5分钟”来急诊。

289. 应立即采取的急救措施是：（ ）

A. 包扎右眼 B. 硼酸液点眼 C. 消炎药点眼 D. 涂红霉素眼膏

E. 大量清水反复冲洗

290. 若用清水冲洗伤眼，冲洗的时间至少是：（ ）

A. 10分钟 B. 15分钟 C. 20分钟 D. 25分钟 E. 30分钟

291. 后期的治疗原则是：（ ）

A. 控制感染 B. 防止瞳孔后粘连 C. 抑制胶原合成 D. 抑制新生血管形成

E. 促进角膜修复

（292～293共用题干）

患者，男性，30岁。昨日被人手掌打中右耳，当时耳内“嗡嗡”作响。今日觉右耳闷。体查：右鼓膜紧张部有不规则裂孔，周边有血迹。

292. 该患者的诊断是：（ ）

A. 耳廓外伤 B. 鼓膜外伤 C. 颞骨骨折 D. 岩尖骨折 E. 颅底骨折

293. 不恰当的治疗是：（ ）

A. 干燥疗法 B. 酒精消毒外耳道 C. 外耳道口用消毒棉球堵塞

D. 外耳道滴药 E. 鼓膜修补术

（294～296共用题干）

患者，女性，36岁。因“右眼被碎玻璃溅伤1天”来急诊。全身情况尚可。右眼视力明显下降：手动。左眼视力：1.2。颞侧角膜可见穿通伤口。

294. 若异物位于玻璃体中，治疗措施是：（ ）

A. 沿伤口取出异物 B. 经睫状体扁平部切口取出异物

C. 摘除晶状体的同时取出异物 D. 行玻璃体切割术取出异物

E. 在距异物近的巩膜切口取出异物

295. 若异物位于晶状体内，且晶状体已混浊，治疗措施是：（ ）

A. 沿伤口取出异物 B. 先缝合伤口，1个月后再取出异物

C. 经睫状体扁平部切口取出异物 D. 摘除晶状体的同时取出异物

E. 行玻璃体切除术取出异物

296. 若裂隙灯检查看不到异物，首选的检查项目是：（ ）

A. 眼X线检查 B. 眼超声波检查 C. 眼电生理检查 D. 眼核磁共振检查

E. 眼压检查

（297～299共用题干）

接群众报“120”，男性，56岁，高处坠落伤。现场体查：神志清楚，颈部活动受限，四肢瘫痪，无明显外出血，呼吸困难，口唇发绀，颈椎C_4棘突处压痛明显。胸、腹部体查无

明显异常，骨盆挤压试验阴性。

297. 首选的急救措施是：（ ）

A. 上呼吸机 B. 气管切开 C. 颅首牵引 D. 手术复位固定 E. 应用呼吸兴奋剂

298. 稳定患者生命体征后接回急诊科，为判断脊柱骨折脱位是否并发脊髓损伤，最重要的检查项目是：（ ）

A. 脊柱X线片 B. 脊柱CT C. 脊柱MRI D. 神经系统体格检查

E. 腰椎穿刺行脑脊液生化检查

299. 该患者最严重的并发症是：（ ）

A. 褥疮 B. 腹胀 C. 呼吸功能障碍及呼吸道感染 D. 泌尿系感染

E. 体温失调

（300～302共用题干）

患者，女性，45岁。因“被鱼刺扎伤右手食指2天，右手食指针刺样疼痛半天”就诊。体查：T 36.8℃，食指末端轻度肿胀、压痛，张力不高，皮肤不红。

300. 该患者的诊断是：（ ）

A. 甲沟炎 B. 指头炎 C. 骨髓炎 D. 腱鞘炎 E. 滑囊炎

301. 错误的处理是：（ ）

A. 保持右手下垂 B. 应用抗生素 C. 外敷鱼石脂软膏 D. 食指理疗

E. 外敷金黄散糊剂

302. 患者右手食指肿胀加重，伴有剧烈搏动性跳痛，需切开引流，正确的操作是：（ ）

A. 突出切口的脂肪不应剪 B. 鱼口型切口 C. 侧面纵切口超指节横纹

D. 侧面纵切口超甲沟的一半 E. 脓腔较大时，对口引流

（303～305共用题干）

患儿，男性，10岁。右足底被铁锈钉刺伤10天，突然出现张口困难，继之出现苦笑面容、角弓反张，声响及触碰可诱发上述症状。患儿神志不清，不发热。

303. 该病的致病菌是：（ ）

A. 革兰染色阴性厌氧芽孢杆菌 B. 革兰染色阴性厌氧变形杆菌

C. 革兰染色阳性厌氧变形杆菌 D. 革兰染色阳性厌氧芽孢杆菌

E. 革兰染色阳性厌氧拟杆菌

304. 该疾病是：（ ）

A. 毒血症 B. 菌血症 C. 败血症 D. 脓血症 E. 脓毒血症

305. 该疾病对机体的最大威胁是：（ ）

A. 骨折 B. 肌肉断裂 C. 尿潴留 D. 营养障碍 E. 呼吸肌痉挛

（306～309共用题干）

患者，男性，35岁，体重60kg。工作时双上肢、躯体、双臀、会阴部被硫酸烧伤，伤后10分钟呼叫“120”，约10分钟后医护人员到达现场。

306. 现场宜采取的急救措施是：（　）

A. 立即用大量清水冲洗　B. 包扎疗法　C. 创面外涂碱性药物

D. 立即送往附近医院　E. 立即联系附近烧伤专科医院

307. 该患者的烧伤面积是：（　）

A. 25%　B. 30%　C. 40%　D. 45%　E. 50%

308. 为避免患者出现烧伤休克，院前应采取的主要措施是：（　）

A. 嘱患者多饮水　B. 创面包扎覆盖　C. 补液治疗　D. 镇痛、镇静　E. 吸氧

309. 第一个24小时的补液总量是：（　）

A. 3 000～3 500mL　B. 4 000～4 500mL　C. 5 000～5 500mL

D. 6 000～6 500mL　E. 7 000～7 500mL

（310～312共用题干）

“120”接到求救电话，8岁小孩不慎将暖水瓶打碎致双下肢烫伤，要求派车出诊。

310. 现场最恰当的急救方法是：（　）

A. 立即将浸有热水的衣物脱掉　B. 立即将患儿送到烧伤专科医院诊治

C. 立即脱掉浸有热水的衣物，用凉毛巾湿敷创面

D. 立即自行将患儿送往医院救治　E. 立即口服止痛片

311. 该患儿的烧伤面积是：（　）

A. 30%　B. 35%　C. 40%　D. 42%　E. 45%

312. 接回医院后应首先采取的急救措施是：（　）

A. 应用创面外用药　B. 立即拍胸部X线片　C. 行气管切开术

D. 留置尿管　E. 静脉补液

（313～314共用题干）

患者，男性，40岁。在野外作业时被1万伏高压电击伤双上肢、双下肢，于伤后6小时左右被送至卫生院，由该院医生呼叫“120”，否认呼吸心跳停止病史，诉患者极度烦躁，P 158次/min，BP 90/80mmHg，双上肢肿胀明显，桡动脉搏动微弱，皮温低，尿液呈酱油色。

313. 该患者最可能的电击伤并发症是：（　）

A. 脑外伤　B. 多发骨折　C. 烧伤休克　D. 心源性休克　E. 失血性休克

314. 积极用盐水或糖盐水液体复苏的同时，需加用的药物是：（　）

A. 血浆　B. 白蛋白　C. 全血　D. 碳酸氢钠　E. 维生素C

（315～316共用题干）

患者，男性，58岁。在房间内因煤气泄漏燃烧而导致头、面、颈部、双上肢烧伤，脱离现场后约10分钟呼“120”急救电话。急救人员20分钟后到达，现场体查：患者声音嘶哑，面部肿胀明显，双上肢、双手创面呈环状皮革样改变，渗出不多，痛觉减弱。

315. 该患者最可能的烧伤并发症是：（　）

A. 烧伤休克　B. 毒性反应　C. 急性呼吸窘迫综合征　D. 神经损伤

E. 吸入性损伤

316. 接回医院后，针对双上肢创面，应立即采取的治疗措施是：（　）

A. 创面外涂磺胺嘧啶银　B. 包扎伤口　C. 清创术　D. 切开减张术

E. 神经血管探查术

（317～318共用题干）

患者，女性，42岁，体重60kg。因化学药品仓库内失火被烧伤。失火现场浓硫酸罐破裂引起喷溅，火势烟雾严重。烧伤部位：颜面、颈部、双上肢、前后躯干。创面污秽，烧伤深度以深二度为主，并有散在酸烧伤（面积＜5%），患者曾在库房内大声呼救，由消防员救出。现场体查：T 35.8℃，P 140次/min，BP 100/85mmHg，烦躁不安、口渴、呼吸急促、声音嘶哑，鼻毛烧焦，咽后壁有小水疱，痰中有黑色碳粒，咽部黏膜充血水肿。

317. 该患者的烧伤严重程度是：（　）

A. 轻度烧伤　B. 中度烧伤　C. 重度烧伤　D. 严重烧伤　E. 特重度烧伤

318. 接回急诊科2小时后患者诉上腹部不适，反酸，解黑便。最可能的病情是：（　）

A. 反流性食管炎　B. 急性胆囊炎　C. 急性胰腺炎　D. Curling溃疡

E. Cushing溃疡

（319～320共用题干）

患者，孕妇，35岁。妊娠后没有行正规产前检查，2周前出现双下肢浮肿，休息后不能缓解，2天前自觉头痛。停经32周，3小时前突然出现持续腹痛，1小时前出现少许阴道出血，因“抽搐”呼叫“120”。现场体查：P 103次/min，BP 160/98mmHg，SpO_2 94%。嗜睡状态，心、肺听诊未发现异常；腹部检查：子宫轮廓清，张力大，有明显压痛，未闻及胎心；双下肢明显浮肿。

319. 该患者最可能的诊断是：（　）

A. 子痫前期　B. 先兆早产　C. 子宫破裂　D. 子痫合并胎盘早剥

E. 妊娠合并胰腺炎

320. 首选的急救药物是：（　）

A. 地西泮　B. 降压药　C. 缩宫素　D. 止痛药　E. 地塞米松

（321～322共用题干）

患者，女性，30岁，未婚。没有性伴侣，平素月经规律，月经周期26～28天，末次月经16天前。午饭后排尿过程中突发急性右下腹痛，伴肛门坠胀感和心悸、冒汗、恶心、呕吐。呼“120”出车。体查：T 37.1℃，P 115次/min，BP 52/34mmHg，神志清楚，皮肤湿冷。腹部检查：下腹压痛和反跳痛，以右下腹明显，但腹肌紧张轻微，移动性浊音（+）。

321. 该患者最可能的诊断是：（　）

A. 阑尾穿孔　B. 肠梗阻　C. 黄体破裂　D. 肾绞痛　E. 尿潴留

322. 出车现场的首选处理是：（　）

A. 应用毛花苷丙　B. 建立静脉通道，补充血容量　C. 使用止痛药缓解疼痛

D. 药物止吐　E. 尽快转运回医院

（323～324共用题干）

患者，经产妇。在家中临产1天仍未娩出胎儿。因“发热、烦躁”而呼叫“120”出车。现场体查：T 38℃，R 30次/min，P 110次/min，烦躁，口唇黏膜干燥、脱皮。腹部检查：宫缩强，基本不能完全放松，脐平面可见一凹陷，有压痛，胎产式为“横位”，未闻及胎心。

323. 院前救治的第一步是：（　）

A. 立即建立静脉通道，抑制子宫收缩

B. 寻找胎心，明确是否“死产”　C. 因存在子宫破裂风险，马上转运回医院

D. 腹部外倒转，将胎产式转为纵产式　E. 应用抗生素预防感染

324. 有关向产妇和家属解释和充分告知病情的叙述，不恰当的是：（　）

A. 告知产妇目前病情危重，有危及生命的风险　B. 胎儿已经在分娩过程中死亡了

C. 胎方位是横位，不可能从阴道分娩

D. 已经处于子宫破裂的风险中，必须尽快转运回医院处理

E. 胎儿在分娩过程中已死亡，可慢慢收拾住院物品跟救护车回院

（325～326共用题干）

患者，女性，26岁，妊娠32周。凌晨上洗手间后发现阴道大量出血，躺下后出血很快湿透床垫而呼“120”出车。现场体查：T 36.8℃，P 100次/min，BP 100/60mmHg，孕妇神志清，面色苍白。询问得知本次妊娠有正规的产前检查，早期妊娠超声检查时医生曾告知“胎盘位置异常”，但妊娠中、晚期没有明确胎盘位置异常的诊断。腹部检查：无腹痛，扪及子宫收缩弱，胎心率116次/min。会阴见较多暗红色血，伴有小血块，内裤及被褥湿透，估计出血约1 500mL。

325. 该孕妇阴道出血最可能的原因是：（　）

A. 宫颈癌　B. 胎盘早剥　C. 早产临产　D. 前置胎盘　E. 急性宫颈炎

326. 关于对该孕妇的处理，错误的是：（　）

A. 建立静脉通道，补充血容量　B. 告知出血的原因可能为前置胎盘

C. 抑制子宫收缩　D. 消毒后行阴道检查，了解阴道出血的原因

E. 告知病情危重，尽快转运

（327～328共用题干）

孕妇，30岁，第一胎，妊娠36周，突然阴道不自主排液而呼叫“120”出车。15分钟后急救人员到达现场。产妇躺在床上，生命体征无异常，体查：腹膨隆，腹呈纵椭圆形，子宫底脐上3横指，有弱子宫收缩，间歇9～13分钟，持续20～25秒，臀位，胎背位于产妇腹部的左前下方，胎心率129次/min。按压子宫底时阴道口可见液体流出，液体的pH试纸检查结果为碱性。会阴消毒后阴道检查为足先露，先露棘上3cm，宫颈口扩张1cm，未扪及条索状组织。

327. 通过产科检查，确定其胎方位是：（　）

A. LOA（左枕前）　B. LOP（左枕后）　C. LSA（左骶前）

D. LSP（左骶后）　E. LSCA（左肩前）

328. 关于后续处理，<u>不恰当</u>的是：（　）

A. 平卧位转运到救护车　B. 会阴清洁消毒后用消毒无菌巾包臀

C. 告知产妇目前未足月、已破膜，且胎位异常，须尽快转运回医院待产

D. 告知转运过程会出现脐带脱垂、早产、临产和出血等风险

E. 告知产妇目前已破膜，且胎位异常，须立即使用宫缩素催产

（329～330共用题干）

孕妇，23岁，妊娠31周，2天来工作劳累，休息欠佳，出现头晕、呕吐、头痛并逐渐加重，由同事呼叫“120”出车。到达现场后询问得知有规律产前检查，第一次妊娠，孕期产前检查谓“正常”，既往健康。体查：T 36.6℃，P 86次/min，BP 170/100mmHg，面色微红，颈软，四肢活动正常，双下肢浮肿。产科检查：腹部无压痛，宫底脐上2横指，没有子宫收缩，胎方位右枕后（ROP），胎心率143次/min。

329. 最可能的诊断是：（　）

A. 子痫　B. 妊娠期高血压　C. 妊娠合并慢性高血压　D. 子痫前期

E. 慢性高血压并发子痫前期

330. 优选的急救措施是：（　）

A. 肌注哌替啶　B. 静脉使用降压药，快速降压　C. 口服地西泮　D. 口服硫酸镁

E. 静脉使用负荷量的硫酸镁，再以1～2g/h的速度持续静脉滴注

（331～332共用题干）

产妇在家中分娩而呼叫“120”出车，15分钟后救护人员到达现场，发现：环境清洁干净，产妇躺在卧室的床上，周围未见新生儿。体查：产妇面色苍白，表情淡漠，皮肤湿冷，T 36.6℃，P 130次/min，BP 42/28mmHg。腹部检查：腹稍胀，腹软，无压痛，子宫底触诊不清楚。产科检查：会阴垫上可见暗红色血约100mL，按摩子宫阴道涌出暗红色血约150mL，有少许

血块。询问家属分娩时间、新生儿在哪里和分娩过程的情况，家属的回答含糊，且支支吾吾。

331. 针对该孕产妇病情的叙述，不正确的是：（ ）

A. 产后子宫收缩乏力　B. 严重产后出血　C. 可能存在“非法接生”的违法行为

D. 产妇病情极其严重，濒临死亡　E. 确诊子宫破裂

332. 有关紧急处理措施的叙述，不恰当的是：（ ）

A. 联系派出所，告知有“非法接生”的违法行为　B. 尽快建立静脉通道，补充血容量

C. 告知家属产妇病情极其严重，随时可能危及生命　D. 静脉滴注止血药

E. 尽可能寻找“非法接生”的证据

（333～335共用题干）

经产妇，妊娠36周，10分钟前因阴道不自主排液而呼叫“120”。15分钟后救治人员到达产妇家中，检查发现胎儿已经娩出。新生儿哭声响亮、活力好，脐带仍连在阴道内，阴道出血不多。腹部检查：子宫底平脐，子宫收缩好。

333. 对于产妇的处理，错误的是：（ ）

A. 按摩子宫，促进子宫收缩　B. 肌内注射缩宫素预防产后出血

C. 马上用力牵拉脐带娩出胎盘　D. 清洁消毒会阴，判断胎盘是否剥离

E. 消毒后剪断脐带，分离母婴

334. 关于新生儿的处理，正确的是：（ ）

A. 询问产妇和家属新生儿出生的具体时间　B. 确认新生儿性别

C. 擦干新生儿的皮肤并保暖　D. 对新生儿行体格检查　E. 以上都需要

335. 最能确认胎盘已经剥离的依据是：（ ）

A. 脐动脉凹陷　B. 脐静脉血栓形成　C. 阴道少许出血

D. 用手掌尺侧在产妇耻骨联合上方轻压子宫下段，宫体上升而外露的脐带不延长

E. 子宫体平脐

（336～338共用题干）

初产妇，妊娠35周，在商场出现阴道不自主排液，由路人呼叫“120”出车。急救人员到达商场后见产妇半躺在商场走道的尽头，询问得知产妇妊娠期间有正规的产前检查，谓“正常”。现在没有腹痛，也没有其他不适，有胎动。体查：神志清，生命体征正常。腹部检查：子宫底脐上2横指，横位，有轻微的宫缩，胎心位于脐上，144次/min。阴道检查：宫颈管长2cm，宫颈口未开，阴道pH试纸显示为碱性。

336. 该患者最可能的临床诊断是：（ ）

A. 足月先兆临产　B. 临产　C. 未足月胎膜早破　D. 早产临产

E. 妊娠晚期尿失禁

337. 现场的后续处理是：（ ）

A. 未临产可以自己步行去医院就诊　B. 自行步行到门外的急救车上准备转运

C. 离分娩仍有一段时间，可以回家等待，宫缩加强后再呼叫“120”

D. 会阴消毒，臀部包无菌巾后平躺在担架上准备转运

E. 可以自行回家洗澡后前往医院

338. 若孕妇要求转运回院，途中的注意事项是：（　）

A. 于子宫底的位置划一标记　B. 继续观察胎心、宫缩和阴道出血、排液情况

C. 阴道塞纱布防止继续排液　D. 臀下放置接血盆记录排液量

E. 每5分钟检查产妇生命体征1次

（339～340共用题干）

患儿，男性，1岁4个月。排黄色稀水便3天，10～15次/d，伴呕吐3～5次/d。体查：精神萎靡，皮肤弹性极差，哭无泪，四肢发凉，HR 168次/min。大便镜检：偶见脓球。

339. 该患儿最可能的诊断是：（　）

A. 细菌性肠炎并脓毒性休克　B. 病毒性肠炎并脓毒性休克

C. 病毒性肠炎并轻度失水　D. 病毒性肠炎并中度失水

E. 病毒性肠炎并重度失水

340. 该患儿首选的治疗方法是：（　）

A. 口服补液盐　B. 2∶1等张含钠液，静脉滴注　C. 4∶3∶2液，静脉滴注

D. 2∶3∶1液，静脉滴注　E. 5%碳酸氢钠溶液，静脉注射

（341～342共用题干）

患儿，女性，1岁。晨起咳嗽、流涕，午后发热，晚上突然抽搐，持续1～2分钟，可自行缓解。体查：T 39.8℃，神志清，咽充血，心、肺无异常，颈无抵抗，克尼格征（-）。

341. 该患儿最可能的诊断是：（　）

A. 上呼吸道感染，高热惊厥　B. 中枢神经系统感染　C. 婴儿手足搐搦症

D. 癫痫　E. 脓血症

342. 为明确诊断，最重要的辅助检查项目是：（　）

A. 脑脊液　B. 脑电图　C. 血钙　D. 血镁　E. 血培养

（343～344共用题干）

患儿，男性，3岁。阵发性哭闹1天，伴呕吐2次，果酱样大便2次。体查：右上腹可扪及一腊肠样包块，有压痛。

343. 该患儿最可能的诊断是：（　）

A. 肠蛔虫病　B. 小肠扭转　C. 肠套叠　D. 肠道畸形　E. 胃肠炎

344. 为明确诊断，首选的辅助检查项目是：（　）

A. 血常规　B. 腹部X线平片　C. 腹部CT　D. 腹部B超　E. 血电解质

（345～346共用题干）

患儿，女性，4个月。2天前卧喂奶后溢奶较多，接着呛咳，抱起拍背后好转，仍间有咳嗽。6小时前因气促来急诊。体查：神清，气促，口周轻度发绀，HR 148次/min，心音有力，右肺可闻及少量干啰音。血常规：白细胞19.4×10^9/L，中性粒细胞62.8%。

345. 该患儿最可能的诊断是：（　）

A. 支气管哮喘　B. 急性呼吸窘迫综合征　C. 吸入性肺炎　D. 急性心力衰竭
E. 窒息

346. 最主要的诊断依据是：（　）

A. 气促、发绀　B. 肺部可闻及干啰音　C. 心率快　D. 血白细胞计数高
E. 有溢奶后呛咳病史

（347～348共用题干）

患儿，女性，2岁8个月。保姆为之穿衣时牵拉左手臂后突然哭闹，不敢上举左手臂和左手持物。

347. 最可能的诊断是：（　）

A. 左肱骨髁上骨折　B. 左肩关节脱位　C. 左肘关节脱位　D. 左腕关节脱位
E. 左桡骨头半脱位

348. 为明确诊断，最常用的辅助检查项目是：（　）

A. 左肩X线前后位摄片　B. 左肩X线前后位摄片+胸侧位肩胛骨正侧位摄片
C. 左肩X线前后位摄片+胸侧位肩胛骨正侧位摄片+腋位内旋外旋位摄片
D. 左肩CT　E. 左肩MRI

四、A4型题　156题

（病例串型最佳选择题，题干叙述一个以单一患者或家庭为中心的临床情景，然后提出2～6个相关问题。随着病情的展开，可得到新的信息。有时陈述了一些次要的或有前提的假设信息，这些信息与病例中叙述的具体患者不一定有联系。提供信息的顺序对回答问题非常重要。每个问题均与介绍的临床情景有关，又与随后的改变有关。答题时要以试题提供的信息为基础。）

（1～6共用题干）

患者，男性，58岁。因“心前区疼痛伴胸闷、出虚汗3小时”来急诊就诊。既往有高血压、糖尿病病史。分诊台测生命体征：R 25次/min，P 120次/min，BP 90/61mmHg，SpO_2 93%，神清，急性病容，面色苍白。

1. 该患者急诊预检分诊分级为：（　）

A. Ⅰ级　B. Ⅱ级　C. Ⅲ级　D. Ⅳ级　E. Ⅴ级

2. 患者分诊后10分钟内需完成的首选检查项目是：（ ）

A. 床边心电图　B. 肌钙蛋白T　C. 急查心功能5项　D. 凝血常规

E. 胸部正侧位片

3. 接诊医生采集病史的关键信息包括：（ ）

A. 胸痛的性质及程度　B. 胸痛的持续时间　C. 胸痛的诱因及缓解方式

D. 胸痛的伴随症状　E. 以上都是

4. 床边心电图提示V_1～V_6导联ST段弓背向上抬高0.3mV，呈墓碑型，该患者的诊断是：（ ）

A. 急性下壁心肌梗死　B. 急性前间壁心肌梗死　C. 急性广泛前壁心肌梗死

D. 急性高侧壁心肌梗死　E. 急性正后壁心肌梗死

5. 急诊处理措施是：（ ）

A. 请心内急会诊，向家属告知患者病情危重，有发生心室颤动致心脏骤停风险

B. 转抢救房，心电、血氧监测，床旁备除颤仪并粘贴好除颤电极片

C. 排除禁忌后第一时间口服心肌梗死“一包药”

D. 建立静脉通道，适当补液及升压治疗　E. 以上均正确

6. 患者在等待PCI过程中突发意识丧失，双眼上翻，四肢抽动。体查：颈动脉搏动消失，心电监护示：形态、振幅各异的不规则波动，HR 300次/min。立即采取的急救措施是：（ ）

A. 心外按压　B. 人工通气　C. 开放气道　D. 予200J双向波电击除颤

E. 静脉推注胺碘酮

（7～12共用题干）

患者，男性，70岁。家属发现其不省人事后将其背来急诊。分诊前台发现患者昏迷，无自主呼吸和脉搏。

7. 该患者急诊预检分诊分级为：（ ）

A. Ⅰ级　B. Ⅱ级　C. Ⅲ级　D. Ⅳ级　E. Ⅴ级

8. 接下来的急救措施是：（ ）

A. 立即将患者安置在车床上，边按压边转入抢救房，进行团队复苏

B. 护士A行心电监测，护士B建立静脉通道，并每5分钟静脉注射肾上腺素1mg

C. 医生A立即开始胸外按压　D. 医生B负责开放气道、人工通气　E. 以上都是

9. 关于引起该患者心脏骤停原因的推测，最<u>不可能</u>的是：（ ）

A. 急性心肌梗死　B. 急性肺动脉栓塞　C. 急性呼吸衰竭　D. 急性心房颤动

E. 急性高钾血症

10. 对于顽固性心室颤动首选除颤，应用胺碘酮的时机是：（ ）

A. 第一次除颤后　B. 第二次除颤后　C. 第三次除颤后　D. 第四次除颤后

E. 第五次除颤后

11. 首剂胺碘酮的用量、用法是：（　）

A. 75mg，静脉推注　B. 150mg，静脉推注　C. 225mg，静脉推注

D. 300mg，静脉推注　E. 450mg，静脉推注

12. 首剂胺碘酮后仍为心室颤动，第二剂胺碘酮的用量、用法是：（　）

A. 100mg，静脉推注　B. 150mg，静脉推注　C. 300mg，静脉推注

D. 450mg，静脉推注　E. 600mg，静脉推注

（13～17共用题干）

患者，男性，65岁。既往有骨关节炎病史，家属发现其不省人事将其背来急诊，分诊台测生命体征：T 36.5℃，R 12次/min，P 78次/min，BP 110/65mmHg，SpO_2 96%，血糖7.8mmol/L。昏迷状，任何刺激不睁眼，无言语，疼痛刺激有少许屈曲反应。双侧瞳孔等大等圆，直径2mm，对光反射存在；颈软，无抵抗；双肺呼吸音粗，未闻及干、湿啰音；HR 78次/min，律齐；腹软，肠鸣音5次/min。四肢肌力无法配合检查。双侧巴宾斯基征阴性。

13. 引起该患者昏迷的原因，最不可能的是：（　）

A. 急性低血糖症　B. 急性缺血性脑卒中　C. 肝性脑病　D. 肺性脑病　E. 中毒

14. 采集病史的关键信息是：（　）

A. 有无高血压、糖尿病、慢性阻塞性肺疾病、肝病、肾病等慢性病史

B. 昏迷发生的缓急　C. 近期用药情况及毒物接触史

D. 有无发热、抽搐，有无二便失禁，有无喷射性呕吐等伴随症状　E. 以上都是

15. 该患者需要完善的检查是：（　）

A. 血气分析　B. 血常规　C. 肝、肾功能+血氨　D. 头颅CT+心电图

E. 以上都是

16. 患者血气分析示：pH 7.36，$PaCO_2$ 38mmHg，PaO_2 90mmHg；血常规示：Hb 130g/L；血氨（−）；肌酐89μmol/L；头颅CT未见异常；心电图示窦性心律。最可能的诊断是：（　）

A. 急性一氧化碳中毒　B. 急性镇静安眠药中毒　C. 急性有机磷农药中毒

D. 急性酒精中毒　E. 急性阿片类药物中毒

17. 陪同家属否认患者有过量用药史及毒物接触史。首诊医生为明确诊断，静脉推注一药物后患者15秒内清醒，该药物是：（　）

A. 纳洛酮　B. 阿托品　C. 亚甲蓝　D. 氟马西尼　E. 醒脑静

（18～23共用题干）

患者，女性，50岁，既往体健。因“家庭矛盾自服‘百草枯’几大口后发生恶心、呕吐约1小时”被家人紧急送来急诊。分诊台测生命体征：T 36.8℃，R 18次/min，P 89次/min，BP 135/75mmHg，SpO_2 95%。神清，急性病容，口唇及口腔黏膜可见溃疡。双肺呼吸音粗，未闻及干、湿啰音；HR 89次/min，律齐；腹软，上腹部压痛（+），反跳痛（−），肠鸣音5次/min。

18. 为明确诊断，最重要的辅助检查项目是：（　）

A. 血气分析　B. 胸部CT　C. 血或尿或胃内容物毒物检测　D. 凝血常规

E. 急诊肝、肾功能

19. 急性“百草枯”中毒的机制是：（　）

A. 氧化应激　B. 线粒体损伤　C. 免疫和炎症失衡　D. DNA损伤及细胞凋亡

E. 以上都是

20. 检测示血液“百草枯”浓度为21mg/kg，该患者的严重程度分型是：（　）

A. 轻型　B. 中重型　C. 暴发型　D. 极重度型　E. 致死型

21. 关于“百草枯”的治疗措施，错误的是：（　）

A. 减少“百草枯”的吸收　B. 促进“百草枯”的排出　C. 抗炎及抗氧化治疗

D. 应用特效解毒药　E. 抗纤维化治疗

22. 减少“百草枯”吸收的措施是：（　）

A. 立即用温清水洗胃，直至洗出液无色无味

B. 将蒙脱石散6g与50mL水混匀口服，每2～3小时1次，吸附“百草枯”

C. 用15%漂白土溶液1 000mL或活性炭吸附“百草枯”

D. 每次服用蒙脱石散30～60分钟后均应序贯口服20%甘露醇100～250mL导泻

E. 以上均正确

23. 血液净化能够有效清除血液中的“百草枯”，首选的血液净化方式：（　）

A. 血液灌流　B. 血液透析　C. 血浆置换　D. 连续性血液透析

E. 双重血浆吸附治疗

（24～29共用题干）

患者，女性，45岁。因“自服‘敌百虫’杀虫药50mL后出现恶心、呕吐1小时”被急送医院。体查：T 36.5℃，R 22次/min，P 59次/min，BP 139/78mmHg，SpO_2 96%。神清，急性病容，躯干及腋下等部位多汗、湿冷，流涎；双侧瞳孔等大等圆，直径1.5mm；双肺呼吸音粗，可闻及湿啰音；HR 59次/min，律齐；腹软，无压痛反跳痛，肠鸣音5次/min。颜面、四肢出现不自主抽动。

24. 为明确诊断，最重要的辅助检查项目是：（　）

A. 血胆碱酯酶活力　B. 血碳氧血红蛋白　C. 血高铁血红蛋白

D. 血碱性磷酸酶活力　E. 血谷草转氨酶活力

25. 急性有机磷农药中毒的机制是：（　）

A. 抑制谷草转氨酶　B. 抑制碱性磷酸酶　C. 抑制胆碱酯酶

D. 形成碳氧血红蛋白　E. 形成高铁血红蛋白

26. 下列关于本例清除毒物、减少毒物进一步吸收的叙述，不正确的是：（　）

A. 清水洗胃　B. 2%碳酸氢钠溶液洗胃　C. 1∶5 000高锰酸钾溶液洗胃

D. 洗胃后用硫酸镁导泻　E. 血液灌流

27. 急性有机磷农药中毒的特效解毒药是：（　）

A. 阿托品　B. 盐酸戊乙奎醚　C. 碘解磷定　D. 氯解磷定　E. 以上都是

28. 用阿托品治疗后，患者瞳孔明显扩大、神志模糊、烦躁不安、谵妄及尿潴留。患者的临床表现是：（　）

A. 有机磷农药中毒“反跳”　B. 阿托品化　C. 阿托品中毒

D. 迟发型多发性神经病　E. 中间型综合征

29. 关于盐酸戊乙奎醚的叙述，<u>不正确</u>的是：（　）

A. 拮抗腺体分泌、平滑肌痉挛的M样症状强　B. 较强的拮抗N受体作用

C. 半衰期长　D. 可选择性作用心脏和神经元突触前膜M2型受体

E. 剂量较小，中毒发生率低

（30～35共用题干）

患者，男性，50岁。既往有关节疼痛不适，否认高血压、糖尿病、冠心病病史，经西医治疗效果不佳，自行就诊于民间中医。煎服草药后出现口周及面部麻木、恶心、呕吐、腹痛、腹泻、胸闷、心悸等不适就诊。体查：T 36.5℃，R 25次/min，P 139次/min，BP 101/67mmHg，SpO_2 96%。神清，急性病容，双侧瞳孔等大等圆，直径2.5mm，双肺呼吸音粗，未闻及湿啰音；HR 139次/min，心律不齐，可闻及早搏；腹软，上腹部压痛（±），肠鸣音5次/min。床边心电图提示频发室性早搏，短阵室性心动过速。

30. 有助于明确诊断的重点病史是：（　）

A. 煎服草药　B. 外伤史　C. 腹泻的次数及性状　D. 家族史　E. 不良习惯

31. 该患者最可能的诊断是：（　）

A. 急性有机磷中毒　B. 急性毒鼠强中毒　C. 急性乌头类生物碱中毒

D. 急性食物中毒　E. 急性氟乙酰胺中毒

32. 含有乌头类生物碱的中草药是：（　）

A. 川乌　B. 草乌　C. 乌头　D. 附子　E. 以上都是

33. 乌头类生物碱中毒的机制是：（　）

A. 开放钠离子通道，非选择性阻滞钾离子通道，延长动作电位时程

B. 影响钙离子通道，使细胞内钙超载

C. 兴奋心脏迷走神经，降低窦房结的自律性和传导性

D. 直接作用于心肌细胞，造成氧化损伤和凋亡　E. 以上均正确

34. 乌头类生物碱中毒的常见心律失常类型是：（　）

A. 窦性心动过速　B. 室性心律失常　C. 阵发性室上心动过速

D. 心房颤动　E. 房室传导阻滞

35. 关于急性乌头类生物碱中毒诊疗措施的叙述，<u>错误</u>的是：（　）

A. 尽快完善血、尿、粪便或胃内容物的毒物检测

B. 尽早洗胃　C. 所致心脏骤停者，应根据临床实际，延长心肺复苏时间

D. 尽早启动血浆置换治疗是乌头类生物碱中毒救治成功的关键

E. 血流动力学稳定的快速型心律失常，可选用利多卡因或/和胺碘酮

（36～39共用题干）

患者，女性，46岁，环卫工人。既往体健，中午烈日下在柏油路面打扫卫生近2小时，后晕倒在路边，路人呼叫“120”出车。

36. 到达现场后，需紧急采取的措施是：（　）

A. 立刻测量体温　B. 评估有无气道梗阻及有无呼吸

C. 判断患者神志是否清楚

D. 检查有无脉搏，如有脉搏，进一步评估循环是否充分　E. 以上都是

37. 现场体查，T 40.9℃，R 29次/min，P 138次/min，BP 89/67mmHg。患者躁动不安，双侧瞳孔直径1.5mm，对光反射存在；皮肤干燥；双肺呼吸音粗，双下肺可闻及湿啰音；HR 138次/min，律齐，可闻及奔马律。四肢肌肉间断不自主抽搐。该患者最可能的诊断是：（　）

A. 病毒性脑炎　B. 热晕厥　C. 劳力型热射病　D. 经典型热射病　E. 重度脱水

38. 现场采取的急救处理措施是：（　）

A. 立即脱离热环境，将患者搬运至救护车上，打开车内空调，积极降温

B. 建立2条静脉通路，头1小时按30mL/kg快速补液

C. 气道保护与氧疗，维持$SpO_2 \geqslant 90\%$

D. 静脉注射地西泮控制抽搐，必要时加用苯巴比妥5～8mg/kg肌内注射

E. 以上都是

39. 急诊医师在救治热射病患者的过程中应贯彻“十早一禁”原则，<u>不属于</u>“十早一禁”原则的是：（　）

A. 早降温　B. 早扩容、早行肠内营养　C. 早抗凝、早抗炎　D. 早行气管切开

E. 在凝血功能紊乱期禁止手术

（40～44共用题干）

患者，男性，45岁，农民，既往体健。因“户外工作时不慎捅到马蜂窝，头面部、颈部及四肢被马蜂蜇伤后出现肿痛、恶心、呕吐、头晕、心悸、胸闷、气促等不适1.5小时”来急诊。体查：T 37℃，R 28次/min，P 125次/min，BP 89/72mmHg，SpO_2 87%。神清，精神疲倦，急性病容，头面部、颈部及四肢可见多个（>30处）蜇痕点，部分可见尾刺残留在伤口内，伤口周围红肿，压痛阳性。口唇及指甲轻度发绀，双肺呼吸运动增强，双下肺可闻及湿啰音；HR 125次/min，律齐；腹软，无压痛和反跳痛，肠鸣音4次/min。留置导尿，引出少许酱油色尿液。

40. <u>不属于</u>蜂毒主要成分的是：（　）

A. 组胺　B. 磷脂酶A_2　C. 蜂毒肽　D. 琥珀酰辅酶A　E. 透明质酸酶

41. 该患者来诊后需要完善的检查是：（　）

A. 血气分析　B. 凝血常规　C. 血常规　D. 急诊生化+肝功能+心肌酶谱

E. 以上都是

42. 该患者相关检查结果如下。血气分析示：pH 7.25，PaO_2 7.5kPa，$PaCO_2$ 3.5kPa，FiO_2 40%，Lac 3.8mmol/L，BE -10mmol/L。实验室检查结果示：ALT 65U/L，AST 98U/L，TBIL 45μmol/L，CK-MB 28U/L，CK 5 000U/L，LDH 2 150U/L，MYO 576μg/L。凝血常规示：PT 15.6s，APTT 37.8s，Fbg 6.4g/L，D-Dimer 2.35mg/L FEU。血常规示：WBC 12.5×10^9/L，Hb 100g/L，PLT 91×10^9/L，NEUT% 90%。该患者的病情严重程度分级是：（　）

A. 轻度　B. 中度　C. 重度　D. 危重度　E. 极重度

43. 胡蜂蜇伤的集束化、个体化治疗方法是：（　）

A. 早评估和早处理　B. 抗休克及抗过敏　C. 使用肾上腺素和糖皮质激素

D. 水化和碱化　E. 以上均正确

44. 关于胡蜂蜇伤时糖皮质激素使用方法的叙述，<u>不正确</u>的是：（　）

A. 不同种类糖皮质激素的换算方法：地塞米松1.5mg = 泼尼松5mg = 甲泼尼龙4mg = 氢化可的松20mg

B. 轻度蜇伤者可给予甲泼尼龙40～80mg，静脉推注，每天1次；中度蜇伤者可给予甲泼尼龙120～240mg；重度蜇伤者早期常规使用甲泼尼龙0.5～1.0g

C. 减量方式：每3天减量一半，直至40mg，维持2～3天即可停用

D. 减量时机：全身过敏反应消失，溶血和横纹肌溶解症状减轻时

E. 同时使用质子泵抑制剂（PPI）、胃黏膜保护剂及控制血糖

（45～49共用题干）

患者，男性，20岁，在校大学生，既往体健。因“解暗红色血便2天”由校医院转入，病程中无呕血及咖啡样物，无发热。体查：T 36.8℃，R 20次/min，P 101次/min，BP 99/65mmHg，SpO_2 97%。神清，精神疲倦，贫血貌，抽血处可见瘀斑，双肺呼吸音对称，未闻及湿啰音；HR 101次/min，律齐；腹软，无压痛和反跳痛，肠鸣音5次/min。凝血常规示：PT 20s，APTT 120s，Fbg 1.6g/L，PT-INR 10，D-Dimer 1.35mg/L FEU。血常规示：WBC 11.5×10^9/L，Hb 86g/L，PLT 151×10^9/L，NEUT% 86.5%。

45. 该患者消化道出血的可能原因是：（　）

A. 凝血功能异常　B. 十二指肠溃疡出血　C. 急性胃黏膜病变

D. 急性胃肠炎　E. 以上都是

46. 患者入院后胃镜检查示：胃黏膜慢性炎症。肠镜检查示：结肠黏膜散在渗血，未见憩室、溃疡、肿瘤样改变；腹部CTA检查未见腹部动脉血管活动性出血。追问病史，患者发病前1天在路边烧烤档进食较多烤羊肉串。该患者最可能的诊断是：（　）

A. 急性有机磷中毒　B. 急性“百草枯”中毒　C. 急性灭鼠剂中毒

D. 急性铅中毒　E. 急性亚硝酸盐中毒

47. 为明确诊断，最关键的检查项目是：（　）

A. 血胆碱酯酶活性　B. 血“百草枯”及其代谢产物　C. 血铅浓度

D. 血灭鼠药成分　E. 血高铁血红蛋白

48. 导致该患者中毒可能的灭鼠剂类型是：（　）

A. 溴鼠隆　B. 毒鼠强　C. 氟乙酰胺　D. 磷化锌　E. 没鼠命

49. 该灭鼠剂中毒的特效解毒剂是：（　）

A. 维生素C　B. 维生素K_1　C. 乙酰胺　D. 亚甲蓝　E. 盐酸戊乙奎醚

（50～51共用题干）

患者，男性，55岁。在讲台做报告时突发头痛伴呕吐，右侧肢体无力。体查：BP 220/110mmHg，昏睡，双眼向左凝视，右侧肢体偏瘫，右侧巴宾斯基征（+）。

50. 为明确诊断，首选的检查项目是：（　）

A. 脑电图　B. 脑脊液检查　C. 脑超声　D. 颅脑CT　E. 颅脑MRI

51. 最可能的诊断是：（　）

A. 脑桥出血　B. 小脑出血　C. 额叶出血　D. 枕叶出血　E. 中脑出血

（52～53共用题干）

患者，女性，29岁。诊断癫痫4年，用苯妥英钠治疗有效。现感冒发热1天，T 38℃，伴有反复抽搐发作10小时，意识不清，大、小便失禁。

52. 最重要的治疗目标是：（　）

A. 应用抗生素治疗感染　B. 物理降温　C. 终止抽搐发作　D. 控制脑水肿

E. 纠正电解质紊乱

53. 该患者抽搐的直接诱因是：（　）

A. 抗癫痫药物剂量不足　B. 抗癫痫药物治疗不规则　C. 感冒、发热

D. 月经来潮　E. 精神刺激

（54～55共用题干）

患者，男性，40岁。在无明显诱因的情况下，突然出现左眼不能闭合，刷牙时口角漏水，笑时口角歪斜，患侧抬眉额纹消失。体查：耳廓及外耳道无疱疹，双侧鼓膜正常。

54. 最可能的诊断是：（　）

A. Hunt综合征　B. 贝尔面瘫　C. 中枢性面瘫　D. 面神经瘤　E. 中耳胆脂瘤

55. 最恰当的治疗是：（　）

A. 使用抗生素　B. 抗病毒　C. 使用激素　D. 溶栓　E. 改善循环

（56～57共用题干）

患者，男性，25岁。因“车祸致头部外伤”由院前急救出车接回。体查：P 90次/min，BP 160/90mmHg，昏迷，潮式呼吸。瞳孔直径：左侧5mm，右侧3mm。双侧瞳孔对光反射消失。

56. 为明确诊断，首选的辅助检查项目是：（　）

A. 脑电图　B. 头颅CT　C. 脑脊液检查　D. 心电图　E. 脑血管造影

57. CT检查示：左侧颅内血肿。需要进行开颅探查、血肿清除术。但伤者无家属及朋友相随，处理方法是：（　）

A. 因未交押金不手术　B. 因未征得患者同意不手术

C. 因无法取得患者家属意见不手术

D. 因无患者家属或者关系人在场征求意见不手术

E. 由经治医师提出医疗处置方案，在取得医疗机构负责人或者被授权负责人员的批准后实施手术

（58～59共用题干）

患者，女性，33岁。阵发性一侧头痛10余年，左右不定，伴有呕吐，每次疼痛持续6～10小时，常于月经期发作。头痛发作前，眼前有暗点、亮光，持续10分钟左右。体查：神经系统未见异常。

58. 该患者最可能的诊断是：（　）

A. 蛛网膜下腔出血　B. 三叉神经痛　C. 偏头痛　D. 脑出血　E. 颅内肿瘤

59. 既往发作时口服布洛芬止痛的效果不明显，为缓解头痛急性发作，首选的治疗药物是：（　）

A. 萘普生　B. 麦角胺　C. 哌替啶　D. 氟桂利嗪　E. 阿米替林

（60～61共用题干）

患者，女性，25岁。3个月前因工作失误受到领导批评，觉得脸上无光，认为同事看不起自己，在背后议论自己，不愿出门，耳边常有命令性幻听。体查：躯体及神经系统无阳性体征。

60. 该患者最可能的诊断是：（　）

A. 抑郁症　B. 精神分裂症　C. 脑肿瘤所致精神障碍

D. 内分泌疾病所致精神障碍　E. 偏执性精神障碍

61. 为改善症状，首选的治疗药物是：（　）

A. 丙咪嗪　B. 氯硝西泮　C. 碳酸锂　D. 氯丙嗪　E. 氯丙咪嗪

（62～64共用题干）

患者，男性，72岁。反复咳嗽、咳痰20年，气促3年。因“1小时前剧烈咳嗽后感右侧胸痛伴气促”来急诊。体查：神清，烦躁不安，右胸叩诊呈鼓音，右肺呼吸音消失，

HR 130次/min，律齐。

62. 该患者呼吸困难最可能的原因是：（　）

A. 急性左心衰竭　B. 急性右心衰竭　C. 慢性阻塞性肺疾病急性加重

D. 肺栓塞　E. 气胸

63. 胸片提示右侧气胸，肺压缩70%，下一步处理是：（　）

A. 抗生素治疗　B. 胸腔闭式引流　C. 气管插管　D. 溶栓治疗　E. 利尿治疗

64. 若患者需要行胸腔闭式引流术，其穿刺部位是：（　）

A. 右侧肩胛下线第7～8肋间　B. 右侧锁骨中线第1肋间　C. 右侧锁骨中线第2肋间

D. 右侧锁骨中线第3肋间　E. 右侧腋前线第4～5肋间

（65～67共用题干）

患者，女性，66岁。活动后出现气短3年，并出现夜间阵发性呼吸困难，不能平卧，咳粉红色泡沫样痰。体查：HR 120次/min，心律不齐，双肺闻及湿啰音，双下肢水肿（+）。

65. 该患者最可能的诊断是：（　）

A. 过敏性哮喘　B. 重症肺炎　C. 心源性哮喘　D. 慢性阻塞性肺疾病急性发作

E. 自发性气胸

66. 患者就诊后首选的辅助检查项目是：（　）

A. 血常规　B. 氨基末端脑利钠肽前体（NT-proBNP）　C. 胸部CT

D. 电解质　E. 肾功能

67. 该患者首选的治疗药物是：（　）

A. 呋塞米　B. 头孢曲松　C. 甲泼尼龙　D. 沙丁胺醇　E. 肾上腺素

（68～70共用题干）

患者，男性，75岁。刺激性干咳3月余，痰中带血丝1周。有50年吸烟史，平均每天1包。体查：神清，体形消瘦，双肺听诊未见明显异常。

68. 为明确诊断，首选的辅助检查项目是：（　）

A. 血气分析　B. 血常规　C. 胸片　D. 心电图　E. 肺部B超

69. 胸片提示右肺门增大，最可能的诊断是：（　）

A. 肺癌　B. 肺炎　C. 肺结核　D. 慢性支气管炎　E. 肺脓肿

70. 患者在行胸部CT过程中，突然咯血后呼吸骤停，应采取的急救措施是：（　）

A. 立即手术　B. CPR　C. 无创呼吸机辅助通气　D. 快速补液　E. 气管插管

（71～73共用题干）

患者，女性，28岁。咯血2周余，伴盗汗、低热、乏力、纳差，服用头孢拉定1周无明显效果。体查及胸片未见异常。

71. 该患者最可能的诊断是：（　）

A. 肺癌　B. 大叶性肺炎　C. 肺结核　D. 急性左心衰竭　E. 肺脓肿

72. 为明确诊断，首选的检查项目是：（　）

A. 痰培养　B. NT-proBNP　C. 痰液癌细胞检查　D. 痰结核菌检查　E. 血气分析

73. 在治疗过程中患者出现大咯血后呼吸困难，口唇发绀，血氧饱和度下降。首选的治疗措施是：（　）

A. 快速补液　B. 使用呼吸兴奋剂　C. CPR　D. 解除呼吸道梗阻

E. 鼻导管高流量吸氧

（74～76共用题干）

患者，男性，23岁。因"饮酒后将1粒花生放入口中后出现气促"来诊。体查：昏迷，口唇发绀，双肺可闻及哮鸣音。

74. 该患者最可能的诊断是：（　）

A. 急性左心衰竭　B. 急性呼吸窘迫综合征　C. 哮喘　D. 急性气道梗阻

E. 急性肺栓塞

75. 抢救措施是：（　）

A. 环甲膜穿刺　B. 站立位腹部冲击法　C. 卧位腹部冲击法　D. 支纤镜检查

E. 气管插管

76. 患者应摆放的体位是：（　）

A. 平卧位　B. 侧卧位　C. 半卧位头偏一侧　D. 站立位　E. 平卧位头偏一侧

（77～79共用题干）

患者，男性，33岁。举重后突感左胸刺痛，伴气促。体查：体型瘦长，神志清楚，烦躁不安，R 30次/min，左肺叩诊呈鼓音，呼吸音消失，HR 110次/min。

77. 最可能的诊断是：（　）

A. 急性左心衰竭　B. 肋间神经痛　C. 急性呼吸窘迫综合征　D. 胸膜炎

E. 自发性气胸

78. 为明确诊断，首选的辅助检查项目是：（　）

A. 胸片　B. 心电图　C. 胸部B超　D. 核磁共振　E. 胸部CT

79. 胸片提示，左侧气胸，左肺压缩约50%。紧急处理措施是：（　）

A. 止痛治疗　B. 抗生素治疗　C. 镇静剂治疗　D. 胸腔闭式引流

E. 强心治疗

（80～82共用题干）

患者，男性，70岁。反复咳嗽、咳白黏痰20余年，近2年出现活动后气短。今日晨起突感右胸针刺痛，后出现气促，端坐呼吸，口唇发绀，家人呼"120"出诊。

80. 现场体检最不可能出现的体征是：（　）

A. 气管左偏　B. 左肺听诊呈湿啰音　C. 右胸叩诊呈鼓音

D. 右肺呼吸音消失　E. 双肺呼吸音对称

81. 该患者最可能的诊断是：（　）

A. 大叶性肺炎　B. 自发性气胸　C. 急性呼吸窘迫综合征

D. 慢性阻塞性肺疾病急性加重　E. 心绞痛

82. 为明确诊断，首选的辅助检查项目是：（　）

A. 心电图　B. 血气分析　C. 胸部B超　D. 胸片　E. 血常规

（83～86共用题干）

患者，男性，75岁。长期血液透析，无尿，因“胸闷、头晕半天”呼叫“120”出车。现场体查：神清，BP 180/100mmHg，HR 43次/min，SpO_2 98%，大汗淋漓，双肺未闻及干、湿啰音，心律齐，未闻及杂音。

83. 心电图提示：交界性逸搏心律。最可能的原因是：（　）

A. 高钙血症　B. 高钠血症　C. 高钾血症　D. 高磷血症　E. 低钾血症

84. 急诊生化提示血钾7.5mmol/L，不恰当的治疗措施是：（　）

A. 暂停使用含钾药物　B. 应用利尿剂　C. 50%葡萄糖加胰岛素，静脉滴注

D. 静脉滴注碳酸氢钠　E. 应用离子交换树脂

85. 50%葡萄糖加胰岛素静脉滴注的作用机制是：（　）

A. 促进钾排出　B. 对抗钾对心肌的毒性　C. 促进钾重吸收

D. 促进细胞外钾转移至细胞内　E. 避免低血糖

86. 治疗效果最佳的措施是：（　）

A. 静脉滴注碳酸氢钠　B. 静脉注射葡萄糖酸钙

C. 50%葡萄糖加胰岛素，静脉滴注　D. 血液透析　E. 应用离子交换树脂

（87～90共用题干）

患者，男性，75岁。因“发热、神志变差2天”来诊。既往有糖尿病病史。体查：P 120次/min，BP 90/50mmHg，空腹血糖7.8mmol/L，嗜睡状，颈软，双侧瞳孔直径2.5mm，对光反射存在，双肺未闻及干、湿啰音，HR 120次/min，心律齐，腹软，右肾区叩痛，其余无压痛及反跳痛，病理征阴性。

87. 该患者最可能的诊断是：（　）

A. 脑炎　B. 脑膜炎　C. 急性肾盂肾炎　D. 急性膀胱炎　E. 肾结石

88. 为明确诊断，最直接的检查项目是：（　）

A. 血常规　B. 尿常规　C. 降钙素原　D. 头颅CT　E. 心电图

89. 尿常规提示：白细胞（+++），亚硝酸盐试验（+）。最可能的病原体是：（　）

A. 革兰阳性球菌　B. 革兰阴性球菌　C. 革兰阴性杆菌　D. 革兰阳性杆菌

E. 支原体

90. 该患者首选的抗菌药物是：（　）

A. 氟康唑　B. 头孢唑林　C. 头孢呋辛　D. 头孢曲松　E. 阿奇霉素

（91～94共用题干）

患者，男性，68岁。发热伴咳嗽1周。表情淡漠，气急，近2天全身散在出血点及瘀斑，BP 60/40mmHg，血红蛋白120g/L，白细胞12.8×10^9/L，血小板30.6×10^9/L。血涂片可见少量红细胞碎片，凝血酶原时间18秒（对照13秒），骨髓穿刺示增生活跃，巨核细胞多。

91. 该患者最可能的诊断是：（　）

A. 再生障碍性贫血　B. 急性白血病　C. Evans综合征　D. 弥散性血管内凝血

E. 过敏性紫癜

92. 为明确诊断，首选的检查项目是：（　）

A. 血小板功能测定　B. D-二聚体测定或3P试验　C. 造血祖细胞培养

D. 染色体检查　E. 束臂试验

93. 考虑与肝病有关，还需做的检查项目是：（　）

A. 肝、脾B超　B. 腹部CT　C. 纤维蛋白降解产物

D. Ⅱ、Ⅶ、Ⅸ、Ⅹ因子测定　E. 肝功能

94. 最合适的治疗方案是：（　）

A. 环磷酰胺+长春新碱　B. 止血芳酸+大量维生素C　C. 雄激素+抗生素

D. 糖皮质激素　E. 肝素

（95～98共用题干）

患者，女性，22岁。因“月经增多8个月，牙龈出血2周”来诊。体查：下肢皮肤散在出血点与瘀斑，血红蛋白78g/L，白细胞5.0×10^9/L，临床考虑为特发性血小板减少性紫癜（ITP）。

95. 诊断ITP的直接证据是：（　）

A. 血小板相关免疫球蛋白G（PAIgG）阳性　B. 血小板寿命缩短

C. 抗血小板糖蛋白Ⅱb/Ⅲa自身抗体（+）

D. 骨髓涂片巨核细胞增生　E. 外周血出现巨大血小板，出血时间延长

96. 关于该患者应用糖皮质激素治疗的叙述，正确的是：（　）

A. 适用于反复发作的慢性ITP　B. 能使血小板迅速上升

C. 抑制抗原抗体的生成　D. 降低毛细血管脆性，减少出血

E. 血小板升至正常后即可停药

97. 该患者治疗半年仍反复发作，进一步的处理方法是：（　）

A. 加大糖皮质激素剂量继续使用　B. 改用达那唑　C. 改用免疫抑制剂

D. 血浆交换　E. 脾切除

98. 若患者治疗中出现严重出血，首选的治疗药物是：（　）

A. 甲氰咪胍　B. 云南白药　C. 大剂量丙种球蛋白　D. 糖皮质激素

E. 长春新碱

（99～101共用题干）

患者，女性，27岁。因“接触花粉后气促发作2小时”来诊。15年前曾有类似发病史。体查：烦躁大汗，口唇发绀，R 30次/min，双肺呼吸音粗，双肺满布哮鸣音。

99. 该患者最可能的诊断是：（　）

A. 急性支气管炎　B. 急性左心衰竭　C. 肺部恶性肿瘤　D. 肺炎　E. 支气管哮喘

100. 首选的辅助检查项目是：（　）

A. 血常规　B. 血气分析　C. 电解质　D. 胸片　E. 胸部CT

101. 入院后使用氨茶碱、沙丁胺醇、大剂量糖皮质激素治疗无效，患者出现神志不清。血气分析：PaO_2 40mmHg，$PaCO_2$ 70mmHg，SaO_2 80%。进一步的救治措施是：（　）

A. 静脉推注甲泼尼龙　B. 给予无创呼吸机机械通气　C. 快速补液

D. 应用抗生素静脉滴注　E. 气管插管，正压机械通气

（102～104共用题干）

患者，男性，33岁。搬家后出现气促3小时。体查：烦躁不安，R 28次/min，双肺呼吸音粗，可闻及哮鸣音。

102. 该患者最可能的诊断是：（　）

A. 急性支气管炎　B. 肺栓塞　C. 支气管哮喘　D. 肺炎

E. 急性呼吸窘迫综合征

103. 该患者血气分析最可能的结果是：（　）

A. PaO_2升高，$PaCO_2$降低或正常　B. PaO_2正常，$PaCO_2$升高

C. PaO_2正常，$PaCO_2$降低　D. PaO_2下降，$PaCO_2$升高

E. PaO_2下降，$PaCO_2$正常或下降

104. 若使用沙丁胺醇及激素吸入治疗无效，应给予的治疗是：（　）

A. 静脉推注甲泼尼龙　B. 静脉推注强心剂　C. 快速补液

D. 静脉滴注抗生素　E. 气管插管，正压机械通气

（105～109共用题干）

一名中年男性2小时前开始腹痛，自服药物后无好转，呼“120”求救。

105. “120”中心调度员接听电话时间原则上是：（　）

A. 1分钟内　B. 3分钟内　C. 10秒钟内　D. 15分钟内　E. 4分钟内

106. “120”中心接到呼救信息后，向网络医院发出急救指令的时间是：（　）

A. 1分钟内　B. 3分钟内　C. 10秒钟内　D. 15分钟内　E. 4分钟内

107. 网络医院接到“120”指挥中心急救指令后出车的时间是：（　）

A. 1分钟内　B. 3分钟内　C. 10秒钟内　D. 15分钟内　E. 4分钟内

108. 救护车因各种原因在多长时间内无法到达现场，需要向“120”中心报告：（　）

A. 1分钟内　B. 3分钟内　C. 10秒钟内　D. 15分钟内　E. 4分钟内

109. 救护车将患者顺利接回医院，出诊人员要求准确记录出车时间、到达现场时间、患者上车时间、送达医院时间、任务完成时间、回院时间、出车来回路程，以及司机、医生、护士的工号或姓名等信息，回院后通过急救站终端向“120”指挥中心报告的时间是：（　）

A. 15分钟内　B. 20分钟内　C. 25分钟内　D. 30分钟内　E. 24小时内

（110～112共用题干）

患者，男性，29岁。因“车祸外伤”急送医院急诊。咯血，口鼻均有鲜血外溢，呼吸困难。体查：P 100次/min，BP 130/90mmHg，神志模糊，烦躁不安，左侧胸壁严重擦伤，肿胀，四肢活动尚可，左大腿中下段中度肿胀，有瘀斑和严重擦伤。

110. 最紧迫的抢救措施是：（　）

A. 请胸外科医师会诊处理　B. 清除上呼吸道异物，保持呼吸道通畅　C. 输血

D. 吸氧　E. 左下肢夹板固定

111. 不考虑的诊断是：（　）

A. 颅脑创伤　B. 鼻骨骨折　C. 肋骨骨折　D. 左股骨骨折　E. 血气胸

112. 不需要紧急处理的项目是：（　）

A. 吸氧　B. 颅脑与胸部、左股骨X线摄片　C. 多科会诊　D. 左下肢包扎固定

E. 输血

（113～117共用题干）

患儿，男性，7岁。玩耍废弃的一次性医用空针时不慎刺入左眼2小时。体查：左眼视力0.6，结膜充血（++），角膜轻度水肿，但未见角膜伤口，前房深浅可，丁达尔现象（+），瞳孔圆，晶状体、玻璃体尚未见异常。

113. 询问受伤原因和方式后，正确的处理是：（　）

A. X线检查　B. B超检查　C. CT检查

D. 用抗生素滴眼后包扎左眼，让患儿回家

E. 散瞳详查眼前、后节，并让患儿留院密切观察，全身及局部使用抗生素

114. 伤后5小时，以上已有症状加重，视力下降，前房纤维性渗出，瞳孔区淡黄色反光，最可能的病情是：（　）

A. 晶状体损伤　B. 外伤性化脓性眼内炎　C. 角膜混浊　D. 玻璃体出血

E. 外伤性视网膜脱离

115. 不正确的处理是：（　）

A. 散瞳观察玻璃体、视网膜

B. 玻璃体腔注射广谱抗生素药物，同时抽取玻璃体液做细菌培养和药敏试验

C. 缩瞳　D. 全身应用大剂量抗生素及糖皮质激素　E. 继续观察视力变化

116. 经治疗病情好转，关于后续处理的叙述，不正确的是：（　）

A. 全身给药适时减量　B. 继续观察视力变化　C. 散瞳观察玻璃体、视网膜

D. 根据药敏试验调整使用抗生素　E. 立即停用玻璃体腔给药

117. 若治疗后未能控制病情，进一步的处理是：（　）

A. 积极行玻璃体切除术及玻璃体腔药物灌注　B. 维持原治疗方案

C. 未检查出阳性菌，可以排除化脓性眼内炎

D. B超监测发生视网膜脱离后再行玻璃体切除术

E. 行玻璃体切除术后可以停用抗生素

（118～119共用题干）

患者，男性，60岁。发热伴寒战、心悸7天。体温最高39℃，头痛、咳嗽，右大腿肿痛，病情渐重入院。体查：T 38℃，R 24次/min，P 100次/min，BP 100/75mmHg。神志清楚，巩膜轻度黄染，双肺呼吸音粗，无啰音，HR 100次/min，律齐，无杂音，腹平软、无压痛，肝区无叩痛。右大腿中段红肿，范围约10cm，压痛明显，有波动感。血常规示：白细胞 20.3×10^9/L，血红蛋白100g/L，3次血细菌培养（－）。

118. 该患者最可能的诊断是：（　）

A. 脓毒症　B. 肝脓肿　C. 菌血症　D. 急性肺炎　E. 感染性休克

119. 最恰当的处理是：（　）

A. 切开引流　B. 应用针对革兰阴性菌敏感的抗生素　C. 输血

D. 使用糖皮质激素　E. 应用升压药

（120～121共用题干）

患者，男性，50岁。完全截瘫的急性脊髓炎患者伴尿潴留，4天后发现骶部皮肤小片无痛性红肿区，无溃破，无发热。

120. 该患者骶部皮肤最可能的早期疾病是：（　）

A. 丹毒　B. 痈　C. 过敏性皮炎　D. 湿疹　E. 褥疮

121. 该患者最适宜的治疗是：（　）

A. 加大全身应用抗生素剂量　B. 地塞米松加量　C. 留置导尿管

D. 局封后清创　E. 勤翻身、垫软垫、用50%酒精轻擦

（122～126共用题干）

患者，男性，34岁。盖房子时因土墙垮塌砸伤左小腿，伤后35分钟被送往当地卫生院行清创缝合术。第2天夜间，患者感伤肢沉重，行走困难，疼痛逐渐加剧，自觉发热，全身无力。次日，病情加重转来急诊。体查：T 40℃，R 28次/min，P 130次/min，BP 100/60mmHg。痛苦面容，贫血貌。表情淡漠，烦躁，呼吸急促。整个左小腿延至大腿肿胀明显，左小腿下1/3外侧有一长4cm的不规则缝合伤口，周围皮肤苍白、紧张发亮，伤口处有恶臭味的血性液和气泡溢出。触诊肢体有捻发音。血常规示：红细胞2.0×10^{12}/L，血红蛋白40%，白细胞12.2×10^{9}/L，中性粒细胞计数90.4%。尿常规示：血红蛋白尿。左小腿X线平片检查：肌群内有积气阴影。

122. 关于该患者治疗措施的叙述，<u>不恰当</u>的是：（　）

A. 维持水、电解质和酸碱平衡　B. 少量多次输血　C. 保持避光安静

D. 给予高热量、高蛋白、高维生素饮食　E. 保护器官功能，尿量＞1 500mL/d

123. 关于每天需根据患者情况多次换药的叙述，<u>不恰当</u>的换药做法是：（　）

A. 采用严格消毒隔离措施，换药时穿隔离衣，戴口罩、帽子、手套

B. 充分准备好换药器械、物品

C. 用大量过氧化氢冲洗伤口，清除腐败坏死组织，用过氧化氢湿纱布填盖伤口

D. 换药后，用绷带包扎伤口，注意松紧适宜

E. 所有换药用过的器械、污物、敷料单独收集处理

124. 首选的抗生素治疗方案是：（　）

A. 头孢他啶+甲硝唑　B. 青霉素+甲硝唑　C. 庆大霉素+甲硝唑

D. 卡那霉素+甲硝唑　E. 四环素+甲硝唑

125. 优先的紧急治疗措施是：（　）

A. 拆除缝线，彻底清创引流，最大限度地切除坏死组织和切开筋膜减压

B. 拆除缝线，敞开伤口，用大量过氧化氢反复冲洗

C. 拆除缝线，敞开伤口，每天换药　D. 拆除缝线，敞开伤口，高压氧治疗

E. 拆除缝线，敞开伤口，并作多个小切口引流

126. 该患者的诊断是：（　）

A. 芽孢菌性蜂窝织炎　B. 厌氧性链球菌性蜂窝织炎　C. 大肠杆菌性蜂窝织炎

D. 气性坏疽　E. 急性化脓性感染

（127～131共用题干）

接到地铁站有产妇临产的呼叫后，救护人员于20分钟后到达分娩现场（站台），此时胎头已拨露。体查：腹部无压痛，子宫底高度在脐与剑突之间，未见病理性缩复环，宫缩间隔时间1分钟，持续时间50秒，产妇有强烈的排便感，胎心率100次/min，不规律。产妇生命体

征未发现异常。

127. 关于后续的处理，不正确的是：（　）

A. 疏散围观人群，尽可能围蔽救治空间　B. 建立静脉通道

C. 摆好准备接生的体位，使用无醇消毒液清洁会阴和消毒

D. 建立静脉通道后立即使用缩宫素加快娩出胎儿　E. 做好新生儿复苏准备

128. 10分钟后，协助胎儿顺利娩出，胎儿出生后5分钟哭声响亮，活力好。对娩出新生儿的处理，错误的是：（　）

A. 记录胎儿娩出的准确时间　B. 与产妇确认娩出的新生儿性别

C. 对新生儿进行Apgar评分　D. 断脐后擦干新生儿体表的羊水并保暖

E. 新生儿一娩出即交给家属

129. 胎盘自行剥离后，检查胎盘和胎膜是否完整娩出。对娩出胎盘的正确处理是：（　）

A. 现场检查胎盘完整，就地废弃　B. 由家属自行处理

C. 随产妇和娩出的胎儿一起带回医院备查和处理

D. 因产后出血不多，不必检查胎盘　E. 家属检查胎盘

130. 胎儿和附属物娩出后10分钟，阴道出血估计200mL，检查发现子宫收缩不好，会阴Ⅰ度裂伤且有渗血。后续的处理是：（　）

A. 按摩子宫促进子宫收缩　B. 将20单位缩宫素加入静脉补液中滴注

C. 用无菌纱压迫会阴裂伤口止血　D. 密切观察产后出血量和产妇生命体征

E. 以上均需要

131. 经处理后阴道出血明显减少，产妇生命体征正常。新生儿活力好，已吸吮。后续处理错误的是：（　）

A. 告知产妇在不洁环境分娩对母婴有感染等风险

B. 新生儿各项指标正常，可以将其转运回家　C. 母婴均需转回医院进一步处理

D. 转运的过程中还需要观察产妇的生命体征、子宫收缩和产后出血情况

E. 转运的过程中必须密切观察新生儿的生命体征，注意保暖

（132～133共用题干）

初产妇，妊娠期正规产前检查，没有发现异常，现妊娠38周，在单位上班时突然发生阴道流水，随后发生不到10次的腹痛而娩出胎儿，由同事呼叫“120”出车。院前急救人员到达现场，见胎儿及其附属物均已娩出，胎儿情况良好，检查胎盘娩出完整。产妇生命体征未发现异常，腹软，无压痛，子宫收缩好，宫底平脐。但阴道持续出血，色鲜红，估计出血700mL，有小血块。

132. 产妇产后出血最有可能的原因是（　）

A. 子宫收缩乏力　B. 胎盘因素　C. 软产道裂伤　D. 凝血功能障碍

E. 以上4个因素共存

133. 消毒会阴后检查发现会阴Ⅲ度裂伤，阴道复杂裂伤，创面有活动性渗血。在现场不能做的处理是什么？（　）

A. 尽快缝合止血　B. 建立静脉通道，补充血容量

C. 消毒会阴后阴道塞无菌纱压迫止血　D. 使用缩宫素加强子宫收缩预防产后出血

E. 告知产妇病情，并尽快转运回医院

（134～136共用题干）

初产妇，42岁，妊娠已足月，因在单位“临产”而呼叫“120”出车。现场询问产妇，得知其有行规律的产前检查，没有发现异常，但有3年高血压病史，妊娠期间一直不规则服用降压药，因为“临产”而心情紧张，目前自觉头晕。体查：神志清，面色发红，无发热，BP 170/98mmHg，HR 99次/min，双下肢浮肿。腹部检查：腹部无压痛，宫高/腹围=29/89cm，右枕横（ROT），胎心率150次/min，有规律宫缩，间歇2～3分钟，持续30～35秒。阴道检查：宫颈管已展平，宫颈口扩张2cm，先露头，棘上2cm，已破膜。

134. 现场需要紧急处理的是：（　）

A. 静脉滴注降压药将血压尽快降下来　B. 硫酸镁解痉　C. 准备现场接生

D. 使用利尿剂消除下肢的水肿　E. 吸氧

135. 阴道检查刚结束，产妇全身高张阵挛惊厥、有节律的肌肉收缩和紧张。抽搐的原因是：（　）

A. 先兆子痫　B. 子痫　C. 癫痫　D. 癔症　E. 通气过度综合征

136. 最适宜控制抽搐的药物及用法是：（　）

A. 地西泮：10mg，静脉缓慢推注（＞2分钟），1小时不能超过30mg，24小时总量不能超过100mg

B. 苯巴比妥钠：0.1g，肌内注射

C. 硫酸镁：4～6g，静脉缓慢推注（15～20分钟），继而1～2g/h静脉滴注维持

D. 冬眠合剂（哌替啶100mg+氯丙嗪50mg+异丙嗪50mg）：1/3～1/2，肌内注射，或加入液体中缓慢静脉给药

E. 卡马西平：0.1g，口服

（137～140共用题干）

产妇，25岁。既往健康，妊娠经过顺利，妊娠期一直做产前检查，谓“正常”。现妊娠37周，在工作单位临产，由同事呼叫“120”出车。现场发现胎儿已经娩出，新生儿活力好，脐带未处理，胎盘未娩出，子宫收缩好，阴道出血不多，会阴没有裂伤。

137. 现场的处理措施是：（　）

A. 消毒脐带后行钳夹剪断，予母婴分离

B. 判断胎盘剥离的征象，确定是否协助娩出胎盘

C. 肌内注射缩宫素预防产后出血

D. 确认新生儿的性别和出生时间，注意新生儿保暖　E. 以上都需要

138. 胎儿娩出35分钟后胎盘仍未剥离，子宫收缩欠佳，阴道出血200mL。现场不恰当的处理措施是：（　）

A. 建立静脉通道　B. 持续静脉滴注缩宫素　C. 按摩子宫，协助子宫收缩

D. 徒手剥离胎盘　E. 补充血容量

139. 经处理后胎盘自行剥离，胎盘剥离后宫缩好，但阴道仍持续出血，且不凝固。缩宫素已肌内注射10单位和静脉滴注10单位。最可能的产后出血原因是：（　）

A. 子宫收缩乏力　B. 宫颈裂伤　C. 后穹隆裂伤　D. 胎盘部分残留

E. 羊水栓塞

140. 需立即采取的急救措施是：（　）

A. 持续按摩子宫　B. 增加缩宫素的用量　C. 尽快使用止血药

D. 尽快使用大剂量糖皮质激素　E. 尽快补充液体

（141～143共用题干）

女性，26岁，未婚，从外地来本市，既往有子宫肌瘤病史，末次月经27天前。今天与男朋友在酒店相约，第一次性生活，其过程会阴出现较剧烈的疼痛，性生活后阴道出血多，以为是正常现象，2小时后阴道仍出血不止，且见较多的血块，伴头晕。由男朋友呼叫“120”出车。现场见患者平躺在床上。体查：P 110次/min，BP 80/65mmHg，神志清，面色苍白，皮肤湿冷。

141. 阴道出血的最可能原因是：（　）

A. 月经过多　B. 功能性子宫出血　C. 外阴、阴道创伤　D. 宫颈癌出血

E. 子宫肌瘤出血

142. 检查见床褥有大摊血迹，有血块，会阴用衣服包裹，衣服浸透了鲜血，外阴处有放射状裂伤，阴道也有裂伤，伴活动性出血。现场不适宜做的操作是：（　）

A. 建立静脉通道　B. 补充血容量　C. 会阴消毒

D. 认真检查裂伤情况，尽快缝合止血　E. 压迫止血

143. 现场初步处理后，因病情需要转送回院进一步处理，后续的处理是：（　）

A. 告知男女双方这种类型的外阴、阴道创伤复杂，需要麻醉后认真检查缝合止血

B. 目前出血多，随时可危及生命，后续发生感染的风险高，尽可能在院前做好配血的准备

C. 通知妇科、输血科、麻醉手术科做好急救准备

D. 转运过程中密切观察患者的生命体征，注意保暖

E. 以上都需要

（144～146共用题干）

女性，28岁，结婚3年，同居一直未能受孕。既往身体健康，但婚前有3次人工流产史，

1年前体检发现右侧卵巢有一3cm×3cm大小的囊性包块。平时月经周期27～31天，末次月经29天前。最近2天有少许阴道出血，量少，自认为月经来潮。2小时前在单位吃完午饭后散步时突发右下腹撕裂样疼痛，伴恶心、呕吐和肛门坠胀感，排大便一次后午休。因下腹部疼痛逐渐加剧由同事呼叫“120”出车。现场发现患者蜷卧在沙发上。体查：P 112次/min，BP 82/58mmHg，神志淡漠，皮肤湿冷。腹部检查：下腹胀，腹肌轻微紧张，有压痛和反跳痛，以右下腹明显，未扪及明显包块。

144. 最可能的诊断是：（　）

A. 急性阑尾炎　B. 输卵管妊娠破裂　C. 输尿管结石　D. 右侧黄体破裂

E. 右侧卵巢肿瘤蒂扭转

145. 急救人员建立静脉通道多次操作未成功，最合适的后续处理方法是：（　）

A. 股静脉穿刺置管　B. 大隐静脉切开置管　C. 呼叫有经验的急救人员

D. 颈内静脉穿刺　E. 骨髓腔穿刺置管

146. 在准备穿刺置管过程中，患者呈喘息样呼吸，颈动脉无搏动。紧急处理方法是：（　）

A. 掐人中　B. 抬高下肢　C. 心肺复苏　D. 鼻导管吸氧

E. 马上抬上担架准备转运

（147～149共用题干）

患儿，女性，2岁。因“发热、腹泻2天”由社区医院转来。患儿2天前出现发热、咳嗽，呕吐胃内容物3次，排蛋花汤样大便，10～13次/d，无腥臭味。体查：T 39.1℃，P 126次/min，BP 82/50mmHg，神志不清，呼之不应，眼窝深陷，皮肤弹性极差。血生化：钠148mmol/L，钾4.6mmol/L。

147. 最可能的诊断是：（　）

A. 诺沃克病毒性胃肠炎　B. 轮状病毒性肠炎　C. 空肠弯曲菌肠炎

D. 耶尔森菌肠炎　E. 大肠杆菌性肠炎

148. 该患儿最可能的并发症是：（　）

A. 轻度等渗性脱水　B. 中度等渗性脱水　C. 重度等渗性脱水

D. 中度高渗性脱水　E. 重度高渗性脱水

149. 该患儿的治疗方法是：（　）

A. 口服补液盐　B. 2∶1等张含钠液，静脉滴注　C. 4∶3∶2液，静脉滴注

D. 1.4%碳酸氢钠溶液，静脉注射　E. 2∶3∶1液，静脉滴注

（150～152共用题干）

患儿，男性，5个月。因“发热伴犬吠样咳嗽、声音嘶哑1天”来急诊。体查：双肺呼吸运动增快，喉部可闻及吸气性喉鸣音，双肺可闻及管状呼吸音。HR 136次/min，律齐，三凹征（+）。

150. 该患儿最可能的诊断是：（　）

A. 喉痉挛　B. 喉异物　C. 急性感染性喉炎　D. 急性气管炎

E. 急性支气管炎

151. 该患儿喉梗阻分度为：（　）

A. Ⅰ度　B. Ⅱ度　C. Ⅲ度　D. Ⅳ度　E. Ⅴ度

152. 针对患儿病情，<u>不正确</u>的处理措施是：（　）

A. 保持呼吸道通畅，酌情予以吸氧

B. 静脉滴注甲泼尼龙及布地奈德混悬液雾化吸入　C. 使用抗菌药物

D. 烦躁不安时予吗啡镇静　E. 留院观察，床头备好气管切开包

（153～156共用题干）

患儿，男性，10岁。因“发热伴咳嗽2天，气促半天”来急诊。体查：神清，热病容，T 39.3℃，R 30次/min，SpO_2 92%，咽红，充血，双侧呼吸运动增强，右下肺可闻及湿啰音；HR 115次/min，律齐。

153. 该患儿可能的诊断是：（　）

A. 肺炎支原体肺炎　B. 新冠肺炎　C. 流感病毒肺炎

D. 肺炎链球菌肺炎　E. 以上都是

154. 留观后实验室检查，血常规：白细胞11.3×10^9/L，中性粒细胞计数85%；C反应蛋白59mg/L；新冠咽拭子核酸及流感病毒核酸（－）；血清MP抗体滴度≥1∶160。胸部CT示：右肺下叶均匀一致高密度实变影。该患儿最可能的诊断是：（　）

A. 肺炎支原体肺炎　B. 新冠肺炎　C. 流感病毒肺炎

D. 肺炎链球菌肺炎　E. 肺炎衣原体肺炎

155. 该患儿首选的治疗药物是：（　）

A. 青霉素　B. 头孢菌素　C. 阿奇霉素　D. 奥司他韦　E. 左氧氟沙星

156. 该患儿首选治疗药物的用法是：（　）

A. 青霉素160万U，6h1次，静脉滴注　B. 头孢曲松2.0g，1次/d，静脉滴注

C. 阿奇霉素10mg/（kg·d），1次/d，静脉滴注　D. 奥司他韦75mg，2次/d，口服

E. 左氧氟沙星0.5g，1次/d，静脉滴注

五、X型题　156题

（即任意选择题，每道题后有5个备选答案，备选答案中有1个或1个以上正确答案，多选或少选均不得分。）

1. 根据病情的轻重缓急进行急诊分诊，类型是：（　）

A. Ⅰ类，急需心肺复苏或生命垂危的患者　B. Ⅱ类，有生命危险的危重症患者

C. Ⅲ类，暂无生命危险的急诊患者　D. Ⅳ类，普通急诊患者　E. Ⅴ类，非急诊患者

2. **急诊医学的专业特点是：（　）**

A. 危重复杂性　B. 时间紧迫性　C. 机制可逆性　D. 综合关联性　E. 处置简捷性

3. **急性发热的热型有：（　）**

A. 稽留热　B. 弛张热　C. 波状热　D. 回归热　E. 不规则热

4. **心脏骤停的心电图表现有：（　）**

A. 心室颤动　B. 无脉性室性心动过速　C. 尖端扭转型室性心动过速

D. 心室静止　E. 无脉心电活动

5. **根据《2020年美国心脏协会心肺复苏和心血管急救指南》，成人院内心脏骤停生存链的内容是：（　）**

A. 及早识别与预防，启动应急反应系统　B. 高质量CPR　C. 电除颤

D. 心脏骤停恢复自主循环后治疗　E. 康复

6. **根据《2020年美国心脏协会心肺复苏和心血管急救指南》，成人院外心脏骤停生存链的内容是：（　）**

A. 启动应急反应系统　B. 高质量CPR+电除颤　C. 高级心肺复苏

D. 心脏骤停恢复自主循环后治疗　E. 康复

7. **根据《2020年美国心脏协会心肺复苏和心血管急救指南》，儿童院内心脏骤停生存链的内容是：（　）**

A. 及早识别与预防　B. 启动应急反应系统　C. 高质量CPR

D. 心脏骤停恢复自主循环后治疗　E. 康复

8. **根据《2020年美国心脏协会心肺复苏和心血管急救指南》，儿童院外心脏骤停生存链的内容是：（　）**

A. 预防　B. 启动应急反应系统　C. 高质量CPR

D. 心脏骤停恢复自主循环后治疗　E. 康复

9. **引起心脏骤停的可逆性病因中，“5H”是：（　）**

A. 缺氧　B. 酸中毒　C. 低血容量　D. 低温或高温　E. 高钾或低钾血症

10. **引起心脏骤停的可逆性病因中，“5T”包括：（　）**

A. 中毒　B. 张力性气胸　C. 肺动脉血栓　D. 冠状动脉血栓　E. 心脏压塞

11. **引起孕产妇心脏骤停的可能病因是：（　）**

A. 麻醉并发症　B. 出血　C. 栓塞　D. 子痫　E. 心脏骤停的一般非产科原因

12. **成人高质量心外按压的动作要点是：（　）**

A. 部位：掌根部位于患者胸骨中线与两乳头连线交点或胸骨下半部

B. 姿势：双手交叠，肘关节伸直，双上肢与患者水平面垂直

C. 频率：100～120次/min　D. 深度：5～6cm（将患者置于硬质平面上）

E. 回弹：避免依靠患者胸廓，保证胸廓充分回弹

13. **成人心肺复苏时人工通气的要点是：（　）**

A. 采用纯氧进行通气　B. 胸外按压与通气频率保持30：2

C. 对已建立人工气道者，通气频率10次/min

D. 单次通气量以最小胸廓起伏为标准　　E. 避免过度通气

14. 儿童CPR期间，肾上腺素（1mg/mL）的用量、用法是：（　）

A. 0.01mg/kg（最大剂量1mg），每3～5分钟静脉推注

B. 0.02mg/kg（最大剂量1mg），每3～5分钟静脉推注

C. 0.03mg/kg（最大剂量1mg），每3～5分钟静脉推注

D. 若无静脉/骨内通路，可予0.1mg/kg气管内给药

E. 若无静脉/骨内通路，可予0.2mg/kg气管内给药

15. 急性中毒常具有不可预测性和突发性，部分中毒患者缺乏毒物接触史的相关信息，早期临床表现缺乏特异性。临床上要考虑急性中毒的是：（　）

A. 不明原因的多部位出血　　B. 不明原因的代谢性酸中毒

C. 发病突然，出现急性器官功能不全，用常见疾病难以解释

D. 原因不明的皮肤黏膜、呼出气体及其他排泄物出现颜色、气味等特殊改变

E. 难以解释的精神、意识改变，尤其精神、心理疾病患者突然出现意识障碍

16. 急性中毒的治疗原则是：（　）

A. 立即脱离中毒现场，终止与毒物的接触　　B. 检查并稳定生命体征

C. 迅速清除体内已被吸收或尚未被吸收的毒物　　D. 如有可能，尽早使用特效解毒药

E. 对症支持治疗

17. 急性有机磷农药中毒的毒蕈碱样症状是：（　）

A. 恶心、呕吐、腹痛、腹泻　　B. 心率增快　　C. 多汗、全身湿冷　　D. 瞳孔缩小

E. 气道分泌物增加

18. 急性有机磷中毒应用阿托品治疗后，达到阿托品化时的症状包括：（　）

A. 瞳孔较前扩大　　B. 出现口渴、颜面潮红　　C. 心率增快　　D. 肺部啰音消失

E. 尿潴留

19. 急性酒精中毒共济失调期的临床表现是：（　）

A. 视物模糊、嗜睡　　B. 行动笨拙，步态不稳　　C. 言语含糊不清

D. 有欣快感、兴奋、多语　　E. 恶心、呕吐

20. 按休克发生的始动环节分类，休克的分型是：（　）

A. 低血容量性休克　　B. 过敏性休克　　C. 心源性休克　　D. 感染性休克

E. 分布性休克

21. 休克抑制期的临床表现是：（　）

A. 面色苍白，手足湿冷　　B. 神志淡漠、反应迟钝　　C. 尿量减少

D. 血压下降、脉压更小　　E. 皮肤出现花斑

22. 提示极重度休克的临床表现是：（　）

A. 昏迷　　B. 收缩压＜40mmHg　　C. 无尿　　D. 极度发绀或皮下出血

E. 休克指数1.5～2.0

23. 提示失血量在1 500mL以上的临床表现是：（ ）

A. 皮肤苍白、口渴 B. 颈外静脉塌陷 C. 快速输入平衡液1 000mL，血压不回升

D. 一侧股骨骨折 E. 收缩压＜80mmHg

24. 关于感染性休克中“暖休克”临床表现的叙述，正确的是：（ ）

A. 患者意识清醒 B. 皮肤潮红或粉红 C. 脉压＜30mmHg D. 尿量＞30mL/h

E. 多见于革兰阴性杆菌感染

25. 引起多器官功能障碍综合征发生的常见原因是：（ ）

A. 严重感染 B. 休克 C. 心肺复苏术后 D. 重症胰腺炎 E. 急性中毒

26. 快速评估脓毒症常应用快速序贯器官功能衰竭评估（qSOFA）评分，其内容是：（ ）

A. 呼吸频率≥22次/min B. 心率≥120次/min C. 出现意识改变

D. 收缩压≤100mmHg E. 体温≥39℃

27. 关于多器官功能障碍综合征临床特征的叙述，正确的是：（ ）

A. 从原发损伤到发生器官功能障碍有一定的时间间隔

B. 循环系统处于高排低阻的高动力状态

C. 功能障碍的器官以原发因素损害的器官为主

D. 持续性高代谢状态和能源利用障碍 E. 氧利用障碍，氧供需矛盾突出

28. 氧代谢障碍是多器官功能障碍综合征的重要特征之一，临床上可提高氧供的方法是：（ ）

A. 氧疗或机械通气提高血氧饱和度 B. 适当补充有效循环血容量

C. 维持有效CO＞2.5L/（min·m^2） D. 输注红细胞悬液增加血红蛋白浓度

E. 必要时应用正性肌力药物

29. 关于低渗性脱水的叙述，正确的是：（ ）

A. 血浆渗透压＜280mmol/L B. 失钠为主

C. 细胞外液低渗，细胞外液丢失为主 D. 血钠130～145mmol/L

E. 补充生理盐水或高渗盐水治疗

30. 关于热射病的急诊处理，正确的是：（ ）

A. 快速降温，使核心体温在10～40分钟内迅速降至39℃以下，2小时降至38.5℃

B. 体内降温可用4℃盐水200mL灌胃或直肠灌洗；4℃的5%糖盐水1 000～2 000mL静脉滴注，起始滴速控制在30～40滴/min

C. 体外降温可采用冰帽头部降温，冰毯全身降温 D. 积极液体复苏

E. 器官功能支持治疗，如血液净化、呼吸机辅助呼吸、预防应激性溃疡等

31. 将经现场抢救的淹溺者送至医院急诊科后，后续的治疗措施是：（ ）

A. 对意识不清、呼吸急促、全身发绀、血氧饱和度低于85%的患者及时行机械通气

B. 补充血容量，维持水、电解质、酸碱平衡

C. 早期、短程、足量应用糖皮质激素防治急性肺损伤或急性呼吸窘迫综合征

D. 防治脑缺氧损伤，控制抽搐　E. 防治低体温

32. 关于电击伤临床特点的叙述，正确的是：（　）

A. 轻者仅出现痛性肌肉收缩、面色苍白、头痛、头晕、心悸

B. 重者可导致意识丧失、休克、呼吸或心脏骤停

C. 电击后常出现严重室性心律失常、肺水肿、胃肠道出血、急性肾损伤

D. 低压电的烧伤创面小，呈焦黄或灰白色，边缘整齐，一般不伤及内脏

E. 高压电击皮肤创面很小，皮下深部组织损伤广泛

33. 关于电击伤急救处理的叙述，正确的是：（　）

A. 首先切断电源　B. 心脏、呼吸骤停者立即行心肺复苏

C. 发生筋膜间隙综合征时行筋膜切开减压术

D. 清除创面坏死组织，应用抗生素预防创面感染，积极防治急性肾衰竭

E. 对电击伤深部组织损伤情况不明者应进一步详细检查

34. 毒蛇咬伤患者就诊后的急诊处理措施是：（　）

A. 伤口处理，选用1：5 000高锰酸钾溶液、3%过氧化氢溶液、生理盐水、肥皂水冲洗伤口

B. 局部解毒，如应用胰蛋白酶、蛇药制剂局部注射或外敷伤口

C. 毒蛇咬伤后24小时内（最好6～8小时内）应用抗蛇毒血清

D. 中医中药治疗　E. 对症及器官功能支持治疗

35. 关于蜂蜇伤急救处理的叙述，正确的是：（　）

A. 仔细检查伤口，用针尖挑出残留的尾刺　B. 不可挤压伤口，以免毒液扩散

C. 黄蜂毒液呈酸性，可用肥皂水、5%碳酸氢钠等弱碱液洗敷伤口，中和毒液

D. 蜜蜂毒液呈碱性，可用1%醋酸或食醋等弱酸性液体洗敷伤口

E. 有过敏反应者，局部或全身应用抗组胺药、糖皮质激素

36. 晕厥发作并可能引起猝死的疾病是：（　）

A. 肥厚型心肌病　B. 预激综合征　C. Ⅱ度以上房室传导阻滞

D. 主动脉瓣狭窄　E. 室间隔缺损

37. 扩张型心肌病可出现的临床表现是：（　）

A. 猝死　B. 动脉栓塞　C. 第四心音奔马律　D. 心脏破裂　E. 心律失常

38. 关于急性胰腺炎的叙述，正确的是：（　）

A. 腹痛是主要临床症状　B. 多次呕吐、排空胃内容物后，腹痛可缓解

C. 血清淀粉酶测定值的高低与病变程度成正比　D. 脐周可出现青紫样改变

E. 血清脂肪酶升高是有助于诊断的客观指标

39. 门静脉高压症合并食管静脉曲张，易引起破裂出血的原因是：（　）

A. 食管静脉易被胃酸腐蚀　B. 食管静脉易被粗糙食物破坏　C. 凝血机制改变

D. 食管静脉曲张后，覆盖的黏膜变薄

E. 食管静脉离门静脉主干和腔静脉较近，压力差大

40. 对急性心源性肺水肿与急性呼吸窘迫综合征具有鉴别意义的是：（　）

A. 发绀明显　B. 端坐体位　C. 利尿剂效果好　D. 肺动脉楔压显著提高

E. X线胸片呈毛玻璃样改变

41. 急性心肌梗死后的机械并发症是：（　）

A. 室壁瘤形成　B. 乳头肌断裂　C. 心脏压塞　D. 室间隔穿孔

E. 附壁血栓形成

42. 不造成心肌需氧量增加的药物是：（　）

A. 肾上腺素　B. 去甲肾上腺素　C. 血管升压素　D. 吗啡　E. 硝普钠

43. 高钾血症的心电图表现是：（　）

A. T波高尖　B. QRS波增宽　C. P波低平　D. P-R间期缩短　E. 室性异位节律

44. 钙通道阻滞剂的适应证是：（　）

A. 频发房性早搏　B. 心房扑动　C. 经房室结的折返性心动过速

D. 严重左心功能衰竭　E. 心房颤动

45. 钙剂治疗的适应证是：（　）

A. 高血钾　B. 心脏骤停　C. 低血钙　D. 低血压　E. 钙通道阻滞剂中毒

46. 突发事件是指突然发生，造成或者可能造成严重社会危害，需要采取应急处置的事件，包括的类型有：（　）

A. 自然灾害　B. 事故灾难　C. 公共卫生事件　D. 社会安全事件　E. 大型运动会

47. 根据事件造成的人员伤亡人数和危害程度，将自然灾害、事故灾难、公共卫生事件分成的等级包括：（　）

A. 特殊　B. 特别重大　C. 重大　D. 较大　E. 一般

48. 群体伤现场检伤分类时，应该粘贴红色标签的是：（　）

A. 心跳呼吸停止　B. 气道梗阻　C. 血气胸　D. 大出血

E. 处于濒死状态的严重颅脑损伤

49. 符合二尖瓣狭窄合并心房颤动的变化的是：（　）

A. 诱发心力衰竭或使之加重　B. 易促成血栓形成　C. 使心肌供血减少

D. 杂音发生变化　E. 可诱发急性肺水肿

50. 糖尿病酮症酸中毒的诱因是：（　）

A. 手术　B. 感染　C. 大量饮水　D. 妊娠　E. 分娩

51. 不属于糖尿病酮症酸中毒诱因的是：（　）

A. 感染　B. 手术　C. 便秘　D. 大量饮水　E. 妊娠与分娩

52. 为减少功能性低血糖患者的低血糖发作，饮食调整方案是：（　）

A. 低纤维饮食　B. 高脂饮食　C. 高蛋白饮食　D. 进食较干的食品　E. 少食多餐

53. 既往十二指肠溃疡患者，体查：BP 80/40mmHg。提示有活动性出血的是：（　）

A. 嗜睡　B. 补液输血治疗后，BP 80/40mmHg，P 122次/min　C. 尿量增多

D. 充分补液后，血尿素氮持续升高　E. 反复排黑色稀便

54. 预防食管-胃底静脉曲张破裂出血停止后再次出血的措施是：（　）

A. 口服法莫替丁　B. 口服普萘洛尔　C. 口服恩替卡韦

D. 行胃镜下食管曲张静脉套扎术　E. 口服甲硝唑

55. 对急性上腹部疼痛的患者需要鉴别诊断的疾病是：（　）

A. 急性胰腺炎　B. 急性心肌梗死　C. 急性胆囊炎　D. 糖尿病酮症酸中毒

E. 急性阑尾炎

56. 糖尿病酮症酸中毒患者用胰岛素持续静脉滴注，若血糖下降速度过快，引起的并发症是：（　）

A. 低血钠　B. 脑水肿　C. 视力改变　D. 低血糖　E. 心力衰竭

57. 急性心肌梗死并心源性休克患者应用血管扩张剂治疗，其可能有益的指征是：（　）

A. 心输出量持续降低　B. 左室充盈压显著增高

C. 补足血容量后，收缩压稳定保持在90mmHg以上

D. 合并室间隔穿孔　E. 合并附壁血栓形成

58. 引起血性心包积液的常见病因是：（　）

A. 结核性感染　B. 急性左心衰竭　C. 慢性充血性心力衰竭　D. 恶性肿瘤

E. 真菌性感染

59. 现场的救生干预措施是：（　）

A. 注射特效药物　B. 开放气道　C. 胸腔穿刺减压　D. 控制大出血　E. 骨折固定

60. 急性缺血性脑卒中溶栓治疗的禁忌证是：（　）

A. 活动性内脏出血　B. 心肺复苏术后　C. 癫痫发作　D. 疑似蛛网膜出血

E. 颅内占位病变

61. 各种类型的癫痫有特殊的发病机制和病理生理基础，影响癫痫发作的因素是：（　）

A. 内环境改变　B. 遗传因素　C. 脑功能状态　D. 年龄　E. 睡眠

62. 面神经炎的治疗原则是：（　）

A. 减轻面神经水肿　B. 改善局部血液循环　C. 缓解神经受压　D. 手术治疗

E. 促进神经功能恢复

63. 引起昏迷的常见原因是：（　）

A. 脑血管病　B. 中毒性疾病　C. 内分泌及代谢障碍性疾病　D. 颅内肿瘤

E. 脑外伤

64. 不属于预防头痛的措施是：（　）

A. 多饮红酒　B. 避免劳累　C. 避免精神紧张　D. 多吃奶酪

E. 服用血管扩张剂

65. 谵妄状态患者的症状是：（　）

A. 不协调性兴奋　B. 往往呈现昼重夜轻的变化　C. 带有恐怖内容的幻视

D. 可呈现思维破裂　E. 多数患者保存自我定向力，丧失对周围环境的定向力

66. 呼吸困难的类型是：（　）

A. 吸气性呼吸困难　B. 呼气性呼吸困难　C. 混合性呼吸困难　D. 潮式呼吸

E. 间歇呼吸

67. 导致咯血的常见疾病是：（　）

A. 肺结核　B. 支气管扩张　C. 急性左心衰竭　D. 肺癌　E. 肺栓塞

68. 导致急性气道梗阻最常见的原因是：（　）

A. 饮酒后进食　B. 吞食大块难咽食物　C. 儿童口含小颗粒状食品或物品

D. 老年人戴义齿　E. 老年人吞咽困难

69. 不属于哮喘治疗缓解性药物的是：（　）

A. 短效β_2受体激动剂　B. 短效吸入型抗胆碱能药物　C. 短效茶碱

D. 色甘酸钠　E. 白三烯调节剂

70. 气胸的临床分类是：（　）

A. 闭合性气胸　B. 吸气性气胸　C. 呼气性气胸　D. 张力性气胸　E. 开放性气胸

71. 慢性阻塞性肺疾病急性加重期患者入住ICU的指征是：（　）

A. 严重呼吸困难且对初始治疗反应差　B. 意识模糊、昏睡、昏迷

C. 经氧疗和无创机械通气后，低氧血症仍持续或呈进行性恶化，和/或严重进行性加重的呼吸性酸中毒　D. 需要有创机械通气

E. 血流动力学不稳定，需要使用升压药

72. 呼吸兴奋剂治疗呼吸衰竭的适应证是：（　）

A. 呼吸道分泌物滞留　B. 以中枢抑制为主的通气量不足　C. 呼吸道通畅

D. 呼吸肌功能正常　E. 肺水肿

73. 流感的治疗原则是：（　）

A. 支持治疗　B. 应用解热镇痛药物　C. 儿童可应用阿司匹林解热镇痛

D. 应用金刚烷胺治疗甲型流感　E. 有效控制继发细菌性肺炎

74. 急性呼吸窘迫综合征的病理改变是：（　）

A. 肺泡大量萎缩　B. 肺泡扩张　C. 肺广泛性充血水肿　D. 肺泡有透明膜形成

E. 肺重量明显增加

75. 急性肺栓塞的常见症状是：（　）

A. 胸痛　B. 呼吸困难　C. 发绀　D. 咯血　E. 晕厥

76. 急性肾损伤并高钾血症的有效处理方法是：（　）

A. 静脉滴注碳酸氢钠溶液　B. 血液透析　C. 使用离子交换树脂

D. 服用安体舒通利尿　E. 静脉缓慢注射钙剂

77. 尿路感染的易感因素是：（　）

A. 尿路梗阻　B. 膀胱输尿管反流　C. 妊娠　D. 女性　E. 神经源性膀胱

78. 急性肾损伤容易并发的电解质紊乱是：（　）

A. 低钠血症　B. 高钠血症　C. 高钾血症　D. 高钙血症　E. 高镁血症

79. 引起急性尿潴留的常见原因是：（　）

A. 糖尿病周围神经病变　B. 前列腺增生　C. 尿路结石　D. 泌尿系统感染

E. 使用了抗胆碱受体药物

80. 输血中出现非溶血性发热的原因是：（ ）

A. 供、受血者血型不合 B. 血液或血制品中有致热原 C. 血液保存、运输不当

D. 受血者患溶血性疾病 E. 受血者多次受血后产生同种白细胞或/和血小板抗体

81. 患者，女性，38岁。头昏、乏力2年，加重2个月。实验室检查：Hb 60g/L，骨髓亚铁氰化钾染色示小粒含铁血黄素（+++～++++）。可能的诊断是：（ ）

A. 巨幼细胞性贫血 B. 慢性再生障碍性贫血 C. 慢性溶血性贫血

D. 缺铁性贫血 E. 慢性感染所致的贫血

82. 患者，男性，18岁。诊断特发性血小板减少性紫癜，血小板15×10^9/L，入院第3天突然出现脑出血。紧急处理措施是：（ ）

A. 输注血小板 B. 口服氨肽素 C. 静脉注射大剂量甲泼尼龙 D. 血浆置换

E. 注射丙种球蛋白

83. 关于急性输血溶血反应的叙述，正确的是：（ ）

A. 可由血型不合引起 B. 多为血管外溶血 C. 突感烦躁不安、寒战、高热、头胀痛

D. 可并发弥散性血管内凝血而出血不止 E. 予输液和碱化尿液治疗

84. 绞窄性肠梗阻的临床表现是：（ ）

A. 重病容，脱水明显 B. 发病急骤，容易导致休克

C. 持续性剧烈腹痛、肠鸣音微弱或无肠鸣音 D. 呕吐物可为血性液体

E. 有腹膜刺激征

85. 容易发生嵌顿的疝是：（ ）

A. 股疝 B. 儿童腹股沟斜疝 C. 直疝 D. 成人脐疝 E. 切口疝

86. 细菌性肝脓肿的临床表现是：（ ）

A. 起病急 B. 寒战 C. 肝大 D. 肝区疼痛 E. 高热

87. 关于创伤急救的叙述，正确的是：（ ）

A. 要求急救人员快速到达致伤现场 B. 注意保护脊柱

C. 立即对出血位置进行止血包扎 D. 立即对伤员进行初级创伤生命支持

E. 将伤员安全转运到相关医院

88. 目前国际上普遍采用的院前评分类型是：（ ）

A. 创伤指数（TI） B. CRMAS评分法 C. GCS评分法 D. Caprini评分

E. Wells评分

89. 创伤的基础生命支持是：（ ）

A. 心肺复苏 B. 止血 C. 包扎 D. 脊柱固定和搬运 E. 应用血管活性药物

90. 关于止血带止血的叙述，正确的是：（ ）

A. 扎止血带时间＜1小时为宜，必须延长时应在1小时左右放松1次（3～5分钟），放松时注意压迫伤口

B. 必须做出显著标志，注明时间

C. 应在肢体上放衬垫，避免勒伤皮肤

D. 止血带的松紧度以上肢压力250～300mmHg、下肢压力400～500mmHg为宜

E. 松紧度以刚达到远端动脉搏动消失为度

91. 关于止血包扎的叙述，正确的是：（　）

A. 包扎的动作要轻、快、准、牢，避免触碰伤口

B. 对充分暴露的伤口，尽可能先用无菌敷料覆盖，再进行包扎

C. 不要在伤口上打结，以免压迫伤口而增加伤员痛苦

D. 四肢包扎时，要露出末端，以便随时观察肢端血液循环

E. 包扎力度不可过紧或过松

92. 关于多发伤特点的叙述，正确的是：（　）

A. 伤情严重　B. 损伤机制一般较为单一　C. 容易导致严重缺氧

D. 短时间内导致机体生理功能失衡、微循环紊乱　E. 处理不当可迅速危及生命

93. 多发伤容易造成误诊、漏诊的原因是：（　）

A. 病史收集困难　B. 伤情复杂　C. 伤势较重　D. 损伤部位较多

E. 病情危重不允许做详细的辅助检查

94. 关于多发伤抗休克治疗的叙述，正确的是：（　）

A. 迅速建立两条以上静脉通路

B. 立即用乳酸林格溶液或5%糖盐水1 000～2 000mL在15～20分钟内输入

C. 7.5%氯化钠溶液200mL能迅速扩充血容量，在休克早期有较好的复苏效果

D. 全血是最好的胶体溶液

E. 当血容量基本补充后，平均动脉压（MAP）仍<65mmHg，应使用血管活性药物

95. 关于多发伤的急救原则的叙述，正确的是：（　）

A. 多发伤的诊断和治疗要同时进行

B. 以颅脑损伤为主的伤者要首先输入甘露醇降低颅内压，再进行各项检查

C. 以失血为主的伤者，立即快速补液

D. 多发伤应视为一个整体，根据伤情需要制定抢救措施

E. 多发伤要合理安排手术顺序

96. 关于电击伤的叙述，不正确的是：（　）

A. 有“入口”和“出口”　B. 通常“出口”损伤较重

C. 常合并内脏、神经、血管损伤　D. 补液量和一般烧伤相同

E. 应尽早清创，覆盖创面

97. 关于胸部外伤的叙述，正确的是：（　）

A. 胸部多发伤合并腹部损伤时，一般先行胸腔闭式引流术，再处理腹部损伤

B. 根据引流量的多少决定是否行开胸手术

C. 多发性肋骨骨折有反常呼吸伴大血管损伤，应立即手术止血

D. 胸部开放性损伤要立即封闭伤口

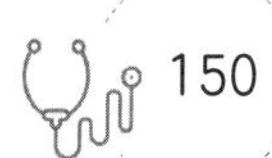

E. 对张力性气胸要立刻用穿刺针紧急排气，并高流量给氧

98. 严重创伤患者死亡率较高，其死亡“三联征”是：（　）

A. 低体温　B. 脑水肿　C. 心力衰竭　D. 代谢性酸中毒　E. 凝血障碍

99. 关于挤压综合征的叙述，正确的是：（　）

A. 是躯干或四肢肌肉丰富部位被重物长时间挤压所致

B. 解除压迫后肢体肿胀明显　C. 出现肌红蛋白尿　D. 常伴高钾血症

E. 初期即出现心力衰竭症状

100. 对于挤压伤治疗的叙述，正确的是：（　）

A. 迅速解除重物挤压　B. 受伤肢体做好制动　C. 可抬高伤肢，促进血液回流

D. 对有开放伤者迅速止血　E. 对有骨折者进行临时固定

101. 心脏损伤的临床表现是：（　）

A. 静脉压升高　B. 动脉压升高　C. 心音遥远

D. 心包和心脏裂口大时可表现为失血性休克

E. 严重时出现心悸、气促、心绞痛等症状

102. 严重创伤的营养支持，消化道功能正常者以肠内营养为主的理由是：（　）

A. 可提供足够营养　B. 纠正负氮平衡　C. 维持胃肠道的正常结构及功能

D. 防止消化道黏膜化生　E. 维护胃肠道的防御功能

103. 急性胰腺炎可造成的电解质、酸碱失衡的是：（　）

A. 代谢性酸中毒　B. 代谢性碱中毒　C. 低钾　D. 低钙　E. 低镁

104. 关于急性肾损伤的叙述，正确的是：（　）

A. 可发生休克　B. 血尿　C. 患侧腰痛、腹膜刺激征、肾绞痛等

D. 腰腹部肿块　E. 准备手术探查

105. 严重创伤的诊断依据是：（　）

A. 脉搏细速、血压明显下降

B. 至少有一个部位损伤危及生命

C. 颅脑、胸、腹、骨盆、四肢等两个以上部位或系统损伤

D. 神志淡漠、面色苍白或发绀

E. 心肌酶明显升高

106. 对院前急救的安全评估工作，开始进行的时间是：（　）

A. 接到“120”指挥中心调度电话　B. 救护车启动　C. 救护车驶离医院停放点

D. 到达现场　E. 发现患者

107. “120”指挥中心接到一个昏迷患者家属的呼叫，调度某网络医院出车到患者家中（距离2千米）。现场情况：患者，男性，48岁。平卧在床上，枕边有呕吐物，昏迷，发出鼾声，小便失禁。既往有高血压、糖尿病病史。体查：R 16次/min，不规则，P 60次/min，BP 126/92mmHg，双侧瞳孔不等大，对光反射减弱，四肢肌张力升高，腱反射亢进。初步诊断为脑卒中。其妻子要求将患者送到另一家医院（距离11～12千米），急救人员不

同意其选择救治医疗机构的要求，理由是：（　）

A. 家属签署《“120”院前急救转送知情同意书》后转送　B. 向“120”中心报告

C. 患者病情危重，有生命危险　D. 急救人员不熟悉被选择医院的情况

E. 车程超过10千米

108. 灾害救援现场急救，到达现场后发现4名伤者，到现场的医疗队首先要处理的是：（　）

A. 迅速将现场伤情最重的患者转运回医院抢救，其他患者原地等待下一辆救护车

B. 就地预检分诊，分配急救优先权，有效使用有限的急救资源

C. 报告“120”指挥中心，请求增派救护车

D. 请消防、公安部门协助维持秩序，保证现场环境安全

E. 因所有伤员心情急迫，迅速将所有轻、重伤员集中于一辆救护车转运回医院

109. 广州市“120”院前医疗急救网络的组成部分是：（　）

A. 急救医疗指挥机构　B. “120”急救网络医院　C. 区域急救医疗中心

D. 社区医疗服务中心　E. 急救医疗指挥机构直属急救站

110. 多发伤中可迅速致死又可迅速逆转的情况是：（　）

A. 颅内高压　B. 未控制的大出血　C. 通气障碍　D. 循环障碍　E. 脑疝

111. 地震现场的特点是：（　）

A. 受灾面积大，破坏严重　B. 次生灾害多，灾情复杂而严重

C. 伤亡人数多　D. 现场危险大　E. 需要综合救援

112. 第一类救助人员是：（　）

A. 警察　B. 船员　C. 运动员领队　D. 保安人员　E. 消防队员

113. 多发伤现场急救的主要任务是：（　）

A. 快速处理危及生命的问题　B. 迅速作出伤情评价　C. 进行心肺复苏

D. 止血　E. 迅速决定是否需要将患者转送医院

114. 多发伤的处理原则是：（　）

A. 通畅气道　B. 呼吸支持　C. 循环支持　D. 止血、包扎、固定、后送

E. 外科手术

115. 挤压伤常发生的部位是：（　）

A. 肺　B. 心　C. 膈肌　D. 空虚的膀胱　E. 肾脏

116. 多发伤的现场急救措施是：（　）

A. 对开放性气胸者应立即封闭伤口

B. 对外露的骨折端，应先行复位后再固定和转运

C. 对开放性腹部损伤内脏膨出者，可现场给予还纳

D. 对躯体异物留存者，均不应在现场拔除

E. 畸形的伤肢不可勉强复原，应就其姿势固定

117. 颅脑创伤的现场急救措施是：（　）

A. 紧急评估　B. 颈托固定颈椎　C. 马上清创缝合，以免脑实质膨出感染

D. 注意有无脑脊液外漏　E. 对心脏骤停者行心肺复苏术

118. 颅脑创伤的院前急救紧急评估内容是：（　）

A. 神志　B. 有无气道梗阻　C. 呼吸、脉搏　D. 心电图　E. GCS评分

119. 小儿高热惊厥发展为癫痫的危险因素是：（　）

A. 原有神经系统发育异常　B. 有癫痫家族史

C. 首次发作时间超过15分钟，24小时内有重复发作史

D. 首次发作为局部发作，发作后有神经异常

E. 热退后1～2周的脑电图仍异常

120. 开放性颅脑损伤的临床特点是：（　）

A. 原发性意识障碍轻微　B. 脑局部损伤较重，颅内压增高症状较轻

C. 去大脑强直　D. 易发生颅内感染　E. 远期癫痫发生率高

121. 对开放性颅脑损伤，预防伤口和颅内感染的措施是：（　）

A. 早期施行清创术　B. 严密观察病情变化　C. 对脑脊液耳漏患者予消毒填塞

D. 加强营养，增强伤口愈合能力　E. 理疗改善局部血液循环

122. 脑出血急性期的治疗原则是：（　）

A. 控制血压　B. 降低颅内压　C. 防止出血加重　D. 预防癫痫

E. 控制脑水肿

123. 颅内压增高的处理措施是：（　）

A. 观察意识、瞳孔、血压、脉搏及呼吸等变化　B. 频繁呕吐时，予以禁食

C. 静脉补液以维持水、电解质平衡　D. 高位灌肠以疏通大便

E. 对意识不清及咳痰困难患者做气管切开

124. 外伤后有血液及脑脊液由鼻腔外流时的处理措施是：（　）

A. 抬高床头，顺势卧位　B. 勿用力咳嗽，漱口　C. 腰椎穿刺放出血性脑脊液

D. 给予局部清洁　E. 鼻腔填塞压迫止血

125. 对闭合性颅脑外伤患者予以现场呼吸支持的措施是：（　）

A. 喉罩　B. 俯卧位　C. 气管插管　D. 头颈屈曲　E. 清除气管内异物

126. 颅内压增高的临床表现是：（　）

A. 持续性头痛　B. 喷射性呕吐　C. 视乳头水肿　D. 婴幼儿早期出现头痛

E. 后期出现视力障碍

127. 关于眼外伤的叙述，正确的是：（　）

A. 是目前致盲的首要因素　B. 是我国致盲的第四位原因

C. 是我国单眼盲的首要原因　D. 应特别重视对儿童眼外伤的预防

E. 眼钝挫伤约占2/3

128. 需要立即取出的眼球内异物是：（　）

A. 纯铜异物　B. 银异物　C. 玻璃异物　D. 木质异物

E. 合并眼内炎的球内异物

129. 鼻骨骨折的治疗原则是：( )

A. 鼻腔填塞 B. 矫正鼻部畸形 C. 内固定 D. 抗感染治疗

E. 恢复鼻腔通气功能

130. 口腔颌面部常用的压迫止血部位是：( )

A. 耳屏前 B. 眶下缘 C. 咬肌下端前缘 D. 下颌角

E. 胸锁乳突肌前缘与舌骨大角交界处稍下方

131. 关于颌面外伤伴有颅脑损伤急救的叙述，正确的是：( )

A. 严密观察患者神志、脉搏、呼吸、血压及瞳孔的变化

B. 正确而全面地评估伤情

C. 对脑脊液鼻漏患者，应保持鼻腔清洁，用生理盐水冲洗

D. 对颅内压增高的患者，可给予甘露醇快速静脉滴注

E. 对烦躁不安的患者，可应用吗啡镇静止痛

132. 非特异性感染可出现的病理改变是：( )

A. 炎症因子的释放 B. 血管通透性增加 C. 血浆成分渗出

D. 转为慢性炎症 E. 干酪样坏死

133. 容易引起化脓的软组织感染是：( )

A. 疖 B. 痈 C. 丹毒 D. 急性淋巴结炎 E. 急性蜂窝织炎

134. 与金黄色葡萄球菌毒力无关的因素是：( )

A. 产生血浆凝血酶的能力 B. 特异性细胞糖类的存在 C. 耐药性

D. 透明质酸酶活力 E. 磷酸酶活力

135. 破伤风的综合治疗方案是：( )

A. 连续应用破伤风抗毒素 B. 避免声光刺激 C. 保持呼吸道通畅

D. 防止交叉感染 E. 使用镇静药物

136. 不属于外科特异性感染的是：( )

A. 金黄色葡萄球菌感染 B. 变形杆菌感染 C. 铜绿假单胞菌感染

D. 链球菌感染 E. 破伤风杆菌感染

137. 急性蜂窝织炎的临床特点是：( )

A. 致病菌主要是肠道革兰阴性杆菌

B. 病变不易局限，扩散迅速，与正常组织无明显界限

C. 临床以表浅多见，深在的表现为局部水肿和深部压痛，但病情严重，全身症状剧烈

D. 产气性蜂窝织炎，主要由厌氧性链球菌、拟杆菌、肠道菌引起

E. 治疗采取患部休息、湿敷、全身应用抗生素等综合措施

138. 诊断烧伤休克的临床指标是：( )

A. 烦躁 B. 恶心、呕吐 C. 寒战 D. 血液稀释 E. 血乳酸增高

139. 大面积烧伤患者建立人工气道的指征是：( )

A. 极度烦躁　B. 昏迷，伴有胃潴留

C. 合并吸入性损伤，有脱落的坏死黏膜，需反复吸引或灌洗

D. 面、颈部烧伤　E. 持续低氧血症，需行机械通气

140. 院前接诊烧伤患者，为明确了解烧伤面积情况，可采用的烧伤面积计算方法是：（　）

A. 中国新九分法　B. 手掌法　C. 目测估计　D. 测量计算

E. 12岁以下儿童结合年龄计算

141. 院前急救时，对于从火灾现场出来的患者，需考虑吸入性损伤的是：（　）

A. 颜面部烧伤　B. 大面积烧伤　C. 呼吸缓慢　D. 密闭现场

E. 声嘶及喘鸣

142. 接到急救电话，现场有一名青年男性，不慎被“六四”手枪击中左臀上部1小时。现场体查：T 36.8℃，R 12次/min，P 90次/min，BP 110/60mmHg。受伤时呈空腹状态，一般情况尚好，左侧臀上部靠髂翼处有一子弹入口，呈圆形，直径约0.6cm，无渗血、出血，未查见出口。腹式呼吸存在，腹软，左下腹轻压痛，无反跳痛和肌紧张，肝浊音界叩出，肠鸣音存在。腹腔诊断性穿刺（-）。有助于判断腹内脏器损伤的是：（　）

A. 火器伤造成腹腔内脏损伤中，55.9%的入口或出口在腹部

B. 伤后出现左下腹疼痛　C. 体查左下腹压痛

D. 临床观察24小时后，再作出判断

E. 火器伤的伤口部位与腹腔毗邻，应高度警惕腹内脏器损伤可能

143. 胎盘剥离的征象是：（　）

A. 子宫底下降，进入盆腔

B. 用手掌尺侧在产妇耻骨联合上方轻压子宫下段时，宫体上升而外露的脐带不再回缩

C. 有排尿感觉　D. 有排大便的感觉　E. 阴道少量流血

144. 孕妇在家中分娩后产后出血不止而呼叫“120”出车。检查产妇后初步判断产后出血的最可能原因是子宫收缩乏力。现场急救的方法是：（　）

A. 缝合Ⅰ度会阴的裂伤　B. 按摩子宫　C. 建立静脉通道，补充血容量

D. 肌内注射或静脉滴注缩宫素　E. 静脉滴注止血药

145. 临产后阴道检查要求了解的内容是：（　）

A. 骨盆的情况　B. 胎先露的高低　C. 宫颈口扩张的程度　D. 胎膜是否完整

E. 阴道的长度

146. 分娩过程中，缩宫素的正确使用方法是：（　）

A. 协调性子宫收缩乏力导致产程延长时，可静脉滴注缩宫素，浓度为0.5%

B. 不协调性子宫收缩乏力时，可使用缩宫素进行调整

C. 胎儿前肩娩出后，可肌内注射缩宫素以预防产后出血

D. 产后宫缩乏力出血时，可于子宫体注射缩宫素

E. 为预防产后出血，胎头拨露时可静脉滴注缩宫素80U

147. 硫酸镁在产科的使用指征是：（　）

A. 妊娠35周早产临产　B. 子痫前期　C. 先兆子宫破裂
D. 晚期妊娠先兆临产　E. 子痫

148. 关于第一产程的叙述，正确的是：（　）

A. 经产妇耗时较初产妇短　B. 分为潜伏期和活跃期　C. 为胎儿娩出期
D. 为宫颈扩张期　E. 从规律子宫收缩开始到宫颈口开全

149. 临产后子宫收缩的特点是：（　）

A. 阵发性　B. 极性　C. 对称性　D. 缩复作用　E. 强弱交替

150. 胎膜早破的临产表现特点是：（　）

A. 临产后有规律逐渐加强的子宫收缩20小时后发生阴道排液
B. 妊娠晚期突然阴道流液
C. 未临产行阴道窥器检查时，阴道后穹隆可见较多液体，含胎脂
D. 多发生在经产妇　E. 用石蕊（pH）试纸检测阴道内液体，试纸变为红色

151. 胎儿娩出后常用Apgar评分了解新生儿状况，评分项目是：（　）

A. 皮肤颜色　B. 皮肤温度　C. 心率、呼吸　D. 肌张力　E. 对刺激的反应

152. 患者，女性，22岁，未婚。突然左下腹痛，晕厥，由商场工作人员呼叫“120”出车。现场体查：HR 123次/min，BP 78/42mmHg，SpO_2 96%，神志淡漠，皮肤湿冷，腹胀，压痛及反跳痛阳性，移动性浊音阳性。现场处理措施是：（　）

A. 询问月经史和性生活情况，为输卵管妊娠破裂和黄体破裂提供鉴别依据
B. 建立静脉通道，同时做好配血准备　C. 快速补充血容量
D. 给氧　E. 交代病情的风险，尽快转运回院

153. 胎儿娩出后评价新生儿状况的Apgar评分内容是：（　）

A. 皮肤颜色　B. 弹足底反射　C. 呼吸　D. 心率　E. 肌张力

154. 新生儿出生后的正确处理措施是：（　）

A. 擦干体表的羊水　B. 清理呼吸道　C. 确定出生时间　D. 确认性别
E. 进行Apgar评分

155. 婴幼儿期惊厥的常见病因是：（　）

A. 高热惊厥　B. 癫痫　C. 多发性抽动　D. 化脓性脑膜炎　E. 中毒性脑病

156. 新生儿肺炎的临床特点是：（　）

A. 可无咳嗽、咳痰　B. 体温可以不高　C. 面色灰暗、口吐白沫
D. 肺部可无啰音　E. 呼吸、心率增快

第二部分
护 士 篇

（共897题）

包括

A1型题190题　　A2型题257题

A3型题180题　　A4型题175题

X型题95题

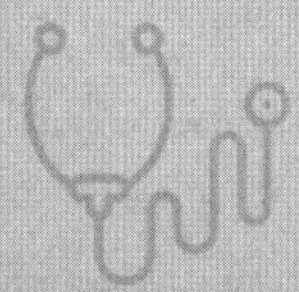

一、A1型题　190题

（单句型最佳选择题。每道试题由1个题干和5个备选答案组成，备选答案中只有1个是最佳选择，称为正确答案，其余4个均为干扰答案。）

1. 不是成人院外心脏骤停生存链内容的是：（　）

A. 及早识别与预防　B. 启动应急反应系统　C. 高质量CPR及除颤

D. 心脏骤停恢复自主循环后治疗　E. 康复

2. 关于孕产妇院内心脏骤停救治流程的叙述，错误的是：（　）

A. 提供高质量的心肺复苏　B. 实施子宫侧移手法以缓解动脉-下腔静脉压迫

C. 置入高级气道后每6秒通气1次　D. 围死亡期剖宫产最好在20分钟内完成

E. 围死亡期剖宫产的目标是改善产妇及胎儿的预后

3. 儿童心肺复苏的辅助通气频率是：（　）

A. 30～40次/min　B. 20～30次/min　C. 20～25次/min　D. 20～15次/min

E. 10～15次/min

4. 根据《2020年美国心脏协会心肺复苏和心血管急救指南》，成人心肺复苏过程中胸外按压中断的时间是：（　）

A. 6秒内　B. 8秒内　C. 10秒内　D. 12秒内　E. 14秒内

5. 根据《2020年美国心脏协会心肺复苏和心血管急救指南》，成人心肺复苏建立高级气道后的通气频率是：（　）

A. 2秒1次　B. 4秒1次　C. 6秒1次　D. 6～8秒1次　E. 8秒1次

6. 成人心肺复苏时胸外按压实施者交换按压操作的时间间隔是：（　）

A. 2分钟　B. 3分钟　C. 4分钟　D. 5分钟　E. 6分钟

7. 关于成人胸外按压方法的叙述，不正确的是：（　）

A. 按压部位位于双侧乳头连线中点　B. 要确保胸廓的充分回弹

C. 按压频率至少100次/min，但不超过120次/min

D. 按压深度至少达到5cm，但不超过6cm　E. 按压中断时间不少于10秒

8. 成人心肺复苏时，施救者在给予电击除颤后的后续动作是：（　）

A. 立即检查心跳或脉搏　B. 继续胸外按压，5组CPR后再行脉搏和呼吸检查

C. 立即行心电图检查　D. 调节好除颤仪，准备第二次除颤

E. 肾上腺素1mg，静脉推注

9. 成人口对口人工呼吸时，将患者头部后仰、托起下颌的最主要目的是：（　）

A. 便于口对口接触　B. 避免口、鼻分泌物流出　C. 保持脑血液供应

D. 保护颈椎　E. 解除舌后坠造成的咽喉阻塞

10. 判断成人口对口人工呼吸是否有效的依据是：（　）

A. 口唇发绀是否改善　B. 肢端发绀是否改善　C. 吹气阻力大小

D. 胸廓是否起伏　E. 自主呼吸是否恢复

11. 关于成人心肺复苏中人工呼吸的叙述，不正确的是：（　）

A. 人工呼吸前要检查口腔有无异物

B. 建立高级气道的患者实施心肺复苏过程中要保持按压通气比为30：2

C. 尽可能避免过度通气　D. 可以利用简易呼吸器进行人工呼吸

E. 每次人工呼吸需要确保胸廓起伏

12. 被目击的非创伤性成人心脏骤停患者最常见的心电类型是：（　）

A. 心室静止　B. 无脉性电活动　C. 无脉性室性心动过速

D. 尖端扭转型室性心动过速　E. 心室颤动

13. 早期电除颤是决定成人心脏骤停患者存活的关键因素，除颤每延迟1分钟患者存活率下降：（　）

A. 5%～7%　B. 7%～10%　C. 10%～15%　D. 15%～20%　E. 25%～50%

14. 关于成人心肺复苏过程中电除颤的叙述，不正确的是：（　）

A. 双向波除颤能量为200J　B. 单向波除颤能量为360J

C. 所有的室性心动过速都不需要电除颤

D. 目击发生心室颤动的患者需要尽快电击除颤

E. 电除颤后需要进行5个循环的心肺复苏后再进行判断

15. 成人CPR时肾上腺素静脉用量、用法是：（　）

A. 每1～2分钟1mg，静脉推注　B. 每2～4分钟1mg，静脉推注

C. 每3～5分钟1mg，静脉推注　D. 每4～6分钟1mg，静脉推注

E. 每6～8分钟1mg，静脉推注

16. 成人CPR时，顽固性心室颤动/无脉性室性心动过速患者的首剂及第二剂胺碘酮的静脉用量分别是：（　）

A. 75mg，75mg　B. 150mg，150mg　C. 300mg，150mg　D. 300mg，300mg

E. 300mg，450mg

17. 关于脑复苏措施的叙述，错误的是：（　）

A. 自主循环恢复后几分钟至几小时将体温降至32～34℃

B. 选用渗透性利尿药20%甘露醇快速静脉滴注，以减轻脑水肿

C. 地西泮静脉注射防治抽搐　D. 早期不宜使用高压氧治疗

E. 抗凝是为了疏通微循环，促进早期脑血流灌注

18. 关于儿童心脏骤停特点的叙述，不正确的是：（　）

A. 多为突发心脏原因所致　B. 78%的初始节律是心室静止

C. 室性心律的发生率＜10%　D. 对非原发性心脏骤停患儿，复苏早期更注重呼吸支持

E. 心肺复苏时间较成人相对更长

19. 关于儿童CPR质量的叙述，错误的是：（　）

A. 用力快速（100～120次/min）按压（≥1/3胸廓前、后径），保证胸廓回弹

B. 尽量减少胸外按压中断　C. 每2分钟轮换1次

D. 如没有高级气道，应采用的按压通气比为30：2

E. 如已建立高级气道，应持续按压，并每2～3秒给予1次人工呼吸

20. 儿童CPR时，电击除颤第一次及第二次的电击能量分别是：（ ）

A. 1J/kg，2J/kg B. 2J/kg，4J/kg C. 3J/kg，6J/kg D. 4J/kg，8J/kg

E. 5J/kg，10J/kg

21. 中毒后，瞳孔不缩小的毒物是：（ ）

A. 莨菪碱 B. 有机磷类杀虫剂 C. 阿片类 D. 镇静催眠药 E. 氨基甲酸酯类

22. 中毒后，呼吸气味有苦杏仁味的毒物是：（ ）

A. 有机磷杀虫药 B. 黄磷 C. 氰化物 D. 苯酚 E. 铊

23. 中毒后，可以引起心动过速的药物是：（ ）

A. 洋地黄类 B. 拟胆碱药 C. 钙离子拮抗剂 D. 阿托品 E. β受体阻滞剂

24. 口服中毒者在服毒后的最佳洗胃时间是__内：（ ）

A. 1小时 B. 3小时 C. 6小时 D. 8小时 E. 12小时

25. 铅中毒的特效解毒剂是：（ ）

A. 二巯基丙醇 B. 二巯基丙磺钠 C. 亚硝酸盐-硫代硫酸钠

D. 亚甲蓝 E. 依地酸钙钠

26. 用小剂量亚甲蓝（1～2mg/kg）稀释后静脉注射抢救的是：（ ）

A. 急性亚硝酸盐中毒 B. 急性重金属中毒 C. 急性氰化物中毒

D. 急性有机磷中毒 E. 急性阿片类药物中毒

27. 急性苯二氮䓬类药物中毒的特效解毒药是：（ ）

A. 纳洛酮 B. 氟马西尼 C. 亚甲蓝 D. 醒脑静 E. 碘解磷定

28. 急性灭鼠剂氟乙酰胺中毒的特效解毒剂是：（ ）

A. 维生素K_1 B. 乙酰胺 C. 氟马西尼 D. 二巯基丙磺钠 E. 羟基丁酸钠

29. 治疗急性溴鼠隆中毒的特效药是：（ ）

A. 维生素K_1 B. 维生素B_1 C. 鱼精蛋白 D. 维生素C E. 维生素B_{12}

30. 休克的本质是：（ ）

A. 血压下降 B. 中心静脉压下降 C. 细胞缺氧 D. 心输出量下降

E. 有效循环血量下降

31. 低血容量性休克患者早期最易受损害的器官是：（ ）

A. 脑 B. 心 C. 肾 D. 肝 E. 肺

32. 高位脊髓损伤易引起的休克类型是：（ ）

A. 过敏性休克 B. 神经源性休克 C. 心源性休克 D. 低血容量性休克

E. 脓毒性休克

33. 脓毒症在留取标本后，开始使用静脉抗生素治疗的时间是____内：（ ）

A. 0.5小时 B. 1小时 C. 2小时 D. 3小时 E. 4小时

34. 慢性阻塞性肺气肿最主要的症状是：（　）

A. 咳嗽　B. 咳痰　C. 心悸　D. 逐渐加重的呼吸困难

E. 逐渐加重的下肢肿胀

35. 抢救大咯血最关键的措施是：（　）

A. 高流量吸氧　B. 使用呼吸中枢兴奋剂　C. 人工呼吸　D. 保持呼吸道通畅

E. 保持输血输液通畅

36. 咳粉红色泡沫样痰液多见于：（　）

A. 肺炎链球菌肺炎　B. 急性肺水肿　C. 厌氧菌感染　D. 真菌感染

E. 铜绿假单胞菌感染

37. 以吸气性呼吸困难为主要表现的疾病是：（　）

A. 慢性支气管炎　B. 气管异物　C. 支气管哮喘　D. 肺癌　E. 阻塞性肺气肿

38. 解除舌根后坠堵塞呼吸道的最简便方法是：（　）

A. 放置口咽通气管　B. 经鼻腔气管插管术　C. 经口腔气管插管术

D. 环甲膜穿刺术　E. 气管切开术

39. 急性肺动脉栓塞的血栓来源主要是：（　）

A. 上肢深静脉　B. 下肢深静脉　C. 右心房　D. 盆腔静脉　E. 肾静脉

40. 呼吸衰竭患者处于昏迷状态，呼吸道分泌物积滞，通气严重不足，应采取的最紧要的措施是：（　）

A. 吸氧　B. 使用呼吸兴奋剂　C. 更换为敏感抗生素　D. 加大抗生素用量

E. 人工气道和辅助呼吸

41. 呼吸机使用过程中出现高压报警的原因是：（　）

A. 痰液阻塞　B. 呼吸机管道脱落　C. 气管插管气囊漏气

D. 患者血氧饱和度低　E. 患者呼吸频率过慢

42. 对慢性阻塞性肺疾病患者的病情观察，有助于肺性脑病诊断的最重要先兆变化是：（　）

A. 呼吸频率　B. 呼吸节律　C. 皮肤及面部　D. 心率与血压

E. 神志与精神

43. 鼻导管给氧的氧浓度一般是：（　）

A. 25%～30%　B. 30%～40%　C. 40%～50%　D. 50%～60%　E. 60%～70%

44. 对呼吸衰竭患者采用低流量、低浓度持续吸氧的目的是：（　）

A. 保持高CO_2对呼吸中枢的刺激作用

B. 保持缺氧对呼吸中枢的刺激作用

C. 保持高CO_2对颈动脉窦、主动脉体化学感受器的刺激作用

D. 保持缺氧对颈动脉窦、主动脉体化学感受器的刺激作用

E. 保持缺氧及高CO_2对呼吸中枢及颈动脉窦、主动脉体化学感受器的刺激作用

45. 哮喘持续状态患者呼吸困难，以下哪种情况提示病情最严重：（　）

A. 张口呼吸，大汗淋漓　B. 剧咳，发绀　C. 四肢厥冷，表情痛苦

D. 两肺满布哮鸣音　E. 肺部听诊哮鸣音减弱或消失

46. 肺血栓栓塞症发生后，患者常即刻出现的是：（　）

A. 胸痛　B. 咳嗽　C. 咯血　D. 烦躁不安　E. 呼吸困难

47. 原发性高血压患者并发心功能不全时的脉搏是：（　）

A. 重脉　B. 水冲脉　C. 交替脉　D. 脉搏短绌　E. 奇脉

48. 心肌坏死的特征性心电图表现是：（　）

A. ST段水平型下降　B. ST段呈弓背向上型抬高　C. T波低平　D. 冠状T波

E. 病理性Q波

49. 明确诊断心绞痛最常用而简便的方法是：（　）

A. 冠状动脉造影　B. 心尖搏动图　C. 心脏B超　D. 心电图

E. 放射性核素心肌显像

50. 不符合左心衰竭时呼吸困难特点的是：（　）

A. 仰卧时加重　B. 活动时加剧　C. 休息可减轻　D. 常采取端坐呼吸体位

E. 常伴瘀血性肝大

51. 急性心肌梗死24小时内并发急性左心衰竭时，不宜应用的药物是：（　）

A. 吗啡　B. 多巴酚丁胺　C. 毛花苷丙　D. 硝酸甘油　E. 呋塞米

52. 洋地黄中毒最常见的心律失常是：（　）

A. 房室传导阻滞　B. 非阵发性交界性心动过速　C. 室性期前收缩二联

D. 交界性逸搏心律　E. 心房颤动

53. 肾上腺素应用于治疗心脏骤停的主要作用机制是：（　）

A. α肾上腺素能受体激动剂的特性　B. β肾上腺素能受体激动剂的特性

C. 兴奋多巴胺受体1　D. 兴奋多巴胺受体2　E. M受体作用

54. 急性心肌梗死早期（24小时内）的主要死亡原因是：（　）

A. 心源性休克　B. 心脏破裂　C. 泵衰竭　D. 心律失常　E. 心肌梗死后综合征

55. 急性左心衰竭患者取端坐位的主要目的是：（　）

A. 使膈肌下降，减轻对心肺的压迫　B. 使胸腔扩大，增加肺活量

C. 减少下肢静脉血回流，减轻心脏负担　D. 减轻水肿，改善微循环

E. 扩张冠状血管，改善心肌营养

56. 感染性心内膜炎最常见的症状是：（　）

A. 贫血　B. 乏力　C. 栓塞　D. 食欲减退　E. 发热

57. 青少年猝死的最常见病因是：（　）

A. 先天性心脏病　B. 病毒性心肌炎　C. 限制型心肌病　D. 肥厚型心肌病

E. 扩张型心肌病

58. 最早提示心肌梗死的检测指标是：（　）

A. CK-MB　B. hs-cTn　C. cTnT　D. cTnI　E. LDH

59. **关于心源性水肿特点的叙述，不正确的是：（　）**

A. 凹陷性水肿　B. 下垂性水肿　C. 常见于足踝、胫前　D. 常出现于颜面部

E. 卧床患者会阴或阴囊部位可见水肿

60. **上消化道出血应用三腔二囊管压迫止血术后的首次放气时间是：（　）**

A. 6小时　B. 8小时　C. 12小时　D. 24小时　E. 36小时

61. **上消化道出血特征性的临床表现是：（　）**

A. 发热　B. 呕血、黑便　C. 少尿　D. 肠源性氮质血症　E. 贫血

62. **不属于消化性溃疡大出血患者护理措施的是：（　）**

A. 迅速建立静脉通路　B. 禁食　C. 观察粪便颜色及量

D. 立即应用三腔二囊管　E. 冰盐水洗胃

63. **最能提示急性重症胰腺炎表现的是：（　）**

A. 频繁呕吐　B. 上腹痛向腰背部放射　C. 上腹部压痛、反跳痛　D. Cullen征

E. Grey-Turner征

64. **提示急性胰腺炎病情严重的是：（　）**

A. 中性粒细胞核左移　B. 血淀粉酶超过500单位　C. 血脂肪酶升高

D. 血钙升高　E. 血钙降低

65. **三腔二囊管压迫止血的适应证是：（　）**

A. 食管癌溃烂致出血　B. 急性食管憩室炎出血　C. 胃底静脉曲张破裂出血

D. 消化性溃疡并发出血　E. 胃底癌引起的上消化道出血

66. **关于急性胰腺炎引起腹痛机制的叙述，错误的是：（　）**

A. 炎症侵及膈肌　B. 炎症刺激和牵拉胰腺被膜

C. 胰管阻塞或伴有胆囊炎、胆石症　D. 炎症累及肠道致肠麻痹和肠胀气

E. 炎性渗出液和胰液外溢刺激腹膜和腹膜后组织

67. **少尿是指24小时内尿量或每小时尿量分别少于：（　）**

A. 400mL，17mL　B. 300mL，15mL　C. 500mL，21mL　D. 400mL，20mL

E. 500mL，25mL

68. **无尿是指24小时内或12小时内尿量分别少于：（　）**

A. 200mL，5mL　B. 100mL，0mL　C. 200mL，0mL　D. 100mL，10mL

E. 100mL，5mL

69. **急性肾功能衰竭少尿期或无尿期死亡的最常见原因是：（　）**

A. 高钠血症　B. 高镁血症　C. 高钾血症　D. 低钠血症　E. 低钾血症

70. **治疗尿毒症患者高血钾最有效的方法是：（　）**

A. 碳酸氢钠　B. 钙剂　C. 高渗葡萄糖加胰岛素　D. 血液透析

E. 钠型阳离子交换树脂

71. **以碳酸氢钠溶液静脉滴注尿毒症患者纠正代谢性酸中毒时，发生手足抽搐的机制是：（　）**

A. 低钾血症　B. 高钠血症继发脑水肿　C. 血中游离钙降低

D. 血中结合钙降低　E. 血中钙总量降低

72. 急性肾衰竭患者首先出现的系统性全身症状是：（　）

A. 呼吸系统症状　B. 循环系统症状　C. 消化系统症状　D. 神经系统症状

E. 血液系统症状

73. 关于急性肾盂肾炎临床特点的叙述，不恰当的是：（　）

A. 腰痛　B. 全身乏力　C. 高度水肿　D. 寒战、高热　E. 尿频、尿急、尿痛

74. 急性肾小球肾炎的常见首发临床症状是：（　）

A. 血压增高　B. 少尿、无尿　C. 水肿、血尿　D. 头痛、视力模糊　E. 呼吸困难

75. 急性肾小球肾炎的治疗原则是：（　）

A. 以使用细胞毒药物为主　B. 以使用激素治疗为主

C. 以透析治疗及血浆置换为主　D. 以休息、低盐饮食及对症治疗为主

E. 以防止或延缓肾功能减退及改善症状为主

76. 最常见的急性肾衰竭类型是：（　）

A. 肾前性　B. 急性肾小管坏死　C. 急性肾间质病变　D. 肾小球病变　E. 肾后性

77. 急性肾衰竭少尿期或无尿期易引起高钾血症，其危害是：（　）

A. 高血压　B. 体重增加　C. 全身水肿　D. 急性左心衰竭

E. 抑制心肌细胞，易致严重心律失常

78. 甲状腺功能亢进症（简称甲亢）和糖尿病共有的临床表现是：（　）

A. 大便次数增多　B. 多食消瘦　C. 收缩压增高　D. 四肢麻木感　E. 小便量增多

79. 甲亢患者的饮食护理是：（　）

A. 高蛋白、高维生素、粗纤维　B. 高蛋白、高热量、高维生素

C. 高维生素、优质蛋白、多饮水　D. 高热量、高维生素、充分钠盐摄入

E. 高蛋白、高维生素、低热量

80. 护理嗜铬细胞瘤患者的重点观察项目是：（　）

A. 血压　B. 体温　C. 液体出入量　D. 脉搏　E. 心率、节律

81. 痛风急性关节炎期可恢复活动的时间是关节痛缓解____后：（　）

A. 12小时　B. 24小时　C. 36 小时　D. 48 小时　E. 72小时

82. 根据血红蛋白的浓度，贫血严重程度可分为四级。血红蛋白浓度为56g/L的贫血程度是：（　）

A. 轻度　B. 中度　C. 重度　D. 危重度　E. 极重度

83. 最严重的输血反应是：（　）

A. 过敏反应　B. 发热反应　C. 溶血反应　D. 细菌污染反应　E. 循环负荷过重

84. 不符合脑梗死的症状或体征的是：（　）

A. 意识不清　B. 抽搐　C. 颈抵抗　D. 肢体瘫痪　E. 头痛

85. 对颅内压增高患者的处理，不恰当的是：（　）

A. 急诊留院观察　B. 必要时行颅内压监测

C. 频繁呕吐者予输液维持水、电解质平衡　D. 便秘者行高位灌肠

E. 意识不清者取仰卧头侧一边体位

86. 对确定深昏迷最有价值的体征是：（　）

A. 血压下降，心率增加　B. 呼之不应，呼吸浅慢　C. 全身深、浅反射均消失

D. 瞳孔散大，眼球固定　E. 肢体屈曲，下肢伸直

87. 急性脑卒中患者可采取的体位是：（　）

A. 抬高床尾15度　B. 抬高床尾30度　C. 抬高床头15度　D. 抬高床头30度

E. 头高足低位

88. 缺血性脑卒中静脉溶栓的适应证是：（　）

A. 脑CT显示颅内高密度病灶　B. 近3个月内有颅内手术、脑卒中或脑外伤史

C. 1周内有腰穿或动脉穿刺史　D. 出现症状至静脉溶栓干预的时间＜4.5小时

E. 3周内有胃肠道或泌尿系统出血史

89. 关于脑出血的叙述，正确的是：（　）

A. 多为60岁以上发病　B. 10余小时或1～2天症状达到高峰

C. 脑实质内低密度病灶　D. 脑脊液为无色透明　E. 多为活动后或情绪激动时起病

90. 脑血栓形成的常见病因是：（　）

A. 高脂血症　B. 高血压　C. 糖尿病　D. 动脉粥样硬化和动脉炎　E. 心房颤动

91. 关于脑卒中的叙述，错误的是：（　）

A. 症状持续时间至少24小时　B. 无头颅CT或MRI显示的结构改变

C. 由局部血液循环障碍所致　D. 急性起病

E. 缺血性脑卒中发病率高于出血性脑卒中

92. 对脑血栓形成患者调整血压的措施中，错误的是：（　）

A. 出现持续性低血压者，应补充血容量

B. 急性期患者应维持较平时稍高的血压水平

C. 血压＞220/110mmHg者应在2～6小时内将血压降至140/90mmHg左右

D. 必要时可应用多巴胺、去甲肾上腺素等升压药物

E. 针对血压升高的相关因素采取措施

93. 脑出血急性期的处理中，错误的是：（　）

A. 控制血压　B. 勤翻身拍背　C. 适当使用止血药　D. 降低颅内压

E. 降低全身和头部温度

94. 关于脑出血护理措施的叙述，错误的是：（　）

A. 绝对卧床休息24小时，此后可以缓慢活动　B. 治疗和护理操作集中进行，以减少刺激

C. 早期将患肢置于良肢位　D. 置患者平卧位，头偏向一侧；或侧卧位

E. 每2～3小时应协助患者变换体位1次

95. 脑出血最常见的病因是：（　）

A. 脑动脉炎　B. 脑动脉粥样硬化　C. 高血压合并细小动脉硬化

D. 脑梗死后出血　E. 脑血管先天性畸形

96. 大批伤员的现场检伤分类，下列伤情中需标识为黑色的是：（　）

A. 张力性气胸　B. 濒死状态　C. 休克　D. 严重烟雾吸入　E. 大出血

97. 大批伤员的现场检伤分类，下列伤情中需标识为绿色的是：（　）

A. 无昏迷头颅损伤　B. 30%以下面积烧伤　C. 呼吸道烧伤　D. 血压低伴软组织损伤
E. 一般软组织挫伤

98. 大批伤员的现场检伤分类，下列伤情中需标识为红色的是：（　）

A. 一般软组织挫伤　B. 非窒息性胸腔创伤　C. 长骨闭合性骨折
D. 头、胸、腹严重外伤而无法实施心肺复苏　E. 重型颅脑损伤

99. 大型事故现场，伤病员的现场分拣次序是：（　）

A. 黑-红-黄-绿　B. 红-黑-黄-绿　C. 红-黄-黑-绿　D. 红-黄-绿-黑
E. 绿-黄-红-黑

100. 代谢性酸中毒患者最突出的临床表现是：（　）

A. 感觉麻痹　B. 心率加快　C. 血压下降　D. 头痛、头晕、嗜睡　E. 呼吸深快

101. 烧伤导致休克的主要机制是：（　）

A. 大量水分蒸发　B. 疼痛　C. 大量红细胞丧失　D. 创面感染
E. 大量体液从血管内渗出

102. 胸部损伤中，发生率最高的是：（　）

A. 肋骨骨折　B. 气胸　C. 血气胸　D. 血胸　E. 胸腹联合伤

103. 胸部外伤所致的进行性血胸征象是：（　）

A. 持续脉搏加快、血压降低，虽经补充血容量，血压仍不稳定
B. 闭式胸腔引流 > 200mL/h，持续3h　C. 血红蛋白、红细胞计数进行性降低
D. 胸腔引流液迅速凝固　E. 以上均正确

104. 除腹痛外，高位小肠梗阻最主要的表现是：（　）

A. 腹部包块　B. 腹胀明显　C. 呕吐频繁　D. 肠鸣音减弱　E. 叩诊呈鼓音

105. 拔除胸膜腔闭式引流管时，嘱患者配合的操作是：（　）

A. 正常呼吸　B. 正常浅呼吸　C. 正常深呼吸　D. 深吸气后屏气
E. 深呼气后屏气

106. 急性颅内压增高代偿期的临床表现是：（　）

A. 一侧肢体瘫痪，病理反射阳性　B. 进行性意识障碍
C. 血压升高，脉搏、呼吸变慢　D. 血压降低，脉速，呼吸不规则
E. 一侧瞳孔散大，对光反射消失

107. 为利于腹膜炎渗液流至盆腔，减少毒素吸收，需采取的护理措施是：（　）

A. 禁食、禁饮　B. 胃肠减压、输液　C. 协助患者取半坐卧位
D. 保持腹腔引流通畅　E. 应用敏感抗生素

108. 闭合性胸部外伤后可出现反常呼吸运动，其表现是：（　）

A. 吸气时胸壁外突，呼气时胸壁内陷　B. 呼气时胸壁外突，吸气时正常

C. 吸气和呼气时胸壁均内陷　D. 吸气时胸壁内陷，呼气时胸壁外突

E. 吸气和呼气时胸壁均外突

109. 创伤性休克患者到达急诊科，优先的处理措施是：（　）

A. 立即行CT检查，明确伤情　B. 剖腹探查，了解有无腹腔脏器损伤

C. 建立静脉通道，补充足够血容量　D. 应用血管活性药物　E. 及时清洗创面

110. 不符合颅前窝骨折临床表现的是：（　）

A. 失明　B. 眼眶内出血，呈现“熊猫眼”外观　C. 鼻腔出血

D. 嗅觉丧失　E. 外耳道出血

111. 骨折和脱位的共有特殊体征是：（　）

A. 疼痛与压痛　B. 异常活动　C. 骨擦音　D. 畸形　E. 弹性固定

112. 呼吸性酸中毒的根本治疗措施是：（　）

A. 控制肺部感染　B. 解除肺不张　C. 改善通气功能　D. 高浓度吸氧

E. 应用碱性药物

113. 对严重挤压伤患者的护理，除严密观察生命体征外，还应特别注意的是：（　）

A. 意识状态　B. 肢端温度　C. 局部疼痛情况　D. 末梢循环情况

E. 尿量、尿色

114. 脑干损伤的特征性表现是：（　）

A. 中枢性高热　B. 瞳孔不等大　C. 去大脑强直　D. 深度昏迷　E. 生命体征不稳定

115. 院前接诊疑似脊柱损伤伤员的正确搬运方法是：（　）

A. 一人抱起伤员放于门板担架上后送

B. 二人分别抱头、抱脚平放于硬板床上后送

C. 二人用手分别托住伤员头、肩、臀和下肢，平放于帆布担架上后送

D. 二人用手分别托住伤员头、肩、臀和下肢，动作一致将伤员搬平，平放于门板担架上后送

E. 无搬运工具时，可背负伤员后送

116. 大面积烧伤现场急救时，为安全转院，最需要行气管切开的是：（　）

A. 心脏骤停　B. 严重休克　C. 上呼吸道梗阻　D. 头部烧伤　E. 呼吸道烧伤

117. 颅脑损伤患者的现场急救措施是：（　）

A. 保持呼吸道通畅　B. 应用吗啡镇痛

C. 开放性脑损伤脑组织从伤口膨出时，尽快将其还纳

D. 昏迷患者采取斜坡卧位，有利于颅内静脉回流

E. 无外出血而有休克征象者，可不予补充血容量

118. 对胸腔闭式引流的患者定时挤压胸腔引流管的目的是：（　）

A. 防止引流液逆流　B. 预防感染　C. 保持引流管通畅

D. 防止引流管打折　E. 重建胸腔负压

119. 骨折患者的现场急救方法是：（　）

A. 对伸出皮肤的骨折断端应现场还纳　B. 未确诊骨折者可暂不处理

C. 止血带持续扎紧不能放松　D. 对疑有脊柱骨折者应由一人抱持搬运

E. 先处理张力性气胸，再固定前臂骨折

120. 在重度等渗性缺水或休克时，输入大量的等渗盐水，可引起的水-电解质紊乱是：（　）

A. 稀释性低钠血症　B. 高氯性酸中毒　C. 氯化钠过剩　D. 血钠升高

E. 水中毒

121. 急性颅内压增高的典型生命体征表现是：（　）

A. 脉快、呼吸快、血压低　B. 脉快、呼吸慢、血压低

C. 脉快、呼吸快、血压高　D. 脉慢、呼吸慢、血压高

E. 脉慢、呼吸慢、血压低

122. 接临产妇的呼叫后到达现场，评估的注意要点是：（　）

A. 产妇生命体征　B. 胎儿宫内情况　C. 产程进行到哪一阶段　D. 现场状况

E. 以上均正确

123. 不能了解产程进展程度的是：（　）

A. 阴道检查　B. 肛门检查　C. 胎心听诊　D. 宫颈口扩张程度

E. 胎先露下降程度

124. 不符合前置胎盘临床表现的是：（　）

A. 阴道出血　B. 阴道出血量与贫血程度成正比

C. 院前累计阴道出血约200mL，现场检查胎心率136次/min

D. 腹部无压痛　E. 持续腹痛

125. 产前出血患者经现场评估考虑为前置胎盘的可能性大，错误的处理是：（　）

A. 腹部检查了解有无腹部压痛及子宫收缩情况

B. 测量血压、脉搏和呼吸

C. 听诊胎心以评估胎儿是否存活

D. 建立静脉通道

E. 会阴消毒后，行阴道检查确诊胎盘的位置

126. 院外临产呼叫“120”出车，评估是否必须在现场接生的最关键指标是：（　）

A. 产妇的妊娠及分娩次数　B. 子宫收缩时宫颈口扩张程度和胎先露的高低

C. 阴道有无出血　D. 胎心率　E. 子宫收缩是否正常

127. 关于院外分娩发生产后出血现场处理的叙述，不正确的是：（　）

A. 建立静脉通道　B. 吸氧　C. 按摩子宫　D. 使用缩宫素　E. 清宫术

128. 关于子宫收缩乏力所致产后出血处理的叙述，不正确的是：（　）

A. 导尿，记24小时尿量　B. 迅速建立静脉通道　C. 使用止血药物

D. 徒手按摩子宫　E. 静脉滴注缩宫素

129. 正常的胎心率范围是：（　）

A. 60～80次/min　B. 81～100次/min　C. 60～120次/min　D. 100～160次/min
E. 110～160次/min

130. 产后出血最少见的原因是：（　）

A. 会阴裂伤　B. 宫颈裂伤　C. 凝血功能障碍　D. 子宫收缩乏力　E. 胎盘滞留

131. 关于胎盘剥离征象的叙述，不正确的是：（　）

A. 阴道少许流血　B. 子宫体变硬呈球形　C. 阴道口外露的一段脐带自行延长
D. 在耻骨联合上方轻压子宫下段时子宫体上升，而外露的脐带回缩
E. 宫底升高达脐上

132. 提示刚娩出的新生儿不健康的临床表现是：（　）

A. 新生儿皮肤温暖　B. 新生儿大声哭　C. 新生儿的呼吸频率为30次/min
D. 新生儿的心率为130次/min　E. 新生儿四肢伸直

133. 关于出血原因不明确的产前出血的院前急救措施的叙述，不正确的是：（　）

A. 为明确病因要认真询问病史　B. 阴道检查明确病因
C. 检查生命体征以估计产前出血量　D. 检查腹部评估子宫收缩情况
E. 胎心听诊以了解胎儿宫内情况

134. 院前出车，现场初步诊断为异位妊娠，伴出血性休克。转运回院过程中，不正确的处理是：（　）

A. 保证呼吸道通畅　B. 密切监测生命体征　C. 建立静脉通道
D. 输液、扩容　E. 应用镇静止痛药缓解疼痛

135. 不适用药物抑制子宫收缩的产科疾病是：（　）

A. 妊娠小于30周的先兆早产　B. 妊娠35周的先兆早产　C. 强直性子宫收缩
D. 先兆子宫破裂　E. 前置胎盘引起的产前阴道出血

136. 胎先露的高低的判断标准是：（　）

A. 耻骨联合下缘水平　B. 坐骨结节连线水平　C. 坐骨棘连线水平
D. 骨盆入口平面　E. 阴道口

137. 院外临产呼叫“120”，到达现场发现胎头已拨露，马上进行会阴消毒，铺无菌巾。按分娩机制，胎儿娩出的顺序是：（　）

A. 俯屈→仰伸→复位→外旋转→前肩娩出→后肩娩出→胎儿娩出
B. 俯屈→仰伸→外旋转→复位→前肩娩出→后肩娩出→胎儿娩出
C. 仰伸→俯屈→复位→外旋转→前肩娩出→后肩娩出→胎儿娩出
D. 俯屈→仰伸→复位→外旋转→后肩娩出→前肩娩出→胎儿娩出
E. 复位→俯屈→仰伸→外旋转→前肩娩出→后肩娩出→胎儿娩出

138. 异位妊娠破裂急诊就医的主要症状是：（　）

A. 腹痛　B. 阴道流血　C. 停经　D. 晕厥　E. 以上都是

139. 《2020年美国心脏协会心肺复苏和心血管急救指南》建议，双人进行婴儿心肺复苏时，呼吸与心脏按压的比例是：（ ）

A. 2∶10　B. 2∶15　C. 2∶20　D. 2∶25　E. 2∶30

140. 儿童心肺复苏时的电击除颤能量是：（ ）

A. 首次与重复应用均为1J/kg　B. 首次2J/kg，重复应用为2J/kg

C. 首次2J/kg，重复应用为3J/kg　D. 首次与重复应用均为3J/kg

E. 首次2J/kg，重复应用为4J/kg，最大不超过200J

141. 婴儿咽部异物的最佳排出方法是：（ ）

A. 用手指挖出异物　B. 喉镜下取异物　C. 催吐　D. 冲击腹部

E. 俯卧位并拍背

142. 小儿心肺复苏中，为保持呼吸道通畅，最理想的方法是：（ ）

A. 固定舌体　B. 保持气道开放体位　C. 气管内插管　D. 气管切开

E. 安置口咽通气管

143. 对高热惊厥的患儿静脉推注地西泮的速度不宜超过：（ ）

A. 0.1～0.4mg/min　B. 0.4～0.8mg/min　C. 0.8～1.0mg/min

D. 1.0～2.0mg/min　E. 2.0～3.0mg/min

144. 患儿诊断为重度贫血，其血红蛋白含量是：（ ）

A. 140～160g/L　B. 120～140g/L　C. 90～120g/L　D. 60～90g/L　E. 30～60g/L

145. 提示婴儿心力衰竭最有价值的指标是：（ ）

A. 呼吸困难　B. 烦躁不安　C. 心率＞180次/min　D. 肺部可闻及湿啰音

E. 双下肢凹陷性水肿

146. 护理青紫型先天性心脏病患儿需注意预防脱水，其目的是避免发生：（ ）

A. 心力衰竭　B. 肾功能衰竭　C. 休克　D. 血栓栓塞　E. 便秘

147. 对酸性或碱性眼烧伤的急救，最重要的措施是：（ ）

A. 彻底冲洗伤眼　B. 滴入碱性或酸性药物中和　C. 滴消炎眼药水　D. 降眼压

E. 散瞳

148. 电光性眼炎的发作时间一般发生在照射后：（ ）

A. 1～2小时　B. 2～3小时　C. 3～8小时　D. 8～12小时　E. 12～24小时

149. 关于眼外伤护理措施的叙述，不恰当的是：（ ）

A. 酸碱烧伤要冲洗结膜囊　B. 玻璃碴击伤眼后感“热泪”外涌，应立即冲洗结膜囊

C. 泪小管断裂者应该及时行吻合术　D. 穿通伤者应常规注射破伤风抗毒素

E. 前房积血应取半卧位

150. 预防1%阿托品滴眼引起中毒的方法是：（ ）

A. 稀释后滴眼　B. 指压泪囊区2～3分钟　C. 滴后多饮水　D. 滴后即用缩瞳剂

E. 滴后30分钟用生理盐水冲洗

151. 滴眼药水正确的部位是：（　）

A. 上穹隆部　B. 下穹隆部　C. 内眦部　D. 外眦部　E. 角膜

152. 眼球穿通伤最严重的潜在并发症是：（　）

A. 失明　B. 化脓性眼内炎　C. 外伤性虹膜睫状体炎

D. 外伤性白内障　E. 交感性眼炎

153. 眼睑瘀血和肿胀较明显时，一般先冷敷后热敷，伤后冷敷的时间是___内：（　）

A. 4小时　B. 8小时　C. 12小时　D. 24小时　E. 48小时

154. 正常眼压范围是：（　）

A. 10～21mmHg　B. 11～23mmHg　C. 15～24mmHg　D. 15～30mmHg

E. 20～50mmHg

155. 洗眼的适应证是：（　）

A. 眼化学烧伤　B. 急性结膜炎　C. 眼科常规术前准备　D. 角膜浅层溃疡

E. 以上都是

156. 关于急性结膜炎护理措施的叙述，错误的是：（　）

A. 频滴抗生素眼药水　B. 涂眼膏　C. 冲洗　D. 做好消毒隔离　E. 热敷，包盖

157. 急性闭角型青光眼发作期的治疗原则是：（　）

A. 只用药物治疗　B. 药物降低眼压后再手术治疗　C. 药物降眼压和手术治疗同时进行

D. 立即进行抗青光眼手术治疗　E. 出现视乳头病理性凹陷后行手术治疗

158. 食管异物最危险的并发症是：（　）

A. 刺破大血管　B. 食管周围肿胀　C. 纵隔气肿　D. 食管周围脓肿

E. 颈部皮下气肿

159. 有关耳漏的叙述，正确的是：（　）

A. 耳漏量与疾病程度完全一致

B. 如发现黏液性耳漏，应考虑有鼓膜穿孔

C. 头部外伤后如出现血性耳漏，应疑为颞骨横断骨折

D. 耳漏中如发现胆固醇结晶，应疑为黏液链球菌性中耳炎

E. 血性耳漏，多为结核性中耳炎

160. 大量鼻出血的优选急救措施是：（　）

A. 血管结扎　B. 迅速判断患者的一般情况和出血程度，观察有无休克现象

C. 仔细检查鼻腔　D. 协助医生在鼻腔填塞纱条　E. 详细询问病史

161. 鼻骨骨折复位术最迟时间不超过____天：（　）

A. 7　B. 10　C. 12　D. 14　E. 21

162. 不属于危急重症患者家属常见心理问题的是：（　）

A. 恐惧和紧张　B. 惊恐发作　C. 否认和愤怒　D. 焦虑和抑郁

E. 急性应激障碍和创伤后应激障碍

163. **不符合癔症性痉挛发作特点的是：（　）**

A. 意识多清楚，可有朦胧　B. 持续时间数分钟至数小时　C. 伴有大便失禁

D. 发作时可以讲话　E. 脑电图多为正常

164. **阿片类物质急性中毒，给予阿片受体拮抗剂纳洛酮的首选用药方式是：（　）**

A. 口服　B. 皮下注射　C. 肌内注射　D. 静脉注射　E. 直肠内给药

165. **不符合丙泊酚镇静特点的是：（　）**

A. 起效快　B. 作用时间短　C. 撤药后患者能迅速清醒

D. 有很强的镇静作用　E. 可出现血压降低

166. **谵妄的核心症状是：（　）**

A. 定向障碍　B. 注意障碍　C. 学习或者记忆障碍　D. 知觉与思维障碍

E. 意识障碍

167. **截肢后患者出现患肢剧烈疼痛的原因是：（　）**

A. 感觉障碍　B. 定向障碍　C. 知觉障碍　D. 感知综合障碍　E. 认知障碍

168. **阿片类物质急性中毒的常用拮抗剂是：（　）**

A. 醒脑静　B. 美沙酮　C. 胺碘酮　D. 纳洛酮　E. 氯胺酮

169. **不符合脑炎急性期常见临床表现的是：（　）**

A. 发热、头疼　B. 谵妄、错乱　C. 四肢乏力　D. 中枢性面瘫　E. 木僵

170. **进行诊疗护理操作时，若发生血液、分泌物喷溅，须执行标准预防措施，防护用品是：（　）**

A. 口罩、帽子、手套　B. 口罩、帽子、隔离衣　C. 口罩、帽子、手套、鞋套

D. 口罩、帽子、手套、防护面罩　E. 口罩、帽子、手套、防护面罩、隔离衣

171. **医疗卫生机构发生医疗废物流失、泄漏、扩散时，应当向所在地的县级人民政府卫生行政主管部门、环境保护行政主管部门报告，时间是____小时内：（　）**

A. 6　B. 8　C. 12　D. 24　E. 48

172. **患者使用过的吸氧面罩的医疗废物类型是：（　）**

A. 感染性废物　B. 病理性废物　C. 损伤性废物　D. 化学性废物　E. 生活垃圾

173. **医院发现____例以上疑似医院感染暴发情形时，应当于12小时内向所在地县级卫生行政部门报告，并同时向所在地疾病预防控制机构报告。（　）**

A. 3　B. 5　C. 8　D. 10　E. 15

174. **常规院前救护车完成任务后，应启动的室间消毒方法是：（　）**

A. 过氧化氢溶液喷雾消毒　B. 含氯消毒液喷雾消毒　C. 肥皂水擦拭

D. 清水清洗　E. 紫外线灯照射

175. **有较强的去污能力，能快速分解蛋白质等多种有机污染物的清洁剂是：（　）**

A. 酶类清洁剂　B. 酸性清洁剂　C. 碱性清洁剂　D. 中性清洁剂　E. 乙醚

176. 当转运疑似烈性传染病的患者时，院前急救人员应启动的转运救护车类型是：（　）

A. 普通型救护车　B. 监护型救护车　C. 负压型救护车　D. 物资转运车

E. 面包车自改装型救护车

177. 飞沫传播是一种近距离传播方式，其定义是____米以内的传播：（　）

A. 1.0　B. 1.5　C. 2.0　D. 2.5　E. 3.5

178. 紫外线灯在使用过程中应保持表面清洁，应____用____擦拭。（　）

A. 每周，70%～80%酒精棉球　B. 每周，80%～90%酒精棉球

C. 每月，70%～80%酒精棉球　D. 每月，80%～90%酒精棉球

E. 每月，90%～95%酒精棉球

179. 对接触皮肤、黏膜的诊疗器械、器具和物品，应进行：（　）

A. 刷洗　B. 灭菌　C. 消毒　D. 焚烧　E. 清洁

180. 简易呼吸器压力安全阀的范围是：（　）

A. 10～20cmH_2O　B. 20～30cmH_2O　C. 30～40cmH_2O　D. 40～60cmH_2O

E. 50～70cmH_2O

181. 使用简易呼吸器时，按压气囊时间与放松气囊时间之比约是：（　）

A. 1∶1　B. 2∶1　C. 1∶2　D. 3∶1　E. 1∶3

182. <u>不属于</u>急救物品的是：（　）

A. 除颤器　B. 心电图机　C. 纤维胃镜　D. 电动洗胃机　E. 简易呼吸器

183. 机械通气模式中，“持续气道正压通气”的英文缩写是：（　）

A. BIPAP　B. CPAP　C. SIMV　D. PRVC　E. A/C

184. 关于抢救药品及设备管理的叙述，<u>错误</u>的是：（　）

A. 外借时一定要登记　B. 定期检查　C. 定位放置

D. 定品种数量　E. 专人管理

185. <u>不能</u>通过心电监护观察到的内容是：（　）

A. P波形态的改变　B. 心律改变　C. 心率快慢　D. ST段和T波的改变

E. 脉搏强弱交替

186. 关于院前一线救护车物品的叙述，正确的是：（　）

A. 不常用的物品，全部封存起来，没有必要天天检查

B. 一线救护车物品过期了再拿出来，等消毒完毕再放回去

C. 一线救护车物品快要到有效期前一周必须拿出来，等消毒完毕及时放回去

D. 院前救护车的物品准备，应该根据派单情况准备，无须提前放车上，以免过期

E. 一线救护车物品必须保证全部处于备用状态，不可有空缺，不可外借

187. 呼吸机报警潮气量偏低，<u>不正确</u>的原因是：（　）

A. 管路漏气　B. 流量传感器故障　C. 气源不足　D. 内置涡轮故障

E. 患者自主呼吸弱

188. 发生室颤时，采用的电复律模式是：（　）

A. 同步　B. 先同步，后非同步　C. 先非同步，后同步　D. 非同步　E. 都可以

189. 除颤仪的工作原理是：（　）

A. 恢复患者心脏搏动　B. 恢复患者正常血流　C. 恢复患者肺部通气和血流

D. 消除异位心律，阻断折返冲动　E. 直接作用于心脏

190. 自动体外除颤器（AED）的正确操作方法是：（　）

A. 安放电极→接通电源→分析心律→电击除颤

B. 接通电源→安放电极→分析心律→充电→电击除颤

C. 安放电极→接通电源→分析心律→充电→电击除颤

D. 安放电极→分析心律→接通电源→电击除颤

E. 接通电源→安放电极→分析心律→电击除颤

二、A2型题　257题

（病例摘要型最佳选择题，试题结构是由1个作为题干的简要病历以及5个备选答案组成，备选答案中只有1个最佳选项。）

1. 患者，男性，76岁。因“胸痛伴胸闷3小时”来急诊，诊断为非ST段抬高心肌梗死（NSTEMI）。从急诊科转送至导管室的途中，心电监护见室颤，应用双向波电击除颤的首次能量是：（　）

A. 50J　B. 100J　C. 150J　D. 200J　E. 360J

2. 患者，男性，44岁。因“胸痛2小时”来急诊。急性病容，大汗，在测量血压时突然全身抽搐，意识丧失。体查：无自主呼吸，未触及颈动脉搏动。正确的急救措施是：（　）

A. 先查心电图，明确有无心脏骤停或室颤

B. 先给予气管插管，人工呼吸，再进行胸外按压

C. 考虑急性心肌梗死，立即做再灌注治疗　D. 立即请神经科及心内科会诊

E. 立即将患者平放在硬板床或地面上并开始胸外按压，同时尽快准备除颤

3. 患者，女性，68岁。冬天烧煤炉取暖过夜。清晨被家人发现昏迷不醒，遂呼“120”出车。现场体查：口唇呈樱桃红色。为明确诊断，最有意义的辅助检查项目是：（　）

A. 血胆碱酯酶活力　B. 血高铁血红蛋白　C. 血糖测定　D. 血COHb测定　E. 颅脑CT

4. 患者，女性，28岁。与其家人吵架后服“敌敌畏”60mL，10分钟后被家人送到急诊科。体查：神志清楚。最重要的急救措施是予以：（　）

A. 地西泮　B. 阿托品　C. 解磷定　D. 水合氯醛　E. 彻底洗胃

5. 患者，女性，19岁。服“敌敌畏”后昏迷2小时由家人送来急诊。体查：皮肤湿润，大汗，面色苍白，双瞳孔直径约1mm，双肺满布湿啰音，HR 70次/min，律齐，无杂音。最恰当的急救方法是：（　）

A. 洗胃+给氧　B. 洗胃+静脉注射阿托品　C. 洗胃+静脉滴注解磷定

D. 洗胃+对症治疗　E. 洗胃+静脉注射阿托品+静脉滴注解磷定

6. **患者，男性，45岁。急性有机磷农药中毒经阿托品及氯解磷定治疗后8小时，出现烦躁不安。体查：T 39℃，P 118次/min，谵妄状态，双侧瞳孔等大等圆，直径约4.5mm。皮肤潮红，下腹膀胱区呈半球形膨隆，叩诊呈浊音。该患者最可能的病情是：（　）**

A. 急性阿托品中毒　B. 急性有机磷中毒“反跳”　C. 急性氯解磷定中毒

D. 急性有机磷农药中毒性脑病　E. 急性中间型综合征

7. **患者，男性，28岁。因“自服‘百草枯’农药两小口（约40mL）6小时”自行来急诊。体查：生命体征平稳，双肺呼吸音粗，HR 105次/min，律齐；剑突下压痛，余未见异常。<u>不恰当</u>的处理措施是：（　）**

A. 用白陶土悬液洗胃　B. 血液灌流　C. 早期大剂量应用糖皮质激素

D. 高浓度吸氧　E. 20%甘露醇或33%硫酸镁溶液口服导泻

8. **16名建筑工人在工地食堂用餐，餐后半小时左右有6名工人口唇、指甲和全身皮肤出现发绀，伴精神萎靡、头晕、头痛、乏力、心跳加速，4名工人有恶心、呕吐、腹胀、烦躁不安、呼吸困难。工人们最可能的诊断是：（　）**

A. 河豚中毒　B. 四季豆中毒　C. 亚硝酸盐中毒　D. 沙门氏菌中毒

E. 葡萄球菌肠毒素中毒

9. **有恐怖分子在人员拥挤、空气流通差的地铁站喷洒液态毒素，造成人员经呼吸道吸入毒物，引起急性中毒。对中毒人员进行现场急救的首要措施是：（　）**

A. 人工呼吸　B. 立即将患者转移脱离现场　C. 给予急救药物

D. 保持正确体位　E. 吸氧并给予中和剂雾化吸入

10. **患者，男性，16岁。在郊外活动时，不慎被蛇咬伤。体查：左腕部可见牙痕，<u>不恰当</u>的处理方法是：（　）**

A. 清洗伤口　B. 结扎咬伤部位　C. 注射抗蛇毒血清　D. 服中药蛇药片

E. 跑到最近的诊所求救

11. **患者，男性，47岁，南方电网工人。因“户外工作时不慎被马蜂蜇伤颜面部、颈部及双手后肿痛1小时”来急诊。体查：T 37.2℃，R 22次/min，P 90次/min，BP 129/72mmHg，SpO_2 98%。神清，精神可，双肺呼吸音粗，未闻及干、湿啰音；HR 90次/min，律齐；颜面部、颈部及双手可见蜇痕点，部分可见尾刺残留在伤口内，伤口周围红肿，压痛阳性。<u>不恰当</u>的急救措施是：（　）**

A. 用针尖挑出残留皮肤的尾刺　B. 挤压伤口促进毒液排出　C. 用食醋洗敷伤口

D. 局部红肿处涂抹糖皮质激素软膏　E. 疼痛严重者给予止痛剂

12. **患者，男性，36岁。在工地修电闸时不慎触电倒下，现场优选的抢救措施是：（　）**

A. 立即关闭电源　B. 安全评估，判断患者是否已经脱离电源

C. 立即评估患者神志、呼吸　D. 摸颈动脉是否有搏动　E. 心肺复苏

13. **患者，男性，49岁，某钢铁厂工人。持续工作6小时后，出现大汗淋漓、头昏、头痛、恶心、呕吐、面色苍白、短暂晕厥，被急送入院。车间内温度为35℃，相对湿度为85%。**

体查：T 39℃，R 28次/min，P 115次/min，BP 89/61mmHg，HR 115次/min，脸色苍白，皮肤湿冷。最可能的诊断为：（ ）

A. 中暑先兆　B. 轻症中暑　C. 热射病　D. 热痉挛　E. 热衰竭

14. 患者，女性，48岁。因“与丈夫吵架后突发气促、呼吸困难，以及颜面部感觉麻木半小时”来急诊就诊。体查：P 113次/min，BP 105/62mmHg，R 27次/min，SpO_2 96%，急性病容，情绪激动，双手指间关节僵硬，双肺呼吸音粗，未闻及干、湿啰音；HR 113次/min，律齐。床旁血气显示：pH 7.52，$PaCO_2$ 29mmHg，PaO_2 96mmHg。该患者最可能发生的酸碱失衡类型是：（ ）

A. 代谢性碱中毒　B. 呼吸性碱中毒　C. 呼吸性碱中毒合并代谢性碱中毒

D. 呼吸性碱中毒合并代谢性酸中毒　E. 代谢性碱中毒

15. 患者，女性，70岁，既往有肺结核病史，因“反复咳嗽、咳痰10余年，气促5年，加重2天”来诊。在治疗时突然出现喷射性咯血，继而突然中断，表情恐怖，大汗淋漓。首要的护理措施是：（ ）

A. 立即取半卧位　B. 加压给氧　C. 立即气管插管

D. 保持呼吸道通畅，清除血块　E. 人工呼吸

16. 患者，男性，38岁。患者因“咳嗽、痰多且黏稠”留观。身体评估：R 18次/min，BP 109/65mmHg，HR 80次/min。X线胸片显示双肺下叶纹理增多、排列紊乱呈卷发状阴影。诊断为支气管扩张症。护士为其进行体位引流，有关对该患者体位引流的指导，错误的是：（ ）

A. 头低位　B. 引流时如出现头晕、心悸、血压下降等不适，可进行深呼吸

C. 每天引流2次　D. 每次引流15分钟　E. 饭后2小时进行

17. 患者，男性，85岁。入院诊断为“支气管扩张症”。目前患者持续咳嗽，咳痰无力，听诊右肺底闻及明显湿啰音。关于护士护理措施的叙述，错误的是：（ ）

A. 嘱患者每天饮水1 500mL以上　B. 经鼻腔进行吸痰　C. 遵医嘱给予雾化吸入

D. 采取右侧卧位进行体位引流　E. 吸痰前后适当调高吸氧浓度

18. 患者，男性，30岁。支气管哮喘重度发作12小时，使用沙丁胺醇、氨茶碱、大剂量糖皮质激素治疗无效。体查：呼吸浅快，口唇发绀，肢端冰凉，神志不清，双肺少许哮鸣音。血气分析：PaO_2 51mmHg，$PaCO_2$ 72mmHg。进一步的救治措施是：（ ）

A. 提高吸氧浓度　B. 静脉推注地塞米松　C. 静脉滴注5%碳酸氢钠溶液

D. 联合应用抗生素，静脉滴注　E. 气管插管，机械通气

19. 患者，男性，68岁。患支气管扩张症已30年，每天咳痰约500mL，近日痰中带血，由家人陪同来诊。关于预防咯血、窒息护理措施的叙述，不恰当的是：（ ）

A. 注意观察是否有窒息先兆　B. 出现窒息立即清理咽喉积血　C. 不宜屏气

D. 可用镇咳剂　E. 严重者行气管切开

20. 患者，女性，46岁。因“低热、乏力、盗汗2个月，加重伴咳嗽、咳痰1周”入院诊治。护士对该患者留取痰标本的做法，不正确的是：（ ）

A. 指导患者晨起后用清水漱口数次后留取痰标本

B. 指导患者用力咳出气道深处第一口痰并留取

C. 如患者无痰，首选经纤维支气管镜留取标本

D. 痰液留取后应于2小时内送检

E. 留取痰标本应尽可能在使用或更换抗生素前进行

21. 患者，男性，22岁。反复呼气性呼吸困难发作2年。最可能的原因是：（　）

A. 气管异物　B. 喉水肿、痉挛　C. 小支气管痉挛和/或肺组织弹性减弱

D. 肺部病变广泛，呼吸面积减少　E. 上呼吸道机械性梗阻

22. 患者，女性，28岁。5天前突然出现咽痛、声音嘶哑伴鼻塞和流涕，其后开始频繁咳嗽，咳少量黏液痰，此后痰液转为黏液脓性，痰量较前逐渐增多，体温在38.5℃上下波动，感全身乏力、胸闷和气促。身体评估：两肺呼吸音粗，可闻及散在干、湿啰音，并可闻及哮鸣音。胸部X线片示未见明显异常，初步判断为急性支气管炎。引起该患者胸闷和气促的主要原因是：（　）

A. 支气管痉挛　B. 炎症累及下呼吸道　C. 炎症累及气管

D. 炎症导致肺组织弹性减弱　E. 炎症导致大气道狭窄

23. 患者，男性，38岁。因“肺炎杆菌肺炎并发脓血症”入院。入院后为及时发现并处理脓毒性休克，以下关于护士应密切观察项目的叙述，<u>不恰当</u>的是：（　）

A. 精神和意识状态　B. 咳痰量、性质及气味

C. 有无皮肤、黏膜发绀或肢端湿冷　D. 心率、脉率　E. 有无尿量减少

24. 患者，女性，39岁。因“大量咯血”入院。既往有右中下叶肺脓肿病史。护士为预防咯血造成窒息，应嘱患者休息时采取的体位是：（　）

A. 左侧卧位　B. 右侧卧位　C. 仰卧位　D. 半坐位　E. 头高足低位

25. 患者，男性，76岁。因“气促5年，加重2天”来诊，伴声音嘶哑。既往有肺癌病史，最可能的病情是：（　）

A. 压迫食管　B. 压迫颈交感神经　C. 压迫喉返神经　D. 压迫气管神经

E. 压迫上腔静脉

26. 患者，男性，80岁。因“反复咳嗽、咳痰、发热2个月，症状加重7天，诊断为‘肺脓肿’”入院。既往有高血压和糖尿病病史20余年，未规律监测血压和血糖。患者入院后每天咳大量脓性痰且伴腥臭味，体温在38.5℃左右，BMI 18.0kg/m^2。关于护士采取的护理措施，<u>不恰当</u>的是：（　）

A. 定时开窗，使室内空气流通　B. 指导患者进行有效咳嗽

C. 根据病变部位指导患者行体位引流　D. 嘱患者经常活动和变换体位

E. 协助患者在每次咳痰后及时漱口

27. 患者，男性，52岁。因“睡眠时打鼾伴憋气5年，白天嗜睡，晨起后咽干、头痛，加重3月余”入院。动脉血气分析显示低氧血症，医生考虑该患者可能患有阻塞性睡眠呼吸暂停低通气综合征。护士在评估患者时，需重点关注的是：（　）

A. 神志　B. 咳嗽、咳痰　C. 出入量　D. 呼吸状态　E. 睡眠状态

28. 患者，男性，47岁。因急性有机磷农药中毒致呼吸肌麻痹而出现呼吸衰竭，给予机械通气治疗。动脉血气分析结果显示该患者存在肺泡通气不足。呼吸机设定参数为呼吸频率12次/min，潮气量为500mL，若无效腔气量为150mL，则该患者每分通气量（___mL/min）和肺泡通气量（___mL/min）分别是：（　）

A. 4 000，3 200　B. 4 000，2 400　C. 4 000，1 800　D. 6 000，4 200
E. 6 000，3 600

29. 患者，男性，62岁。因“慢性阻塞性肺疾病急性加重”入院。动脉血气分析结果显示：pH 7.30，PaO_2 51mmHg，$PaCO_2$ 66mmHg。目前维持该患者呼吸运动的主要是：（　）

A. 缺氧对外周化学感受器的刺激　B. H^+对外周化学感受器的刺激
C. H^+对中枢化学感受器的刺激　D. 二氧化碳对外周化学感受器的刺激
E. 二氧化碳对中枢化学感受器的刺激

30. 患者，女性，72岁。近2周咳嗽，痰液黏稠不能咳出，下床活动后稍感呼吸困难。既往诊断为“慢性阻塞性肺疾病”。身体评估：T 37.6℃，R 22次/min，P 98次/min，神志清楚，消瘦，可听见喉部有痰鸣音，双肺闻及湿啰音。该患者目前最主要的护理诊断是：（　）

A. 清理呼吸道无效　B. 营养失调：低于机体需要量　C. 低效性呼吸形态
D. 焦虑　E. 体温过高

31. 患者，男性，73岁。因重症肺炎行气管插管机械通气治疗，治疗过程中呼吸机突然发出低压报警。最可能的原因是：（　）

A. 患者咳嗽　B. 患者自主呼吸过快　C. 痰液阻塞　D. 呼吸机管道脱落
E. 呼吸机管道扭曲

32. 患者，男性，72岁。因“慢性阻塞性肺疾病急性加重伴Ⅱ型呼吸衰竭”在急诊抢救室抢救，医嘱予以无创正压通气治疗。最恰当的通气模式是：（　）

A. 连续气道正压通气（CPAP）　B. 双水平气道正压通气（BiPAP）
C. 同步间歇指令通气（SIMV）　D. 压力支持通气（PSV）
E. 自动调整正压通气（APAP）

33. 患者，女性，84岁。因“1周前淋雨后出现咳嗽、咳黄脓痰1天”来急诊，伴有呼吸困难。既往有慢性阻塞性肺疾病病史30年。应用<u>不恰当</u>的药物是：（　）

A. 氨溴索　B. 氨茶碱　C. 可待因　D. 甲泼尼龙注射液　E. 沙丁胺醇气雾剂

34. 患者，男性，42岁。因“气促2天”来急诊。X线胸片示：左侧大量胸腔积液。拟行减压抽液治疗。首次胸腔穿刺放液量<u>不超过</u>（__）mL。

A. 100　B. 300　C. 500　D. 700　E. 900

35. 患者，男性，78岁。因慢性阻塞性肺疾病急性加重遵医嘱使用无创通气治疗，护士评估患者神志清楚，R 30次/min，张口呼吸，一口义齿仅在进食时佩戴。护士为其实施无创通气的正确做法是：（　）

A. 人机连接方式选择鼻罩　B. 协助患者取半卧位

C. 将初始吸气压力调整为患者能耐受的最大压力

D. 开机待呼吸机运转正常再佩戴鼻罩　E. 头带尽量拉紧，以避免漏气

36. 患者，女性，73岁。咳嗽、咳脓痰伴气急，加重2周。既往有慢性阻塞性肺气肿病史。今晨神志恍惚。体查：P 116次/min，BP 185/105mmHg，嗜睡，口唇发绀，两肺底可闻及湿啰音。该患者最可能的诊断是：（　）

A. 急性左心衰竭　B. 脑血管意外　C. 右心衰竭　D. 呼吸衰竭

E. 高血压危象

37. 患者，男性，68岁。因“意识丧失6小时”来急诊。确诊为“重症肺炎，脓毒症休克，多器官功能障碍综合征”。护士可能观察到的情况是：（　）

A. 尿量增多　B. 血尿素氮降低　C. 胃肠道蠕动增加　D. 血清白蛋白升高

E. 肺顺应性下降

38. 患者，女性，67岁。因“气促、咯血2小时”来急诊。1周前曾行左侧髋关节置换术。体查：神清，口唇发绀，右侧呼吸音减弱，可闻及湿啰音。最可能的诊断是：（　）

A. 肺栓塞　B. 肺结核　C. 支气管扩张　D. 急性左心衰竭　E. 肺癌

39. 患者，女性，20岁。因“接触花粉后突发呼吸困难1小时”来诊。10年前曾有类似发病史。体查：R 30次/min，口唇发绀，呼气延长，双肺满布哮鸣音。该患者的呼吸困难类型是：（　）

A. 吸气性呼吸困难　B. 呼气性呼吸困难　C. 混合性呼吸困难

D. 阵发性呼吸困难　E. 心源性哮喘

40. 患者，男性，40岁。因“食欲减退、双下肢水肿3天”在急诊留观。既往有扩张型心肌病病史6年。该患者的首要护理诊断/问题是：（　）

A. 心力衰竭　B. 体液过多　C. 活动耐力下降　D. 营养不足

E. 气体交换受损

41. 患者，女性，35岁。不明原因晕厥15分钟。心电图示宽QRS波型心动过速，HR 150次/min，BP 60/45mmHg。首选的急救措施是：（　）

A. 植入临时心脏起搏器　B. 使用肾上腺素　C. 使用毛花苷丙

D. 同步直流电复律　E. 非同步直流电复律

42. 患者，男性，59岁。因“胸骨后压榨样疼痛1小时”前来急诊。体查：BP 80/50mmHg，皮肤湿冷，HR 196次/min，心音低。心电图示：P波无法辨认，QRS波宽大畸形，连续节律基本规则。首选的急救措施是：（　）

A. 普罗帕酮　B. 胺碘酮　C. 利多卡因　D. 非同步直流电复律

E. 同步直流电复律

43. 患者，女性，67岁。因“明显双下肢水肿1周”在急诊留观。既往有心力衰竭病史5年。遵医嘱使用利尿药。病情监测中应特别注意的指标是：（　）

A. 尿量　B. 心率　C. 肾功能　D. 肝功能　E. 血电解质

44. 患者，男性，68岁。因“胸痛2小时”自行到急诊就诊。既往有冠心病病史2年。在体格检查过程中，突然发生心脏骤停，经有效抢救后已恢复自主循环。心电监护显示：窦性心律，HR 120次/min，BP 90/60mmHg，R 26次/min，SpO_2 92%。不恰当的救治措施是：（　）

A. 维持收缩压在90mmHg以上　B. 昏迷者给予目标温度管理

C. 准备配合气管插管　D. 尽快描记12导联心电图　E. 做好急诊进行PCI的准备

45. 患者，男性，49岁。因“气促、乏力、出汗多2小时”来急诊。既往有扩张型心肌病病史3年。身体评估：口唇发绀，双肺底可闻及湿啰音。该患者出现乏力的主要原因是：（　）

A. 体循环瘀血　B. 肺循环瘀血　C. 容量负荷过重　D. 心排血量减少

E. 压力负荷过重

46. 患者，女性，65岁。因“呼吸困难6小时”自行来急诊就诊。为鉴别其是否为心源性呼吸困难，最有价值的血液检查指标是：（　）

A. CK-MB　B. BNP　C. CRP　D. LDH　E. D-Dimer

47. 患者，女性，66岁。因“反复心悸2年”留观。常规心电图示：窦性心律，HR 75次/min，有时出现宽大QRS波群，时间0.12秒，前后的R-R间期为1.6秒。心电图诊断是：（　）

A. 窦性心律，房室传导阻滞　B. 窦性心律，房性期前收缩

C. 窦性心律，室性期前收缩　D. 心房颤动，室性期前收缩

E. 窦性心律，右束支传导阻滞

48. 患者，男性，57岁。持续性胸痛4小时，阵发性加重，伴出汗，口服速效救心丸稍有缓解。既往有冠心病、高血压病史10年，糖尿病病史5年。体查：BP 130/80mmHg，双肺无啰音，HR 62次/min，心律整齐，第一心音低钝。首选的急救措施是：（　）

A. 静脉应用硝酸甘油　B. 皮下注射低分子肝素　C. 口服小剂量倍他洛克

D. 口服阿司匹林　E. 行床边心电图

49. 患者，男性，62岁。近2周常出现胸痛，每次持续20分钟，常在劳累时出现，与呼吸无关，感到乏力。必须进一步了解的情况是：（　）

A. 疼痛缓解方式　B. 疼痛部位　C. 有无外伤史　D. 有无呼吸困难　E. 以上都是

50. 患者，女性，25岁。因“夜间突然出现阵发性呼吸困难”在急诊留观。患者既往有风湿性心脏瓣膜病、二尖瓣狭窄病史。不符合其夜间突发呼吸困难发病机制的是：（　）

A. 平卧位时回心血量增加，肺瘀血加重　B. 平卧位时横膈高位，肺活量减少

C. 夜间迷走神经张力增高　D. 夜间小支气管平滑肌收缩

E. 平卧位时肺循环供血不足

51. 患者，男性，58岁。因“急性心包炎”在急诊留观。提示心脏压塞的表现是：（　）

A. 血压升高　B. 呼吸困难　C. 下肢水肿　D. 心前区疼痛　E. 乏力

52. 患者，男性，60岁。因“急性胸痛1小时”自行来急诊就诊，心电图示右心室心肌梗死可能，在抢救室急救。体查：BP 85/50mmHg。不恰当的处理措施是：（ ）

A. 升压药　B. 补充血容量　C. 利尿药　D. 阿司匹林　E. 急诊PCI

53. 患者，男性，68岁。既往有高血压病史20年，平素间断服用降压药物。2小时前与家人争吵后突发严重头痛、恶心、呕吐，呼“120”接回急诊。身体评估：急性病容，R 24次/min，BP 240/120mmHg，HR 110次/min，律齐，眼底出血，余无异常。该患者最可能的诊断是：（ ）

A. 心律失常　B. 心力衰竭　C. 脑出血　D. 高血压亚急症　E. 高血压急症

54. 患者，女性，66岁。近1个月来多次发生短时间肢体麻木、眩晕，持续数分钟后可自行恢复，发作时曾跌倒1次。既往有高血压病史10年。目前首要的护理措施是：（ ）

A. 低盐、低脂、低胆固醇饮食　B. 疾病相关知识指导　C. 安全防护指导

D. 安抚患者情绪　E. 教会家属心肺复苏技术

55. 患者，女性，22岁，大学生。诊断为病毒性心肌炎，治疗后准备出院。下列健康指导内容，最恰当的是：（ ）

A. 保持卧床休息，减少心肌耗氧，利于心功能的恢复

B. 采用高蛋白、高脂肪、富含维生素饮食

C. 遵医嘱长期应用抗病毒药，预防感染

D. 避免食用生冷食物

E. 注意防寒保暖，预防感冒，1年内免剧烈运动或重体力劳动

56. 患者，女性，63岁。因“心悸、头晕1小时”来急诊。心电图示：心房扑动，心室率160次/min。为终止发作，最有效的方法是予以：（ ）

A. 维拉帕米　B. 艾司洛尔　C. 毛花苷丙　D. 华法林　E. 同步直流电复律

57. 患者，男性，69岁。因“胸痛12小时”就诊。既往有心绞痛病史5年。可以确诊为急性心肌梗死的心电图特征是：（ ）

A. T波倒置　B. T波低平　C. T波双相　D. ST段压低　E. ST段弓背向上抬高

58. 患者，女性，49岁。因“风湿性心脏瓣膜病出现气促”而留观，经抗感染和抗心力衰竭治疗后明显好转。责任护士在留观指导时应告知患者预防链球菌感染最重要的措施是：（ ）

A. 定期检查，必要时做细菌培养　B. 减少运动，多休息　C. 坚持限制钠盐饮食

D. 坚持适当锻炼，预防呼吸道感染　E. 减轻心理压力，增强康复信心

59. 患者，女性，78岁。因“心力衰竭”长期接受治疗，今晨再次出现乏力、腹胀、心慌等症状，HR 120次/min，心电图见明显U波。最优选的处理措施是：（ ）

A. 加大洋地黄用量　B. 立即静脉推注呋塞米　C. 静脉滴注5%碳酸氢钠溶液

D. 静脉滴注氯化钾　E. 肌内注射硫酸镁

60. 患者，女性，30岁。因“感冒后1周觉心悸、胸闷”来急诊。心电图示：Ⅱ度文氏房室传导阻滞。其典型心电图特点是：（ ）

A. P-R间期进行性缩短，伴QRS波脱漏　B. P-R间期进行性延长

C. P-R间期进行性缩短　D. P-R间期进行性延长，伴QRS波脱漏

E. P-R间期固定，伴3：2 QRS波脱漏

61. 患者，女性，68岁。突发呼吸困难，咳粉红色泡沫痰1小时。既往有风湿性心脏病病史。体查：BP 120/80mmHg，HR 140次/min，心律绝对不齐。首选的治疗药物是：（　）

A. 普罗帕酮　B. 利多卡因　C. 毛花苷丙　D. 呋塞米　E. 胺碘酮

62. 患者，女性，26岁。因“风湿性心脏病合并心力衰竭”长期服用洋地黄及利尿剂治疗，现出现恶心、食欲下降1天。心电图示：室性早搏二联律。最可能的情况是：（　）

A. 心力衰竭加重　B. 低钾血症　C. 洋地黄中毒　D. 风湿活动

E. 洋地黄剂量不足

63. 患者，男性，35岁。因“突发呕血30分钟”来急诊。体查：P 120次/min，BP 80/50mmHg，烦躁不安，面色苍白，皮肤湿冷。估计其失血量是：（　）

A. 500～700mL　B. 800～1 000mL　C. 1 000～1 200mL　D. 1 300～1 500mL

E. 1 600～1 800mL

64. 患者，女性，50岁。着凉后上腹部疼痛，2天前突发呕咖啡样胃内容物，排柏油样便，随后晕厥1次，呼“120”接回急诊。既往有十二指肠溃疡病史10年。估计其出血量是：（　）

A. 300～400mL　B. 400～500mL　C. 500～600mL　D. 600～700mL　E. 700～800mL

65. 患者，男性，43岁。因“突发呕血2小时”自行来急诊。既往有消化性溃疡病史5年。体查：R 32次/min，P 118次/min，BP 80/40mmHg，呼吸浅促，四肢湿冷。估计其出血量是：（　）

A. 400～500mL　B. 500～600mL　C. 600～700mL　D. 700～800mL

E. 800～1 000mL

66. 患者，男性，32岁。因“晚餐后突发上腹刀割样痛并迅速波及全腹2小时”来急诊。2年来常有中上腹隐痛。体查：急性痛苦面容，腹式呼吸消失，腹肌强直，腹膜刺激征（+），肝浊音界消失，肠鸣音消失。该患者最可能的诊断是：（　）

A. 阑尾炎穿孔　B. 急性胰腺炎　C. 胆囊穿孔　D. 消化性溃疡并穿孔

E. 绞窄性肠梗阻

67. 患者，男性，56岁。因“饮酒30分钟后出现剧烈上腹部疼痛”来急诊。既往有消化性溃疡病史10年。诊断为急性胃穿孔。首要的护理措施是：（　）

A. 禁食、胃肠减压　B. 安慰并陪伴患者　C. 立即应用镇痛剂　D. 立即补液

E. 立即输血

68. 患者，女性，45岁。肝硬化并大量腹水患者，无明显诱因突然出现发热、腹痛，触诊：腹肌紧张，有压痛，并伴轻度反跳痛。该患者最可能的并发症是：（　）

A. 上消化道出血　B. 自发性腹膜炎　C. 肝性脑病　D. 胆囊穿孔　E. 肝肾综合征

69. 患者，男性，70岁。因偏瘫、神志不清呼“120”接回急诊科。CT诊断为脑出血。患者随后出现呕血、黑便，最可能的原因是：（　）

A. 胃溃疡　B. 十二指肠球部溃疡　C. 急性糜烂性胃炎

D. 肝硬化并食管胃底静脉曲张破裂出血　E. 消化性溃疡

70. 患者，男性，40岁。因“上消化道出血”在急诊留观。既往有肝炎史，HBsAg（+），平时肝功能基本正常，未予治疗和检查。急诊内镜检查发现食管静脉高度曲张，呈串珠状，有红色征，予输液、输血、止血等治疗。患者于入院第3天出现神志模糊，多语，兴奋，谵妄。最恰当的治疗措施是：（　）

A. 予镇静药以减少因兴奋引起的氧消耗　B. 予脑细胞脱水药以减轻脑水肿

C. 予脑细胞营养药以改善神志　D. 予弱酸溶液灌肠，减少氨的吸收和形成

E. 保肝治疗

71. 患者，男性，48岁，农民。近2～3年常感易疲劳和乏力，食欲减退，间歇出现鼻和牙龈出血，近1个月来腹胀和下肢肿，今日进食硬玉米饼后2小时突然出汗、心慌，呕吐暗红色血200mL，排柏油样便600mL。体查：BP 60/40mmHg，HR 124次/min，大汗，四肢发凉，肠鸣音5～6次/min。对该患者应立即采取的急救措施是：（　）

A. 冰水洗胃　B. 静脉滴注垂体后叶素　C. 紧急手术　D. 快速输液、输血

E. 口服凝血酶止血

72. 患者，男性，56岁。肝硬化合并上消化道大量出血，有嗜睡及扑翼样震颤，为清除肠道积血给予灌肠。以下作为灌肠液，不恰当的是：（　）

A. 弱酸性溶液　B. 生理盐水　C. 肥皂水　D. 乳果糖　E. 新霉素溶液

73. 患者，男性，65岁。因“脑出血昏迷”而在抢救室治疗。入院后第2天呕吐咖啡色液体约500mL，排柏油样便2次。该患者上消化道出血最可能的原因是：（　）

A. 十二指肠球部溃疡　B. 慢性胃炎　C. 胃癌　D. 急性糜烂出血性胃炎

E. 食管静脉曲张破裂

74. 患者，男性，65岁。因“进食米饼后突然呕血800mL”来急诊。既往有胃食管静脉曲张病史10年。优选的急救措施是：（　）

A. 胃大部切除术　B. 三腔二囊管压迫止血　C. 贲门周围血管离断术+脾切除

D. 肝叶切除术　E. 肝总动脉结扎术

75. 患者，男性，50岁。肝硬化并上消化道出血患者在使用三腔二囊管压迫止血期间，突然出现躁动、发绀、呼吸困难。紧急处理措施是：（　）

A. 立即报告医师　B. 吸氧　C. 应用呼吸兴奋剂　D. 应用镇静剂　E. 放气囊内气体

76. 患者，女性，35岁。因“突然出现剧烈腹痛1小时”自行来急诊。5年来餐后上腹部隐痛反复发作。体查：腹部触诊示腹肌紧张呈板状腹，有压痛和反跳痛。最可能的诊断是：（　）

A. 急性胆囊炎　B. 胃溃疡并穿孔　C. 脾破裂　D. 急性胰腺炎

E. 十二指肠溃疡并穿孔

77. 患者，男性，37岁。因“中午饱餐后出现上腹剧烈疼痛，伴恶心、呕吐1小时”来急诊。既往有胃溃疡病史10年。体查：肢端冷汗，腹肌紧张。考虑溃疡病穿孔，对诊断最有意义的指征是：（　）

A. 剧烈腹痛　B. 呕吐　C. 腹肌紧张　D. 出冷汗　E. X线检查见膈下游离气体

78. 患者，男性，56岁。食欲明显减退，黄疸加重1周。既往有肝硬化病史10余年。因“剧烈咳嗽、突然呕咖啡色液体约1 200mL，伴头晕、眼花、心悸”来诊。为防止发生肝性脑病，最重要的治疗措施是：（　）

A. 左旋多巴　B. 肝脑清　C. 应用极化液　D. 脱水药　E. 弱酸溶液灌肠

79. 患者，女性，50岁。因“反复呕吐2天”来诊。诊断考虑急性肠梗阻。血气分析：pH 7.22，HCO_3^- 19mmol/L，$PaCO_2$ 35mmHg。最可能的诊断是：（　）

A. 呼吸性碱中毒　B. 呼吸性酸中毒　C. 代谢性碱中毒　D. 代谢性酸中毒
E. 混合型碱中毒

80. 患者，男性，66岁。4天前无明显诱因排黑便2次，排黑便后感乏力、头晕。3年前因“胃溃疡”行胃次全切除术。该患者上消化道出血最可能的原因是：（　）

A. 消化性溃疡　B. 急性糜烂出血性胃炎　C. 吻合口溃疡
D. 食管曲张静脉破裂出血　E. 胃癌

81. 患者，女性，38岁。因“体检时发现血压升高1周”来医院检查。既往有肾小球肾炎病史12年。证实为慢性肾小球肾炎急性发作。为迅速有效地缓解症状，最恰当的急救措施是：（　）

A. 卧床休息　B. 低糖饮食　C. 利尿降压　D. 激素疗法　E. 中医疗法

82. 患者，女性，45岁。因“头痛、头晕、乏力、恶心、食欲减退3个月”留观。既往有蛋白尿病史8年，平时血压偏高6年。诊断为尿毒症、高钾血症。在降压和降钾治疗中突发手足抽搐，应首选的治疗措施是：（　）

A. 静脉注射地西泮　B. 静脉注射苯妥英钠　C. 口服碳酸钙
D. 肌内注射1，25-二羟维生素D_3　E. 静脉注射葡萄糖酸钙

83. 患者，女性，27岁。因“突发寒战、高热伴尿频、尿急、尿痛2天”来急诊。体查：右肾区叩击痛（+）。尿常规示：尿蛋白（++），红细胞（+），白细胞（+++），白细胞管型（+）。最可能的诊断是：（　）

A. 急性膀胱炎　B. 急性尿道炎　C. 急性肾盂肾炎　D. 急性肾小球肾炎
E. 肾结核

84. 患者，男性，30岁。诊断为急性肾衰竭，昨天尿量230mL。患者当前最重要的护理措施是：（　）

A. 严格控制水、钾摄入　B. 限制蛋白质摄入　C. 保证饮食总热量　D. 预防感染
E. 卧床休息

85. 患者，女性，19岁。因“颜面及下肢水肿4天”来急诊。体查：BP 145/100mmHg。尿常规：尿蛋白（++），尿隐血（+++）。诊断为急性肾小球肾炎。其血压升高的主要原因是：（　）

A. 紧张　B. 水、钠潴留　C. 肾动脉痉挛
D. 肾素-血管紧张素-醛固酮系统（RAAS）活动增加　E. 抗利尿激素分泌增多

86. 患者，男性，30岁。外院诊断为急进性肾小球肾炎转来急诊，留观医嘱予大剂量糖皮质激素治疗。为避免病情进一步恶化，治疗期间护士应特别注意观察和预防的不良反应是：（　）

A. 血糖上升　B. 向心性肥胖　C. 消化性溃疡　D. 血压升高　E. 精神兴奋

87. 患者，男性，25岁。因“上呼吸道感染后发生急进性肾小球肾炎”来急诊。实验室监测的重点指标是：（　）

A. 外周血白细胞计数　B. ASO滴度　C. 血肌酐　D. 尿蛋白　E. 尿菌落计数

88. 患者，男性，62岁。因“呕血、黑便2天”入院。既往有消化性溃疡病史5年。入院后患者尿量突然减少，BP 90/58mmHg，血肌酐426μmol/L，且较一天前增加204μmol/L。入院诊断为上消化道出血，急性肾损伤。患者发生尿量突然减少最可能的原因是：（　）

A. 肾前性急性肾损伤　B. 下尿路梗阻　C. 休克　D. 肾性急性肾损伤

E. 肾后性急性肾损伤

89. 患者，女性，54岁。因“急性溶血并发急性肾损伤”收治入院。24小时尿量150mL，血钾6.5mmol/L，血尿素氮27mmol/L。下列治疗措施<u>不正确</u>的是：（　）

A. 10%葡萄糖酸钙10～20mL稀释后缓慢静脉注射　B. 输同型库存血400mL

C. 50%葡萄糖液50mL+普通胰岛素6U，静脉滴注

D. 离子交换树脂15g，口服，每天3次　E. 5%碳酸氢钠溶液100mL，缓慢静脉滴注

90. 患者，女性，38岁。维持性血液透析治疗2年。今天血液透析过程中出现冷汗、头晕、心悸。患者最可能的情况是：（　）

A. 低血钙　B. 低血压　C. 感染　D. 心力衰竭　E. 透析器反应

91. 患者，女性，60岁。血液透析过程中出现低血压。<u>不正确</u>的处理措施是：（　）

A. 停止超滤　B. 减慢血流速度　C. 患者取平卧位，抬高床尾

D. 输注生理盐水100mL　E. 肾上腺素0.25mg加入生理盐水10mL静脉注射

92. 患者，男性，68岁，患糖尿病肾病8年。今晚夜间突发呼吸困难，不能平卧，被家人送来急诊。体查：BP 168/102mmHg，P 105次/min，R 28次/min，双肺底可闻及湿啰音。血尿素氮38mmol/L，血肌酐884μmol/L。最适合的治疗措施是：（　）

A. 5%碳酸氢钠溶液250mL，静脉滴注　B. 洋地黄类药物强心　C. 林格液补充血容量

D. 血液透析　E. 50%葡萄糖液100mL+普通胰岛素10U，缓慢静脉滴注

93. 患者，女性，53岁。5天前因胃胀，服用朱砂莲等中药，3天前突感恶心、呕吐，查尿蛋白（++++），尿糖（+++），隐血弱阳性。血BUN 16.62mmol/L，SCr 406.6μmol/L，肾穿病理示急性肾小管坏死，诊断为急性肾衰竭。最可能的病因是：（　）

A. 中药朱砂莲导致急性肾小管坏死引起急性肾衰竭

B. 药物过敏引起急性肾间质病变　C. 肾病综合征

D. 急性肾小球肾炎　E. 胃肠道丢失体液（恶心、呕吐）导致血容量不足

94. 患者，女性，55岁。发热2天，T 39℃，予吲哚美辛（消炎痛）栓塞肛降温，1周后出现乏力、恶心、呕吐，BP 160/98mmHg，尿红细胞3～5个/HP，入院首日尿量约600mL。

该患者的正确护理措施是：（　）

A. 鼓励患者多饮水，以协助降低体温　B. 每日记录患者出入量，测量患者体重

C. 每日液体入量只记录饮水液量总和　D. 鼓励患者多运动，以增强体质

E. 鼓励患者食用富含饱和脂肪酸的食物

95. 患者，女性，25岁。因“双下肢中度水肿，尿蛋白（+++）”入院。血生化示血清蛋白20g/L，诊断为肾病综合征。首选的治疗药物是：（　）

A. 长春新碱　B. 安西他滨　C. 泼尼松　D. 阿霉素　E. 环孢素A

96. 患者，男性，28岁。因“发现双下肢浮肿1周，尿量减少1天”来诊。体查：神清，无颈静脉怒张，双肺未闻及啰音，HR 78次/min，律齐，未闻及杂音，双下肢凹陷性水肿。实验室检查：血钾6.8mmol/L，血肌酐1100μmol/L。最佳治疗措施是：（　）

A. 应用利尿剂　B. 应用离子交换树脂　C. 静脉滴注碳酸氢钠溶液

D. 紧急血液透析　E. 静脉推注葡萄糖酸钙

97. 患者，女性，90岁。因“发热、乏力5天”呼“120”出车。现场体查：T 38.5℃，BP 90/45mmHg，P 105次/min，全身皮肤干燥，双肺未闻及啰音，下肢无浮肿。患者24小时尿量200mL，实验室检查：血肌酐450μmol/L。最可能的病因是：（　）

A. 血容量不足　B. 心力衰竭　C. 尿路梗阻　D. 肿瘤　E. 肾小球肾炎

98. 患者，男性，65岁。自行注射普通胰岛素1小时后方进餐。此时患者出现头昏、心悸、多汗、饥饿感。护士应想到患者发生的病情变化是：（　）

A. 胰岛素过敏　B. 冠心病心绞痛　C. 低血糖反应　D. 酮症酸中毒早期

E. 心力衰竭

99. 患者，男性，30岁。空腹血糖（FPG）7.5mmol/L，需进一步行糖耐量检查。正确的宣教是：（　）

A. 试验前禁食8～10小时　B. 采血时间依次为0分钟、30分钟、90分钟、120分钟

C. 试验前1天进食至少100g含碳水化合物

D. 试验前3天勿进食过多的碳水化合物，避免剧烈运动

E. 试验前7天开始停用影响口服葡萄糖耐量试验（OGTT）的药物

100. 患者，男性，60岁，确诊糖尿病5年。应用胰岛素治疗3年，平均每日40单位，2天前在外饮食后出现腹泻、嗜睡、大汗淋漓，急诊入院。体查：脱水貌，BP140/80mmHg，HR 120次/min。对诊断最有帮助的检查项目是：（　）

A. 粪常规　B. 血糖、酮体测定　C. ECG　D. 脑部CT　E. 血常规

101. 患者，女性，32岁。1个月前患咽痛，近日来心悸、怕热。体查：T 38.2℃，甲状腺稍大，右侧可触及一结节，光滑，质韧，压痛明显。该患者最可能的诊断是：（　）

A. 甲状腺功能亢进症　B. 亚急性甲状腺炎　C. 慢性淋巴细胞性甲状腺炎

D. 甲状腺癌　E. 单纯性甲状腺肿

102. 患者，女性，32岁，农民。患甲状腺功能亢进症6年，疏于治疗，长期不愈，临床疑诊甲状腺功能亢进症性心脏病，心功能二级，甲状腺Ⅰ°肿大，甲状腺吸碘率3小时

68%，24小时91%。该患者应首先考虑的治疗方法是：（　）

A. 他巴唑治疗　B. 丙基硫氧嘧啶治疗　C. 手术治疗

D. 他巴唑联合硝苯地平治疗　E. ^{131}I治疗

103. 患者，女性，20岁。1型糖尿病病程10年，平时应用混合胰岛素治疗，分别在早餐前和晚餐前皮下注射。近2周发现空腹血糖为11.1～16.7mmol/L，中餐前为8mmol/L，晚餐前为7.6mmol/L，临睡前为5.1mmol/L。该患者进一步的治疗措施是：（　）

A. 可能是晚餐前胰岛素用量不足，可增加晚餐前胰岛素用量

B. 可能是Somogyi现象，应先测定凌晨1～2时的血糖，然后调整胰岛素用量

C. 一定是Somogyi现象，应减少晚餐前胰岛素用量

D. 继续观察，暂不处理　E. 可能是黎明现象，可在晚餐前增加胰岛素用量

104. 患者，女性，31岁，有糖尿病。妊娠已3个月。对决定该患者是否继续妊娠最有参考价值的检查项目是：（　）

A. 口服葡萄糖耐量试验　B. 胰岛素释放试验　C. 糖化血红蛋白

D. 24小时尿蛋白定量　E. 24小时尿糖定量

105. 患者，女性，58岁，患糖尿病8年。1周前因出国游停用了3天胰岛素，其后感全身乏力，食欲缺乏、呕吐，伴呼吸深大，呼出气有烂苹果味。该患者首选的治疗方法是：（　）

A. 立即加服降糖药　B. 皮下注射胰岛素　C. 小剂量持续静脉滴注速效胰岛素

D. 静脉滴注5%碳酸氢钠溶液　E. 调整饮食，控制血糖水平

106. 患者，男性，65岁，糖尿病5年。颜面水肿1周。空腹血糖12.3mmol/L，尿糖（++），尿蛋白（+），曾不规则治疗。首选的降糖治疗方案是：（　）

A. 单纯控制饮食　B. 控制饮食+双胍类药　C. 控制饮食+磺脲类

D. 控制饮食+胰岛素　E. 控制饮食+噻唑烷二酮类

107. 患者，女性，30岁。妊娠5个月，无糖尿病病史。实验室检查：空腹血糖6mmol/L，餐后2小时血糖9mmol/L，尿糖（+），有糖尿病家族史。该患者的治疗方案是：（　）

A. 饮食疗法　B. 饮食疗法+达美康　C. 饮食疗法+胰岛素

D. 饮食疗法+降糖灵　E. 无须特殊治疗

108. 患者，男性，56岁，患糖尿病6年。用胰岛素治疗，今晚10时突发心慌、多汗、软弱，继而神志不清。体查：P 120次/min。实验室检查：尿糖（－），尿酮体（－），血尿素氮10.0 mmol/L。该患者最可能的诊断是：（　）

A. 高渗性昏迷　B. 低血糖昏迷　C. 酮症酸中毒昏迷　D. 脑血管意外

E. 尿毒症昏迷

109. 患者，女性，26岁，既往诊断为1型糖尿病。今日因感冒而食欲减退、少食，餐前按常规注射胰岛素，近午时突然心悸、出汗，继而出现头晕、视物模糊。最佳急诊处理是：（　）

A. 静脉注射胰岛素　B. 静脉注射生理盐水　C. 静脉注射葡萄糖

D. 注射碳酸氢钠　E. 急查血糖，待结果后处理

110. 患者，男性，59岁。BMI 26.8kg/m^2，无“三多一少”症状，空腹血糖6.6mmol/L，父亲患糖尿病。为明确诊断或排除糖尿病，最有意义的检查项目是：（　）

A. 尿糖定性　B. 24小时尿糖定量　C. 餐后2小时血糖　D. 口服葡萄糖耐量试验

E. 糖化血红蛋白

111. 患者，女性，21岁。因“气促1天”自行来诊。既往有糖尿病病史5年。目前考虑糖尿病酮症酸中毒，正确的处理是：（　）

A. 给大剂量胰岛素，使血糖尽快下降至正常范围

B. 二氧化碳结合力12.8mmol/L时，静脉滴注碳酸氢钠溶液

C. 血压低可以输低渗盐水　D. 纠正代谢性酸中毒也可补充乳酸钠

E. 血糖下降至13.9mmol/L以下时，应改用5%葡萄糖溶液加胰岛素加钾

112. 患者，女性，57岁。糖尿病病史7年，近3年用胰岛素治疗。今日凌晨突然感到饥饿难忍、全身无力、心慌、出虚汗，继而神志恍惚。首先考虑的诊断是：（　）

A. 胰岛素过敏　B. 糖尿病酮症酸中毒　C. 低血糖反应

D. 高渗性昏迷先兆　E. 血容量不足

113. 患者，女性，40岁。因“怕热、多汗、情绪激动，且经常腹泻、心悸3周”来诊。体查：甲状腺肿大，两手微抖，眼球稍突。实验室检查：FT_3：6.2nmol/L，FT_4：254nmol/L。被诊断为甲状腺功能亢进症收入院。不属于护理问题的是：（　）

A. 焦虑　B. 营养失调，低于机体需要量　C. 自我形象紊乱　D. 缺乏相关知识

E. 甲状腺肿大

114. 患者，女性，28岁。有甲状腺功能亢进症病史半年。妊娠3个月后甲状腺功能亢进症状加重。首选的治疗药物是：（　）

A. 甲巯咪唑　B. 卡比马唑　C. 甲基硫氧嘧啶　D. 丙基硫氧嘧啶　E. 普萘洛尔

115. 患者，男性，23岁，网吧主管。于2年前无明显诱因出现腰、髋关节不适，晨起腰背僵板感，遇风遇冷疼痛加重，近2个月翻身困难，弯腰受限。X线片显示：腰椎侧弯，骶髂关节炎。既往身体健康。该患者最可能的诊断是：（　）

A. 类风湿性关节炎　B. 强直性脊柱炎　C. 骨性关节炎　D. 反应性关节炎

E. 系统性红斑狼疮

116. 患者，女性，25岁。面部水肿、乏力1个月，颜面部可见蝶形红斑，四肢关节对称性、游走性疼痛。考虑为系统性红斑狼疮。为明确诊断，最有价值的检查项目是：（　）

A. 血常规　B. 血沉　C. 人血白蛋白　D. 抗核抗体　E. 凝血功能

117. 患者，女性，29岁。因“面部红斑、发热2周”再次入院。体查：口腔黏膜溃疡。实验室检查：ANA（+），抗Sm抗体（+）。患者病情反复，本次应加用的药物是：（　）

A. 糖皮质激素　B. 非甾体抗炎药　C. 环磷酰胺　D. 中医中药制剂　E. 氯喹

118. 患者，男性，45岁。因“第一跖趾关节痛”来诊。该患者平素爱吃海鲜。该患者最可能的诊断是：（　）

A. 痛风发作　B. 反应性关节炎　C. 强直性脊柱炎　D. 类风湿关节炎

E. 急性滑膜炎

119. 患者，女性，26岁，已婚。全身关节游走性疼痛，掌指关节肿胀1周。体查：面部蝶形红斑。诊断为系统性红斑狼疮。与患者发病可能无关的因素是：（　）

A. 妊娠　B. 口服避孕药　C. 经常沙滩浴　D. 喜欢喝茶　E. 分娩

120. 患者，女性，31岁。因“头晕1个月”来诊。实验室检查示：血常规红细胞$3.0\times10^{12}/L$，血红蛋白80g/L，白细胞$2.0\times10^{9}/L$，血小板$40\times10^{9}/L$。该患者最可能的诊断是：（　）

A. 缺铁性贫血　B. 再生障碍性贫血　C. 特发性血小板减少性紫癜

D. 急性溶血　E. 急性白血病

121. 患者，女性，45岁。近2个月来反复出现皮肤瘀斑、鼻出血、月经过多。体查：脾大。实验室检查：血红蛋白80g/L。针对该患者的护理措施，错误的是：（　）

A. 减少肌内注射　B. 挖除鼻痂，保持鼻腔通畅　C. 适当限制活动

D. 不要用牙刷、牙签清理口腔　E. 给予高蛋白、高热量、高维生素、少渣饮食

122. 患者，女性，39岁。既往有特发性血小板减少性紫癜病史。因“突发呼吸急促、头痛1小时”来诊。为明确患者是否并发颅内出血，最有助于临床判断的指标是：（　）

A. 血压　B. 脉搏　C. 呼吸　D. 脑膜刺激征　E. 瞳孔

123. 患者，女性，35岁。有十二指肠溃疡病史2年。因“头晕、心悸、乏力1天”来诊。实验室检查：红细胞$3.2\times10^{9}/L$，白细胞$5.0\times10^{9}/L$，血红蛋白80g/L，血小板$150\times10^{9}/L$，网织红细胞0.8%。骨髓像：幼红细胞增生活跃，中晚幼红细胞45%，体积小，胞浆蓝而少，边缘不规则，血清铁<50μg/dL。该患者最可能的诊断是：（　）

A. 巨幼细胞贫血　B. 缺铁性贫血　C. 溶血性贫血　D. 再生障碍性贫血

E. 叶酸缺乏性贫血

124. 患者，男性，37岁。因“流行性脑脊髓膜炎”入院。住院过程中出现休克、无尿，皮肤黏膜及胃肠道出血。实验室检查：血红蛋白80g/L，白细胞计数$23.5\times10^{9}/L$，血小板$10\times10^{9}/L$，凝血酶原时间延长，纤维蛋白原定量0.5g/L。该患者最可能的诊断是：（　）

A. 特发性血小板减少性紫癜　B. 过敏性紫癜　C. 弥散性血管内凝血

D. 失血性贫血　E. 感染性贫血

125. 患者，女性，18岁。在输注血小板时出现皮肤瘙痒、头晕、全身大汗淋漓、意识模糊。体查：BP 75/55mmHg，P 120次/min。首选的治疗措施是：（　）

A. 阿托品　B. 去甲肾上腺素　C. 多巴胺　D. 肾上腺素　E. 积极输液扩容

126. 患者，男性，40岁。因“头部被木棍击伤半小时”来诊。患者伤后昏迷10分钟，清醒后头痛、呕吐；3小时后又陷入昏迷。体查：右侧瞳孔散大，光反应消失。头颅X线片示：右侧颞骨有线性骨折，最可能的诊断是：（　）

A. 脑内血肿　B. 急性硬膜外血肿　C. 脑挫裂伤　D. 急性硬膜下血肿

E. 脑干损伤

127. 患者，女性，67岁。跌倒致脑震荡呈熟睡状态已2天，可以唤醒，随后又睡，能简单回答问题，但不确切。该患者的意识障碍类型是：（　）

A. 意识模糊　B. 谵妄　C. 嗜睡　D. 虚脱　E. 浅昏迷

128. 患者，男性，48岁。因"突发高热、头痛、呕吐3天，抽搐、神志不清4小时"来诊。体查：BP 85/50mmHg，P 98次/min，T 39.5℃，神志不清，呼之不应，双侧瞳孔不等大，颈抵抗（+）。血常规：白细胞28 × 10^9/L，其中中性粒细胞92%，淋巴细胞8%。首选的急救药物是：（　）

A. 糖皮质激素　B. 甘露醇　C. 万古霉素　D. 阿司匹林　E. 多巴胺

129. 患者，男性，68岁。因家人发现其倒地、大小便失禁呼"120"出车。现场体查：BP 170/108mmHg，呼之不应，压眶反射存在，双侧瞳孔直径5mm，对光反射存在，鼾声呼吸。其意识状态是：（　）

A. 嗜睡　B. 昏睡　C. 意识模糊　D. 深昏迷　E. 浅昏迷

130. 患者，男性，61岁。因"头痛、头晕伴走路不稳2天"来诊。既往有肺癌病史。MRI示颅内多发转移灶。其头痛考虑与颅内压增高有关。目前缓解头痛的最佳方法是：（　）

A. 心理疏导　B. 服用麦角胺制剂　C. 分散注意力

D. 头高卧位并快速静脉滴注20%甘露醇　E. 按摩头部

131. 患者，男性，53岁。因"右下肢无力2天"用平车送入院。体查：右下肢能抬离床面，但不能抵抗阻力。该患者的右下肢肌力是：（　）

A. 1级　B. 2级　C. 3级　D. 4级　E. 5级

132. 患者，男性，59岁。因"多次短暂性脑缺血发作（TIA）"入院治疗。不恰当的诊治及护理措施是：（　）

A. 发作时卧床休息　B. 加强头部运动，增加仰头和头部转动幅度

C. 进食低盐、低脂、清淡、易消化食物

D. 合并高血压者可用钙通道阻滞剂控制血压　E. 予抗血小板或抗凝治疗

133. 患者，男性，59岁。今天清晨起床后自行上厕所时跌倒，自觉左侧上、下肢麻木，发病1小时后到达医院急诊。既往有阵发性心房颤动病史。身体评估：神志清楚，口角歪斜，左侧鼻唇沟变浅，左侧偏瘫。头颅检查未见异常。患者最可能的诊断是：（　）

A. 脑出血　B. 脑挫伤　C. 脑震荡　D. 蛛网膜下腔出血　E. 脑梗死

134. 患者，女性，67岁。半天前与家人发生口角后突然出现眩晕、枕后痛、呕吐，伴共济失调和眼球震颤，很快出现意识模糊。既往有脑动脉硬化病史5年。头颅CT显示有高密度影。该患者的出血部位可能是：（　）

A. 脑干　B. 脑桥　C. 内囊　D. 小脑　E. 蛛网膜下腔

135. 患者，男性，68岁。因"1小时前突然剧烈头痛伴呕吐，并迅速昏迷"被送入院。身体评估：T 39℃，BP 195/140mmHg，呼吸慢，有鼾音，脉缓而有力，左上、下肢瘫痪，口角左斜，心肺未见异常。对该患者错误的护理措施是：（　）

A. 密切观察生命体征变化　B. 防止呕吐物误吸　C. 发病2小时后可鼻饲流质

D. 为迅速降温，额头置冰袋　E. 注意脑水肿情况，防止脑疝

136. **患者，女性，38岁。既往体健，2小时前在提取重物后突然剧烈头痛，伴喷射性呕吐，呼吸减慢，心率减慢，血压升高。出现这种现象的可能原因是：（　）**

A. 急性颅内感染　B. 脑神经受刺激　C. 牵涉性头痛　D. 颅内压增高

E. 神经症

137. **患者，女性，78岁。1小时前突发意识模糊，伴频繁呕吐，诊断为脑出血。身体评估：BP 162/106mmHg，右侧瞳孔大，左侧偏瘫。以下抢救措施中，<u>不恰当</u>的是：（　）**

A. 绝对卧床休息，头偏向一侧　B. 应用脱水剂降低颅压

C. 将瘫痪肢体置于功能位　D. 进行全身和头部局部降温

E. 立即将收缩压降至140mmHg以下

138. **患者，男性，61岁。因"近1年TIA频繁，症状渐趋加重"就诊。目前可采取的治疗措施<u>不包括</u>：（　）**

A. 抗血小板聚集　B. 川芎、丹参等中药治疗　C. 扩容治疗　D. 溶栓治疗

E. 脑室引流

139. **患者，男性，22 岁。大量酗酒后突然出现肌无力，下肢重于上肢。该患者最可能发生了：（　）**

A. 周期性瘫痪　B. 脑血栓形成　C. 脑栓塞　D. 蛛网膜下腔出血

E. 重症肌无力

140. **患者，男性，56岁。脑出血患者。因出血量大，入院后给予血肿穿刺并持续引流，以下关于护士进行脑室引流的护理，<u>错误</u>的是：（　）**

A. 观察引流液的性质与量　B. 脑室引流1周后直接拔除引流管

C. 防止引流管受压、扭曲、折叠或堵塞　D. 保持穿刺部位敷料干燥

E. 保持引流系统密闭性，防止逆行感染

141. **患者，男性，24岁。既往体健，午睡时出现口角歪斜。体查：左额纹消失，左鼻唇沟变浅，伸舌居中，其他神经系统体征阴性。应首先采用的治疗是：（　）**

A. 针灸　B. 激素　C. 青霉素　D. 血栓通　E. 维生素

142. **患者，男性，50岁。既往有高血压病史，突发意识丧失1小时，呼叫"120"接回，以下对判断患者为深昏迷最有价值的体征是：（　）**

A. 对外界环境无反应　B. 全身深浅反射消失　C. 呼之不应　D. 眼球固定

E. 血压下降，呼吸浅快

143. **出诊遇到一名女性患者，20岁，既往有癫痫病史，在其家中准备转运时患者突然全身倒地，意识丧失，四肢抽搐，此时首要的处理措施是：（　）**

A. 立即与家属将患者抬到床上，以防受伤　B. 回治疗室拿电筒观察瞳孔变化

C. 向医生汇报，尽快用药　D. 做脑电图检查　E. 保持呼吸道通畅，防止窒息

144. **接到求救电话，诉现场有一青年男性患者，因左下肢外伤要求出诊。到达现场发现患者外伤疑似枪伤，此时应：（　）**

A. 立即通知护士长　B. 迅速报告医院保卫部门或公安部门

C. 立即通知有关科室　D. 立即通知值班医生及抢救室护士

E. 询问伤者致伤原因

145. 某工地发生事故，具体情况不明。“120”出车医护到达现场后的最先处理步骤是：（　）

A. 检伤分类　B. 评估现场安全　C. 马上电话汇报“120”

D. 马上电话汇报急诊科　E. 时间就是生命，马上对心跳停止患者进行CPR

146. “120”出车医护到达一交通事故现场，评估现场安全后，初步发现有患者3名，其中老年可应答男性患者1名，无意识的中年男性患者1名，约6岁因恐惧不配合检查的女孩1名。最恰当的现场处理是：（　）

A. 马上对昏迷患者开放气道　B. 电话向“120”汇报　C. 检伤分类

D. 安排护士给昏迷患者吸氧　E. 安排担架员准备铲式担架转运患者

147. 一高速公路交通事故现场，检伤分类发现：1名昏迷的中年男性患者颈动脉没搏动，瞳孔散大，对光反射消失；1名老年患者重病容，意识模糊，呼之能对答，左小腿开放性骨折，伤口可见鲜血流出；1名患儿，头部左侧有血肿，清醒，余无异常。现场医护人员的正确处理方法是：（　）

A. 马上对心搏停止患者施行CPR　B. 立即处理开放性骨折患者

C. 为防止小孩恐慌，马上将小孩送走　D. 安排护士准备除颤器除颤

E. 安排护士准备呼吸机，准备气管插管和人工通气

148. 一高速公路交通事故现场，检伤分类发现：1名老年患者重病容，意识模糊，呼之能对答，左小腿开放性骨折，伤口可见鲜血流出。现场医护人员的最先处理步骤是：（　）

A. 止血　B. 包扎　C. 固定　D. 将患者搬运到附近医院

E. 静脉补液

149. 患者，男性，69岁。高速公路交通事故伤，现场检伤分类发现：重病容，意识模糊，呼之能对答，右小腿开放性骨折，伤口可见鲜血流出。下列关于现场医护人员对骨折进行固定的叙述，<u>错误</u>的是：（　）

A. 先进行抗休克处理或同时处理休克　B. 固定的目的不是让骨折复位

C. 固定要牢靠　D. 为更好地固定，将刺出伤口的骨折端送回

E. 皮肤与夹板之间要垫适量的软物

150. 患者，男性，63岁。高速公路发生交通事故伤，现场检伤分类发现：痛苦病容，意识模糊，呼之能对答，诉颈痛，右小腿开放性骨折，伤口可见鲜血流出。现场医护人员应优先做的处理是：（　）

A. 止痛　B. 马上回医院行CT检查　C. 上颈托　D. 手法按摩治疗

E. 先观察，暂时不作特殊处理

151. 患者，女性，66岁。高速公路交通事故伤，现场检伤分类发现：痛苦病容，意识模糊，呼之能对答，诉颈痛，右小腿开放性骨折，伤口可见鲜血流出。经现场医护初步处理后需转运回医院继续诊治，最佳的搬运方案是：（　）

A. 铲式担架　B. 脊椎板　C. 座椅　D. 3人搬运法　E. 4人搬运法

152. “120”指挥中心电话通知某处发生车祸，现场发现一名男性患者，35岁。车祸后曾出现不省人事，自觉头痛和颈痛，无恶心、呕吐。体查：BP 100/70 mmHg，HR 93次/min，四肢无异常。优先的处理措施是：（　）

A. 查血生化和心脏酶学　B. 上颈托　C. 查心电图

D. 5%葡萄糖液250mL静脉滴注　E. 铲式担架搬运

153. 患者，男性，42岁，园林工人。从约4米高的树上跌落在地，头部流血。患者曾有昏迷，目前清醒，对答切题，述颈部痛。体查：头部右侧可见血肿，BP 110/60mmHg，HR 90次/min，整齐，双肺无干、湿啰音，血氧饱和度98%。现场经包扎处理，准备转送回医院，首先应采取的正确处理措施是：（　）

A. 3人法将患者搬至救护车　B. 4人法将患者搬至救护车

C. 安排担架员用铲式担架搬运　D. 安排担架员用脊椎板搬运

E. 给患者上颈托

154. 患者，女性，58岁。在家擦窗户时不小心摔坐在板凳上，出现会阴疼痛伴多量出血。自行呼叫“120”。到达现场后大门已打开，老人躺在客厅的沙发上，神志清，痛苦面容。体查：生命体征正常，裤子及沙发上有血迹，估计出血250mL。腹软，无压痛；会阴见明显的活动性出血，有血块。现场处理错误的是：（　）

A. 建立静脉通道　B. 会阴清洁消毒　C. 缝合出血点

D. 通知院方，简单处理后尽快转运　E. 压迫止血

155. 患者，男性，50岁。高空作业坠落致右小腿流血不止，并有明显畸形，院前急救最先采取的措施是：（　）

A. 压迫止血　B. 使用强镇痛剂止痛　C. 使用抗生素防感染

D. 无醇消毒液清洗　E. 夹板固定

156. 患者，女性，38岁。车祸现场发现患者左股部伤口有大量鲜血涌出，在紧急止血包扎后，最先应检查的是：（　）

A. 足背动脉和胫后动脉　B. 肢体感觉　C. 膝腱反射或跟腱反射

D. 足部主动活动有无缺失　E. 左下肢主动活动有无缺失

157. 患者，女性，21岁。不慎从高处坠落，院外现场体检：R 32次/min，颈椎局部明显压痛，活动受限。呼吸急促。最先应采取的治疗措施是：（　）

A. 手法复位　B. 吸氧　C. 气管切开　D. 保护颈椎并做外固定

E. 行MRI检查以明确损伤位置和程度

158. 患者，男性，55岁。因“被重物砸伤致双下肢广泛软组织挫伤1小时”来诊。体查：HR 108次/min，BP 113/64mmHg，急行手术清创。此时的最佳输液原则是：（　）

A. 使用升压剂　B. 扩容，碱化尿液　C. 输血　D. 输血浆代用品
E. 输葡萄糖液

159. 患者，女性，50岁。腹部被自行车碾过，尚未明确诊断，观察期间患者诉腹痛明显，错误的处理是：（　）

A. 监测血压、脉搏　B. 禁饮、禁食　C. 绝对卧床休息　D. 反复检查腹部
E. 注射吗啡止痛

160. 患儿，男性，7岁。因左肘摔伤至急诊就医，小夹板外固定后，前臂高度肿胀，手部青白发凉，麻木无力。X线片示：左肱骨髁上骨折。若不及时处理，其最可能的后果是：（　）

A. 感染　B. 缺血性骨坏死　C. 骨化性肌炎　D. 关节僵硬
E. 缺血性肌挛缩

161. 患者，男性，19岁。因车祸致伤来院急诊，神志朦胧，咯血，口、鼻均有泥沙夹血外溢，呼吸困难，烦躁不安。左胸侧严重擦伤，肿胀，HR 98次/min，BP 120/90mmHg，四肢活动尚可，左大腿中、下段中度肿胀，有瘀斑和严重擦伤。此时最紧急的抢救措施是：（　）

A. 请胸外科医师会诊处理　B. 清除上呼吸道异物，保持呼吸道通畅
C. 输血　D. 吸氧　E. 左下肢夹板固定

162. 患者，男性，23岁。酒后打架，腹部被人用刀捅伤倒地。关于"120"急救医生的现场处理，错误的是：（　）

A. 评估腹部情况　B. 开放腹部伤口用纱布填塞，包扎伤口　C. 做好伤口保护
D. 如脏器外露，马上冲洗干净，小心回纳后包扎，然后送往医院
E. 尽快转至附近有条件的医院救治

163. 患者，女性，76岁。被人发现从楼梯跌落摔伤，呼"120"出车。现场体查：BP 60/40mmHg，右小腿开放性骨折，伤口有鲜血流出。正确的处理是：（　）

A. 仰卧位，双下肢抬高，吸氧，开第二条静脉通道　B. 快速补液
C. 头低位，吸氧，开第二条静脉通道　D. 现场无偿献血，马上输血
E. 先做心电图再决定

164. 患者，女性，78岁。从2楼阳台跌落。现场体查：左大腿开放性骨折，伤口有少许鲜血流出。患者有糖尿病10余年。现场指尖快速血糖检测显示"H"。现场的最佳处理措施是：（　）

A. 马上皮下注射胰岛素　B. 马上静脉滴注胰岛素
C. 马上静脉滴注葡萄糖-胰岛素-钾液
D. 静脉滴注生理盐水，转到医院再进一步处理　E. 导尿验尿糖

165. 患者，女性，45岁。颌面部损伤，上颌骨骨折，出血700mL，烦躁，面色苍白，皮肤湿冷，BP 14.7/12.5kPa（110/94mmHg），P 100次/min。此时患者病情处在哪种情况：（　）

A. 无休克　B. 休克代偿期　C. 中度休克　D. 重度休克　E. 虚脱

166. 患者，男性，35岁，既往体健。因“车祸导致右季肋区撞击方向盘后腹痛1小时”被送入急诊就诊。到急诊室时BP 75/49mmHg，HR 132次/min，床旁急诊生化11项提示血红蛋白67g/L，腹腔诊断性穿刺抽出不凝血。初步诊断为重度失血性休克，应首先输注：（　）

A. 葡萄糖盐水　B. 葡萄糖溶液　C. 平衡盐溶液　D. 全血　E. 血浆

167. 某患者，在抢救休克治疗中测得CVP为5cmH_2O，BP为85/46mmHg，每小时尿量为15mL，则该患者：（　）

A. 有效循环血容量不足，需快速、充分补液以纠正休克

B. 心、肾功能不全应限制补液

C. 心肌收缩无力，血容量不足，应适当补液以改善心功能

D. 血容量不足，需扩张容量血管　E. 容量血管收缩，血容量相对不足

168. 患者，男性，25岁。因“不慎被车床击伤左胸部”来急诊，检查时高度怀疑有心包积血，此时可能出现下列哪种脉搏：（　）

A. 短绌脉　B. 交替脉　C. 奇脉　D. 水冲脉　E. 细脉

169. 某患者因“上腹部被汽车撞伤3小时”来诊。面色苍白，四肢厥冷，P 140次/min，BP 60/40mmHg，全腹轻度压痛、肌紧张及反跳痛，首先应考虑为：（　）

A. 胃破裂　B. 十二指肠破裂　C. 肝、脾破裂　D. 严重腹壁软组织损伤

E. 腹膜后血肿

170. 患者，42岁。第9～10肋骨闭合性骨折，肝破裂，P 106次/min，BP 90/60mmHg，Hb 90g/L。适当的治疗是：（　）

A. 吸氧、输血、观察　B. 补液，病情好转后手术

C. 补液的同时行开腹手术

D. 先补液2～3小时，若无好转则边治疗边手术

E. 封闭肋骨骨折处，用橡皮膏固定后手术

171. 患者，女性，46岁，外伤致右侧肋骨骨折，出现皮下气肿，且越来越重，呼吸困难，咯血痰，脉搏细数，指端发凉，右侧胸部呼吸音消失，胸部X线检查可见液平面。该患者可能出现了：（　）

A. 血胸　B. 张力性血气胸　C. 闭合性血气胸　D. 开放性气胸　E. 张力性气胸

172. 患者，女性，35岁。1天前饮酒后出现上腹剧烈疼痛，伴恶心、呕吐和腹胀，大、小便正常。体查：上腹偏左腹肌紧张，明显压痛，腹部平片示膈下未见游离气体。最可能的疾病是：（　）

A. 消化性溃疡穿孔　B. 肠梗阻　C. 急性阑尾炎　D. 胆石症　E. 急性胰腺炎

173. 患者，女性，20岁。因“低热、腹痛”诊断为结核性腹膜炎。近3天出现呕吐、腹胀，未解大便。体查：肠鸣音亢进。最可能的并发症是：（　）

A. 肠梗阻　B. 肠穿孔　C. 中毒性肠麻痹　D. 肠出血　E. 腹腔脓肿

174. **患儿，男性，2岁，家属代诉“哭闹后腹部疼痛2小时”来院。体查：右侧腹股沟区有一肿物突出，通向阴囊，平卧或用手推之不能还纳。阴囊透光试验阴性。考虑为：（　）**

A. 鞘膜积液　B. 腹股沟直疝嵌顿　C. 股疝嵌顿　D. 腹股沟斜疝嵌顿

E. 交通性鞘膜积液

175. **患者，女性，39岁。因急性肠梗阻频繁呕吐引起等渗性脱水，遵医嘱进行补液治疗中。其病情观察的主要内容不包括：（　）**

A. 精神状态　B. 生命体征　C. 皮肤弹性　D. 口渴情况　E. 尿量

176. **患者，男性，36岁。因“大面积烧伤6小时”急诊入院。体查：T 36.8℃，P 104次/min，R 22次/min，BP 85/60mmHg。神志淡漠，腹部、四肢多处烧伤，估算烧伤面积为34%。应首先补充的液体是：（　）**

A. 平衡盐溶液　B. 低分子右旋糖酐　C. 血浆　D. 5%葡萄糖溶液

E. 5%碳酸氢钠溶液

177. **患者，男性，36岁。因“双大腿挤压伤”急诊入院，测得血清钾浓度为6.9mmol/L，P 54次/min，伴心律不齐。此时应立即给予的药物是：（　）**

A. 5%葡萄糖注射液　B. 0.9%氯化钠注射液　C. 10%葡萄糖酸钙注射液

D. 10%葡萄糖注射液+胰岛素　E. 11.2%乳酸钠注射液

178. **患者，女性，78岁。有高血压病史20年，家人探视后突然发生剧烈头痛、头晕、呕吐，进而出现意识障碍，BP 206/110mmHg，CT显示颅内高密度影，需立刻降颅内压和镇静，应禁用的药物是：（　）**

A. 吗啡　B. 甘露醇　C. 地西泮　D. 硝苯地平缓释片　E. 尼莫地平

179. **患者，男性，36岁。左侧胸部多根肋骨多处骨折，严重呼吸困难，左胸饱满，气管向右侧偏移，叩诊呈鼓音，入院后行胸腔闭式引流术。该患者此时最适宜的卧位是：（　）**

A. 健侧卧位　B. 半卧位　C. 平卧位　D. 俯卧位　E. 患侧卧位

180. **患者，男性，23岁。坐汽车出行未系安全带，在交通事故中被甩出车外，导致颈部剧痛，四肢感觉和运动功能尚存，身体多处软组织损伤，此时急救搬运方法正确的是：（　）**

A. 立刻将其扶起　B. 专人托扶头部　C. 单人背负搬运　D. 双人抱持搬运

E. 单人肩负搬运

181. **患者，男性，26岁。下肢急性蜂窝织炎伴全身化脓性感染，需抽血行血培养及抗生素敏感试验，抽血最佳的时间是：（　）**

A. 高热时　B. 静脉滴注抗生素时　C. 发热间歇期　D. 输入抗生素后

E. 退热后3小时

182. **患者，男性，70岁。上唇部一个毛囊尖处出现红肿、疼痛的结节，中央部有灰黄色小脓栓形成，错误的处置是：（　）**

A. 休息　B. 鱼石脂软膏治疗　C. 抗生素治疗　D. 湿热敷　E. 挤出脓液

183. 患者，男性，39岁。因“左足被铁钉刺伤后9天，出现全身肌肉强直性收缩和阵发性痉挛12小时”收入院，诊断为“破伤风”。该患者最重要的治疗环节是：（　）

A. 控制和解除痉挛　B. 及时处理伤口　C. 大量使用抗生素

D. 注射破伤风抗毒素　E. 注射破伤风类毒素

184. 患者，女性，32岁。头痛一年半，近两个月加重，伴有喷射样呕吐。今天烦躁后出现意识障碍，右侧瞳孔缩小后又散大，光反应迟钝，左侧肢体运动障碍，呼吸加快。CT示左顶叶肿瘤。首先采取的急救措施应是：（　）

A. 立即开颅切除肿瘤　B. 静脉注射20%甘露醇　C. 脑脊液体外引流

D. 去骨瓣减压　E. 气管切开，保持呼吸道通畅

185. 患者，男性，22岁。右胸刺伤2小时，创口与胸腔相通，患者极度呼吸困难，首要的急救措施是：（　）

A. 迅速封闭胸壁伤口　B. 立即手术　C. 输血、输液　D. 行胸腔闭式引流术

E. 吸氧

186. 患者，男性。驾车时因急刹车受伤，造成多根肋骨多处骨折，急救方法是：（　）

A. 立即吸氧，止痛　B. 应用胸腔闭式引流术　C. 加压包扎固定胸部

D. 肋骨牵引固定　E. 注射破伤风抗毒素

187. 患者，男性，58岁。被汽车撞击下腹部后，觉下腹部剧痛，不能活动，当即被送往医院救治。体查：面色苍白，呼吸急促，P 120次/min，BP 90/70mmHg，下腹膨隆，并有压痛、反跳痛、腹肌紧张，会阴部有青紫，导尿管插入引出300mL血性液后再无尿液引出，X线摄片示骨盆骨折，B超示盆腔有较多积液。该患者尿道损伤的部位是：（　）

A. 阴基部　B. 球部　C. 膜部　D. 前列腺部　E. 悬垂部

188. 患者，男性，24岁。外伤后尿道滴血，并有排尿困难。体查：腹平软，腹部压痛、反跳痛不明显，会阴部、阴囊、阴基部明显肿胀。首先考虑的是：（　）

A. 肾损伤　B. 输尿管损伤　C. 膀胱损伤　D. 前尿道损伤　E. 后尿道损伤

189. 患者，男性，18岁。不慎跌倒时右手手掌撑地，当时右腕剧痛、肿胀，伴活动障碍，局部呈“餐叉”形。可能发生的是：（　）

A. 桡骨远端伸直型骨折　B. 桡骨远端屈曲型骨折　C. 腕骨骨折

D. 掌骨骨折　E. 腕关节骨折

190. 患者从高处跌下，致骨盆骨折，左颅骨开放性骨折，伤口正在大量出血。急救治疗首先应做的是：（　）

A. 骨折复位　B. 清创缝合　C. 骨折复位固定　D. 包扎止血　E. 输血输液

191. 患者，男性，14岁。因“左肘摔伤”急诊就医，小夹板外固定后，前臂高度肿胀，手部苍白发凉，麻木无力，X线片显示为左肱骨髁上骨折，若不及时处理，其最可能的后果是：（　）

A. 感染　B. 缺血性骨坏死　C. 骨化性肌炎　D. 关节僵硬　E. 缺血性肌挛缩

192. 患者左季肋部挫伤，第9、第10肋骨骨折，脾破裂，BP 90/60mmHg，P 110次/min，呼吸困难，胸透提示左肺萎陷，Hb 85g/L，首要的处理措施是：（　）

A. 吸氧、输血　B. 抗休克，好转后立即手术　C. 立即开腹手术

D. 封闭肋骨骨折处，用橡皮膏固定后手术　E. 左胸腔穿刺排气

193. 患者，男性，40岁。因“上腹部被汽车撞伤3小时”入院。面色苍白，四肢厥冷，BP 60/40mmHg，P 140次/min，全腹轻度压痛、反跳痛与肌紧张，首先应考虑：（　）

A. 胃破裂　B. 十二指肠破裂　C. 肝、脾破裂　D. 严重腹壁软组织挫伤

E. 腹膜后血肿

194. 患者，男性，42岁。因“左胸部闭合性损伤6小时”来诊。体查：P 130次/min，BP 80/50mmHg，R 30次/min，胸穿抽出不凝血，血红蛋白与红细胞数逐渐下降，此时应：（　）

A. 行胸腔穿刺抽出积血　B. 输液，严密观察　C. 应用足量止血药

D. 开胸探查　E. 留置鼻肠管

195. 患者，男性，52岁。因车祸致胸腹联合伤，左侧多发性肋骨骨折（连枷胸）伴大量血气胸，脾破裂伴腹腔内出血。神志清，BP 75/46mmHg，R 38次/min，HR 126次/min，律齐，医护人员到达现场后首先要对患者进行的伤情评估是：（　）

A. 意识状态　B. 气道和呼吸情况　C. 抽血化验检查　D. 循环情况

E. 仔细的胸部检查

196. 患者，女性，17岁。因“3小时前被倒下的墙体压伤”送入急诊留观。现突然呼吸困难，咳嗽，咳少量血水样痰，体查：R 33次/min，意识清楚，只能说简单的短语，立即给予鼻导管吸氧，但患者缺氧症状未见改善，初步判断该患者呼吸困难的严重程度为：（　）

A. 轻度呼吸困难　B. 中度呼吸困难　C. 重度呼吸困难　D. Ⅰ级呼吸困难

E. Ⅱ级呼吸困难

197. 患者，男性，57岁。一周前行髋关节置换术，现突发胸痛、呼吸困难、烦躁不安、黑矇。心电监护显示：BP 120/80mmHg，P 70次/min，SPO_2 90%。急诊护士对患者的首要护理措施是：（　）

A. 鼻导管吸氧　B. 做12导联心电图　C. 嚼服阿司匹林300mg

D. 开放静脉通路　E. 舌下含服硝酸甘油1片

198. 患者，男性，52岁。2日前突发全腹痛，以右下腹疼痛明显，伴恶心、呕吐，停止排气、排便。体查发现腹膨隆，全腹轻压痛，无肌紧张及反跳痛，该患者可能的疾病为：（　）

A. 急性胃穿孔　B. 肠梗阻　C. 急性胰腺炎　D. 肠套叠　E. 急性胆囊炎

199. 患者，女性，45岁。因“烧伤”入院。体查：BP 75/60mmHg，测量CVP为3cmH_2O。该患者存在：（　）

A. 血容量绝对不足　B. 血容量相对不足　C. 心功能不全

D. 容量血管过度收缩　E. 容量血管过度扩张

200. 患者，女性，45岁。既往有慢性支气管炎病史20余年，计划于次日行胆总管切开取石术，做好术前准备，因心脏病发作出现心力衰竭而入外科ICU。以下哪项处理<u>不必要</u>进行：（　）

A. 连续测血压　B. 血氧饱和度监测　C. 心电示波监测　D. 中心静脉压监测

E. 肢体活动功能监测

201. 患者，男性，18岁。因“车祸致伤”来急诊。意识朦胧，咯血，口、鼻均有泥沙夹血外溢，呼吸困难，烦躁不安，左胸严重擦伤、肿胀，HR 98次/min，BP 120/90mmHg，此时最紧迫的抢救措施是：（　）

A. 请胸外科医师会诊处理　B. 清除呼吸道异物，保持呼吸道通畅

C. 吸氧　D. 输血　E. 予以胸带行胸廓固定

202. 患者，女性，72岁。目前接受VA-ECMO治疗，采用右股静脉-股动脉置管。患者突然主诉右下肢疼痛，护士应立即检查患者的：（　）

A. 心跳　B. 血压　C. 足背动脉搏动　D. 尿液颜色　E. 激活全血凝固时间

203. 患者，男性，31岁。因“工作时不慎将左手卷入机器致左手切割伤，手部出血不止”呼叫“120”。患者神志清醒，表情痛苦，“120”急救护士到现场后立即实施止血术。在止血术实施过程中，关于其注意事项，说法正确的是：（　）

A. 现场首选卡式止血带　B. 止血带应扎在患侧上臂中部

C. 为使止血效果好，应尽可能扎紧止血带

D. 使用止血带时要标记明显，并注明止血带的使用时间（24小时制）

E. 扎止血带过程中应每2小时放松1次

204. 患者，男性，45岁。因车祸被撞伤1小时后出现面色苍白，肢端发冷，体查：P 95次/min，BP 100/60mmHg。该患者的休克指数为：（　）

A. 0.63　B. 0.95　C. 1.05　D. 1.58　E. 2.38

205. 接“120”指挥中心调度，车祸现场有一患者上肢出血不止。医护人员到达现场后，第一时间为患者施行的止血方式是：（　）

A. 用止血带　B. 指压止血法　C. 上夹板　D. 唤醒包扎　E. 加压包扎

206. 急救车在出车途中与呼车者通电话，对方说不需要急救车了，急救人员的正确处理措施是：（　）

A. 马上调转车头回医院　B. 马上打电话给医院急诊科

C. 再打电话给呼车者证实

D. 马上向“120”指挥中心报告，明确取消出车任务后才能回院

E. 由医院急诊科询问呼车者

207. 患者，男性，38岁，建筑工人。从约4米高处跌落在地，头部流血。患者曾有昏迷，目前清醒，对答切题，述颈部痛。体查：头部右侧可见血肿，BP 110/60mmHg，HR 90次/min，整齐，双肺无干、湿啰音，SaO_2 98%。经现场包扎及上颈托处理后，准备转送回医院，正确的搬运方案是：（　）

A. 脊椎板　B. 铲式担架　C. 车载担架　D. 1人法　E. 2人法

208. 患者，男性。野外徒步时不慎跌倒，右侧下肢出现弯曲变形，作为同行人员，下列关于骨折急救处理的叙述，错误的是：（　）

A. 首先应止血及包扎伤口　B. 无夹板时，可用树枝、木棍等做临时固定

C. 可将伤员上肢缚于胸壁侧面，下肢两腿绑在一起固定

D. 脊椎骨折患者不可采取手法复位

E. 搬动脊柱骨折患者时，应采取一人抱肩，一人抱腿的方法

209. 患者，女性，22岁，已婚。来诊时诉：出现右下腹痛。分诊时最不考虑的诊断是：（　）

A. 胃穿孔　B. 阑尾炎　C. 输尿管结石　D. 异位妊娠　E. 卵巢囊肿蒂扭转

210. 28岁，女性，妊娠30周，凌晨起床时发现床上有大摊鲜血。由丈夫呼叫“120”。到达现场时孕妇躺在床上，神志清。床褥上见较新鲜血液，估计出血300mL。孕妇自诉有轻微下腹胀，妊娠13周超声检查时医生曾经告知“胎盘位置低”。检查腹部软，无压痛，有不规则子宫收缩，胎心率130次/min。会阴可见血污，见缓慢活动性阴道出血。转运回院前应该使用什么药物：（　）

A. 止血药物　B. 硝苯地平　C. 缩宫素　D. 地西泮　E. 止痛药物

211. 女性，妊娠32周，在家中突然出现阴道排液。“120”医生到达现场时经检查证实胎膜已破，有规律的子宫收缩，宫缩很强，持续超过1分钟，间歇不到1分钟，胎心率105次/min，阴道检查为足先露，宫颈口扩张3mm。以下哪一项处理是错误的：（　）

A. 抑制子宫收缩　B. 会阴清洁

C. 告知产妇和家属未足月胎膜早破和胎心异常的风险和愈后

D. 要求产妇回医院进一步治疗

E. 因宫颈口未开全，产妇尽快起来走路到急救车准备转运

212. 某产妇，32岁，在火车站娩出胎儿后10分钟，救护车到达现场，下列关于第三产程的处理措施，错误的是：（　）

A. 检查子宫收缩情况，了解子宫底的位置　B. 按摩子宫　C. 徒手剥离胎盘

D. 肌内注射缩宫素　E. 在耻骨联合上方按压了解脐带回缩情况

213. 某产妇，38岁，在家中分娩一女婴后1小时发生晕厥，由家属呼叫“120”。医护人员到达现场查看，产妇面色苍白，点头呼吸，脉搏微弱。会阴和裤子见较多血，约500mL，无血块。关于现场处理的叙述，以下错误的是：（　）

A. 建立可靠的静脉通道　B. 吸氧　C. 按摩子宫　D. 行清宫术　E. 使用缩宫素

214. 某产妇因“在家中分娩了接近24小时”呼叫救护车。医护人员到达现场，检查发现产妇腹部脐水平可见一收缩环，伴有压痛，该产妇的病情可能是：（　）

A. 预示分娩即将开始　B. 宫颈口已开全　C. 先兆子宫破裂　D. 臀位

E. 第二产程活跃期

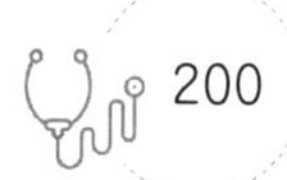

215. 某孕妇，主诉：孕38周，突然感到剧烈腹痛伴有少量阴道流血。体查：BP 150/110mmHg，子宫似足月妊娠大小，硬如木板、有压痛，胎心率90次/min，胎位不清。该孕妇最可能的是：（ ）

A. 早产 B. 临产 C. 前置胎盘 D. 胎盘早期剥离 E. 不完全性子宫破裂

216. 某孕妇在商场临产，医护人员到达分娩现场时发现胎儿及附属物均已娩出，产后出血不多。对娩出的胎盘，正确的处理方法是：（ ）

A. 现场检查胎盘完整，可以就地丢弃 B. 让家属自行处理

C. 随产妇和娩出的胎儿一起带回医院备查和处理

D. 因产后出血不多，胎盘不必检查 E. 由家属检查胎盘

217. 患儿，女性，5岁。因“右手伸入热水中烫伤”求诊。体查：右手背部及掌心有水泡、剧痛。现场急救的恰当方法是：（ ）

A. 安慰患儿 B. 外涂安尔碘 C. 外搽75%酒精 D. 抽吸水泡

E. 用冷水持续冲淋手部

218. 患儿，女性，8个月。因“低热、呼吸急促2小时”由家人送来急诊。体查：鼻翼扇动，胸部听诊闻及喘鸣音。首选的急诊处理是：（ ）

A. 吸氧 B. 沙丁胺醇雾化 C. 进行过敏方面的咨询 D. 动脉血气分析

E. 拍胸部X线片

219. 足月男婴，新生儿。因胎心率170次/min而行产钳分娩，第二产程延长，Apgar评分3分，出生时全身皮肤苍白，呼吸微弱，HR 40次/min，肌张力松弛。应采取的最紧急措施是：（ ）

A. 吸氧 B. 清除气道分泌物 C. 呼吸兴奋剂 D. 人工呼吸 E. 心脏按压

220. 患儿，男性，11岁。诊断：急性肾小球肾炎。患儿突然出现呼吸、心率增快，肝脏增大，颈静脉怒张，两肺满布湿啰音。以下哪项是引起病情加重的主要原因：（ ）

A. 严重循环充血 B. 心脏泵衰竭 C. 感染加重 D. 胸水、腹水 E. 水肿加重

221. 患儿，男性，4岁。因心力衰竭应用地高辛后，出现食欲明显减退、恶心、呕吐、视物模糊，心率减慢，心律不齐，最可能发生的是：（ ）

A. 心力衰竭加重 B. 心源性休克 C. 洋地黄中毒 D. 颅内高压 E. 低钾血症

222. 患儿，6岁。2周前发热，近3天尿量减少，尿色深似茶水，眼睑水肿，30分钟前突然头痛、呕吐，视物模糊，应首先采取的护理措施是：（ ）

A. 测体重 B. 测血压 C. 急症配血备用 D. 留尿查尿常规

E. 备好镇静、利尿药

223. 早产儿，生后2天。拒乳，反应差，哭声低，T 34.5℃，下肢出现硬肿，皮肤发凉，心音低钝，HR 100次/min。最优先考虑的治疗和护理措施是：（ ）

A. 合理用药 B. 对症处理 C. 合理喂养 D. 预防感染 E. 复温

224. 患儿，4个月。因“发热、咳嗽1天，惊厥发作3次”入院。体检见颅骨软化、前囟平坦，突然发生四肢抽动。最主要的处理措施是：（ ）

A. 补充钙剂　B. 补充维生素D　C. 给予甘露醇　D. 给予镇静药
E. 行气管插管或气管切开

225. 患儿，男性，3个月。因“反复发作吸气性困难”入院。体查：吸气时喉鸣，体温正常。血钙1.5mmol/L。出生后人工喂养。应考虑：（　）

A. 急性喉炎　B. 毛细支气管炎　C. 肺炎　D. 佝偻病性低钙惊厥　E. 气管异物

226. 患儿，男性，2岁。就诊当日下午出现发热，体温38℃，晚上入睡后出现喉鸣及呼吸困难，咳嗽呈犬吠样。该患儿为喉梗阻几度？（　）

A. Ⅰ度　B. Ⅱ度　C. Ⅲ度　D. Ⅳ度　E. Ⅴ度

227. 患儿，女性，5个月。主诉间断心率快4个月，1天前出现发热，哭闹不止，口唇发绀，面色苍白，多汗，睡眠不安。体查：HR 250～260次/min，律齐，心音有力，未闻及杂音，双肺未闻及啰音，肝肋下1.5cm，质软。应首先采取的护理措施是：（　）

A. 服用地高辛　B. 静脉推注腺苷　C. 药物镇静　D. 电复律　E. 压舌板刺激咽部

228. 患儿，女性，12岁。支气管哮喘发作1小时，烦躁，发绀，R 26次/min，HR 120次/min，律齐。下列护理措施中，错误的是：（　）

A. 协助采取舒适体位　B. 给予3L/min吸氧　C. 安慰患者　D. 忌用普萘洛尔
E. 禁用氨茶碱

229. 出生5天新生儿，2天来拒奶，不哭、少动。体查：T 28℃，面颊、四肢皮肤暗红色，僵硬。为使患儿复温，最适宜的方法是：（　）

A. 立即放入37～38℃的暖箱中　B. 放入37～38℃的温水中行温水浴
C. 放入30～32℃温箱中复温
D. 立即放入比其体温高1～2℃的暖箱中，每小时提高0.5～1℃
E. 在一般病房中，自然复温

230. 患儿，女性，11个月。出现弛张高热，咳嗽5天，精神差，食欲不振，时有呕吐。体查：烦躁不安，面色苍白，气促，见三凹征，皮肤可见猩红热样皮疹，两肺可闻及中小湿啰音，血白细胞26×10^9/L。该患儿在治疗过程中突然出现呼吸困难加重，经吸痰和给予氧气吸入后无明显缓解，应考虑可能是：（　）

A. 呼吸道炎症加重　B. 并发脓气胸　C. 高热所致　D. 并发心力衰竭
E. 呼吸性酸中毒

231. 患儿，女性，3个月。2天前卧喂奶后溢奶较多，接着呛咳，抱起拍背后好转，但仍时有咳嗽。今晨气促来急诊。体查：神清，气促，口周轻度发绀，心音有力，右肺可闻及少量干啰音，血白细胞18.0×10^9/L。考虑为吸入性肺炎，最主要的依据是：（　）

A. 咳嗽、气促、发绀　B. 肺可闻干啰音　C. 胸片有肺炎改变
D. 血白细胞计数　E. 有溢奶后呛咳发病史

232. 某化工厂工人在工作过程中不慎将强碱性溶液溅入左眼内，立即有烧灼感。如果你在现场，你认为首要的处理措施是：（　）

A. 立即就地取水彻底冲洗伤眼　B. 立即将患者送医院抢救　C. 包眼，保护伤眼

D. 立即予滴氯霉素眼药水　E. 给其止痛

233. 一位搬运工人，火碱溅入左眼，自己用自来水洗过，在急诊室应首选哪项处理：（　）

A. 予抗生素滴眼，次日复诊　B. 用绷带包扎，次日复诊

C. 结膜囊内滴表面麻醉剂，翻睑钩拉开眼睑，用2 000mL生理盐水连续冲洗

D. 每小时滴半胱胺酸1次　E. 结膜下注射维生素C

234. 患者，女性，50岁。参加晚宴回家后，凌晨出现眼胀痛，伴偏头痛，视物模糊5个小时就医。该患者最可能的诊断是：（　）

A. 急性闭角型青光眼　B. 年龄相关性白内障　C. 角膜损伤　D. 眼外伤

E. 视网膜动脉阻塞

235. 患者，男，36岁。因“双眼异物感、疼痛、畏光、流泪1天”就诊，单位里同事有类似的眼病。体查：双眼视力均为1.2，双眼睑轻度肿胀，眼球结膜充血，球结膜下点状出血，角膜尚正常但知觉减退，耳前淋巴结肿大。该患者的诊断主要考虑：（　）

A. 细菌性结膜炎　B. 病毒性结膜炎　C. 细菌性角膜炎　D. 病毒性角膜炎

E. 真菌性角膜炎

236. 患者，男性，45岁。在饮酒吃花生后出现气促，“120”医护人员到场后立即给予海氏手法急救，此时用力的部位在患者的：（　）

A. 肚脐　B. 剑突　C. 胸骨　D. 腹部正中线脐与剑突之间

E. 锁骨中线脐与剑突之间

237. 患儿，男性，6个月。将1粒蚕豆放入口中后出现呼吸困难，“120”医护人员到场后立即给予海氏手法急救，此时婴儿头部的位置应始终：（　）

A. 低于躯干　B. 与躯干相平　C. 朝下倒立　D. 偏向一侧　E. 高于躯干

238. 患者，男性，58岁。既往有高血压病史，突发意识不清，鼾声较重，立即拨打“120”，到达现场后解除舌根后坠堵塞呼吸道的简便方法是：（　）

A. 环甲膜穿刺术　B. 口咽管放置术　C. 经鼻腔气管插管术

D. 经口腔气管插管术　E. 气管切开术

239. 患者，女性。晚餐进食鲍鱼后，出现面部红紫，无法发声，双手紧握颈部，有濒死感，患者家属立即拨打“120”。到达现场后，医生判断患者为异物梗塞气道，并且可以看到异物，这时作为护士应为医生准备的器械是：（　）

A. 口咽通　B. 环甲膜穿刺针　C. 气管导管　D. 异物钳　E. 舌钳

240. 患者，女性，21岁。第3、第4颈椎骨折脱位，并出现严重呼吸困难。最先应采取的治疗措施是：（　）

A. 吸氧　B. 行MRI检查以明确损伤位置和程度　C. 手法复位　D. 气管切开

E. 手术切开颈椎复位

241. 喉癌患者行气管切开术后突然出现呼吸困难、发绀，此时首要的处理措施是：（　）

A. 吸痰　B. 吸氧　C. 备纤维喉镜查找原因　D. 准备气管切开包重新开始

E. 遵医嘱输液抗炎

242. 患者，男性，32岁。因“误食鱼骨2小时”急诊入院。入院后患者呼吸道通畅，主诉胸部疼痛，偶有咯血，给予首要的处理措施是：（ ）

A. 观察大便情况 B. 禁食、卧床 C. 注意保暖 D. 监测生命体征
E. 急查术前化验

243. 患者行鼻内镜术后第2天，双鼻腔纱条填塞，有少量渗血，主诉轻度头痛。下列给予患者的护理措施中，错误的是：（ ）

A. 鼓励患者下床活动 B. 给予冰袋物理止痛、止血 C. 防止上呼吸道感染
D. 给予温凉软食 E. 给予平卧位

244. 患者，女性，72岁。行部分喉切除术后，颈部佩戴9mm金属套管，痰液黏稠，不易咳出，护理措施中错误的是：（ ）

A. 加强雾化 B. 加强套管内吸痰 C. 嘱患者卧床休息
D. 加强气道湿化，勤滴盐水 E. 每日换药

245. 患者，女性，17岁。睡眠差、心情差3月余，6小时前过量服用奥沙西泮、氟伏沙明、奥氮平口崩片20余片，现患者表现疲倦，意识清。最重要的急救措施是：（ ）

A. 氟马西尼 B. 纳洛酮 C. 解磷定 D. 催吐 E. 彻底洗胃

246. 患者，男性，58岁。既往有糖尿病病史，无精神病病史。近日患者睡眠差，精力旺盛，言语夸大，易激惹，扬言妻子要害自己。家属在家为其检测指尖血糖结果为Hi。最可能的诊断是：（ ）

A. 脑器质性精神障碍 B. 躯体疾病所致精神障碍 C. 精神分裂症
D. 躁狂症 E. 癔症

247. 患者，女性，58岁。有慢性心力衰竭病史，轻度活动有气促症状。感染新冠病毒后出现发热，烦躁，精神异常。患者表现紧张，紧握拳头，兴奋、易激惹，说话声音大，目露青光，否认自己有病。患者最有可能发生的风险是：（ ）

A. 噎食 B. 外走 C. 暴力 D. 自伤 E. 自杀

248. 患者，女性，22岁。体形消瘦，BMI 16.8kg/m^2。患者平日少食，恐惧肥胖，今日进食较多食物后自行用手指刺激咽后壁引催吐，又服用大量泻药致腹泻，家属因患者精神萎靡，乏力，卧床少动，故拨打“120”求救。最可能的诊断是：（ ）

A. 广泛性焦虑障碍 B. 神经性厌食症 C. 躯体形式障碍 D. 心境障碍
E. 妄想性障碍

249. 患者，女性，61岁。反复精神异常30多年。近半月出现多疑、睡眠差，称丈夫偷换掉自己的药物，紧张、害怕，有不安全感，不敢回家，反复打电话向“120”求救，说有人害她，要求“120”派车救她。患者最可能的诊断是：（ ）

A. 广泛性焦虑障碍 B. 抑郁症 C. 失眠症 D. 心境障碍 E. 精神分裂症

250. 患者，女性，24岁。去年7月开始精神紧张，不安，遇事容易焦虑，工作效率低，自卑，注意力难集中，伴有胸闷、气促不适，曾多次到综合医院检查，结果提示无异常。

近日症状加重，胸闷气促，头晕乏力，行走困难。患者最可能的诊断是：（　）

A. 广泛性焦虑障碍　B. 抑郁症　C. 失眠症　D. 心境障碍　E. 精神分裂症

251. **患者，男性，35岁。既往有精神分裂症病史，规律服用抗精神病药物。近日门诊复诊调整用药，出现面部肌肉紧张，颈部前倾，静坐不能，诉呼吸困难、心跳加快。药物处理宜选用：（　）**

A. 地西泮　B. 咪达唑仑　C. 东莨菪碱　D. 丙戊酸钠片　E. 苯妥英钠片

252. **患者，男性，35岁。既往有精神分裂症病史，规律服用抗精神病药物。1天前患者门诊复诊调整用药，遵医嘱服用氟哌啶醇片2mg，2次/d。今日患者出现高热，肌肉紧绷，运动不能，少尿，眼睑、双下肢浮肿。患者最可能的诊断是：（　）**

A. 恶性综合征　B. 锥体外系反应　C. 癔症　D. 急性肾衰竭　E. 右心衰竭

253. **患者，女性，72岁。渐起记忆下降10年余，加重2周，日常生活能力下降。2周前完全忘记家人，拒饮拒食，近2天觉得周围的人都要害她，不敢吃东西，卧床不起，家属担心，于是拨打“120”求救。患者最可能的诊断是：（　）**

A. 阿尔茨海默病性痴呆　B. 抑郁症　C. 人格障碍　D. 心境障碍

E. 精神分裂症

254. **患者，男性，23岁。入伍半年，因与他人发生冲突觉得压力大，情绪明显不稳定，睡眠差，看到军装会担心，冒出“对方会不会打我”的想法，拿起劳动用的镰刀等会冒出“砍自己或战友”的想法，做梦时会兴奋，心慌，面色苍白，出冷汗。患者最可能的诊断是：（　）**

A. 广泛性焦虑障碍　B. 双相情感障碍　C. 失眠症　D. 精神分裂症

E. 创伤后应激障碍

255. **患儿，女性，12岁。情绪不稳9个月，过量服用抗抑郁药2小时，感觉控制不住自己，自责自罪，想用药物惩罚自己，服用舍曲林7片、氟伏沙明14片、舒肝解郁胶囊7粒、坦度螺酮8片。患者意识清醒，体查：P 125次/min，BP 147/87mmHg，SpO_2 99%。该患者可能发生的不良反应中最严重的是：（　）**

A. 口干、便秘　B. 性功能障碍　C. 心动过速　D. 癫痫发作　E. 心脏骤停

256. **患者，男性，28岁。因“足底外伤，继而发热、惊厥、牙关紧闭呈苦笑面容”入院，诊断为“破伤风”。该患者换下的敷料应如何处理？（　）**

A. 先清洗后消毒　B. 先灭菌后清洗　C. 先清洗后暴晒　D. 焚烧

E. 直接丢入医疗垃圾桶内

257. **患者，男性，68岁。因“咳嗽、发热、全身无力，自测核酸抗原阳性”呼叫“120”转运。患者有咳痰、呕吐等表现。对该患者产生的所有医疗废物，处理正确的是：（　）**

A. 使用单层专用包装袋，及时密封　B. 置于任意容器内，及时密封

C. 使用双层专用包装袋，及时用鹅颈式打包密封

D. 装于黄色塑料袋内，用绳索扎紧袋口　E. 使用双层塑料袋，用绳索扎紧袋口

三、A3型题 180题

（病例组型最佳选择题。试题题干叙述一个以患者为中心的临床情景，然后提出2～5个相关问题，每个问题均与介绍的临床情景有关，但测试要点不同，且问题之间相互独立。答题时，从每个问题后的5个选项中，选择1个最佳答案。）

（1～5共用题干）

接“120”指挥中心调度指令，路人在某路段路口人行横道上发现一老年患者突然晕倒在地，无家人陪同。院前急救医护人员随救护车到达现场，发现患者无意识，无自主呼吸，颈动脉搏动未触及，考虑心脏骤停，给予现场心肺复苏。

1. 提供给患者胸外按压的频率和深度分别是：（　）

A. 80～100次/min，3～4cm　B. 90～100次/min，4～5cm

C. 100～120次/min，5～6cm　D. 110～120次/min，5～6cm

E. 120～140次/min，6～7cm

2. 医护两人同时进行心肺复苏时，胸外按压和人工通气的比例是：（　）

A. 15：1　B. 15：2　C. 15：4　D. 30：2　E. 30：4

3. 按压轮换的时间间隔是：（　）

A. 2分钟轮换1次　B. 3分钟轮换1次　C. 4分钟轮换1次　D. 5分钟轮换1次

E. 6分钟轮换1次

4. 关于现场抢救的措施，正确的是：（　）

A. 拨打“110”协助清空现场闲杂人员，维持现场秩序

B. 快速建立静脉通道，肾上腺素1mg，每5分钟1次，静脉推注

C. 评判是否为心室颤动心律，如果是，立即予以200J双向波除颤

D. 适时建立高级气道，用转运呼吸机辅助呼吸

E. 以上均正确

5. 经现场心肺复苏后患者恢复自主循环，但生命体征尚不平稳。以下关于转运前及转运途中的进一步处理措施中，正确的是：（　）

A. 向“120”汇报，转送患者到就近医院进一步抢救

B. 转运途中密切监测患者生命体征，用呼吸机继续辅助呼吸

C. 粘贴好除颤电极片便于转运途中发生心室颤动时立即除颤

D. 静脉补液，用血管活性药维持循环的稳定　E. 以上均正确

（6～10共用题干）

接“120”指挥中心调度指令，路人在某路路口人行横道上发现一成人患者突然晕倒在地，无家人陪同。院前调度人员随救护车到达现场，发现现场有人围观，路口有车辆来往。

6. 到达现场后，首先要做的是：（　）

A. 评估现场环境是否安全，如不安全则将患者移至安全地带施救

B. 打电话给患者家属　C. 检查患者生命体征　D. 拨打“110”　E. 疏散路人

7. 经现场检查发现患者无意识，无自主呼吸，颈动脉搏动未触及，考虑心脏骤停，需要给予现场心肺复苏。高质量胸外按压是患者存活的必要条件，临床上通常采用胸外按压分数（chest compression fraction，CCF）来评估按压的连续性。低CCF值与不良预后直接相关。目前指南推荐的理想目标CCF值为：（　）

A. 50%　B. 60%　C. 70%　D. 80%　E. 40%

8. 为了提供高质量胸外按压，需要做到：（　）

A. 按压部位位于两乳头连线与胸骨中线交叉处

B. 按压频率100～120次/min，按压幅度5～6cm

C. 确保按压后放松期胸廓完全恢复原状　D. 按压中断时间＜10秒　E. 以上都是

9. 对于现场CPR，下列措施错误的是：（　）

A. 建立静脉通道，肾上腺素1mg，每5分钟1次，静脉推注

B. 心外按压每2分钟轮换1次　C. 对于可除颤心律，予200J双向波电击除颤

D. 对于顽固性心室颤动患者，首剂给予150mg胺碘酮，静脉注射

E. 建立高级气道后，每6秒通气1次，并持续心外按压

10. 经现场CPR后患者恢复自主循环，转运至医院抢救室后进一步的处理措施有：（　）

A. 致电“110”属地派出所到院协助明确患者身份及寻找家属

B. 开通绿色通道

C. 查找引起心脏骤停的常见十大可逆病因（5H5T），并针对病因治疗

D. 联系EICU或ICU会诊，进行目标温度管理　E. 以上都是

（11～15共用题干）

接“120”指挥中心调度指令，路人在人民桥发现有人跳桥坠入珠江中。约4分钟后跳桥者由水警救起，体查：BP 65/42mmHg，P 47次/min，$SpO_2$50%，神志昏迷，面色青紫，眼球突出，四肢厥冷，口腔及鼻腔充满血性泡沫。

11. 该患者属于：（　）

A. 轻度淹溺　B. 中度淹溺　C. 重度淹溺　D. 极重度淹溺　E. 溺死

12. 该患者首要的现场急救措施是：（　）

A. 保暖　B. 清除口鼻内分泌物　C. 建立静脉通路，补液

D. 气管插管，呼吸机辅助呼吸　E. CPR

13. 下列哪种血液实验室检测结果在患者身上发生的可能性比较小：（　）

A. 白细胞及中性粒细胞增高　B. 高钠、高氯血症　C. 低蛋白血症

D. 酸中毒　E. 低钠、低氯血症

14. 对于淹溺引起的心脏骤停，下列现场急救措施中，叙述正确的是：（　）

A. 开放气道，清除口鼻异物　B. 立即给予抢救性呼吸，连续给予5次有氧通气

C. 实施高质量CPR　D. 在电击除颤前擦干患者皮肤　E. 以上均正确

15. 将经现场抢救后的患者转送医院急诊科，需采取的进一步治疗措施是：（　）

A. 保暖，继续机械通气　B. 补充血容量，维持水、电解质、酸碱平衡

C. 早期、短程、足量应用糖皮质激素防治急性肺损伤

D. 防治脑缺氧损伤，控制抽搐

E. 以上均正确

（16～17共用题干）

患者，男性，35岁。因“接触花粉后，反复发作喘息、气急、咳嗽”就诊。身体评估：端坐呼吸，大汗淋漓，R 35次/min，HR 125次/min，双肺可闻及散在呼气相为主的哮鸣音，呼气流量明显降低。动脉血气分析：$PaCO_2$ 50mmHg，PaO_2 50mmHg。

16. 目前对该患者应采取的首要措施为：（　）

A. 经口鼻腔进行吸痰　B. 马上抽血检查过敏原　C. 请专科会诊

D. 遵医嘱给予雾化吸入及静脉注射激素　E. 采取平卧位

17. 下列治疗措施中，<u>不正确</u>的是：（　）

A. 雾化吸入β_2受体激动药　B. 吸入抗胆碱能药　C. 静脉滴注氨茶碱

D. 静脉滴注糖皮质激素　E. 每天定时吸入糖皮质激素

（18～20共用题干）

患者，男性，27岁。因“气短、胸痛1月余”就诊。神志清楚，诉气促、胸闷明显，不能平卧，X线胸片示左侧胸腔大量积液，收入院治疗。

18. 该患者入抢救室后<u>错误</u>的护理措施是：（　）

A. 半卧位　B. 给予氧疗　C. 马上送B超检查　D. 连接心电监护　E. 建立静脉通路

19. 为缓解该患者呼吸困难的症状，最有效的措施是：（　）

A. 吸氧　B. 胸腔穿刺抽液　C. 无创呼吸机通气　D. 使用平喘药物　E. 卧床休息

20. 该患者行胸腔穿刺检查时，正确的护理措施是：（　）

A. 穿刺时取左侧卧位　B. 告知患者穿刺过程中不舒适时可做深呼吸

C. 穿刺前给予止痛药物肌内注射　D. 穿刺前常规建立静脉通道

E. 穿刺后记录抽液量

（21～22共用题干）

患者，女性，52岁。因肺结核累及胸膜，发生结核性胸膜炎，出现呼吸困难，伴有午后低热、干咳。身体评估：T 38.1℃，P 110次/min，R 32次/min，BP 108/78mmHg，左侧肋间隙饱满、语颤减弱，叩诊呈浊音，肺下叶呼吸音减弱，右侧胸部外形正常，右侧肺部语音震颤

正常、叩诊呈清音，呼吸音清。

21. 该患者发生呼吸困难可能的机制是：（　）

A. 胸膜毛细血管内静水压增高，使胸液产生过多

B. 胸膜通透性增加导致胸液产生过多

C. 胸膜毛细血管内胶体渗透压降低，使胸液产生过多

D. 壁层胸膜淋巴引流障碍使胸液重吸收障碍

E. 结核性胸膜炎症导致呼吸运动受限

22. 以下肺结核患者的消毒隔离措施中，错误的一项是：（　）

A. 做好呼吸道隔离　B. 将剩余的饭菜煮沸后弃去

C. 痰液加等量的1‰过氧乙酸浸泡　D. 餐具洗涤后应煮沸5分钟

E. 病房每日用紫外线灯照射

（23～25共用题干）

患者，男性，68岁。吸烟40余年，每天20支。1个月前出现咳嗽、咳痰，痰中带少量鲜红色血丝，伴吞咽困难、颈静脉怒张，无发热。胸片示：左肺上叶近肺门处可见一肿块影，呈分叶状，边缘毛糙。诊断为肺癌。

23. 患者出现吞咽困难是由于：（　）

A. 侵犯肋骨　B. 侵犯或压迫食管　C. 压迫邻近的大支气管

D. 压迫上腔静脉　E. 压迫喉返神经

24. 肺癌大多起源于：（　）

A. 肺毛细血管　B. 肺动脉　C. 肺静脉　D. 支气管黏膜上皮细胞

E. 肺泡Ⅰ型细胞

25. 肺癌引起上腔静脉阻塞综合征是因为：（　）

A. 侵犯心脏　B. 侵犯纵隔，压迫上腔静脉　C. 压迫主动脉

D. 压迫双侧锁骨下静脉　E. 压迫纵隔淋巴结

（26～28共用题干）

患者，女性，62岁。既往有冠心病和支气管哮喘病史。在家不慎跌倒后造成股骨颈骨折，入院行髋关节置换术，术后第3天，患者突然发生呼吸困难、气促、胸痛。实验室检查：血浆D-二聚体1 200μg/L。

26. 该患者最可能发生了：（　）

A. 自发性气胸　B. 哮喘急性发作　C. 急性呼吸窘迫综合征

D. 急性心肌梗死　E. 肺血栓栓塞症

27. 该患者在体检时最有可能出现的体征是：（　）

A. 口唇甲床发绀　B. 呼吸有烂苹果味　C. 心动过缓　D. 肺部可闻及干啰音

E. 发热

28. 如果判断正确，下列叙述中不属于该患者出现呼吸困难的原因的是：（　）

A. 心排血量降低导致混合静脉血氧饱和度下降

B. 栓塞区和非栓塞区血流量的改变导致通气/血流比例失调

C. 左心房压升高使功能性闭合的卵圆孔重新开放

D. 栓塞部位肺泡表面活性物质分泌减少致肺泡萎陷

E. 炎性介质和血管活性物质释放引起肺泡毛细血管通透性增高

（29～31共用题干）

患者，女性，18岁，大学一年级。因“发热伴咳嗽2个月”入院。患者既往体健，近2个月来出现发热、乏力、咳嗽，咳少量白色黏液痰且夜间多汗，发热多于午后明显，体温在38℃左右。今晨患者有咯血。体查：T 39.3℃，P 110次/min，R 26次/min，BP 105/70mmHg。神志清楚，口唇无发绀，右上肺呼吸音粗，叩诊呈浊音。X线胸片显示：右锁骨下片状阴影，边缘模糊。

29. 为明确病因，可能会安排的检查是：（　）

A. 心电图检查　B. 痰涂片脱落细胞检查　C. 痰涂片及培养

D. 动脉血气分析　E. 胸腔镜检查

30. 该患者咯血伴高热常提示：（　）

A. 病灶扩散　B. 空洞形成　C. 支气管内血液吸收　D. 炎症波及壁层胸膜

E. 并发血气胸

31. 对该患者的病情观察，要密切注意：（　）

A. 体温变化　B. 脉搏变化　C. 呼吸变化　D. 有无休克早期表现

E. 有无窒息先兆表现

（32～34共用题干）

患者，男性，63岁。8年前确诊为慢性阻塞性肺疾病，近年来呼吸困难逐渐加重，经常咳嗽、咳痰，遵医嘱服用β_2受体激动药和进行长期家庭氧疗。今晨气促加重，双下肢浮肿明显，遂由家属陪同来急诊就诊。

32. 该患者气促、浮肿的最主要原因是：（　）

A. 心肌缺血、缺氧　B. 血容量增多　C. 肺动脉高压超过右心负荷

D. 水、电解质紊乱　E. 肺内反复感染对心脏的毒性作用

33. 来诊后给予呋塞米利尿、平喘等治疗，在用利尿剂治疗的过程中易发生哪种电解质紊乱：（　）

A. 低钠血症　B. 高钾、低氯血症　C. 低钙血症　D. 低钾、低氯血症

E. 高钙血症

34. 该患者目前的关键护理措施是：（　）

A. 低流量吸氧　B. 利用呼吸机改善呼吸功能　C. 强心、利尿

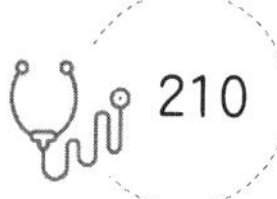

D. 积极控制感染，解除支气管痉挛，改善通气功能　E. 纠正电解质紊乱

（35～36共用题干）

患者，女性，25岁。患风湿性心脏瓣膜病1年，不明原因持续发热1月余，体温波动在37～39.5℃，应用多种抗生素治疗无效。今晨以“感染性心内膜炎”入院治疗。

35. 该患者首要的护理诊断是：（　）

A. 潜在并发症：心力衰竭　B. 体温过高　C. 知识缺乏　D. 有感染的危险

E. 活动耐力下降

36. 该病的治疗原则是：（　）

A. 早期、大剂量、长疗程静脉使用抗生素　B. 早期、大剂量、长疗程口服抗生素

C. 早期、冲击量、短疗程静脉使用抗生素

D. 早期、冲击量、短疗程静脉使用激素

E. 长期维持量使用抗生素

（37～38共用题干）

患者，女性，35岁。活动后呼吸困难1年，近半年进行性加重，并伴有咳嗽、声音嘶哑。患者既往有风湿热病史10年，常有扁桃体炎发生，经医生诊断为风湿性心脏瓣膜病。

37. 风湿性心脏瓣膜病最常受累的瓣膜是：（　）

A. 二尖瓣　B. 三尖瓣　C. 肺动脉瓣　D. 主动脉瓣　E. 静脉瓣

38. 护士给该患者进行体格检查时可发现：（　）

A. 慢性面容　B. 心尖部舒张期有“隆隆”样杂音　C. 心底部舒张期震颤

D. 心脏浊音界正常　E. 心前区凹陷

（39～40共用题干）

患者，女性，46岁。有高血压、心绞痛病史3年。今早买菜回家上楼，到二楼时出现胸部憋闷感、胸痛、呼吸困难等症状。

39. 该患者出现胸痛的原因最可能是：（　）

A. 心肌缺血缺氧　B. 肺瘀血　C. 胸腔积液　D. 高血压　E. 心律失常

40. 若在监护中发现患者出现下列哪种情况应作紧急处理：（　）

A. 室性早搏每分钟3次　B. 窦性心律不齐　C. 心房颤动

D. Ⅰ度房室传导阻滞　E. 室性早搏出现在前一搏动的T波上

（41～42共用题干）

患者，男性，72岁。因“近1个月内发作性晕厥3次”住院。心电图示：P波规则，QRS波群节律规则，P波与QRS波群互不相关，心室率40次/min。

41. 该心电图应考虑为：（　）

A. 窦性停搏　B. Ⅰ度房室传导阻滞　C. Ⅱ度房室传导阻滞

D. Ⅲ度房室传导阻滞　E. 病态窦房结综合征

42. 该患者首选的治疗措施是：（　）

A. 临时心脏起搏　B. 肾上腺素　C. 利多卡因　D. 胺碘酮　E. CPR

（43～45共用题干）

患者，男性，40岁。诊断为扩张型心肌病、心功能Ⅳ级。长期接受“地高辛、氢氯噻嗪”等药物治疗，现出现食欲减退、乏力、腹胀、心慌等症状，腹部听诊肠鸣音减弱，心电图见明显U波。

43. 患者可能发生了：（　）

A. 高钾血症　B. 低钾血症　C. 高钠血症　D. 低钠血症　E. 洋地黄中毒

44. 为帮助确诊，首先考虑的检查是：（　）

A. 抽血查电解质　B. 抽血查地高辛浓度　C. 动态心电图　D. X线腹部平片

E. 超声心动图

45. 正确的处理措施是：（　）

A. 加大地高辛用量　B. 静脉注射呋塞米　C. 补钾　D. 停用地高辛

E. 肌内注射山莨菪碱

（46～47共用题干）

患者，女性，72岁。因“阵发性胸闷18年，持续胸痛8小时”就诊。体查：BP 150/90mmHg，诊断为急性前壁心肌梗死。

46. 该疾病的心电图改变最有可能是：（　）

A. Ⅱ、Ⅲ、aVF导联出现异常Q波，伴ST段弓背向上抬高　B. Ⅲ度房室传导阻滞

C. V_1～V_4出现异常Q波，伴ST段弓背向上抬高　D. Ⅰ、aVL导联出现肺性P波

E. 频发室性早搏

47. 此时最具特征性的实验室改变是：（　）

A. 血清LDH上升　B. 血清AST上升　C. 血清ALT上升　D. 血清CK-MB上升

E. 血清肌红蛋白下降

（48～50共用题干）

患者，男性，58岁。因“2小时前呕出鲜红色血液约300mL”急诊入院，既往有肝炎后肝硬化病史10余年。入院后拟予三腔二囊管止血。

48. 三腔二囊管插管前最重要的准备工作是：（　）

A. 测量三腔二囊管的长度　B. 确定管径与患者鼻腔大小匹配

C. 确定气囊无漏气　D. 教会患者做吞咽配合　E. 对三腔二囊管进行消毒处理

49. 关于三腔二囊管的护理措施，错误的是：（　）

A. 在每条管的末端做好标记　B. 插管时应使用液状石蜡润滑气囊与管

C. 插管深度约为65cm　D. 先向胃囊充气　E. 嘱患者将口腔分泌物及时咽下

50. 留置三腔二囊管期间，患者突然出现呼吸困难和发绀，此时首要的处理措施是：（　）

A. 将气囊放气，拔出管道　B. 给予吸痰　C. 扶患者坐起　D. 给予吸氧

E. 将气囊管再插入20cm

（51～54共用题干）

患者，男性，68岁。有胃溃疡病史多年。因“2小时前出现呕血和排黑便各1次，伴心悸、头晕”急诊入院。依据患者的临床表现，

51. 提示其出血量至少为：（　）

A. 200mL　B. 500mL　C. 800mL　D. 1 000mL　E. 2 000mL

52. 以下护理诊断/问题应优先考虑的是：（　）

A. 急性意识障碍　B. 潜在并发症：血容量不足　C. 组织灌注无效

D. 心排血量减少　E. 体液不足

53. 对该患者首先应采取的护理措施是：（　）

A. 四肢保温　B. 吸氧　C. 静脉注射加压素　D. 开通静脉通道

E. 准备插入三腔二囊管

54. 住院期间，患者的下列表现不能提示上消化道出血继续的是：（　）

A. 黑便次数增多　B. 呕吐物为鲜红色　C. 血压继续下降

D. 血红蛋白计数继续下降　E. 网织红细胞计数继续下降

（55～57共用题干）

患者，女性，60岁。10年前被诊断为类风湿关节炎，近期因关节疼痛使用非甾体抗炎药治疗，2天前开始出现黑便，每天2～3次，每次量约100g，今晨突然呕吐鲜红色胃内容物约500mL，遂急诊就诊。患者自觉头晕、无力、四肢湿冷，体查：BP 80/40mmHg，HR 135次/min。

55. 根据患者病史，首要的护理措施是：（　）

A. 呼叫医生　B. 开通2条静脉通道　C. 准备紧急胃镜检查

D. 开通急救绿色通道　E. 留置尿管并记录每小时尿量

56. 经紧急输血输液处理后，提示患者仍有活动性出血的是：（　）

A. 解黑便1次　B. 肠鸣音3～6次/min　C. 血尿素氮升高

D. 网织红细胞计数不升高　E. 尿量小于30mL/h

57. 经输血后患者目前BP 95/41mmHg，HR 125次/min，血红蛋白浓度60g/L。以下处理正确的是：（　）

A. 行紧急内镜下止血　B. 插入三（四）腔双囊管止血

C. 继续予输血输液治疗，并给予抑制胃酸分泌药物治疗

D. 通过血管介入栓塞胃十二指肠动脉　E. 紧急手术治疗避免危及患者生命

（58～60共用题干）

患者，男性，50岁。5天前服用自行煎制的中药后出现头晕、恶心、呕吐，尿量100mL/d。血尿素氮15.70mmol/L，血肌酐384μmol/L。入院初步诊断为急性肾损伤。

58. 患者出现急性肾损伤最可能的原因是：（　）

A. 急进性肾小球肾炎　B. 电解质紊乱　C. 尿路梗阻

D. 呕吐引起的血容量不足　E. 药物导致的急性肾小管坏死

59. 该患者尿液检查的典型改变是：（　）

A. 蜡样管型　B. 透明管型　C. 上皮细胞管型　D. 白细胞管型　E. 脂肪管型

60. 患者此时最重要的护理措施是：（　）

A. 吸氧　B. 卧床休息　C. 保证总热量的摄入　D. 限制蛋白质的摄入

E. 控制水、钾的摄入

（61～62共用题干）

患者，男性，30岁。因"大面积烧伤并发急性肾损伤"转院来急诊。体查：HR 100次/min，R 22次/min，BP 95/60mmHg。血肌酐504μmol/L，血钾6.8mmol/L，12小时尿量150mL。

61. 此时应警惕患者发生：（　）

A. 脱水　B. 疼痛性休克　C. 低血压休克　D. 严重心律失常　E. 急性肺水肿

62. 患者此时的补液原则是：（　）

A. 补充生理需要量2 000～2 500mL

B. 补充前一天的出液量（尿量、大便液量、呕吐物液量）

C. 补充晶体溶液2 000mL+20%甘露醇250mL

D. 补充的入液量以不减轻体重为标准　E. 不超过前一天尿量+500mL

（63～65共用题干）

患者，女性，62岁。曾被诊断为糖尿病，用饮食管理即能控制血糖在正常范围，因"近10天口齿不清，被外院诊断为'广泛性脑腔隙性梗死'，昏迷2天"转本院治疗，完善相关检查：血糖35mmol/L，血钠165mmol/L，尿酮体（+）。

63. 患者昏迷的最可能的原因是：（　）

A. 脑血栓形成　B. 广泛性脑腔隙性梗死　C. 糖尿病酮症酸中毒

D. 高渗性非酮症性糖尿病昏迷　E. 乳酸性酸中毒

64. 既往治疗哪项对患者<u>不利</u>：（　）

A. 本次发病后未使用胰岛素皮下注射　B. 平时未使用磺脲类降糖药

C. 平时未使用双胍类药物　D. 本次发病后使用50%葡萄糖溶液治疗

E. 未使用胰岛素静脉注射

65. 患者入院后昏迷加深，并出现局限性癫痫发作，应立即给予的最佳治疗措施是：（　）

A. 碳酸氢钠溶液，静脉滴注　B. 低渗盐水及小剂量胰岛素治疗

C. 25%山梨醇溶液，静脉滴注　D. 足够镇静剂　E. 呼吸兴奋剂

（66～67共用题干）

患者，男性，62岁。因患糖尿病9年而长期接受胰岛素治疗，尿糖基本控制在（+～++）。因昨晚多食，今天上午尿糖定性试验为（+++），自行增加了胰岛素剂量，1小时后突然感到心悸、饥饿、出冷汗，随即昏迷。

66. 该患者被送来医院后，为明确诊断，应立即进行下列哪项检查：（　）

A. 血糖　B. 尿糖　C. 血酮　D. 尿酮　E. 血气分析

67. 对上述患者，应立即给予下列哪项处理措施：（　）

A. 静脉注射50g/L葡萄糖溶液　B. 静脉滴注小剂量胰岛素　C. 静脉推注氯化钾溶液

D. 静脉滴注50g/L碳酸氢钠溶液100mL　E. 静脉滴注复方氯化钠溶液

（68～69共用题干）

患者，男性，55岁。患1型糖尿病多年，体态肥胖，“三多一少”症状不明显，血糖偏高。饮食控制、口服降糖药效果均不理想。

68. 该患者向你咨询，宜建议他：（　）

A. 减少主食量　B. 静脉滴注胰岛素　C. 接受运动疗法　D. 增加降糖药剂量

E. 测血酮和尿酮

69. 以下有关该患者自我保健的措施中，错误的是：（　）

A. 定时测血糖、尿糖　B. 保持情绪稳定　C. 经常温水洗脚　D. 戒烟、忌酒

E. 少吃粗纤维食物

（70～73 共用题干）

患者，男性，58岁，平素体健，因“急性肠炎大量腹泻后并发代谢性酸中毒”入院治疗。

70. 造成该患者出现代谢性酸中毒最主要的原因是：（　）

A. 乳酸生成增多　B. 酮体生成增多　C. 肾小管性酸中毒

D. 大量碱性消化液丧失　E. 大量胃液丧失

71. 代谢性酸中毒时，患者呼吸的特点为：（　）

A. 呼吸深而快　B. 呼吸浅而慢　C. 呼吸浅促　D. 呼吸困难　E. 叹息样呼吸

72. 该患者血气分析检查最可能的结果是：（　）

A. pH↓，HCO_3^-↓，$PaCO_2$↓　B. pH↓，HCO_3^-↑，$PaCO_2$↑

C. pH↑，HCO_3^-↓，$PaCO_2$↓　D. pH↑，HCO_3^-↑，$PaCO_2$↑

E. pH↓，HCO_3^-↑，$PaCO_2$↓

73. 护士遵医嘱应用5%碳酸氢钠溶液纠酸，下列用药过程中采取的护理措施，错误的是：（　）

A. 剂量宜小不宜大　B. 根据血气分析结果分次补充　C. 首次剂量100～250mL

D. 滴速宜快　E. 注意防止药液外渗

（74～75共用题干）

患者，女性，35岁。因“重度甲状腺功能亢进症（甲亢）”入院，择期手术治疗，在术前准备期间，患者害怕手术，焦虑不安。

74. 下列哪项不是甲状腺功能亢进症的护理诊断：（　）

A. 焦虑　B. 活动无耐力　C. 自我形象紊乱

D. 营养失调：摄入高于机体需要量　E. 潜在并发症：甲状腺危象

75. 以下稳定患者情绪、解除焦虑的护理措施中，不恰当的是：（　）

A. 酌情给予镇静剂　B. 不回答有关手术的询问　C. 不安排与重症患者同住一室

D. 避免刺激性语言　E. 介绍其与治疗成功的患者交谈

（76～77共用题干）

患者，男性，35岁。2年前因十二指肠溃疡合并大出血行胃大部切除术，术后半年经常出现头晕、心悸气短、疲乏无力，入院后诊断为缺铁性贫血。

76. 该患者的贫血原因是：（　）

A. 铁利用低下　B. 铁消耗过多　C. 铁吸收不良　D. 铁摄入不足

E. 铁需要量增加

77. 针对该患者的实验室检查，不可能出现的结果是：（　）

A. 血清总铁结合力降低　B. 骨髓涂片见中晚幼红细胞增生活跃　C. 血清铁减少

D. 血清铁蛋白减少　E. 血涂片见红细胞大小不等，中心淡染区扩大

（78～80共用题干）

患者，女性，28岁。常因胃溃疡出血出现头晕乏力、脸色苍白，经检查：Hb 90g/L，红细胞3.5×10^{12}/L，确诊为缺铁性贫血。

78. 此种贫血的发生机制是：（　）

A. 蛋白质太少　B. 缺乏维生素B_{12}　C. 缺乏叶酸　D. 缺乏胃酸　E. 储存铁缺乏

79. 诊断缺铁性贫血可靠的辅助检查是：（　）

A. 血红蛋白测定　B. 血清铁测定　C. 骨髓铁染色　D. 血清蛋白定量

E. 总铁结合力测定

80. 应用硫酸亚铁治疗有效的早期表现是：（　）

A. 面色红润　B. 心搏变慢　C. 网织红细胞增加　D. 血压升高　E. 食欲好转

（81～83共用题干）

患者，女性，40岁。因“发热，全身有小出血点，头晕乏力”就诊。经检查：T 38.5℃，Hb 80g/L，红细胞3.0×10^{12}/L，白细胞3.0×10^{9}/L，血小板70×10^{9}/L，确诊为再生障碍性贫血。

81. 本病的发生机制是：（　）

A. 缺铁　B. 缺蛋白　C. 骨髓受抑制　D. 缺维生素B_{12}　E. 缺叶酸

82. 发热为本病特征，其原因是：（　）

A. 营养不良　B. 缺乏成熟中性粒细胞　C. 缺氧　D. 出血　E. 新陈代谢旺盛

83. 本病急性型引起死亡的原因是：（　）

A. 出血　B. 肾衰竭　C. 缺氧　D. 感染　E. 心力衰竭

（84～85共用题干）

患者，女性，71岁。有高血压病史10年，因“3小时前情绪激动出现剧烈头痛、呕吐，继之昏迷”入院。体查：T 36.3 ℃，BP 220/115mmHg，上、下肢软瘫，肌力及肌张力消失。头部CT示出血性病灶。

84. 该患者可能发生了：（　）

A. 蛛网膜下腔出血　B. 脑出血　C. 脑梗死　D. 短暂性脑缺血发作

E. 脑血栓形成

85. 下列急性期护理措施中，错误的是：（　）

A. 监测生命体征、意识、瞳孔变化　B. 保持呼吸道通畅

C. 鼓励家属及朋友多探视，陪伴安慰患者　D. 绝对卧床休息

E. 观察患者有无呕血、黑便、尿量减少

（86～87共用题干）

患者，男性，39岁。因“3小时前晚餐后拖地时突然出现剧烈头痛、喷射性呕吐，随后意识模糊”被送来医院。既往体健，否认高血压、糖尿病、冠心病病史。检查见脑膜刺激征阳性，无肢体瘫痪。行急诊头颅CT检查，局部呈高密度影。

86. 下列本病治疗原则中，错误的是：（　）

A. 脱水降颅内压　B. 防治再出血　C. 防治脑血管痉挛

D. 早期进行床边肢体康复　E. 防治脑积水

87. 护理患者时，动作轻柔的目的是：（　）

A. 使患者舒适　B. 预防压疮　C. 减少患者情绪波动　D. 防止损伤皮肤黏膜

E. 避免加重脑出血

（88～90共用题干）

患者，男性，70岁。情绪激动后出现剧烈头痛、呕吐，继之昏迷，既往有高血压病史6年。体查：T 37.8℃，BP 230/130mmHg，右侧上、下肢软瘫。

88. 首先考虑该患者发生了：（　）

A. 蛛网膜下腔出血　B. 脑出血　C. 脑梗死　D. 短暂性脑缺血发作

E. 脑血栓形成

89. 脑出血最好发的部位在：（　）

A. 内囊　B. 脑桥　C. 小脑　D. 大脑皮质　E. 中脑

90. 此时最威胁患者生命的是：（　）

A. 发热　B. 高血压　C. 脑水肿并发脑疝　D. 呕吐　E. 下肢深静脉血栓形成

（91～92 共用题干）

患者，男性，74岁。既往有心房颤动病史。1小时前突然出现意识丧失，大、小便失禁。体查：瞳孔等大，BP 169/88mmHg，右侧肢体瘫痪，肌张力低，腱反射未引出，右侧巴宾斯基征阳性。

91. 产生脑栓塞最多见的栓子来源是：（　）

A. 空气栓子　B. 脂肪栓子　C. 心脏病栓子　D. 肺动脉血栓

E. 大动脉硬化斑块脱落

92. 该患者CT图像：（　）

A. 起病1周后才改变　B. 起病后即可见异常低密度影

C. 起病后即可见异常高密度影　D. 起病24～48小时后可见异常高密度影

E. 起病24～48小时后可见异常低密度影

（93～94共用题干）

伤员A：静止不动，20多岁，女性，面部朝下倒在血泊中，呼吸为0，头部和面部多处外伤。

93. 该伤员需要的救生干预是：（　）

A. 包扎伤口　B. 开放气道　C. 胸腔穿刺减压　D. 注射特效药物

E. 无须救生干预

94. 当该伤员对救生干预的反应是无反应时，她的类别应该为：（　）

A. 立即救治类　B. 延迟救治类　C. 轻微受伤类　D. 濒临死亡类　E. 死亡类

（95～96共用题干）

伤员B：能行走者，30多岁，男性，右手割破，将衬衫当作绷带，出血已控制，愿意留下帮助他人。

95. 该伤员需要的救生干预是：（　）

A. 控制大出血　B. 开放气道　C. 胸腔穿刺减压　D. 注射特效药物

E. 无须救生干预

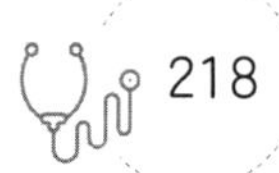

96. 当该伤员对救生干预的反应是无变化时，他的类别应该为：（　）

A. 立即救治类　B. 延迟救治类　C. 轻微受伤类　D. 濒临死亡类　E. 死亡类

（97～98共用题干）

伤员C：能挥手者，20多岁，女性，坐在路边，没有受伤，声音嘶哑，面部浮肿，喉喘鸣，手指向地面一只死黄蜂。

97. 该伤员需要的救生干预是：（　）

A. 控制大出血　B. 开放气道　C. 胸腔穿刺减压　D. 注射特效药物

E. 无须救生干预

98. 当该伤员对救生干预的反应是无变化时，她的类别应该为：（　）

A. 立即救治类　B. 延迟救治类　C. 轻微受伤类　D. 濒临死亡类　E. 死亡类

（99～100共用题干）

突然从商场传来连续两次巨大的爆炸声。你和同事迅速赶到现场时，发现是广场一楼西门入口处发生爆炸，周围有10余人受伤，或倒卧，或坐靠在地上，现在你和同事开始着手处置现场伤亡人员，区分优先顺序时使用SALT检伤分类法。

99. 第一步是：（　）

A. 总体排序，区分出可服从指令行走的伤员

B. 总体排序，区分出可服从指令做挥手或其他指令性动作的伤员

C. 总体排序，区分出不能服从指令、静止或存在明显生命威胁的伤员

D. 个体评估，逐个区分出不能服从指令、静止或存在明显生命威胁的伤员

E. 个体评估，优先分出病情较轻的伤员

100. 第一步完成后发现，现场伤员中，静止不动的有7人，能挥手的有3人，能行走的有2人。SALT检伤分类的个体评估应该从（　）群体开始逐个检查伤情。

A. 不能服从指令、静止或存在明显生命威胁的群体

B. 能服从指令但不能行走的伤员　C. 能服从指令并能行走的伤员

D. 按先后顺序逐个检查作个体评估　E. 求医意愿最强烈的伤员

（101～102共用题干）

患者，男性，16岁。因“半小时前被刀刺伤右前胸”送来急诊室就诊。体查：右前胸有3cm长伤口，听到空气出入的响声。

101. 首要的处理措施是：（　）

A. 给氧、保持呼吸道通畅　B. 输血、输液、防治休克　C. 立即封闭胸壁伤口

D. 行胸腔闭式引流术　E. 行紧急剖胸探查术

102. 进一步采取的主要处理措施是：（　）

A. 锁骨中线第2肋间行胸腔闭式引流术　B. 腋中线第6～8肋间置管行胸腔闭式引流术

C. 行剖胸探查术止血，修复损伤　D. 应用抗生素，防止感染
E. 气管插管或气管切开

（103～104共用题干）

患者，男性，48岁，家具厂工人。做家具时不慎损伤手部2小时。现场发现左侧食指离断伤，断指被工人置于现场桌面上。伤肢疼痛明显。

103. 现场最紧急的处理措施为：（　）

A. 迅速用纱布对离断的断指进行保护　B. 迅速对伤指进行止血包扎
C. 迅速对伤者进行输液治疗　D. 迅速将患者转运回医院处理
E. 迅速进行药物止痛处理

104. 下列对离断的伤肢的处理，正确的是：（　）

A. 伤肢有明显污染，可直接丢弃　B. 将伤肢置入无菌冰水中保存
C. 伤肢用纱布保护，迅速转送医院　D. 若距离医院较远，应采用干燥冷藏法保存
E. 若距离医院较远，应采用湿润冷藏法保存

（105～109共用题干）

患者，男性，51岁，建筑工人。不慎从脚手架上摔下2小时。诉头痛，颈部疼痛，四肢无力。体查：神志清，精神差。颈部局部压痛，活动受限。

105. 对患者首先要采取的措施是：（　）

A. 保护四肢　B. 迅速全身检伤　C. 控制现场环境，不让闲杂人等靠近
D. 迅速止痛　E. 保护颈椎

106. 患者在转运途中，神志转为淡漠，呼吸急促，体查：BP 102/79mmHg，R 28次/min，此时应优先处理：（　）

A. 开放气道并保持畅通　B. 检查患者意识　C. 应用甘露醇快速静脉滴注
D. 快速补液　E. 为患者保暖

107. 如果在现场发现患者左小腿有一开放性伤口，大小约5cm×3cm，渗血，可见骨折断端暴露于伤口外，肌肉明显损伤，此时错误的处理措施为：（　）

A. 迅速进行止血包扎　B. 患肢制动
C. 应用夹板固定患肢
D. 将骨折端消毒后迅速还纳，然后固定
E. 骨折断端有穿透附近重要血管、神经的可能时，可适当牵引患肢，待稳定后再固定

108. 如果在现场发现骨折断端缺损，地上发现有3cm×4cm污染骨块，距附近医院车程约需要20分钟，这时候的处理措施是：（　）

A. 该骨块已经明显污染，现场丢弃
B. 将其用无菌纱布包裹，送往医院进一步处理
C. 将骨块彻底用生理盐水冲洗、碘伏消毒后植入骨折端，然后包扎固定

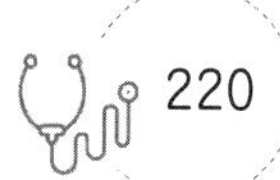

D. 用碘伏消毒骨块后放在生理盐水中，迅速到医院处理

E. 将骨块置于冰块上快速送往医院

109. 根据开放性骨折分度，该患者骨折在临床上应为：（　）

A. 第一度　B. 第二度　C. 第三度　D. 中度　E. 重度

（110～113共用题干）

患者，男性，28岁，腹部闭合性损伤2小时。体查：P 140次/min，R 36次/min，BP 52/40mmHg，意识模糊，口唇发绀。诊断性腹腔穿刺抽出不凝血。初步诊断为脾破裂。

110. 该患者的休克类型是：（　）

A. 失血性休克　B. 创伤性休克　C. 感染性休克　D. 神经源性休克

E. 过敏性休克

111. 估计该患者失血量占全身血容量的比例至少为：（　）

A. 10%　B. 20%　C. 30%　D. 35%　E. 50%

112. 目前该患者最佳的治疗方案是：（　）

A. 快速大量输血补液　B. 立即行剖腹探查止血术

C. 快速输血补液的同时行剖腹探查止血术

D. 待休克纠正后再行剖腹探查止血术　E. 应用血管收缩剂升高血压

113. 补液治疗时，对安排、调整补液速度起主要指导意义的指标是：（　）

A. 血压和脉搏　B. 尿量和中心静脉压　C. 面色和肢端温度

D. 血压和中心静脉压　E. 意识和血压

（114～116共用题干）

患者，男性，32岁。施工中因工程塌方，被埋在泥土中，左侧伤肢严重肿胀、压痛，组织广泛缺血与坏死，皮肤温度下降，感觉异常，弹性减弱，伴少尿，尿呈茶褐色。

114. 此时的损伤可能是：（　）

A. 刺伤　B. 撕裂伤　C. 挤压伤　D. 冲击伤　E. 震荡伤

115. 为该患者进行静脉输液，应首选：（　）

A. 全血或血浆　B. 5%的葡萄糖溶液　C. 平衡盐溶液　D. 低分子右旋糖酐

E. 等渗盐水加入碳酸氢钠溶液

116. 下列对患者的急救措施中，<u>不正确</u>的是：（　）

A. 尽快使患者脱离危险区域　B. 首先处理危及生命的损伤

C. 及时处理活动性出血　D. 妥善固定骨折部位　E. 热敷、按摩伤肢

（117～120共用题干）

某患者因车祸致头部外伤后出现意识障碍，持续16小时后出现烦躁不安，并有神经系统阳性体征，T 39℃，BP 180/100mmHg。

117. **考虑为：（　）**

A. 枕骨大孔疝　B. 小脑幕切迹疝　C. 脑干损伤　D. 脑挫裂伤

E. 颅内血肿

118. **对该患者进行护理时，为避免影响观察的准确性，检查顺序依次为：（　）**

A. BP、P、R、意识　B. R、P、BP、意识　C. P、BP、P、意识

D. R、意识、BP、P　E. P、BP、意识、P

119. **观察患者意识状态过程中，发现哪些症状提示病情加重：（　）**

A. 由深昏迷状态转为出现比较灵敏的生理反射

B. 由昏迷状态转为出现躁动或抓伤口的行为

C. 由浅昏迷状态转为能遵医嘱举手睁眼

D. 由躁动不安状态转为昏睡状态

E. 由深昏迷状态转为躁动不安状态

120. **对其进行冬眠疗法降温，降至的最佳体温为：（　）**

A. 34～36℃　B. 31～33℃　C. 32～34℃　D. 35～37℃　E. 29～30℃

（121～124 共用题干）

患者，男性，19岁。翻越座椅不慎失足，会阴部骑跨在木质座椅椅背上，主诉伤后会阴部剧痛。约20分钟后尿道外口滴血，不能自行排尿，急诊就医。体查：面色苍白，P 104次/min，BP 110/70mmHg，呼吸急促；会阴部皮下瘀血，尿道外口滴血，导尿管不能插入膀胱。血常规和下腹部X线检查未见异常。

121. **给予该患者最有效的治疗是：（　）**

A. 膀胱穿刺　B. 经会阴尿道修补　C. 膀胱造瘘　D. 清除会阴部血肿

E. 保守观察，抗感染治疗

122. **受伤的类型属于：（　）**

A. 刺伤　B. 剪应力伤　C. 牵拉伤　D. 骑跨伤　E. 骨刺切割伤

123. **目前该患者需首要解决的护理诊断/问题是：（　）**

A. 焦虑　B. 疼痛　C. 血尿　D. 排尿困难　E. 血容量不足

124. **防止此患者出现尿道狭窄的最好方法是：（　）**

A. 多饮水　B. 理疗　C. 定期尿道扩张　D. 长期留置尿管

E. 长期应用抗生素

（125～128共用题干）

患者，男性，22岁。30分钟前因骑电瓶车未戴头盔与小车相撞，当时车速较快，患者被甩出6米远。救护车到达时，患者呼之不应，体查：BP 100/60mmHg，P 128次/min，R 24次/min，口腔内可见呕吐物。

125. 假如你是现场救护人员，首先实施的抢救措施是：（　）

A. 开通静脉通路　B. 予颈托固定　C. 清除气道内分泌物

D. 转送至就近医院　E. 给予吸氧

126. 转运过程中，患者突然发生鼾声样呼吸，氧饱和度87%，两肺呼吸音对称，格拉斯哥昏迷指数评分为4分，应该立即：（　）

A. 气管插管　B. 改储氧袋面罩　C. 心肺复苏　D. 给予甘露醇静脉滴注

E. 尽快赶到就近医院

127. 到达医院急诊室后，测量患者BP 88/50mmHg，HR 144次/min，呼吸机辅助呼吸下SpO_2 97%，两肺呼吸音对称，T 39℃，无明显外在出血，接下来对该患者应评估：（　）

A. 既往史　B. 过敏史　C. 神经系统　D. 暴露　E. 头面部

128. 发现患者瞳孔双侧不等大且固定，该患者发生了____，应立即：（　）

A. 脑疝；降颅压，准备手术　B. 动眼神经损伤；眼科会诊

C. 颅脑损伤；行CT明确诊断　D. 脑疝；给予甘露醇静脉滴注，观察瞳孔是否缩小

E. 脑疝；联系重症监护室住院

（129～130共用题干）

患者，男性，21岁。因“全身多处刀砍伤20分钟”来诊。体查：T 36℃，R 20次/min，P 120次/min，BP 70/30mmHg。神清，表情淡漠，口唇、面色苍白，全身发冷。头颈背及双侧大腿可见15处皮肤裂伤，长度5～15cm。听诊双肺呼吸音清，未闻及干、湿啰音，心律齐，未闻及病理性杂音。生理反射存在，病理反射未引出。

129. 此患者属于哪种休克类型：（　）

A. 心源性休克　B. 过敏性休克　C. 低血容量性休克　D. 感染性休克

E. 分布性休克

130. 此时如果计算患者的休克指数，可提示失血量占血容量的：（　）

A. 10%～20%　B. 20%～30%　C. 30%～40%　D. 30%～50%　E. 40%～50%

（131～132共用题干）

患者，男性，45岁，高空作业人员。户外操作时不慎从4米高空跌落在地，头部流血。患者曾有昏迷，目前清醒，对答切题，诉颈部痛。体查：头部右侧可见血肿，BP 130/75mmHg，HR 110次/min，律齐，双肺无干、湿啰音，SaO_2 98%。

131. 你作为到现场的护士，首先要为患者做的是：（　）

A. 打电话回医院准备急诊CT　B. 协助医生为患者上颈托　C. 立马包扎

D. 准备转运物品　E. 评估现场环境

132. 准备转送回医院，正确的搬运方案是：（　）

A. 脊椎板　B. 铲式担架　C. 车载担架　D. 1人法　E. 2人法

（133～136共用题干）

患者，女性，53岁。因“腹痛、频繁呕吐、腹胀1天”入院，初步诊断为急性肠梗阻。患者自诉头晕、乏力、尿少，但不口渴。体查：P 120次/min，BP 70/42mmHg，唇干舌燥，皮肤弹性下降。辅助检查：血清Na^{+}137mmol/L，血pH 7.36，尿比重增高。

133. 该患者出现的缺水类型是：（　）

A. 等渗性缺水　B. 低渗性缺水　C. 高渗性缺水　D. 原发性缺水

E. 继发性缺水

134. 对该患者实施液体疗法时，首选的溶液是：（　）

A. 5%葡萄糖溶液　B. 生理盐水　C. 平衡盐溶液　D. 5%碳酸氢钠溶液

E. 5%氯化钠溶液

135. 治疗护理过程中需重点观察的内容是：（　）

A. 皮肤是否完整　B. 有无受伤　C. 是否出现便秘

D. 体液量是否恢复平衡　E. 有无缺氧症状

136. 若需补充10%氯化钾30mL，静脉滴注，稀释时需要的溶液量至少为：（　）

A. 400mL　B. 600mL　C. 800mL　D. 1 000mL　E. 1 500mL

（137～138共用题干）

患者，女性，27岁。不规则阴道流血2天，扪及右下腹有一包块。今晨排便后突然发生右下腹剧烈疼痛，伴恶心、呕吐。体查：T 37.3℃，右下腹肿块，压痛明显。

137. 对该患者最佳的处理措施是：（　）

A. 对症治疗　B. 抗结核治疗　C. 立即手术　D. 抗感染治疗后择期手术

E. 以上都不是

138. 患者最可能的情况是：（　）

A. 腹壁脂肪瘤　B. 盆腔炎症包块　C. 阑尾周围脓肿　D. 卵巢囊肿合并感染

E. 卵巢囊肿蒂扭转

（139～140共用题干）

患者，女性，26岁。剖宫产术后10天，阴道流血120mL，色暗红，易凝固。

139. 最不可能的病因是：（　）

A. 胎盘胎膜残留　B. 软产道裂伤　C. 子宫复旧不全　D. 感染

E. 剖宫产切口裂开

140. 此时最不适宜的处理方法是：（　）

A. 支持疗法　B. 清宫术　C. 超声检查了解子宫和剖宫产手术切口情况

D. 抗生素预防感染　E. 肌内注射缩宫素

（141～142共用题干）

患儿，男性，12岁。因“将1粒糖果放入口中后出现气促、不能言语”来诊。体查：神清，烦躁不安，出现三凹征，双肺呼吸音减弱，可闻及哮鸣音。

141. 此时应采用的救治方法为：（　）

A. 卧位腹部打击法　B. 背部叩击法　C. 立位腹部打击法

D. 卧位胸部打击法　E. 立位胸部打击法

142. 此时用力方向应为：（　）

A. 向外向下　B. 与腹壁垂直　C. 向外向上　D. 向内向上　E. 向内向下

（143～144共用题干）

患儿，男性，10个月。因“发热、烦躁3天，呕吐1天，间断抽搐，昏迷10小时”被送入急诊科。

143. 首先应采取的处置措施是：（　）

A. 仰头抬颌法开放气道　B. 高浓度吸氧　C. 建立静脉通路　D. 心电监护

E. 镇静

144. 降低颅内压的药物使用<u>不正确</u>的是：（　）

A. 20%甘露醇，每次0.5～1g/kg，静脉注射30～60分钟

B. 呋塞米，每次0.5～1mg/kg，每6～8小时1次

C. 3%高渗盐水，0.1～1.0mL/（kg·h）持续输入

D. 10%甘油果糖，每次5～10mL/kg，每日1～2次　E. 地塞米松0.5mg/（kg·d）

（145～147共用题干）

患儿，10个月。腹泻、呕吐3天，大便每天20多次，水样便，呕吐1～2次/d，无尿，体查：精神萎靡，呼吸深大，前胸、眼窝凹陷明显，皮肤弹性极差，T 37.6℃，血Na^+ 128mmol/L，HCO_3^- < 10.6mmol/L。

145. 该患儿最可能的脱水类型是：（　）

A. 中度等渗性脱水　B. 重度低渗性脱水　C. 中度低渗性脱水

D. 轻度等渗性脱水　E. 轻度低渗性脱水

146. 该患儿应用的首批液体是2：1液20mL/kg，补充血容量、纠正酸中毒，静脉滴注的时间应控制在：（　）

A. 25分钟内　B. 30～60分钟　C. 1.5～2小时　D. 8～12小时　E. 13～16小时

147. 开始补液后，该患儿最为重要的病情观察指标是（　）

A. 体温变化　B. 有无口渴　C. 大便情况　D. 第1次排尿时间、尿量　E. 肠鸣音

（148～150共用题干）

患儿，5个月，因“发热、咳嗽2天，喘1天”入院。体查：T 39.5℃，P 150次/min，

R 50次/min，烦躁不安，面色灰白，两肺有湿啰音。诊断：支气管肺炎。

148. 该患儿首选的护理诊断是：（　）

A. 体液不足　B. 营养缺乏　C. 心输出量减少　D. 体温过高　E. 睡眠形态紊乱

149. 关于该患儿的喂养，下列哪项不妥：（　）

A. 少量多次喂养　B. 喂养中可间断休息　C. 给予高营养的软食

D. 必要时边吸氧边喂　E. 喂奶后右侧半卧位

150. 该患儿入院时，护士对家长进行健康指导，最重要的是：（　）

A. 介绍预防肺炎知识　B. 纠正不良饮食习惯　C. 讲解各种肺炎病因

D. 按时进行预防接种　E. 保持患儿安静，避免呛咳

（151～153 共用题干）

患儿，1岁。母乳喂养，未加辅食，约2个月前被发现活动少，不哭、不笑，面色蜡黄，表情呆滞，手及下肢颤抖。检查发现肝、脾增大，血红细胞1.0×10^{12}/L，血红蛋白50g/L。

151. 该患儿可能为：（　）

A. 轻度贫血　B. 中度贫血　C. 重度贫血　D. 极重度贫血　E. 溶血性贫血

152. 对该患儿的处理，下列哪项是错误的：（　）

A. 主要用铁剂治疗　B. 主要用维生素B_{12}治疗　C. 预防交互感染

D. 必要时可少量输血　E. 可同时服维生素

153. 该患儿在输血过程中，突然出现眼睑水肿，口唇稍绀，呼吸增快，伴有咳嗽，全身散在荨麻疹，应立即采取的措施是：（　）

A. 立即停止输血，根据医嘱皮下注射肾上腺素0.5mL　B. 球囊加压给氧

C. 口服扑尔敏　D. 0.9%生理盐水扩容　E. 行血浆置换

（154～156共用题干）

患者，男性，28岁。右眼被石灰烧伤。

154. 现场急救应：（　）

A. 包扎右眼，转送医院　B. 硼酸液滴眼　C. 消炎药滴眼

D. 涂红霉素眼膏　E. 大量清水反复冲洗

155. 早期的治疗原则是：（　）

A. 控制感染　B. 防止瞳孔后粘连　C. 抑制胶原合成

D. 抑制新生血管形成　E. 促进角膜修复

156. 如果在现场采用清水冲洗伤眼，应至少冲洗：（　）

A. 10分钟　B. 20分钟　C. 30分钟　D. 50分钟　E. 60分钟

（157～158共用题干）

患者在全麻下行鼻内镜术后2小时，双鼻腔纱条填塞，主诉疼痛，右鼻腔见少量血性

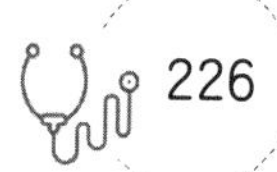

分泌物。

157. 此时立即给予患者的处理方法是：（ ）

A. 通知医生　B. 补液　C. 局部冰袋冷敷　D. 防止感染　E. 嘱卧床休息

158. 鼻内镜术后患者不会出现的不适有：（ ）

A. 视力减退　B. 恶心呕吐　C. 头晕头痛　D. 畏光流泪　E. 鼻腔渗血

（159～160共用题干）

患者，女性，30岁。甲状腺大部切除术后4小时，出现呼吸急促、伤口渗血、脉搏加快、出冷汗、血压下降等表现。

159. 出现上述情况最有可能的原因是：（ ）

A. 麻醉意外　B. 心脏功能障碍　C. 血肿压迫气管　D. 输液反应　E. 喉头水肿

160. 此时的紧急处理原则是：（ ）

A. 测血压　B. 遵医嘱使用止血药物　C. 局部冷敷

D. 立即通知医生，打开伤口清除血肿　E. 吸氧

（161～162共用题干）

患者，女性，18岁。反复心悸、呼吸困难、窒息感1周，突然出现头晕、胸闷、呼吸急促、濒死感。体查：BP 95/62mmHg，P 92次/min，R 22次/min。

161. 该患者最可能出现了：（ ）

A. 惊恐发作　B. 喉头水肿　C. 自发性气胸　D. 急性呼吸窘迫综合征　E. 噎食

162. 为缓解症状，可采取的处理措施是：（ ）

A. 吸氧　B. 心电监护　C. 苯二氮䓬类药物治疗　D. 监测血氧饱和度

E. 海氏冲击法

（163～164共用题干）

患者，男性，43岁。不语，长时间保持某一姿势不动，家属呼之不应，拨打“120”。现场查看发现患者呼之不应，全身肌肉紧张，压眶有痛苦表情，瞳孔对光反射灵敏。体查：BP 128/72mmHg，P 88次/min，R 16次/min。

163. 该患者最可能出现了：（ ）

A. 意识障碍　B. 镇静状态　C. 木僵状态　D. 药物过量　E. 癫痫发作

164. 以下护理措施中错误的是：（ ）

A. 单独安置　B. 患者无反应，不需要沟通　C. 协助生活护理

D. 观察病情变化　E. 做好安全护理

（165～166共用题干）

患者，男性，56岁。酗酒多年，因发热服药，停酒2天后出现意识模糊、情绪激越、幻

觉，双手震颤。体查：BP 145/82mmHg，P 111次/min，R 22次/min。

165. 该患者最可能出现了：（　）

A. 戒断反应　B. 感染　C. 急性胃肠炎　D. 震颤谵妄　E. 帕金森综合征

166. 首选的治疗药物是：（　）

A. 苯二氮䓬类药物　B. 纳洛酮　C. 氟马西尼　D. 阿托品　E. 美金刚

（167～168共用题干）

患者，女性，16岁。被家属发现意识模糊1小时，身边有1个氯硝西泮的空瓶，家属呼叫“120”。

167. 过量服用氯硝西泮后最严重的不良反应是：（　）

A. 嗜睡　B. 共济失调　C. 呼吸抑制　D. 药物依赖　E. 过敏性休克

168. 护士首要采取的护理措施是：（　）

A. 保持呼吸道通畅　B. 心电监护　C. 建立静脉通道　D. 洗胃

E. 注射抗组胺药物

（169～170共用题干）

患者，男性，50岁。被路人发现晕倒在路边呼叫“120”。医护人员到场后发现患者呼之不应，全身酒气，体查：BP 135/82mmHg，P 86次/min，R 16次/min。

169. 对该患者最恰当的处理措施是：（　）

A. 心电监护　B. 保持呼吸道通畅　C. 协助生活护理　D. 洗胃　E. 留置尿管

170. 该患者应使用哪种药物治疗：（　）

A. 地西泮　B. 醒脑静　C. 氟马西尼　D. 纳洛酮　E. 阿托品

（171～172共用题干）

患者，男性，42岁。因为觉得有虫子在手心里钻来钻去，遂用剪刀挑虫子，患者来院时不合作，拒绝让人接近，左手手掌插着一把剪刀，伤及肌腱，有少量渗血。

171. 该患者目前最主要的护理问题是：（　）

A. 自伤行为　B. 不合作　C. 有感染的危险　D. 疼痛　E. 暴力行为

172. 护理该患者时，以下哪项是错误的：（　）

A. 安抚情绪，予心理疏导　B. 指正患者手掌根本没有虫子

C. 建立信任的护患关系　D. 耐心倾听，鼓励患者说出内心感受

E. 关注患者幻觉的内容

（173～174共用题干）

患者，男性，80岁。3天前高热后表现出不认识家人，行为紊乱，晚上不睡，发脾气，摔东西，称门外有人喊自己。

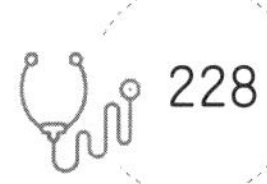

173. 该患者最可能出现：（　）

A. 精神分裂症　B. 谵妄　C. 躁狂发作　D. 急性应激障碍　E. 阿尔茨海默病

174. 以下哪项不是该患者的护理要点：（　）

A. 药物治疗　B. 生活护理　C. 卧床　D. 做好安全护理　E. 观察意识变化

（175～176共用题干）

患者，男性。1周前从非洲旅游回来。近日有同性性生活史。今早出现低热，T 38.9℃，伴面部、四肢皮疹，并逐渐蔓延至全身。其中腹股沟出现明显的浅表淋巴结肿大，诉全身及生殖器有疱疹、脓泡、斑疹交替出现。

175. 该患者可能感染：（　）

A. 水痘　B. 带状疱疹　C. 猴痘　D. 麻疹　E. 淋病

176. 救护车转运该患者，医护人员应如何防护：（　）

A. 外科口罩→一次性帽→工作服

B. 外科口罩→一次性帽→工作服→一次性乳胶手套

C. 防护口罩→一次性帽→工作服→一次性乳胶手套→一次性隔离衣→鞋套

D. 外科口罩→一次性帽→工作服→一次性乳胶手套→防护服

E. 防护口罩→一次性帽→工作服→一次性乳胶手套→防护服

（177～178共用题干）

患者，男性，45岁。2天前刚从非洲回国，有野外露营史、蚊虫叮咬史。今日出现寒战、高热，伴意识障碍。"120"通知出车接诊，体查：T 40.2℃，P 115次/min，R 22次/min，BP 115/75mmHg。患者呈昏睡状态，皮肤巩膜黄染，脾大。

177. 该患者可能的诊断是：（　）

A. 疟疾　B. 痢疾　C. 登革热　D. 流行性出血热　E. 艾滋病

178. 对该患者应采取的隔离措施是：（　）

A. 呼吸道隔离　B. 消化道隔离　C. 严密隔离　D. 虫媒隔离　E. 接触隔离

（179～180共用题干）

患者，女性，30岁。发热、气促、头痛、关节痛、肌肉酸痛。通知"120"出车接诊，现场体查发现患者T 40.2℃，P 120次/min，R 22次/min，BP 120/75mmHg，双肺闻及少许湿啰音，SpO_2 85%。

179. 该患者可能的诊断是：（　）

A. 严重急性呼吸综合征（SARS）　B. 流感　C. 登革热　D. 猴痘　E. 麻疹

180. 下列哪项不能有效灭活该病毒：（　）

A. 紫外线　B. 过氧乙酸　C. 氯己定　D. 75%酒精　E. 含氯消毒剂

四、A4型题　175题

（病例串型最佳选择题，题干叙述一个以单一患者或家庭为中心的临床情景，然后提出2～6个相关问题。随着病情的展开，可得到新的信息。有时陈述了一些次要的或有前提的假设信息，这些信息与病例中叙述的具体患者不一定有联系。提供信息的顺序对回答问题非常重要。每个问题均与介绍的临床情景有关，又与随后的改变有关。答题时要以试题提供的信息为基础。）

（1～3共用题干）

患者，男性，67岁。10年前被确诊为慢性阻塞性肺疾病，近半年来呼吸困难加重，伴下肢水肿。2天前受凉后出现咳嗽、痰量多、气促、水肿加重，诊断为肺源性心脏病，收住院治疗。

1. 该患者进抢救室后应马上给予：（　）

A. 高流量持续吸氧　B. 高流量间歇吸氧　C. 低流量间歇吸氧

D. 低流量持续吸氧　E. 低流量混有二氧化碳的氧吸入

2. 该患者突发咳痰无力，出现头痛、烦躁不安、表情淡漠、神志恍惚，可能发生了：（　）

A. 心力衰竭　B. 肺性脑病　C. 气胸　D. 脑梗死　E. 休克

3. 患者经上述治疗后病情未缓解，医嘱给予尼可刹米静脉滴注，护士观察患者用药后反应，不属于该药不良反应的是：（　）

A. 心悸　B. 呕吐　C. 震颤　D. 惊厥　E. 高热

（4～7共用题干）

患者，女性，69岁。患支气管扩张症20年，1年来反复咳嗽、咳黄痰，10天前感冒后上述症状加重，1天前出现1次少量咯血（量约50mL）故来院就诊。

4. 该患者的首选治疗不包括：（　）

A. 保持呼吸道引流通畅　B. 控制感染　C. 改善气流受限　D. 处理咯血

E. 手术治疗

5. 为促进排痰，护士为患者进行体位引流，正确的做法是：（　）

A. 引流后30分钟遵医嘱给予支气管扩张药　B. 首先引流下叶

C. 如果有两个以上需要引流的部位，应先引流痰液较少部位

D. 一般于晨起或饭前进行体位引流　E. 协助患者采取头低脚高卧位进行体位引流

6. 患者于今晨阵咳后突然咯血50mL，护士立即采取的措施中，不正确的是：（　）

A. 鼓励患者将气管内的痰液和积血轻轻咳出，保持呼吸道通畅

B. 用力叩击健侧背部协助咳出血块　C. 病床边备好急救物品

D. 给予高流量吸氧　E. 做好气管插管或气管切开的准备

7. 遵医嘱使用垂体后叶激素止血，关于垂体后叶激素，以下叙述不正确的是：（　）

A. 常见不良反应为恶心、便意、心悸、面色苍白等

B. 可引起子宫、肠道平滑肌收缩　C. 用药前应评估患者血压

D. 主要舒张小静脉　E. 静脉滴注速度不宜过快

（8～12共用题干）

患者，男性，80岁。长期卧床，经口喂食。患者突发高热，呼吸急促，痰鸣音明显，面色发绀，血氧饱和度为72%。

8. 护士为该患者吸痰的过程中，下列操作正确的是：（　）

A. 一个部位的吸痰管可重复使用

B. 进吸痰管时给予负压，边旋转上提边吸引

C. 选取吸痰管时，吸痰管的外径应大于人工气道的1/2

D. 若患者出现面色发绀、心率过快、血氧下降，立即停止吸痰

E. 吸痰过程中，每次吸痰时间＞15秒

9. 为昏迷患者吸痰时，下列注意事项中错误的是：（　）

A. 评估呼吸道分泌物的潴留情况　B. 可使用压舌板或口咽通气道帮助其张口

C. 取平卧位头偏向一侧或侧卧位，便于痰液吸出

D. 对于有颅底骨折或鼻中隔偏曲者，不宜从鼻腔吸引

E. 着重吸痰多的部位，吸干净一个部位再吸下一个部位

10. 救护车的车载电动吸引器吸痰的原理是：（　）

A. 正压作用　B. 负压作用　C. 空吸作用　D. 静压作用　E. 虹吸作用

11. 吸痰过程中负压选择正确的是：（　）

A. 成人0.040～0.053mPa　B. 成人500～700mmHg　C. 儿童＜0.050mPa

D. 儿童＜400mmHg　E. 成人0.030～0.053mPa

12. 患者吸痰过程中发生心律失常及心脏骤停，以下处理错误的是：（　）

A. 立即停止吸引，吸氧或加大吸氧浓度　B. 行有效的胸外心脏按压

C. 立即呼叫医生，并协助医生抢救　D. 开放静脉通路　E. 留置胃管

（13～16共用题干）

患者，男性，75岁。患慢性阻塞性肺疾病30余年，现患者出现意识模糊，体查：BP 85/56mmHg，HR 98次/min，SpO_2 55%。立即协助医生行气管插管，接呼吸机辅助呼吸。

13. 若患者体重为50kg，合适的潮气量设置是：（　）

A. 350mL　B. 550mL　C. 600mL　D. 500mL　E. 650mL

14. 行机械通气的患者，气管导管的气囊压力为：（　）

A. 5～10cmH_2O　B. 10～15cmH_2O　C. 15～20cmH_2O　D. 25～30cmH_2O

E. 30～40cmH_2O

15. 呼吸机加温、加湿的湿化液为：（　）

A. 生理盐水　B. 自来水　C. 纯净水　D. 矿泉水　E. 注射用灭菌用水

16. 呼吸机气道高压报警常见的原因不包括：（　）

A. 呼吸道分泌物增加　B. 呼吸机管路受压或扭曲　C. 人机对抗

D. 患者呼吸频率过快　E. 分泌物阻塞人工气道

（17～19共用题干）

患者，男性，24岁，公司职员。在与同事说笑时突然感到左侧胸部一阵撕裂样痛，随之感到胸闷和轻微呼吸困难，即到医院急诊。既往体健。体查：T 37℃，HR 100次/min，R 30次/min，BP 120/80mmHg；气管居中，左侧肋间隙比右侧稍宽，无语颤减弱；左侧胸部叩诊呈过清音，心浊音界在正常范围。

17. 根据现有资料，该患者最有可能发生的疾病是：（　）

A. 肺血栓栓塞症　B. 急性胸腔积液　C. 结核性胸膜炎

D. 继发性自发性气胸　E. 原发性自发性气胸

18. 患者在急诊室等待床位时，出现呼吸困难加重，口唇发绀，R 36次/min，SaO_2 89%，应立即采取的最有效的处理措施为：（　）

A. 高浓度面罩吸氧　B. 酌情给予镇静药物　C. 胸腔穿刺放液

D. 胸腔闭式引流术　E. 化学性胸膜固定术

19. 患者经治疗后病情好转，准备出院，下列出院指导内容中不正确的是：（　）

A. 避免剧烈咳嗽和用力排便　B. 出院1个月内不进行剧烈运动

C. 出院2个月后可进行举重等锻炼　D. 保持心情愉快，避免情绪波动

E. 感到胸闷气急时应及时就诊

（20～23共用题干）

患者，男性，42岁。3天前饮酒后突然出现发热、畏寒、咳嗽及咳痰，痰液为黄色脓性痰，略有臭味。痰涂片可见革兰阴性杆菌，但普通培养无细菌生长。X线胸片示左下肺脓肿。患者1周前曾在当地小诊所行龋齿拔除术。

20. 据此判断，导致该患者发生肺脓肿最有可能的原因是：（　）

A. 受凉使气道防御清除功能减弱

B. 醉酒状态使病原菌随口腔分泌物、呕吐物吸入肺内而致病

C. 疾病致机体免疫力低下　D. 拔牙时脓性分泌物经气管误吸入肺内致病

E. 拔牙时应用麻醉药所致的吞咽困难

21. 以下可提高肺脓肿治疗效果并缩短病程的治疗措施是：（　）

A. 加大抗生素用量　B. 纤维支气管镜冲洗及吸引治疗　C. 高流量吸氧

D. 雾化吸入治疗　E. 腹式呼吸及缩唇呼气训练

22. 患者于入院第2天咳出脓血痰，随后出现咯血，量约200mL。患者精神非常紧张，担心疾病恶化，情绪很不稳定。此时值班护士除安慰患者外还应加强巡视，以便及时发现并处理：（　）

A. 感染所致的中毒性休克　B. 咯血造成的窒息　C. 持续咳嗽引起的气胸

D. 高热引起的惊厥　E. 肺脓肿破溃到胸膜腔引起的脓气胸

23. 患者经过抗感染和痰液引流等治疗，病情好转即将出院，出院前护士对其所做的健康教育内容中，不妥的一项是：（　）

A. 到正规医院彻底治疗龋齿　B. 重视口腔清洁，经常漱口

C. 有效咳嗽、体位引流的方法　D. 疑有异物吸入时及时就医

E. 抗生素服药疗程至少2周

（24～27共用题干）

患者，女性，22岁。因“受凉后发热、咳嗽、胸痛1周”入院。经抗感染治疗后胸痛消失但出现胸闷、憋气、低热、乏力。体查：T 37.3℃，P 80次/min，R 22次/min，BP 120/80mmHg；右中下肺叩诊呈浊音，呼吸音消失。血常规：白细胞计数11.4×10^9/L，中性粒细胞78%，红细胞沉降率35mm/h。入院初步诊断：结核性胸膜炎。

24. 为该患者抽出胸腔积液时，患者突然头晕、胸闷、心悸、出汗、面色苍白，护士判断此时患者可能发生了：（　）

A. 麻醉药过敏　B. 胸膜过敏反应　C. 肺复张后肺水肿

D. 胸膜刺破所致气胸　E. 穿破血管致失血性休克早期反应

25. 为患者抽出黄色、清亮的胸腔积液，据此可判断该积液的特点为：（　）

A. 浆液性渗出液　B. 血性渗出液　C. 脓性渗出液　D. 乳糜性渗出液

E. 脓性漏出液

26. 护士在患者左前臂屈侧皮内注射5U结核菌素，并在注射72小时后测得注射部位皮肤硬结的平均直径为8mm，局部出现小水疱，据此判断该患者结核菌素试验为：（　）

A. 阴性　B. 弱阳性　C. 阳性　D. 水疱型　E. 强阳性

27. 入院后给予患者吸氧、泼尼松、利福平、异烟肼、链霉素、乙胺丁醇、吡嗪酰胺抗结核治疗。患者用药后发现尿液颜色变橘红色，护士解释其原因为：（　）

A. 利福平及其代谢产物颜色是橘红色，可使尿液颜色改变

B. 泼尼松使尿液中产生橘红色产物

C. 异烟肼损害患者肝功能，使肝代谢清除毒物功能减退

D. 链霉素损害患者肾功能，导致尿液颜色改变

E. 乙胺丁醇致患者对颜色的鉴别力障碍

（28～30共用题干）

患者，男性，46岁。晨跑后突发左侧胸闷、胸痛、气促，伴出冷汗。体查：神志清楚，

面色苍白，唇发绀，R 26次/min，左上肺叩诊呈鼓音，呼吸音消失，HR 110次/min。

28. 该患者最可能的诊断是：（　）

A. 心绞痛　B. 胸膜炎　C. 心肌梗死　D. 自发性气胸　E. 肋间神经痛

29. 为明确诊断，应首选的辅助检查是：（　）

A. 心电图　B. 胸片　C. 胸部B超　D. 胸部CT　E. 核磁共振

30. 为缓解患者症状，最佳的紧急处理措施是：（　）

A. 氧疗　B. 抗生素治疗　C. 镇静剂治疗　D. 抽气减压　E. 使用强心剂

（31～33共用题干）

患者，男性，72岁。反复咳嗽、咳痰20年，气促3年。1小时前于剧烈咳嗽后感右侧胸痛伴气促来急诊，体查：神清，烦躁不安，右胸叩诊呈鼓音，右肺呼吸音消失，HR 130次/min，律齐。

31. 导致该患者呼吸困难的最可能的原因是：（　）

A. 急性左心衰竭　B. 肺炎　C. 慢性阻塞性肺疾病急性加重期　D. 肺栓塞

E. 气胸

32. 患者胸片提示右侧气胸，肺压缩70%，下一步处理措施是：（　）

A. 抗生素治疗　B. 胸腔闭式引流　C. 气管插管　D. 溶栓治疗　E. 利尿治疗

33. 患者拟行胸腔闭式引流，穿刺部位应选择：（　）

A. 右侧肩胛下线第7～8肋间　B. 右侧锁骨中线第2肋间

C. 右侧锁骨中线第1肋间　D. 右侧锁骨中线第5肋间　E. 右侧腋前线第4～5肋间

（34～37共用题干）

患者，男性，25岁。连续加班后，打篮球30分钟后，突然倒地不醒，呼之不应，面色发绀，无呼吸，遂呼“120”。医护人员到达现场之前已电话指导家属进行心肺复苏。

34. 医护人员到达现场判断患者为心跳呼吸骤停，立即进行电除颤，选择电除颤的工作模式是：（　）

A. 同步　B. 非同步　C. 同步或非同步　D. 非同步之后同步　E. 以上均不正确

35. 除颤时电极板分别置于：（　）

A. 胸骨左缘第2肋间及心尖区　B. 胸骨左缘第2肋间及心底区

C. 胸骨右缘第2肋间及心底区　D. 胸骨右缘第2肋间及心尖区

E. 胸骨左缘第2肋间及腋中线

36. 关于电除颤，以下说法<u>错误</u>的是：（　）

A. 两电极片位置距离＞15cm　B. 放电前有人接触患者也无妨

C. 擦干皮肤　D. 电极板位置正确，紧贴皮肤

E. 确认操作者及周围人员均与患者无接触时才可以放电

37. 心肺复苏时，急救者在电击除颤后应：（　）

A. 立即检查心跳或脉搏

B. 立即胸外按压，行5组心肺复苏后再评估是否要继续除颤

C. 立即进行心电图检查　D. 调节好除颤器，准备再次除颤

E. 立即查看瞳孔有无恢复

（38～39共用题干）

患者，男性，20岁。检修电机时，突然晕厥，大动脉搏动消失。无自主呼吸。心电图示室颤。

38. 需立即采取的最有效的急救措施是：（　）

A. 电击除颤　B. 机械通气　C. 连续心前锤击　D. 口对口人工呼吸

E. 胸外心脏按压

39. 患者心跳恢复后，仍无自主呼吸，立即进行气管插管，插管后呼吸机模式应该选择：（　）

A. BiPAP　B. CPAP　C. SIMV　D. PS　E. A/C

（40～45共用题干）

患者，男性，58岁。既往有高血压、糖尿病病史，因“心前区疼痛伴胸闷、出虚汗3小时”来急诊就诊。分诊台测生命体征：HR 120次/min，BP 90/61mmHg，SpO_2 93%，R 25次/min，神清，急性病容，面色苍白。

40. 该患者急诊预检分诊分级为：（　）

A. Ⅰ级　B. Ⅱ级　C. Ⅲ级　D. Ⅳ级　E. Ⅴ级

41. 患者分诊后10分钟内需完成的首选检查项目是：（　）

A. 床边心电图　B. 肌钙蛋白T　C. 急查心功能5项　D. 凝血常规

E. 胸部正侧位片

42. 接诊医生采集病史的关键信息包括：（　）

A. 胸痛的性质及程度　B. 胸痛的持续时间　C. 胸痛的诱因及缓解方式

D. 胸痛的伴随症状　E. 以上都是

43. 患者床边心电图提示V_1～V_6导联ST段弓背向上抬高0.3mV，呈墓碑型，该患者诊断为：（　）

A. 急性下壁心肌梗死　B. 急性前间壁心肌梗死　C. 急性广泛前壁心肌梗死

D. 急性高侧壁心肌梗死　E. 急性正后壁心肌梗死

44. 该患者下一步正确的急诊处理措施是：（　）

A. 请心内急会诊，向家属告知患者病情危重，有发生心室颤动致心脏骤停的风险

B. 转抢救房，监测心电、血氧，床旁备除颤仪并粘贴好除颤电极片

C. 排除禁忌后第一时间口服“心肌梗死一包药”

D. 建立静脉通道，适当补液，以及升压治疗　E. 以上均正确

45. 患者在等待PCI过程中突发意识丧失，双眼上翻，四肢抽动，体查示颈动脉搏动消失，心电监护可见形态、振幅各异的不规则波动，显示HR为300次/min。此时，需立即采取的最有效的急救措施是：（ ）

A. 心外按压 B. 人工通气 C. 开放气道 D. 双向200J电击除颤

E. 静脉推注胺碘酮

（46～51共用题干）

患者，男性，70岁。家属发现其不省人事，急忙将其背来急诊，分诊前台发现患者昏迷，无自主呼吸和脉搏。

46. 该患者急诊预检分诊分级为：（ ）

A. Ⅰ级 B. Ⅱ级 C. Ⅲ级 D. Ⅳ级 E. Ⅴ级

47. 接下来的急救措施有：（ ）

A. 立即将患者安置在车床上，边按压边转入抢救房，进行团队复苏

B. 护士A行心电监测，护士B建立静脉通道，并每5分钟静脉推注肾上腺素1mg

C. 医生A立即开始胸外按压 D. 医生B负责开放气道、人工通气 E. 以上都是

48. 引起该患者心脏骤停的原因最<u>不可能</u>的是：（ ）

A. 急性心肌梗死 B. 急性肺动脉栓塞 C. 急性呼吸衰竭 D. 急性心房颤动

E. 急性高钾血症

49. 对于顽固性心室颤动，在给予第几次除颤后开始给予胺碘酮：（ ）

A. 第一次除颤后 B. 第二次除颤后 C. 第三次除颤后 D. 第四次除颤后

E. 第五次除颤后

50. 首剂胺碘酮的用量、用法是：（ ）

A. 75mg，静脉推注 B. 150mg，静脉推注 C. 225mg，静脉推注

D. 300mg，静脉推注 E. 450mg，静脉推注

51. 首剂予胺碘酮后仍为心室颤动，第二剂胺碘酮的用量、用法是：（ ）

A. 100mg，静脉推注 B. 150mg，静脉推注 C. 300mg，静脉推注

D. 450mg，静脉推注 E. 600mg，静脉推注

（52～54共用题干）

患者，男性，45岁。在公园晨练时突发胸痛，“120”急救人员在送诊途中描记患者的心电图，表现为Ⅱ、Ⅲ和aVF导联ST段明显抬高，弓背向上。到医院急诊给予心电监护、吸氧，在开放静脉通路和采集血标本时，患者突然发生抽搐，意识不清，血压测不到，心电监护导联呈形态、振幅各异的不规则波形，频率为310次/min，QRS波群消失。

52. 此时心电监护显示的心律最大可能是：（ ）

A. 心室颤动 B. 无脉性室性心动过速 C. 无脉性电活动 D. 心脏停搏

E. 室上性心动过速

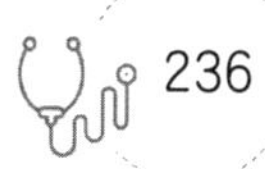

53. 作为当班护士，你应该呼救，并需：（　）

A. 继续建立静脉通路　B. 尽快完成血标本采集　C. 立即描记18导联心电图

D. 立即准备给予除颤　E. 更换各导联电极片，再评估

54. 经过抢救，患者恢复窦性心律。下一步的重点任务是：（　）

A. 适当保持过度通气状态　B. 迅速做好行PCI的准备

C. 尽量维持血压在较高水平，增加脑灌注压　D. 给予目标温度管理

E. 客观评估患者预后恢复情况

（55～58共用题干）

患者，女性，72岁。因“阵发性胸闷18年，持续胸痛8小时”呼叫救护车。到达现场后体查：BP 150/90mmHg。

55. 作为院前出车护士，应该为患者进一步做的处理措施是：（　）

A. 吸氧　B. 安慰患者　C. 询问患者相关病史

D. 嘱咐患者家属做好回院准备　E. 做心电图

56. 医生诊断患者为急性前壁心肌梗死，支持该诊断的心电图改变是：（　）

A. Ⅱ、Ⅲ、aVF导联出现异常Q波，伴ST段弓背向上抬高

B. Ⅲ度房室传导阻滞　C. V_1～V_4导联出现异常Q波，伴ST段弓背向上抬高

D. Ⅰ、aVL导联出现肺性P波　E. 频发室性早搏

57. 心电监测显示：频发室性早搏，伴短阵室性心动过速。最恰当的处理是：（　）

A. 静脉注射毛花苷丙　B. 口服美西律　C. 静脉注射利多卡因

D. 口服普鲁卡因胺　E. 口服妥卡尼

58. 住院第三天，患者出现胸闷、大汗、面色苍白。体查：HR 126次/min，律齐，双肺未闻及干、湿啰音，BP 90/60mmHg，考虑合并心源性休克。不恰当的处理是：（　）

A. 主动脉内气囊反搏术　B. 静脉注射呋塞米　C. 静脉滴注多巴胺

D. 静脉滴注多巴酚丁胺　E. 皮下注射低分子肝素

（59～60共用题干）

患者，男性，68岁。因“反复胸痛2周”而收入ICU，拟诊为“冠心病，心绞痛”，给予静脉滴注硝酸甘油，2小时后突然发生剧烈胸痛，并伴呕吐。体查：患者无反应，脉搏测不出，心电监护示心室颤动。

59. 该患者最可能的诊断是：（　）

A. 急性心肌梗死　B. 心源性休克　C. 心脏骤停　D. 充血性心力衰竭　E. 心绞痛

60. 该患者最佳的抢救措施是：（　）

A. 气管插管辅助通气　B. 同步双向波电复律100J　C. 静脉注射利多卡因

D. 静脉注射肾上腺素1mg　E. 非同步双向波电复律200J

（61～64共用题干）

患者，男性，56岁。因反复胸闷、咳嗽、气急5年，加重伴双下肢水肿3天、晕厥1次，拟诊为“扩张型心肌病、心力衰竭”入院。

61. 扩张型心肌病最主要的特点是：（　）

A. 以心肌肥厚为主　B. 以心腔扩大为主　C. 心力衰竭控制后，心腔可缩小

D. 心力衰竭纠正后杂音明显增强　E. 心尖区舒张期有“隆隆”样杂音

62. 心电图示：P波消失，QRS波群畸形，时限超过0.12秒，T波与QRS波群主波方向相反，可见心室夺获波，HR 180次/min，该患者的心电图是：（　）

A. 房性心动过速　B. 室性心动过速　C. 心房扑动　D. 心房颤动　E. 预激综合征

63. 该患者首要的护理诊断/问题是：（　）

A. 气体交换受损　B. 体液过多　C. 有受伤的危险　D. 清理呼吸道无效

E. 潜在并发症：猝死

64. 护士所采取的护理措施中<u>不恰当</u>的是：（　）

A. 半卧位　B. 给氧　C. 心电监护　D. 吸痰　E. 使用静脉留置针开通静脉通道

（65～68共用题干）

患者，女性，69岁。既往有冠心病病史5年余，3天前饱餐后出现乏力、胸部不适，未重视。3小时前上楼梯时出现胸骨后剧烈疼痛，伴濒死感，服用硝酸甘油不能缓解，急诊入院，初步诊断为“急性心肌梗死”。

65. 对诊断急性心肌梗死最有意义的心电图特征是：（　）

A. ST段弓背向上抬高　B. 出现U波　C. P波消失　D. T波倒置　E. 胸导联R波高

66. 诊断急性心肌梗死特异性最高的血清心肌坏死标志物是：（　）

A. 肌酸激酶　B. 肌酸激酶同工酶　C. 谷草转氨酶　D. 心肌肌钙蛋白

E. 乳酸脱氢酶

67. 患者心电图示V_1～V_5导联ST段明显抬高，Q波形成，提示心肌梗死的部位是：（　）

A. 下壁　B. 高侧壁　C. 前间壁　D. 广泛前壁　E. 后壁

68. 患者突然出现明显呼吸困难，双肺满布湿啰音，HR 110次/min，律齐，此时首先应考虑发生了：（　）

A. 肺部感染　B. 肺栓塞　C. 急性左心衰竭　D. 心脏破裂　E. 低血压休克

（69～71共用题干）

患者，男性，62岁。既往有高血压、冠心病病史10余年。4小时前在田间劳作时突发胸骨后持续闷痛，不能缓解。家人将其送至当地卫生院。入院2分钟后，患者突然意识丧失、面色苍白、大动脉搏动消失。

69. 患者发生心脏性猝死最可能的病因为：（　）

A. 高血压　B. 心绞痛　C. 急性心肌梗死　D. 心肌病　E. 左心衰竭

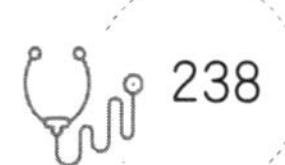

70. 此时关于开放气道的叙述，错误的是：（　）

A. 采用仰头抬颏法　B. 迅速清除口中异物和呕吐物　C. 迅速将患者头偏向一侧

D. 必要时使用吸引器　E. 取下活动性义齿

71. 患者心肺复苏后的脑复苏处理不包括：（　）

A. 降温　B. 升压　C. 脱水　D. 防治抽搐　E. 高压氧治疗

（72～75共用题干）

患者，女性，44岁。有风湿性心脏瓣膜病、心房颤动、心力衰竭病史。平素受凉感冒后易发生咳嗽、呼吸困难、乏力症状，自服“螺内酯、氢氯噻嗪、卡托普利、地高辛、美托洛尔”等药物。

72. 若病程中出现颈静脉怒张、肝大、双下肢水肿，应考虑为：（　）

A. 右心衰竭、体循环瘀血　B. 左心衰竭、肺瘀血　C. 右心衰竭、肺瘀血

D. 左心衰竭、体循环瘀血　E. 心源性肝硬化

73. 患者急查血清钾3.0mmol/L，立即予以口服补钾，同时护士应指导患者多食用：（　）

A. 橙子　B. 藕粉　C. 牛奶　D. 鸡蛋　E. 粉皮

74. 患者应避免食用的食物是：（　）

A. 牛奶　B. 腌制食品　C. 鸡蛋　D. 鱼肉　E. 瘦肉

75. 能预防风湿性心脏病加重的根本措施是：（　）

A. 锻炼身体，增强体质　B. 积极预防链球菌感染　C. 发生心力衰竭后及时治疗

D. 每日口服阿司匹林　E. 长期口服地高辛维持量

（76～78共用题干）

患者，男性，40岁。因“聚餐时暴饮暴食后突发中上腹剧痛，伴恶心、呕吐”就诊。既往有“胆总管结石”病史3年。身体评估：神志清楚，急性病容，上腹部肌紧张、轻压痛、反跳痛，肠鸣音减弱，拟诊断为“急性胰腺炎”。

76. 以下哪项检查结果提示疾病预后不良？（　）

A. 血淀粉酶明显升高　B. 尿淀粉酶明显升高　C. 血钙过低

D. C反应蛋白明显升高　E. 腹部平片显示胰腺呈“哨兵袢”

77. 针对该患者的治疗护理措施，不正确的是：（　）

A. 禁食和胃肠减压　B. 吗啡止痛　C. 静脉输液　D. 吸氧　E. 抗感染治疗

78. 患者治疗过程中出现嗜睡、呼吸浅慢，提示发生了：（　）

A. 低血钾　B. 呼吸性酸中毒　C. 代谢性酸中毒　D. 代谢性碱中毒　E. 低血钠

（79～81共用题干）

患者，男性，56岁。中午饮酒后突然出现上腹中部剧烈刀割样疼痛，向腰背部呈带状放射，继而呕出大量胃内容物，伴高热，急诊入院。身体评估：急性痛苦面容，全腹痛，腹肌紧张。

79. 根据现有资料，该患者最可能发生了：（　）

A. 消化性溃疡穿孔　B. 上消化道出血　C. 急性胆囊炎　D. 急性胰腺炎

E. 原发性肝癌

80. 为明确诊断，应首选的检查是：（　）

A. 急诊内镜　B. B超　C. 血清淀粉酶测定　D. CT检查

E. X线腹部平片

81. 针对该患者的护理措施，不合适的是：（　）

A. 协助弯腰前倾坐位　B. 予以流质饮食　C. 准确记录24小时出入量

D. 开通2条静脉通道　E. 严密监测生命体征

（82～84共用题干）

患者，男性，42岁。间歇性上腹痛3年，伴有嗳气、反酸、食欲减退，冬春季节较常发作。近3天来腹痛加剧，今晨突然呕血200mL。

82. 该患者出血的原因，最有可能的是：（　）

A. 慢性胃炎　B. 消化性溃疡　C. 胃癌　D. 胃黏膜糜烂　E. 肝硬化

83. 为明确病因，应首选的检查是：（　）

A. X线胃肠钡餐造影　B. 腹部B超　C. 粪便隐血试验　D. 胃镜检查

E. 胃液分析

84. 检查过程中，患者再次呕血约200mL，下列抢救护理措施不妥当的是：（　）

A. 立即给予休克卧位　B. 准备插入三腔二囊管止血　C. 开通2条静脉通道

D. 密切监测生命体征　E. 遵医嘱使用止血药物

（85～88共用题干）

患者，女性，32岁，公司职员。因“乏力、厌食2个月，剧烈呕吐3天”入院。血肌酐910μmol/L。入院诊断为慢性肾衰竭（尿毒症期），右颈静脉中心静脉置管术后准备行血液透析治疗。

85. 关于中心静脉留置导管的护理，下列措施正确的是：（　）

A. 使用此中心静脉导管采集血标本　B. 观察导管的刻度

C. 指导患者增加右上肢活动　D. 使用此中心静脉导管输血

E. 使用此中心静脉导管补液

86. 在患者血液透析过程中，下列措施最合适的是：（　）

A. 每小时观察、记录生命体征　B. 透析时血流速度宜先快后慢

C. 询问患者是否口渴　D. 嘱患者在透析中进餐　E. 监测血糖变化

87. 护士对该患者进行饮食指导，以下叙述不正确的是：（　）

A. 多食鸡蛋、牛奶、鱼肉等优质蛋白

B. 每天的饮水量约为前1天的尿量加500mL　C. 低盐饮食

D. 多食动物内脏等含磷丰富的食物　E. 避免蘑菇、香蕉的大量摄入

88. 血液透析快结束时，患者出现左腓肠肌痉挛性疼痛，首要的处理措施为：（　）

A. 降低超滤速度　B. 吸氧　C. 抬高疼痛肢体　D. 监测血糖　E. 按摩疼痛肢体

（89～92共用题干）

患者，女性，55岁。有糖尿病病史16年，因“食欲不振、乏力、胸闷、气促、尿少2周，呕吐2小时”急诊入院。身体评估：BP 180/120mmHg，R 21次/min，口中有尿臭味，贫血貌，双下肢水肿。实验室检查：红细胞3.1×10^{12}/L，血红蛋白79g/L；尿蛋白（+++）；空腹血糖4.54mmol/L，血钾3.23mmol/L。

89. 该患者目前可能发生了：（　）

A. 呼吸衰竭　B. 肾病综合征　C. 慢性肾衰竭　D. 急性肾小球肾炎　E. 低血糖

90. 若要进一步明确诊断，还需做的检查是：（　）

A. 血肌酐　B. 24小时尿蛋白定量　C. 血钙　D. 血磷　E. 尿红细胞位相

91. 该患者最有可能出现的酸碱平衡失调类型是：（　）

A. 呼吸性酸中毒　B. 呼吸性碱中毒　C. 代谢性酸中毒　D. 代谢性碱中毒

E. 混合性酸中毒

92. 对该患者的饮食指导，以下不正确的是：（　）

A. 限制蛋白质的摄入　B. 鼓励患者多食植物蛋白，如花生、豆类及其制品

C. 进食富含维生素C和维生素B的食物

D. 烹调时使用醋、番茄汁等调料刺激食欲　E. 少量多餐

（93～95共用题干）

患者，男性，46岁。有糖尿病病史16年，最近一次发生酮症酸中毒，经医院抢救后病情稳定。昨天因高热、咳嗽后突然感到极度口渴、厌食、恶心、呼吸加速，晚上四肢厥冷、脉细速、血压下降，随即意识不清。

93. 目前最急需的抢救措施是：（　）

A. 静脉注射500g/L葡萄糖　B. 静脉滴注生理盐水　C. 静脉滴注胰岛素

D. 静脉应用呼吸兴奋剂　E. 加大口服降糖药剂量

94. 患者目前最主要的护理诊断是：（　）

A. 焦虑　B. 体液不足　C. 活动无耐力　D. 急性意识障碍　E. 心输出量减少

95. 对该患者配合抢救的护理措施中，以下哪项应除外：（　）

A. 绝对卧床休息　B. 注意保暖、吸氧　C. 迅速建立静脉通路

D. 气管插管，人工辅助呼吸　E. 密切观察生命体征、意识状态的改变

（96～98共用题干）

患者，女性，55岁，会计。身高155cm，体重70kg，有高血压病史10年，其母亲和2个姐

妹患有2型糖尿病。因“1个月前体检时发现空腹血糖为6.8mmol/L”来诊。平日无不适，不喜欢运动。

96. 为明确患者是否患有糖尿病，可建议做以下哪项检查：（　）

A. 尿糖测定　B. 24小时尿糖定量　C. 糖化血红蛋白测定　D. 口服葡萄糖耐量试验

E. 随机血糖测定

97. 医嘱测糖化血红蛋白，该检查可反映：（　）

A. 糖尿病的类型　B. 患病病程　C. 过去2～3个月血糖的平均水平

D. 有无并发症　E. 血脂情况

98. 该患者发生2型糖尿病的危险因素包括：（　）

A. 肥胖　B. 年龄＞40岁　C. 有糖尿病家族史　D. 运动量少　E. 以上都是

（99～100共用题干）

患者，男性，65岁。傍晚突发意识不清，体查：BP 130/65mmHg，P 98次/min，SpO_2 98%。家属诉患者既往有糖尿病，未规律治疗，自行服药。

99. 作为现场护士，应该为患者做的进一步措施是：（　）

A. 立即补液　B. 压眶上神经刺激患者使其清醒　C. 测血糖

D. 再次测量生命体征　E. 大声呼叫患者

100. 测得血糖为1.1mmol/L，应该立即为患者做的处理是：（　）

A. 静脉注射50g/L葡萄糖溶液　B. 静脉滴注小剂量胰岛素

C. 静脉推注氯化钾　D. 静脉滴注50g/L的碳酸氢钠溶液100mL

E. 静脉滴注复方氯化钠溶液

（101～103共用题干）

患者，女性，45岁。既往诊断为甲状腺功能亢进症。突然出现烦躁不安、高热（T 40℃）、呕吐、腹泻、大汗淋漓、心率加快。

101. 该患者可能发生了什么征象：（　）

A. 甲状腺危象　B. 急性胃肠炎　C. 黏液性水肿　D. 合并感染

E. 甲状腺功能亢进性心脏病

102. 该患者目前最急需解决的护理问题是：（　）

A. 焦虑　B. 恐惧　C. 腹泻　D. 体温过高　E. 有体液不足的危险

103. 下列护理措施中不妥的是：（　）

A. 持续给氧　B. 迅速物理降温　C. 绝对安静卧床休息

D. 鼓励患者多喝浓茶　E. 遵医嘱给大量抗甲状腺药物

（104～106共用题干）

患者，女性，32岁。患有甲状腺功能亢进症。近2周来，眼球突出，眼裂增宽，瞬目减

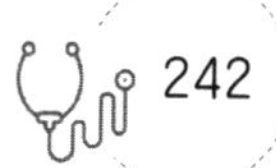

少，突眼度18mm，辐转反射减弱，双眼聚合不良。患者自觉身体异样，闭门不出。

104. 出现上述表现最可能的原因是：（　）

A. 眶内继发肿瘤　B. 球后组织水肿　C. 球后淋巴细胞浸润

D. 上、下睑肌麻痹　E. 眼外肌和上睑肌张力增高

105. 患者自诉大便次数增多，原因是：（　）

A. 肠蠕动过快　B. 甲状腺素过少　C. 高热　D. 饮水过多

E. 进食纤维素过多

106. 针对该患者，最可能提出的护理诊断是：（　）

A. 活动无耐力与肾上腺皮质、甲状腺功能低下有关

B. 便秘与继发性甲状腺功能亢进有关

C. 身体意象紊乱与疾病引起的身体外形改变等因素有关

D. 体温过高与继发性甲状腺功能减退有关

E. 潜在并发症：甲状腺危象

（107～109共用题干）

患者，女性，42岁。对称性全身小关节肿痛，反复发作5年，有晨僵，热水浸泡后减轻。化验：类风湿因子阳性。拟诊为类风湿性关节炎。

107. 类风湿性关节炎的基本病理改变是：（　）

A. 软组织炎　B. 肌炎　C. 滑膜炎　D. 肌腱炎　E. 骨膜炎

108. 不久后在患者腕部及踝部出现皮下结节，提示：（　）

A. 癌变　B. 病情减轻　C. 已累及内脏　D. 病情活动　E. 出现并发症

109. 如果患者双手手指出现在掌指关节处向尺侧偏斜，应考虑：（　）

A. 因疼痛而挛缩　B. 一侧肌张力偏高　C. 长期晨僵所致

D. 掌指关节半脱位　E. 尺侧血供不足

（110～112共用题干）

患者，女性，26岁。不规则发热1个月，并有全身大多数关节肿痛，面部有红斑，查尿有蛋白及管型。

110. 最可能的诊断是：（　）

A. 类风湿性关节炎　B. 急性风湿病　C. 慢性肾炎

D. 系统性红斑狼疮肾性损伤　E. 多发性肌炎

111. 有助于诊断的检查是：（　）

A. 肌电图　B. 血沉　C. 肾图　D. 抗Sm抗体　E. 关节照片

112. 用于本病治疗的主要药物是（　）

A. 糖皮质激素　B. 抗生素　C. 非甾体抗炎药　D. 免疫抑制剂　E. 抗疟药

（113～115共用题干）

患者，男性，67岁。有风湿性心脏瓣膜病病史20年、高血压病史13年、阵发性心房颤动病史8年。1周前因天气寒冷、心房颤动诱发心力衰竭而入院治疗。今天午休时，突发肢体抽搐、意识模糊，半小时后右侧肢体呈完全性弛缓性瘫痪状态，且出现严重感觉障碍，并伴有失语。患者吸烟34年，每天20支。

113. 目前患者最有可能发生了：（　）

A. 脑栓塞　B. 脑血栓形成　C. 短暂性脑缺血发作　D. 蛛网膜下腔出血

E. 脑出血

114. 与该患者发病最密切相关的原因是：（　）

A. 高血压　B. 天气寒冷　C. 心房颤动　D. 吸烟　E. 高脂血症

115. 以下护士为患者提供的护理措施中，错误的是：（　）

A. 密切观察患者生命体征、意识状态、皮肤黏膜情况

B. 保持患肢关节功能位置　C. 指导患者早期进行活动

D. 用热水袋给患者取暖　E. 指导患者规避各种诱因

（116～118共用题干）

患者，男性，67岁。因急性头痛2小时、意识障碍1小时，由家人呼叫“120”，考虑急性脑出血，送诊收入抢救室。

116. 救护现场发现患者舌根后坠出现鼾式呼吸，此时解除舌根后坠堵塞呼吸道的简便方法是：（　）

A. 环甲膜穿刺术　B. 口咽通气管置入术　C. 喉罩置入术

D. 经口腔气管插管术　E. 气管切开术

117. 患者在治疗过程中，出现心脏骤停，紧急行气管插管术，其主要目的是：（　）

A. 清除呼吸道分泌物，解除上呼吸道阻塞　B. 减少气道阻力及无效腔

C. 进行有效人工呼吸，增加肺泡有效通气量　D. 为气道雾化或湿化提供条件

E. 防止舌后坠

118. 患者行气管插管术后上呼吸机，因需要转ICU继续治疗，患者在转运途中需准备：（　）

A. 血气分析检查　B. 常规气管切开术　C. 经皮气管切开术

D. 球囊辅助通气　E. 环甲膜穿刺术

（119～120共用题干）

患者，女性，29岁。诊断为癫痫4年，用苯妥英钠治疗有效。现感冒发热1天，T 38℃，伴有反复抽搐发作10小时，意识不清，大、小便失禁。

119. 此时最重要的治疗原则是：（　）

A. 应用抗生素　B. 物理降温　C. 终止抽搐发作　D. 控制脑水肿

E. 纠正电解质紊乱

120. 该患者抽搐的直接诱因可能是：（　）

A. 药物剂量不足　B. 药物治疗不规则　C. 发热（感冒）　D. 月经来潮

E. 精神刺激

（121～123共用题干）

患者，女性，32岁。交通事故中右小腿被车压伤，在当地医院给予石膏固定，第2天出现右小腿持续性剧痛，急转入院。拆除外固定的石膏，检查见：右小腿严重肿胀、畸形，右足呈屈曲状态，压痛，被动活动时剧痛，足背动脉搏动消失。X线片示右胫腓骨中段粉碎性骨折。

121. 该患者出现的并发症是：（　）

A. 休克　B. 缺血性肌挛缩　C. 神经损伤　D. 骨筋膜室综合征

E. 脂肪栓塞综合征

122. 导致该并发症的主要原因是：（　）

A. 骨折端移位影响血液循环　B. 骨折端刺破局部血管

C. 骨折端损伤腓总神经　D. 局部血肿压迫

E. 骨折端血肿及周围软组织水肿

123. 最适当的处理措施是：（　）

A. 急诊手术复位、内固定　B. 立即切开深筋膜、肌间隔减压　C. 抬高患肢

D. 高压氧治疗　E. 跟骨牵引

（124～126共用题干）

患者，男性，29岁。因“车祸外伤”送医院急诊。咯血，口、鼻均有鲜血外溢，呼吸困难。体查：HR 100次/min，BP 130/90mmHg（17.33/12kPa），神志模糊，烦躁不安，左侧胸壁严重擦伤，肿胀，四肢活动尚可，左大腿中、下段中度肿胀，有瘀斑和严重擦伤。

124. 此时最紧迫的抢救措施是：（　）

A. 请胸外科医师会诊处理　B. 清除上呼吸道异物，保持呼吸道通畅

C. 输血　D. 吸氧　E. 左下肢夹板固定

125. 下列哪项诊断可<u>不予考虑</u>：（　）

A. 颅脑创伤　B. 鼻骨骨折　C. 肋骨骨折　D. 左股骨骨折　E. 血气胸

126. 下列<u>不必</u>紧急做的是：（　）

A. 吸氧　B. 颅脑与胸部、左股骨X线摄片　C. 多科会诊

D. 左下肢包扎固定　E. 输血

（127～130共用题干）

患者，女性，35岁。因“突发寒战、高热，右上腹剧烈疼痛伴恶心、呕吐、黄疸1天”由急诊收入院治疗。体查：T 39.8℃，P 133次/min，R 36次/min。辅助检查：血常规示白细胞计数25×10^9/L，中性粒细胞核左移。

127. 此时应首先考虑患者出现了：（　）

A. 胆管炎引起的脓毒症　B. 肠源性感染引起的脓毒症

C. 坏死组织毒素被吸收引起的菌血症　D. 腹膜炎引起的脓毒症

E. 机体抵抗力低下引起的脓毒症

128. 关于抗生素的应用，错误的是：（　）

A. 根据感染特点尽早足量应用　B. 尽量联合用药以减少副作用

C. 严重感染时尽量静脉给药　D. 尽早应用大剂量广谱抗生素

E. 根据细菌培养和药敏试验结果选用

129. 治疗过程中，患者出现意识模糊、体温不升、面色苍白、四肢冰凉、血压降低、白细胞计数减少，常提示为：（　）

A. 革兰阴性菌感染　B. 革兰阳性菌感染　C. 真菌感染　D. 厌氧菌感染

E. 病毒感染

130. 针对患者出现的上述病情变化，以下护理措施中不正确的是：（　）

A. 快速补液　B. 室内升温保暖　C. 采取头低足高位　D. 遵医嘱应用升压药

E. 遵医嘱应用抗生素

（131～135共用题干）

接到地铁站有产妇临产的呼叫后，"120"20分钟到达分娩现场（站台）。检查发现胎头已拨露，产妇腹部无压痛，子宫底高度在脐与剑突之间，未见病理性缩复环，宫缩间隔1分钟，持续50秒，产妇有强烈的排便感，胎心率100次/min，不规律。产妇生命体征未发现异常。

131. 以下关于接下来的处理，不正确的是（　）

A. 疏散围观人群，尽可能围蔽救治空间　B. 建立静脉通道

C. 建立静脉通道后，立即使用缩宫素加快娩出胎儿

D. 摆好准备接生体位，使用无醇消毒液行会阴清洁和消毒　E. 做好新生儿复苏准备

132. 已经顺利协助胎儿娩出，胎儿出生后5分钟哭声响亮，活力好。以下对娩出的新生儿的处理，不正确的是（　）

A. 记录胎儿娩出的确切时间　B. 与产妇确认娩出的新生儿性别

C. 对新生儿进行Apgar评分　D. 断脐后擦干新生儿体表的羊水并保暖

E. 新生儿一娩出直接将其交给家属

133. 胎盘自行剥离后，检查胎盘和胎膜完整娩出。对娩出的胎盘如何正确处理：（　）

A. 现场检查胎盘完整，可以就地废弃　B. 让家属自行处理

C. 随产妇和娩出的胎儿一起带回医院备查和处理

D. 因产后出血不多，胎盘不必检查　E. 由家属检查胎盘

134. 胎儿和附属物娩出后10分钟，阴道出血估计200mL，检查发现子宫收缩不好，会阴Ⅰ度裂伤且有渗血。后续应该如何处理：（　）

A. 按摩子宫促进子宫收缩　B. 将20U缩宫素加入静脉补液中滴注

C. 无菌纱压迫会阴裂伤口止血　D. 密切观察产后出血量和产妇生命体征

E. 以上均需要

135. 经过处理后，产妇产后出血明显减少，产妇生命体征正常。新生儿活力好，已吸吮。以下关于接下来的处理，错误的是（　）

A. 母婴各项指标正常，可以将产妇和新生儿转运回家

B. 告知产妇在不洁环境分娩对母婴有感染等风险

C. 母婴均需转回医院进一步处理

D. 转运的过程中还需要观察产妇的生命体征、子宫收缩情况和产后出血情况

E. 转运的过程必须密切观察新生儿的生命体征，注意保暖

（136～137共用题干）

初产妇，妊娠期有正规产前检查，没有发现异常。现妊娠38周，在单位上班时突然发生阴道流水，随后发生不到10次的腹痛而娩出胎儿，由同事呼“120”出车。现场见胎儿及其附属物均已娩出，胎儿情况良好，检查胎盘见胎盘娩出完整。产妇生命体征未发现异常，腹软，无压痛，子宫收缩好，宫底平脐。但阴道持续出血，色鲜红，估计出血700mL，有小血块。

136. 产后出血最有可能的原因是：（　）

A. 子宫收缩乏力　B. 胎盘因素　C. 软产道裂伤　D. 凝血功能障碍

E. 以上四个因素共存

137. 消毒会阴后检查会阴Ⅲ度裂伤，阴道复杂裂伤，创面有活动性渗血。现场处理不正确的是：（　）

A. 尽快缝合止血　B. 建立静脉通道，补充血容量

C. 会阴消毒后阴道塞无菌纱压迫止血

D. 使用缩宫素加强子宫收缩，预防产后出血

E. 告知病情的发展，尽快转运回医院

（138～140共用题干）

患者，女性，已婚。停经52天，阴道少许出血2天，突发左下腹剧痛伴明显肛门坠胀感1小时。体查：BP 75/50mmHg，P 116次/min，下腹部压痛、反跳痛明显，移动性浊音（+）。妇科检查：子宫颈举痛，左侧附件有压痛。

138. 为明确诊断，首选的检查是：（　）

A. 测尿hCG　B. 超声　C. 阴道后穹隆穿刺　D. 腹腔镜　E. 宫腔镜

139. 该患者可能的诊断是：（　）

A. 急性阑尾炎　B. 急性肠梗阻　C. 急性胃出血　D. 输卵管妊娠破裂

E. 先兆流产

140. 此时最恰当的紧急处理措施是：（　）

A. 立即开腹探查　B. 输注平衡液抗休克　C. 边纠正休克边开腹手术

D. 中西医结合止血　E. 保胎治疗

（141～143共用题干）

患儿，男性，3岁。因将1块玩具零件放入口中后出现呼吸困难，家人呼叫“120”出车。现场体查：神清，口唇发绀，出现三凹征，双肺呼吸音减弱，可闻及哮鸣音。

141. 患儿最可能的诊断是：（　）

A. 肺炎　B. 急性呼吸窘迫综合征　C. 哮喘　D. 气胸　E. 急性气道梗阻

142. 现场体查最不可能出现的体征是：（　）

A. 三凹征　B. 双肺满布湿啰音　C. 口唇发绀　D. 双肺呼吸音减弱

E. 双肺哮鸣音

143. 在抢救过程中，患儿异物仍未排出，检查发现患儿心跳呼吸已停止，这时应：（　）

A. 立即转送回医院急救　B. 用食指盲目清除口腔异物

C. 继续胸部冲击法施救　D. 放弃急救　E. 立即行CPR

（144～146共用题干）

患儿，男性，2岁2个月。入院前4天出现抽搐，发作时意识丧失，双手握拳，双眼凝视，持续10秒左右可自行缓解，不伴发热，上述症状反复发作8次。3天前患儿出现咳嗽伴发热，体温波动在38.0～39.5℃，1天前患儿双手出现丘疹，后发展为双足底、臀部及肩背部皮肤均出现丘疹和疱疹。起病以来，无腹泻、呕吐。唇红润，咽充血，咽腭弓处可见数个红色疱疹。颈软，双肺呼吸音粗，可闻及大量湿啰音。HR 126次/min，心律整齐，心音有力，未闻及杂音。腹平软，肝、脾均未触及。克尼格征和布鲁津斯基征阴性，双侧巴宾斯基征阳性。

144. 该患儿最可能的诊断是：（　）

A. 幼儿急疹　B. 水痘　C. 手足口病　D. 麻疹　E. 传染性单核细胞增多症

145. 患儿夜间出现持续高热，精神萎靡，胃纳差，肢体频繁抖动，四肢发凉。不正确的处置是：（　）

A. 吸氧、监护　B. 20%甘露醇2.5mL/kg静脉滴注

C. 利巴韦林10～15mg/（kg·d），静脉滴注　D. 免疫球蛋白，静脉滴注

E. 甲泼尼松0.1mg/kg，静脉滴注

146. 患儿治疗后好转，护士在出院前的健康教育内容不正确的是：（　）

A. 患儿饭前便后洗手，看护人接触患儿前后、处理粪便后均要洗手

B. 保持家庭环境卫生，经常通风，勤晒衣被

C. 使用的奶瓶、奶嘴及餐具均要充分清洗、消毒

D. 回家后带患儿至公园或景点进行户外活动

E. 避免接触同居室的其他儿童

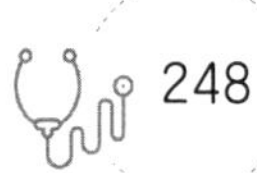

（147～149共用题干）

患儿，女，14岁。4天前无明显诱因出现流涕，精神差，乏力，无发热、咳嗽、腹泻等症状，遂于当地诊所输液（葡萄糖溶液和抗生素）治疗3天，病情无缓解，今患儿出现胸闷、意识模糊，来急诊科就诊。患儿起病以来，食欲差，口渴明显，饮水多，尿量明显增多，大便少。其父有糖尿病病史。

147. 该患儿最可能的情况是：（　）

A. 糖尿病酮症酸中毒　B. 急性肾衰竭　C. 低血糖　D. 脑炎

E. 急性呼吸衰竭

148. 入院后予抽血检查，血气分析示pH＜7.2，HCO_3^-＜10mmol/L，血糖33.3mmol/L，以下处理中不正确是：（　）

A. 建立静脉通路，0.9%生理盐水20mL/kg快速静脉滴注

B. 面罩吸氧及心电监护　C. 小剂量胰岛素0.1U/（kg·h），静脉推注

D. 记录出入量　E. 留置尿管

149. 经抗感染、补液及胰岛素治疗后血糖下降，酸中毒基本纠正。患儿出现头晕眼花、心悸、冒冷汗、饥饿感，但意识模糊未改善。最可能的诊断是：（　）

A. 肺水肿　B. 低血糖昏迷　C. 低钾血症　D. 急性颅内高压　E. 高钠血症

（150～152共用题干）

患儿，男性，7岁。因"急性肾小球肾炎"入院。入院每天尿量500～700mL，肉眼血尿，全身非凹陷性水肿。

150. 患儿突然出现头昏、眼花，视物不清，最可能的并发症是：（　）

A. 急性肾损伤　B. 颅内感染　C. 电解质紊乱　D. 急性循环充血

E. 高血压脑病

151. 正确的护理措施是：（　）

A. 卧床休息至少2周　B. 卧床休息至少4周　C. 床旁轻微活动

D. 可参加体育运动　E. 活动不受限

152. 首选的处理措施是：（　）

A. 控制血压　B. 控制感染　C. 补液　D. 利尿　E. 透析

（153～155共用题干）

患儿，女性，12岁。入院前2天出现发热，体温38～39℃，伴畏寒，脐周部剧烈痛，呕吐一次胃内容物，非喷射状，无咳嗽、流涕，无腹泻、抽搐，予布洛芬口服后体温有所下降，但数小时后再次升高，且腹痛逐渐加重，拒按。未应用抗生素，入院至今，精神欠佳，少语懒言。

153. 体格检查中需注意的重点是：（　）

A. 腹部情况　B. 体温变化　C. 神志　D. 瞳孔　E. 进食量

154. 体查发现该患儿嗜睡，呼吸急促，口唇稍干，四肢花斑纹，毛细血管再充盈时间（CRT）＞4秒。BP 83/49mmHg，心音稍低钝，律齐，腹胀，腹肌紧张，右下腹有压痛及反跳痛，未扪及包块。最可能的情况是：（　）

A. 脓毒性休克　B. 低血容量性休克　C. 过敏性休克　D. 分布性休克
E. 心源性休克

155. 可不需要做的辅助检查项目是：（　）

A. 动脉血气分析及血常规　B. 腹部B超　C. 胸部X线片　D. 颅脑CT
E. 血生化及血糖测定

（156～158共用题干）

患儿，男性，8个月。患有先天性法洛四联症，入院后在体外循环直视下行法洛四联症根治手术，术后转入重症监护室，持续呼吸机辅助呼吸，持续监测生命体征。术后8小时心电监测出现心室颤动，有创动脉血压34/15mmHg。

156. 最重要的治疗措施是：（　）

A. 除颤　B. 扩容　C. 胸外按压　D. 静脉注射肾上腺素
E. 立即送手术室行手术治疗

157. 为患儿进行急救处理时，需重新评估的时间是：（　）

A. 2分钟　B. 4分钟　C. 6分钟　D. 8分钟　E. 10分钟

158. 患儿复苏后首要保护的器官是：（　）

A. 心脏　B. 肺　C. 脑　D. 肝　E. 肾

（159～160共用题干）

患者，男性，46岁。发现右眼睑皮下硬结半月余，自觉无明显不适。检查：右眼视力正常，眼睑皮肤稍隆起，眼睑皮下可触及一黄豆大的圆形肿块，边界清楚，与皮肤无粘连，无明显压痛，局部睑结膜呈暗红色充血，余无异常发现。

159. 该患者最可能的诊断是：（　）

A. 睑板腺囊肿　B. 内睑腺炎　C. 外睑腺炎　D. 眦部睑缘炎　E. 鳞屑性睑缘炎

160. 最佳的治疗方法是：（　）

A. 热敷　B. 局部涂抗生素眼膏　C. 手术切除　D. 全身应用抗生素类药物
E. 口服维生素B_2

（161～163共用题干）

患者，女性，28岁。双眼痒、异物感3天。发病前1天有染发史。检查：双眼视力正常，眼睑红肿，皮肤可见小水泡，已有破溃，伴少许渗液，质黏稠，双眼睑结膜充血，余无异常发现。

161. 该患者最可能的诊断是：（　）

A. 眦部睑缘炎　B. 溃疡性睑缘炎　C. 接触性睑皮炎

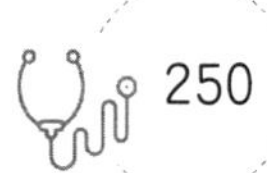

D. 单纯疱疹病毒性睑皮炎　E. 带状疱疹性睑皮炎

162. 首选的治疗措施是：（　）

A. 补充维生素B_2　B. 注意个人的清洁卫生　C. 休息、避光

D. 避免再次染发　E. 肌内注射抗生素

163. 局部合理的治疗是：（　）

A. 生理盐水冷湿敷　B. 涂敷3%无环鸟苷眼膏　C. 1%阿托品散瞳

D. 滴用0.25%～0.5%硫酸锌滴眼液　E. 抗生素眼液滴眼

（164～167共用题干）

患者，女性，36岁。右眼被碎玻璃溅伤1天。全身情况尚可；右眼视力：手动，左眼视力：1.2；颞侧角膜可见穿通伤口。

164. 如果患者看不到异物，首选的检查项目是：（　）

A. 眼X线检查　B. 眼超声波检查　C. 眼电生理检查　D. 眼核磁共振检查

E. 眼压检查

165. 如果异物位于晶状体内，且晶状体已混浊，首选的治疗措施是：（　）

A. 沿伤口取出异物　B. 先缝合伤口，1个月后再取出异物

C. 经睫状体扁平部切口取异物　D. 摘除晶状体的同时取出异物

E. 行玻璃体切除术取异物

166. 若异物位于玻璃体中，首选的治疗措施是：（　）

A. 沿伤口取出异物　B. 经睫状体扁平部切口取出异物

C. 摘除晶状体的同时取出异物　D. 行玻璃体切除术取出异物

E. 在距异物近的巩膜切口取出异物

167. 若异物位于晶状体内，但晶状体大部分尚透明，首选的治疗措施是：（　）

A. 沿伤口取出异物　B. 不必立即取出异物　C. 经睫状体扁平部切口取出异物

D. 摘除晶状体的同时取出异物　E. 行玻璃体切除术取出异物

（168～170共用题干）

患者，女性，16岁。与家人发生争执后自行服用药物，具体不详，患者自诉乏力、头晕，由家属送来急诊。既往有抑郁症病史。体查：BP 110/72mmHg，P 88次/min。

168. 首要的护理措施是：（　）

A. 安抚患者　B. 使用镇静药物　C. 评估患者意识、瞳孔　D. 监测生命体征

E. 保护性约束

169. 采集病史的重点是：（　）

A. 有无外伤史　B. 药物的性质、种类、时间及数量　C. 过敏史　D. 既往史

E. 个人习惯

170. **据患者自述，约1小时前服用地西泮10片，阿普唑仑20片。首选的洗胃溶液是：（　）**

A. 温开水　B. 碳酸氢钠　C. 1∶20 000～1∶15 000高锰酸钾　D. 生理盐水

E. 活性炭

（171～172共用题干）

患者，男性，46岁，自由职业。约20年前开始喝酒，每天中餐和晚餐都要喝，习惯喝白酒，每次2～3两，近2天停酒后出现心慌、胸闷、烦躁、易激惹，眼神呆滞，被家人送来急诊。

171. **目前患者最可能的状态是：（　）**

A. 酒精中毒　B. 应激障碍　C. 戒断反应　D. 酒精性痴呆　E. 幻觉妄想

172. **患者目前出现恐怖幻觉，兴奋躁动，全身肌肉粗大震颤，首选的治疗药物是：（　）**

A. 醒脑静　B. 纳洛酮　C. 纳曲酮　D. 地西泮　E. 氯胺酮

（173～175共用题干）

患者，男性，35岁。患精神分裂症5年，主要症状是关系妄想和幻听，生活懒散，服用药物治疗后症状缓解，1年前患者自行停止服药，1日前患者突然出现言语和活动减少，不主动进食，大小便不能自理，面无表情，各种反射正常，口角流涎，全身肌张力增高，可引出蜡样屈曲、“空气枕头”。

173. **该患者最可能的诊断是：（　）**

A. 药源性木僵　B. 抑郁性木僵　C. 反应性木僵　D. 器质性木僵

E. 紧张性木僵

174. **该患者的首选治疗方法是：（　）**

A. 肌内注射或静脉滴注舒必利　B. 电痉挛治疗　C. 口服药物

D. 心理干预　E. 支持治疗

175. **该患者的首要护理问题是：（　）**

A. 生活自理缺陷　B. 有受伤危险　C. 营养失调　D. 压疮　E. 暴力行为

五、X型题　95题

（即任意选择题，每道题后有5个备选答案，备选答案中有1个或1个以上正确答案，多选或少选均不得分。）

1. **心脏骤停的心电图表现有：（　）**

A. 心室颤动　B. 无脉性室性心动过速　C. 心室静止　D. 无脉性心电活动

E. 尖端扭转型室性心动过速

2. **引起心脏骤停的可逆病因中“5H”包括：（　）**

A. 低血容量　B. 缺氧　C. 酸中毒　D. 低血糖症　E. 高钾或低钾血症

3. 引起心脏骤停的可逆病因中“5T”包括：（　）

A. 冠状动脉血栓　B. 张力性气胸　C. 心脏压塞　D. 肺动脉栓塞　E. 中毒

4. 引起孕产妇心脏骤停的可能病因包括：（　）

A. 羊水栓塞　B. 产科出血　C. 血栓栓塞　D. 妊娠高血压疾病

E. 严重感染和基础心脏病

5. 高质量心外按压动作要点包括：（　）

A. 部位：掌根部位于患者胸骨中线与两乳头连线交点或胸骨下半部

B. 深度：5～6cm（将患者置于硬质平面上）　C. 频率：100～120次/min

D. 回弹：避免依靠患者胸廓，保证胸廓充分回弹

E. 姿势：双手交叠，肘关节伸直，双上肢与患者水平面垂直

6. 心肺复苏时人工通气的要点包括：（　）

A. 采用纯氧进行通气　B. 胸外按压与通气频率保持在30∶2

C. 对于已建立人工气道的患者，通气频率为10次/min

D. 单次通气量以最小胸廓起伏为标准　E. 避免过度通气

7. 儿童CPR期间，肾上腺素（1mg/mL）的静脉用量、用法是：（　）

A. 0.01mg/kg（最大剂量1mg），每3～5分钟静脉推注

B. 0.02mg/kg（最大剂量1mg），每3～5分钟静脉推注

C. 0.03mg/kg（最大剂量1mg），每3～5分钟静脉推注

D. 若无静脉/骨内通路，可0.1mg/kg气管内给药

E. 若无静脉/骨内通路，可0.2mg/kg气管内给药

8. 急性中毒的治疗原则包括：（　）

A. 立即脱离中毒现场，终止与毒物的接触　B. 检查并稳定生命体征

C. 迅速清除体内已被吸收或尚未被吸收的毒物

D. 如有可能，尽早使用特效解毒药　E. 对症支持治疗

9. 急性有机磷中毒的毒蕈碱样症状包括：（　）

A. 恶心、呕吐、腹痛、腹泻　B. 心率增快　C. 多汗、全身湿冷

D. 瞳孔缩小　E. 气道分泌物增加

10. 急性有机磷中毒应用阿托品治疗，达到阿托品化时的症状包括：（　）

A. 皮肤干燥、口干　B. 颜面潮红　C. 心率增快　D. 肺部啰音消失　E. 瞳孔较前扩大

11. 休克抑制期的临床表现包括：（　）

A. 面色苍白，手足湿冷　B. 尿量减少　C. 神志淡漠、反应迟钝

D. 血压下降、脉压更小　E. 皮肤出现花斑

12. 经现场抢救的淹溺者送至医院急诊室后的治疗措施包括：（　）

A. 对意识不清、呼吸急促、全身发绀、血氧饱和度＜85%的患者及时行机械通气

B. 补充血容量，维持水、电解质、酸碱平衡

C. 早期、短程、足量应用糖皮质激素防治急性肺损伤或急性呼吸窘迫综合征（ARDS）

D. 防治脑缺氧损伤、控制抽搐　E. 防治低体温

13. 关于电击伤急救处理的叙述，正确的是：（　）

A. 首先应切断电源　B. 对于心脏、呼吸骤停者立即行心肺复苏

C. 发生间隙综合征时应进行筋膜切开减压术

D. 清除创面坏死组织，应用抗生素预防创面感染，积极防治急性肾衰竭

E. 对电击伤深部组织损伤情况不明者应进一步详细检查

14. 开放性气胸早期救治原则包括：（　）

A. 用敷料迅速封闭伤口，变为闭合性气胸　B. 胸穿、排气、减压　C. 清创缝合、补液

D. 开胸探查　E. 维持生命体征平稳

15. 咯血致窒息的护理措施是：（　）

A. 置患者于头低足高位，轻拍背部以利血块排出

B. 清除口、鼻腔内血凝块，或迅速用鼻导管接吸引器行气管内抽吸

C. 必要时立即行气管插管或气管镜直视下吸取血块

D. 患者自主呼吸未恢复时，应行人工呼吸，予高流量吸氧

E. 需密切观察病情变化，监测血压和出血情况

16. 对支气管扩张患者的护理目标是：（　）

A. 保持充沛的体力　B. 保持呼吸道通畅　C. 保持口腔清洁

D. 防止继发感染　E. 防止咯血窒息

17. 呼吸衰竭患者为保持呼吸道通畅，可采取下列哪些措施清除呼吸道分泌物：（　）

A. 气管切开　B. 应用祛痰剂　C. 超声雾化吸入　D. 机械辅助通气　E. 负压吸引

18. 护理哮喘发作患者时应注意：（　）

A. 严密观察生命体征、神志、尿量等变化　B. 协助患者取舒适的半卧位或坐位

C. 守护床边给予患者精神支持和心理护理　D. 气促明显者予低流量鼻导管吸氧

E. 出汗多者应捂紧被褥，少换衣服以防受凉

19. 现场保持气道通畅的措施是：（　）

A. 仰头抬颏法　B. 俯卧位　C. 清除口腔异物　D. 排出气管内异物　E. 头颈屈曲

20. 属于异常呼吸类型的有：（　）

A. 叹息式呼吸　B. 点头样呼吸　C. 潮式呼吸　D. 间断呼吸　E. 蝉鸣样呼吸

21. 急性胸痛伴低血压的疾病是：（　）

A. 急性心肌梗死　B. 主动脉夹层动脉瘤破裂　C. 急性肺栓塞

D. 张力性气胸　E. 急性心脏压塞

22. 急性心肌炎可有下述哪项表现：（　）

A. 可听到新出现的明显的心脏杂音　B. P-R间期延长　C. 心电图Q波

D. 心肌酶增高　E. 心脏增大

23. 诱发或加重心力衰竭的因素包括：（　）

A. 慢性感染　B. 身心过劳　C. 循环血量增加或锐减

D. 严重心律失常　E. 治疗不当

24. 抢救室新收一男性患者，69岁，既往有慢性肺心病，除气急、咳嗽、下肢明显水肿外，一般情况尚可，在制订护理措施时，尤应注意下列哪些问题：（　）

A. 避免其情绪激动　B. 严防着凉　C. 保持给氧流量6～8L/min

D. 夜间防止其发生心源性哮喘　E. 输液速度不宜过快

25. 心力衰竭患者输液时出现哪些情况需及时减慢滴速：（　）

A. 尿量逐渐增多　B. 心率显著增快　C. 颈静脉充盈增多　D. 呼吸变浅加快

E. 血压稍有波动

26. 急性心力衰竭时的护理要点包括：（　）

A. 给予高流量吸氧　B. 使用血管扩张剂时应监测血压

C. 使用快速利尿剂时注意监测电解质

D. 静脉滴注硝普钠时，为使药效更快，应提前配制　E. 去枕平卧位

27. 对心源性呼吸困难患者应采取哪些护理措施：（　）

A. 密切观察病情变化　B. 稳定患者的情绪　C. 宜采取半卧位或坐位

D. 必要时供给氧气　E. 注意适当休息

28. 病毒性心肌炎的临床表现包括：（　）

A. 患者病情相差较大，轻者可无症状，重者可因严重心律失常而猝死

B. 症状出现前1～4周有病毒感染史　C. 患者常有心悸、气短，但活动后反而好转

D. 体检发现有与体温不相称的心动过速　E. 可出现各种类型的心律失常

29. 用药后需积极观察血压变化的药物有：（　）

A. 酚妥拉明　B. 维拉帕米　C. 哌唑嗪　D. 硝酸甘油　E. 硝普钠

30. 慢性心力衰竭患者的护理诊断有：（　）

A. 气体交换受损　B. 活动无耐力　C. 心输出量增加　D. 焦虑　E. 体液过多

31. 肝性脑病昏迷期可出现下述哪些表现：（　）

A. 以昏睡和精神错乱为主，大部分时间呈昏睡状

B. 深昏迷时各种反射消失，瞳孔常放大　C. 扑翼样震颤已无法引出

D. 脑电图有明显异常　E. 意识完全丧失，不能被唤醒

32. 消化性溃疡常见的并发症有：（　）

A. 大量出血　B. 急性穿孔　C. 幽门梗阻　D. 癌变　E. 脓毒症

33. 下列关于上消化道出血量的估计，叙述正确的是：（　）

A. 大便隐血试验阳性提示每天出血量＞5mL

B. 出现黑便表明出血量在50mL以上

C. 胃内积血量在150～200mL时必出现呕血

D. 出血量超过300mL时，一定出现头晕、心悸、乏力等症状

E. 出血量超过1 000mL时，临床出现急性周围循环衰竭的表现

34. 下列关于三腔二囊管的护理，说法正确的是：（　）

A. 先向食管囊注气，再向胃囊注气　B. 管外以绷带连接1kg沙袋

C. 经胃管冲洗胃腔　D. 三腔二囊管一般可放置72小时，若出血不止，可适当延长

E. 出血停止后口服20～30mL石蜡油后立即拔管

35. 上消化道出血提示“出血未止”的指标是：（　）

A. 反复呕血，呕血转为鲜红色　B. 血尿素氮持续增加

C. 经快速补液输血后中心静脉压仍有波动　D. 网织红细胞计数下降

E. 网织红细胞计数升高

36. 急性肾衰竭患者发生高钾血症时，处理措施包括：（　）

A. 予10%葡萄糖酸钙溶液10～20mL稀释后缓慢静脉滴注

B. 5%碳酸氢钠或11.2%乳酸钠溶液100～200mL静脉滴注

C. 50%葡萄糖溶液50mL加普通胰岛素10U缓慢静脉滴注

D. 钠离子交换树脂15～30g，口服　E. 以上措施无效时，可选择血液透析

37. 急性肾衰竭少尿期的代谢紊乱常表现为：（　）

A. 水中毒　B. 高钾血症　C. 氮质血症　D. 高钠血症　E. 代谢性酸中毒

38. 少尿可见于以下哪些情况：（　）

A. 休克　B. 大出血　C. 心功能不全　D. 急性肾炎　E. 原发性醛固酮增多症

39. 急性肾衰竭患者需严密观察的内容包括：（　）

A. 生命体征　B. 尿量　C. 血pH值　D. 肾功能　E. 电解质

40. 糖尿病酮症酸中毒患者，用胰岛素持续静脉滴注，若血糖下降速度过快，可引起：（　）

A. 脑水肿　B. 低血钠　C. 心力衰竭　D. 低血糖　E. 视力改变

41. 患者，女性，36岁。使用胰岛素+拜糖平行降糖治疗，夜间突发心悸、大汗、眼前发黑。以下护理措施中<u>正确</u>的是：（　）

A. 尽快补充糖分　B. 可进食馒头、饼干等碳水化合物

C. 15分钟后复测血糖　D. 血糖升至3.9mmol/L即可

E. 记录、总结，防止低血糖的再次发生

42. 临床使用胰岛素的注意事项有：（　）

A. 准确执行医嘱，按时注射　B. 短、中效胰岛素混合使用时，先抽短效再抽中效

C. 使用中的胰岛素无须冷藏　D. 注射部位应轮流更换，同一区域注射点应相距2cm

E. 注射笔应注意笔与笔芯是否匹配

43. 输注大量库存血引起的出血倾向，应采取以下哪些措施来防治：（　）

A. 输新鲜血浆　B. 应用止血药物　C. 静脉滴注氢化可的松

D. 补充凝血因子　E. 补充10%葡萄糖酸钙

44. 出血性疾病患者在急性出血时的护理措施有：（　）

A. 患者常有恐惧和紧张情绪，应予安慰　B. 密切观察出血情况

C. 嘱患者绝对卧床休息　D. 准备一切抢救用品　E. 给予哌替啶镇静

45. 急性缺血性脑卒中溶栓治疗的禁忌证是：（　）

A. 活动性内脏出血　B. 疑有蛛网膜出血　C. 颅内占位病变

D. 癫痫发作　E. 血小板计数 $<100\times10^9/L$

46. 脑出血患者出现下列哪些情况提示有脑疝的可能：（　）

A. 意识障碍加重　B. 呕吐频繁　C. 血压升高　D. 心率变慢　E. 烦躁不安

47. 急性脑血管疾病的诱发因素有：（　）

A. 吸烟　B. 酗酒　C. 不良饮食习惯　D. 精神紧张　E. 高脂血症

48. 缺血性脑血管疾病患者的护理诊断有：（　）

A. 躯体移动障碍　B. 生活自理能力缺陷　C. 语言沟通障碍

D. 有废用综合征的危险　E. 功能障碍性悲哀

49. 椎-基底动脉系统血管闭塞主要累及脑干及小脑，可出现哪些体征：（　）

A. 眼球震颤　B. 共济失调　C. 吞咽困难　D. 发音障碍　E. 偏瘫

50. 脑出血患者并发上消化道出血，护理上应注意：（　）

A. 观察患者的呕吐物和大便情况　B. 暂禁食

C. 定时做呕吐物和大便隐血试验　D. 经胃管灌注去甲肾上腺素

E. 鼻饲患者喂饲前先吸取胃液

51. 短暂性脑缺血发作的临床表现包括：（　）

A. 一侧单瘫或偏瘫　B. 一侧偏身感觉障碍　C. 突发性眩晕　D. 一侧失明

E. 突发性口齿不清

52. 关于创伤急救，下列说法正确的是：（　）

A. 要求急救人员快速到达致伤现场　B. 立即对伤员进行初级创伤生命支持

C. 立即对出血位置进行止血包扎　D. 安全转运到相关医院　E. 注意保护脊柱

53. 对于挤压伤的治疗，下列说法正确的是：（　）

A. 迅速解除重物挤压　B. 受伤肢体做好制动　C. 可抬高伤肢，促进血液回流

D. 对有开放性伤者迅速止血　E. 对有骨折者进行临时固定

54. 多发伤的现场急救中，不正确的措施是：（　）

A. 对躯体异物留存者，均不应在现场拔除异物

B. 对外露的骨折端，应先行复位后再固定和转运

C. 对开放性气胸者应立即封闭伤口

D. 对开放性腹部损伤内脏膨出者，应现场给予还纳

E. 畸形的伤肢不可勉强复原，应就其姿势固定

55. 下列对于颌面外伤伴有颅脑损伤的急救叙述，不正确的是：（　）

A. 严密观察神志、脉搏、呼吸、血压及瞳孔的变化

B. 正确而全面地判断患者伤情

C. 对烦躁不安的病员，可以应用吗啡镇静止痛

D. 对脑脊液鼻漏患者，应保持鼻腔清洁，可用生理盐水冲洗

E. 对于颅内压增高的患者，可给予甘露醇快速静脉滴注

56. 院前接诊烧伤患者，需计算其烧伤面积，可采用的计算方法有：（　）

A. 中国新九分法　B. 目测估计法　C. 手掌法　D. 测量计算法

E. 12岁以下儿童应结合年龄计算

57. 对胸外伤患者的急救处理原则是：（　）

A. 保持呼吸道通畅　B. 张力性气胸应立即行剖胸探查　C. 立即给予氧气吸入

D. 肺裂伤后造成血胸者，立即行肺叶切除术　E. 迅速重建胸内负压

58. 发生急性脑疝时，以下哪些抢救措施是正确的：（　）

A. 颅压监护　B. 改变体位　C. 脑室穿刺引流

D. 减少脑血流量及降低神经细胞耗氧量　E. 使用高渗脱水药

59. 脑疝的急救处理措施，以下正确的是：（　）

A. 经静脉缓慢滴入20%甘露醇　B. 保持呼吸道通畅、吸氧　C. 应用糖皮质激素

D. 腰椎穿刺放脑脊液以降低颅压　E. 做好紧急手术减压的准备

60. 骨折特有的临床表现是：（　）

A. 疼痛　B. 肿胀　C. 畸形　D. 异常活动　E. 骨擦音

61. 相邻多根多处肋骨骨折急救与护理的主要措施包括：（　）

A. 小范围胸壁软化时，用厚敷料压盖于软化区，再用多头胸带包扎胸廓

B. 大范围胸壁软化时，采用体外牵引固定或手术　C. 吸氧

D. 采用健侧向下卧位，利用身体重力压迫胸壁软化部位　E. 鼓励患者咳嗽排痰

62. 急性化脓性腹膜炎腹痛的特点有：（　）

A. 阵发性全腹痛　B. 持续性剧痛　C. 改变体位时疼痛加剧

D. 疼痛程度与炎症轻重无关　E. 原发病变部位显著

63. 腹膜炎患者取半卧位的目的是：（　）

A. 使渗出液积聚盆腔　B. 减少毒素吸收　C. 利于呼吸和循环

D. 利于炎症局限　E. 预防下肢静脉血栓

64. 出现下列哪些情况时，需警惕绞窄性肠梗阻的发生：（　）

A. 腹痛发作急骤，呈持续性疼痛伴阵发性加剧　B. 呕吐频繁而剧烈

C. 肠鸣音减弱或消失　D. 血压下降，脉搏细速

E. 腹部X线片可见孤立、突出胀大的肠袢

65. 提示胆道梗阻患者发生急性、梗阻性、化脓性胆管炎的指征有：（　）

A. 意识改变　B. 呕血、黑便　C. 休克征象　D. 尿量增加　E. 肝大、压痛

66. 肠套叠灌肠复位成功的表现包括：（　）

A. 腹部平软，触诊无包块　B. 患者烦躁不安，阵发性哭闹

C. 拔管后排出大量带臭味的黏液血便或黄色粪水　D. 腹部B超见同心圆征

E. 患者面色苍白，出汗，拒食

67. 导致严重产后出血的可能病因是：（　）

A. 羊水栓塞　B. 会阴Ⅰ度裂伤　C. 中央性前置胎盘剖宫产后　D. 宫颈裂伤3cm

E. 凝血功能障碍

68. 提示胎盘剥离征象的是：（　）

A. 子宫底下降，进入盆腔

B. 在耻骨联合上方轻压子宫下段时，子宫体上升而外露的脐带不回缩

C. 有排尿感觉　D. 阴道少许流血　E. 有排大便的感觉

69. 产后子宫收缩乏力性出血的院前救治方法是：（　）

A. 缝合Ⅰ度会阴的裂伤　B. 按摩子宫　C. 建立静脉通道，补充血容量

D. 静脉滴注止血药　E. 肌内注射或静脉滴注缩宫素

70. 分娩过程中缩宫素的正确使用方法是：（　）

A. 当因子宫收缩乏力导致产程延长时，可静脉滴注0.5%的缩宫素

B. 不协调子宫收缩乏力时可以使用缩宫素进行调整

C. 胎儿前肩娩出后可以肌内注射缩宫素

D. 产后宫缩乏力出血时，在子宫体注射缩宫素也是可取的方法

E. 为预防产后出血，胎头拨露时可以静脉滴注5%的缩宫素

71. 硫酸镁在产科的使用指征是：（　）

A. 子痫　B. 重度子痫前期　C. 先兆子宫破裂　D. 先兆临产　E. 早产临产

72. 胎膜早破的临床表现是：（　）

A. 妊娠中、晚期突然阴道流液　B. 有规律子宫收缩5小时后发生阴道排液

C. 阴道窥器检查阴道后穹隆见较多液体　D. pH试纸检测阴道内液体，试纸变为红色

E. 多发生在经产妇

73. 用于胎儿娩出后评价新生儿状况的Apgar评分内容包括：（　）

A. 呼吸　B. 心率　C. 皮肤颜色　D. 肌张力　E. 对刺激的反应

74. 新生儿出生后的正确处理是：（　）

A. 擦干体表的羊水　B. 清理呼吸道　C. Apgar评分　D. 确定出生时间

E. 确认性别

75. 产后出血的原因以羊水栓塞的可能性最大，以下院前急救处理措施，正确的是：（　）

A. 建立静脉通道　B. 静脉注射地塞米松　C. 大量使用缩宫素　D. 补充血容量

E. 缝合会阴的裂伤

76. 关于新生儿缺血缺氧性脑病的护理措施，正确的是：（　）

A. 患儿取侧卧位，合理给氧，保持呼吸道通畅

B. 严格执行无菌操作技术，以防交叉感染

C. 遵医嘱常规使用糖皮质激素，以减轻脑水肿　D. 密切观察病情变化

E. 遵医嘱使用苯巴比妥，以控制惊厥

77. 杀虫剂污染眼部后，可用于冲洗眼部的液体是：（　）

A. 0.9%生理盐水　B. 蒸馏水　C. 肥皂水　D. 2%碳酸氢钠溶液

E. 高锰酸钾（1∶5 000）

78. 导致急性气道梗阻最常见的原因包括：（　）

A. 吞食大块难咽食物　B. 饮酒后进食　C. 老年人戴义齿

D. 老年人吞咽困难　E. 儿童口含小颗粒状食品或物品

79. 食道异物的临床表现有：（　）

A. 吞咽困难　B. 吞咽疼痛　C. 呼吸道症状　D. 阵发性呛咳　E. 偶有咯血

80. 急性感染性喉炎行气管切开术的指征是：（　）

A. 难以纠正的严重缺氧　B. 呼吸困难　C. 气道分泌物多　D. Ⅱ度喉梗阻

E. Ⅲ度喉梗阻

81. 分离（转换）性抽搐发作与癫痫大发作的区别：（　）

A. 分离性抽搐发作时无意识丧失，癫痫大发作时伴有意识丧失

B. 分离性抽搐发作时抽搐无规律，表现为四肢乱动；癫痫大发作时抽搐规律呈现“强直期—痉挛期—昏迷期—恢复期”

C. 分离性抽搐发作时瞳孔无变化，面色无改变；癫痫大发作时瞳孔散大，面色苍白或发绀

D. 分离性抽搐发作时不伴有大、小便失禁，癫痫大发作常伴有大、小便失禁

E. 分离性抽搐发作时间可长至数小时，癫痫大发作的发作时间多为1～2分钟

82. 急性酒精中毒者有何先兆时，需警惕急诊职业场所暴力的发生：（　）

A. 拒绝治疗、不合作　B. 握拳、用拳击物　C. 兴奋易激惹

D. 激动、说话声音大、威胁他人　E. 思维混乱

83. 常见躯体疾病所致精神障碍的是：（　）

A. 肺性脑病　B. 肝性脑病　C. 甲状腺功能亢进症　D. 系统性红斑狼疮

E. 冠心病急性期

84. 噎食常用的急救方法：（　）

A. 清除口咽部食物　B. 立位腹部冲击法　C. 卧位腹部冲击法

D. 环甲膜穿刺术　E. 心肺复苏

85. 传染病科的区域划分为：（　）

A. 清洁区　B. 半污染区　C. 污染区　D. 缓冲间　E. 以上都不是

86. 属于呼吸道隔离的有哪些病种：（　）

A. 麻疹　B. 流行性脑脊髓膜炎　C. 水痘　D. 肺结核　E. 急性腮腺炎

87. 传染病的消毒是指消除或杀灭由传染源排出到外环境中的病原体，从而切断传播途径，控制传播。医务人员实施消毒的种类有：（　）

A. 疫源地消毒　B. 区域空间消毒　C. 终末消毒　D. 预防性消毒　E. 随时消毒

88. 医疗废物的暂时贮存设施、设备，除应设置明显的警告标识外，还应有的相关安全措施是：（　）

A. 防儿童接触　B. 防鼠、防蚊蝇、防蟑螂　C. 防火　D. 防盗　E. 防渗漏

89. 医务人员发生职业暴露后，正确的处理措施是：（　）

A. 使劲挤压伤口，尽量多挤出血液

B. 依靠重力作用尽可能使损伤处的血液流出，避免伤口的局部挤压

C. 所有职业暴露，用肥皂水和流动水进行冲洗后，都用消毒液进行消毒

D. 黏膜暴露按流程洗干净后，再用安尔碘消毒防感染

E. 若发生黏膜暴露，可用生理盐水反复冲洗污染的黏膜，直至冲洗干净为止

90. 下列哪些情况应使用护目镜或防护面罩：（　）

A. 在进行诊疗、护理操作，可能发生患者血液、体液、分泌物等喷溅时

B. 近距离接触经飞沫传播的传染病患者时

C. 为呼吸道传染病患者进行气管切开、气管插管等近距离操作，可能发生患者血液、体液、分泌物喷溅时

D. 在治疗室普通加药时　E. 铺无菌治疗盘时

91. 戴医用防护口罩的注意事项是：（　）

A. 口罩受到患者血液、体液污染后，应及时更换

B. 口罩潮湿后，应及时更换　C. 医用外科口罩只能一次性使用

D. 每次佩戴医用防护口罩进入工作区域之前，应进行密合性检查

E. 不应一只手捏鼻夹

92. 所有急救物品、设备、仪器，严格执行“五定”制度，其内容是：（　）

A. 定人管理　B. 定数量品种　C. 定点放置　D. 定期检查维修　E. 定期消毒灭菌

93. 简易呼吸气囊的组成，包括的附件有：（　）

A. 单向阀（鸭嘴阀）　B. 压力安全阀　C. 气囊（球囊）　D. 氧气罐　E. 呼气阀

94. 广州市“120”指挥中心要求的车载气道管理急救箱必备的物品是：（　）

A. 吸球　B. 开口器　C. 异物钳　D. 棉签　E. 无菌手套

95. 在仪器、设备和抢救物品使用的制度中，“保养”包括：（　）

A. 对连续使用中的仪器每日行表面擦拭

B. 对使用后的仪器进行终末消毒

C. 仪器设备由护理人员或受过培训的辅助人员或仪器操作者进行清洁和记录

D. 保证抢救物品在有效期内

E. 仪器设备使用完毕后，按程序关机，做好仪器设备的清洁、消毒及保养工作

第三部分

医疗辅助人员篇

（共99题）

A1型题99题

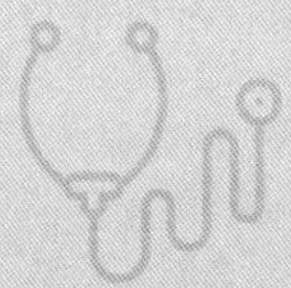

A1型题　99题

（单句型最佳选择题。每道试题由1个题干和5个备选答案组成，备选答案中只有1个是最佳选择，称为正确答案，其余4个均为干扰答案。）

1. 右侧标志提醒前方道路：（　）

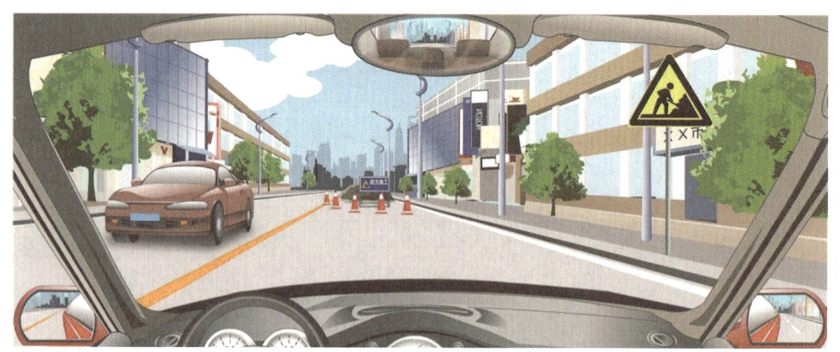

A. 发生事故　B. 变窄　C. 封闭　D. 通畅　E. 正在施工

2. 这一组交通警察手势是什么信号：（　）

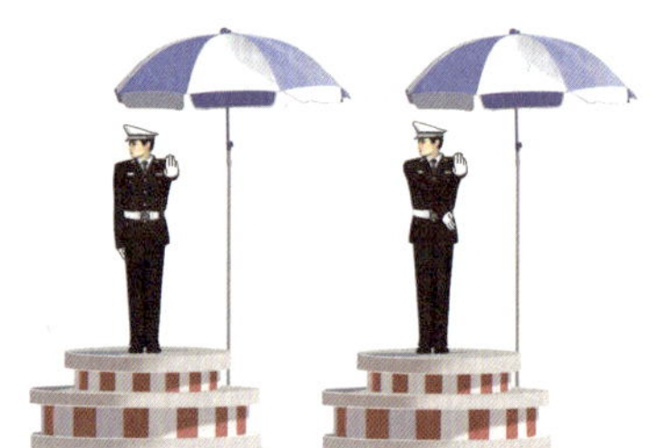

A. 靠边停车信号
B. 掉头信号
C. 停止信号
D. 右转弯信号
E. 左转弯信号

3. 驾驶机动车在高速公路上行驶，遇雾、雨、雪、沙尘、冰雹等低能见度气象条件，能见度在100米以下时，车速不得超过每小时40千米，与同车道前车至少保持____的距离。（　）

A. 40米　B. 50米　C. 60米　D. 80米　E. 100米

4. 以下说法正确的是：（　）

A. 车辆可以在高速公路匝道上掉头
B. 立交桥上一般都是单向行驶，车辆不必减速行驶
C. 驾驶机动车遇急救伤员的救护车逆向驶来时，因其违反交通信号通行，可以不予避让
D. 驾驶纯电动汽车出行前，应确保电池电量充足，并提前规划路线，不必了解途中充电桩或充电站的位置
E. 车辆长时间停放时，应选择在停车场停车

5. 如图所示的标志是何含义：（　）

A. 傍山险路　B. 悬崖路段　C. 注意落石　D. 危险路段
E. 涉水路段

6. 此导向箭头是何含义：（　）

A. 指示车道　B. 指示禁行　C. 指示合流　D. 指示直行　E. 指示变道

7. **如图所示，右前方A车若想左转，以下做法正确的是：（　）**

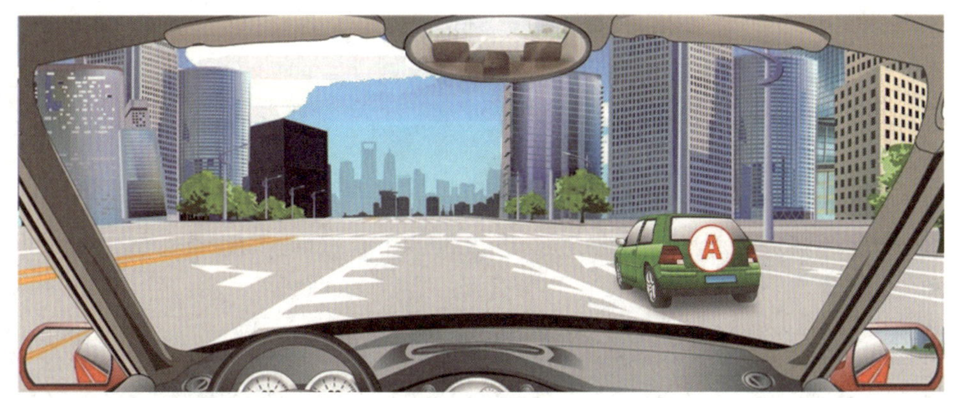

A. 直行通过，重新选择行驶路　B. 从直行车道左转　C. 直接变更到左转车道

D. 向右转弯，重新选择行驶路线　E. 亮左转弯灯

8. **行车中突遇对方车辆强行超车，占据了自己的车道，正确的做法是什么：（　）**

A. 加速行驶　B. 保持原车速行驶　C. 挡住其去路

D. 尽可能减速避让，直至停车　E. 开启远光灯

9. **避免爆胎的错误做法是：（　）**

A. 降低轮胎气压　B. 定期检查轮胎　C. 及时清理轮胎沟槽里的异物

D. 更换掉有裂纹或有很深损伤的轮胎　E. 减速通过坑洼路段

10. **驾驶机动车在没有中心线的道路上遇相对方向来车时，正确的行驶方法是：（　）**

A. 借非机动车道行驶　B. 减速靠右行驶　C. 加速向前行驶

D. 靠路中心行驶　E. 紧靠路边行驶

11. **该图示属于哪一种标志：（　）**

A. 山区标志　B. 作业区标志

C. 告示标志　D. 高速公路标志

E. 旅游区标志

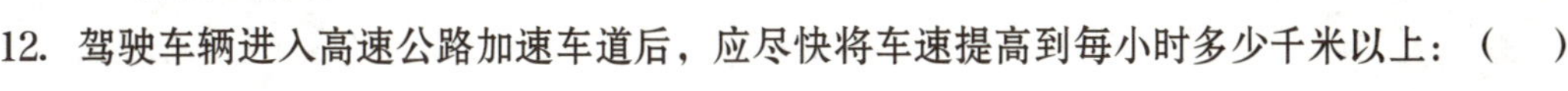

12. **驾驶车辆进入高速公路加速车道后，应尽快将车速提高到每小时多少千米以上：（　）**

A. 40　B. 50　C. 60　D. 70　E. 80

13. **行车中，仪表板上如图所示标志亮起，表示：（　）**

A. 发动机温度过低　B. 发动机温度过高　C. 发动机冷却系统故障

D. 发动机润滑系统故障　E. 车外温度过高

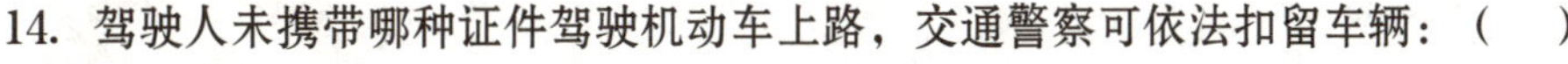

14. **驾驶人未携带哪种证件驾驶机动车上路，交通警察可依法扣留车辆：（　）**

A. 居民身份证　B. 驾驶证　C. 机动车行驶证　D. 机动车通行证

E. 从业资格证

15. **以下不属于机动车驾驶证审验内容的是：（　）**

A. 驾驶人身体条件　B. 道路交通安全违法行为　C. 驾驶车辆累计行驶里程

D. 记满12分后参加学习和考试情况　E. 交通事故处理情况

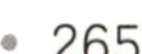

16. **机动车仪表板上的标志（如图所示）亮起表示什么：（　）**

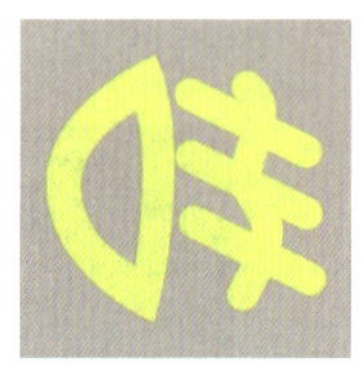

A. 前雾灯打开　B. 后雾灯打开　C. 前照灯近光打开

D. 前照灯远光打开　E. 发动机过热

17. **图中圈内的白色半圆状标记是什么标线：（　）**

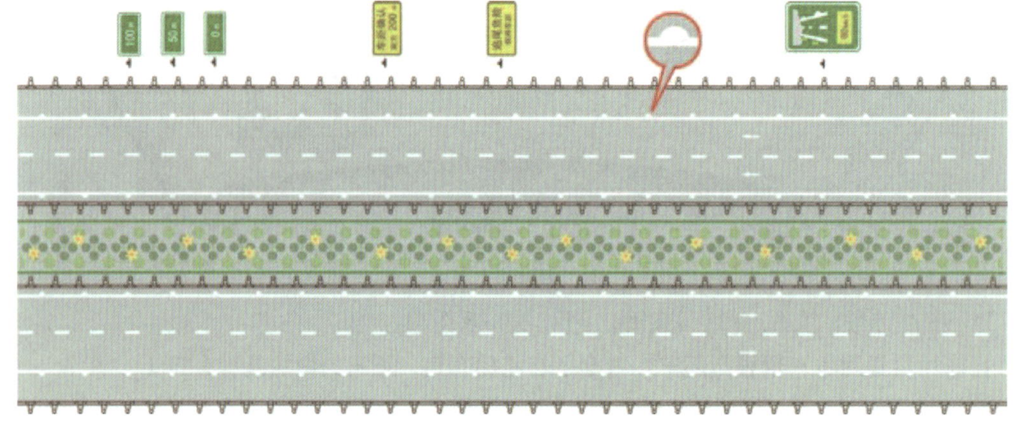

A. 减速行驶线　B. 车速确认线　C. 车距确认线　D. 路口减速线

E. 可变车道线

18. **如图所示的标志是何含义：（　）**

A. 左侧通行　B. 不准通行　C. 两侧通行　D. 右侧通行

E. 直行

19. **驾驶人一次记6分的违法行为：（　）**

A. 车速超过规定时速50%以上　B. 饮酒后驾驶机动车　C. 使用其他车辆行驶证

D. 违规停放机动车　E. 违法占用应急车道行驶

20. **如图所示的标志是何含义：（　）**

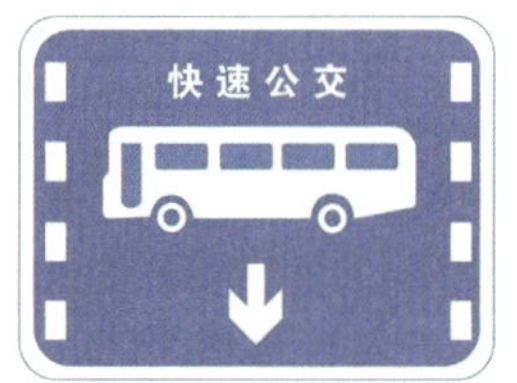

A. 公交车专用车道　B. 快速公交系统（BRT）车辆专用车道

C. 大型客车专用车道　D. 多乘员车专用车道

E. 消防救援车快速车道

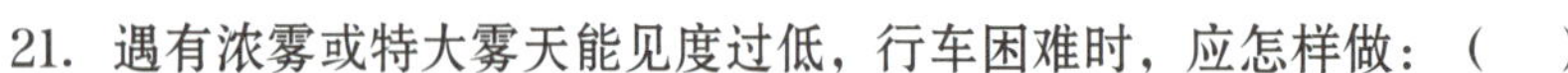

21. **遇有浓雾或特大雾天能见度过低，行车困难时，应怎样做：（　）**

A. 开启前照灯，继续行驶　B. 开启示廓灯、雾灯，靠右行驶

C. 开启危险报警闪光灯和雾灯，选择安全地点停车

D. 开启危险报警闪光灯，继续行驶

E. 加速驶离该路段

22. **如图所示的标志是何含义：（　）**

A. 禁止直行和向左转弯　B. 禁止直行和向左变道

C. 允许直行和向左变道　D. 允许直行和向右转弯

E. 禁止直行和向右转弯

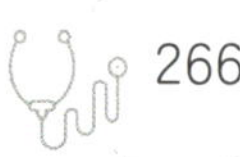

23. **驾驶人连续驾驶的最多时长是：（ ）**

A. 4小时　B. 5小时　C. 6小时　D. 7小时　E. 8小时

24. **如图所示的标志是何含义：（ ）**

A. 紧急停车带　B. 露天停车场　C. 停车位

D. 道路变窄　E. 错车道

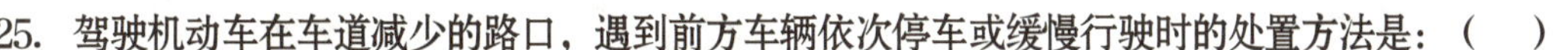

25. **驾驶机动车在车道减少的路口，遇到前方车辆依次停车或缓慢行驶时的处置方法是：（ ）**

A. 从前车右侧路肩进入路口　B. 从有空隙一侧进入路口

C. 向左变道穿插进入路口　D. 加速向前，防止被其他车辆变道插入

E. 每车道一辆依次交替驶入路口

26. **机动车在高速公路行驶，下列做法正确的是：（ ）**

A. 靠路边丢弃生活垃圾　B. 可在减速车道或加速车道上超车、停车

C. 非紧急情况时不得在应急车道行驶或者停车　D. 可在路肩停车上下人员

E. 可在紧急停车带停车装卸货物

27. **驾驶机动车遇到这种情况时，应该怎样礼让：（ ）**

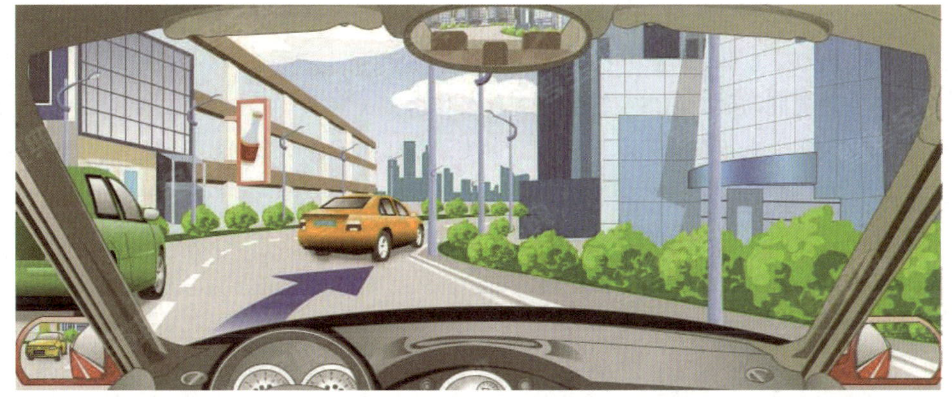

A. 靠右加速行驶　B. 直行加速行驶　C. 靠右减速让行　D. 紧跟前车行驶

E. 不必礼让

28. **如图所示，驾驶机动车行经该路段时，以下说法错误的是：（ ）**

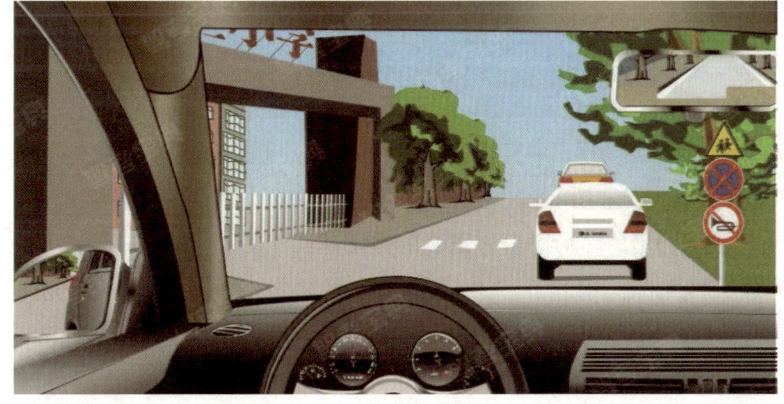

A. 前方禁止通行　B. 注意儿童　C. 禁止鸣喇叭　D. 禁止停车　E. 减速行驶

29. 驾驶安装有防抱死制动装置（ABS）的车辆，发生侧滑时的制动方法是：（　）

A. 拉手刹　B. 轻踏制动踏板　C. 间歇踩踏制动踏板

D. 与其他路面一样踏制动踏板　E. 将制动踏板踩到底

30. 如图所示，这辆小型汽车驾驶人错在哪里：（　）

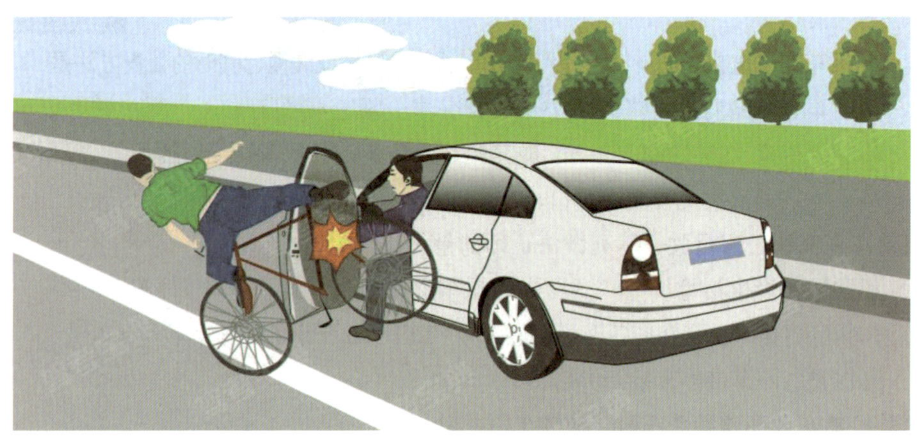

A. 没有鸣喇叭警示　B. 没有开启转向灯　C. 未观察左后方情况

D. 未摇下车窗　E. 驾驶人没有错误

31. 机动车在紧急制动时，ABS系统会起到什么作用：（　）

A. 自动控制方向　B. 保持转向能力　C. 缩短制动距离　D. 减轻制动惯性

E. 保护刹车盘

32. 抢救失血伤员时，要先采取什么措施：（　）

A. 止血　B. 包扎　C. 搬运　D. 询问　E. 固定

33. 行车中遇儿童时的正确做法是：（　）

A. 加速绕行　B. 迅速从一侧通过　C. 减速慢行，必要时停车避让

D. 掉头绕行　E. 长鸣喇叭催促

34. 驾驶机动车需要从车窗逃生时，要用安全锤敲击玻璃的哪个部位：（　）

A. 中下部位　B. 中上部位　C. 中心部位　D. 任意部位　E. 四个角落

35. 机动车驶近坡道顶端等影响安全视距的路段时，要如何保证安全：（　）

A. 快速通过　B. 随意通行　C. 减速慢行并鸣喇叭示意

D. 打开雾灯　E. 使用危险报警闪光灯

36. 驾驶机动车时，为了预防行车中突然起火造成的危险，应随车携带的物品是：（　）

A. 安全锤　B. 安全帽　C. 灭火器　D. 冷冻液　E. 点烟器

37. 驾驶机动车驶入拥堵的环形路口时正确的做法是：（　）

A. 鸣喇叭示意其他车辆让行　B. 超越前方车辆进入路口　C. 优先驶入环形路口

D. 注意避让已在路口内的车辆　E. 靠边停车

38. 水温表是用来指示哪个部件的温度：（　）

A. 变速器　B. 转向传动轴　C. 刹车片　D. 发动机　E. 空调

39. 如图所示，驾驶机动车遇到这种情形怎么办：（　）

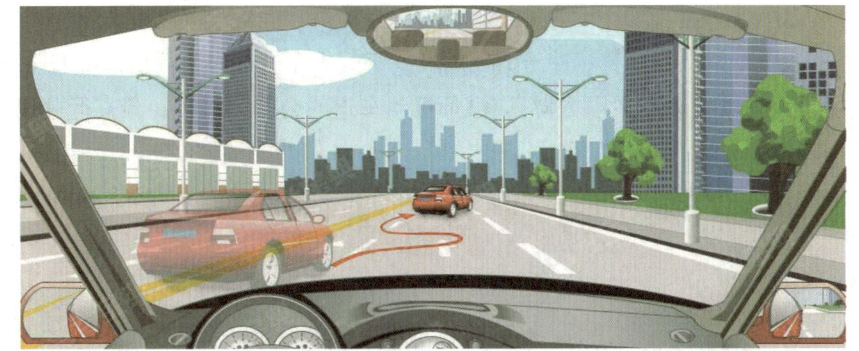

A. 迅速从车左侧超越　B. 连续鸣喇叭告知　C. 保持较大跟车距离

D. 迅速从车右侧超越　E. 连续远光灯警示

40. 雾天对安全行车的主要影响是：（　）

A. 行驶阻力大　B. 发动机易熄火　C. 易发生侧滑　D. 能见度低，视线不清

E. 无影响

41. 在普通道路驾车遇暴雨，若刮水器无法改善驾驶人视线，此时要采取的措施是：（　）

A. 加速驶离下雨区域　B. 集中注意力谨慎驾驶　C. 以正常速度行驶

D. 减速行驶　E. 立即减速靠边停驶

42. 车辆在交叉路口有优先通行权的，遇有车辆抢行时，应怎样做：（　）

A. 提前加速通过　B. 按优先权规定正常行驶不予避让　C. 抢行通过

D. 减速避让，必要时停车让行　E. 不必让行

43. 在泥泞路段遇驱动车轮空转打滑时的正确处置是：（　）

A. 在从动轮下铺垫砂石　B. 在驱动轮下铺垫砂石　C. 换高速挡加速猛冲

D. 猛打转向盘配合急加速　E. 停车熄火

44. 夜间驾驶机动车右转弯之前要稍微向右后方回头观察，其目的是确认：（　）

A. 前方直行信号灯是否为绿灯　B. 本车是否在右转车道内

C. 本车是否开启右转向灯　D. 右后方盲区内是否有其他车辆或行人

E. 车窗是否关闭

45. 如图所示，当车辆驶进这样的路口时，以下说法错误的是：（　）

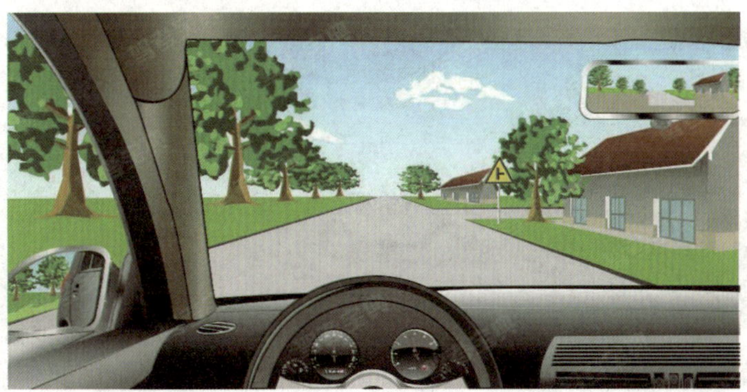

A. 右前方路口视野受阻，如有车辆突然冲出容易引发事故

B. 应适当降低车速　C. 因为视野受阻，应当鸣喇叭提醒侧方道路来车

D. 注意避免车辆从路口突然冲出引发危险　E. 本车有优先通行权，可加速通过

46. 如图所示，驾驶机动车在同方向只有1条机动车道的公路上行驶，最高行驶速度不得超过每小时多少千米：（　）

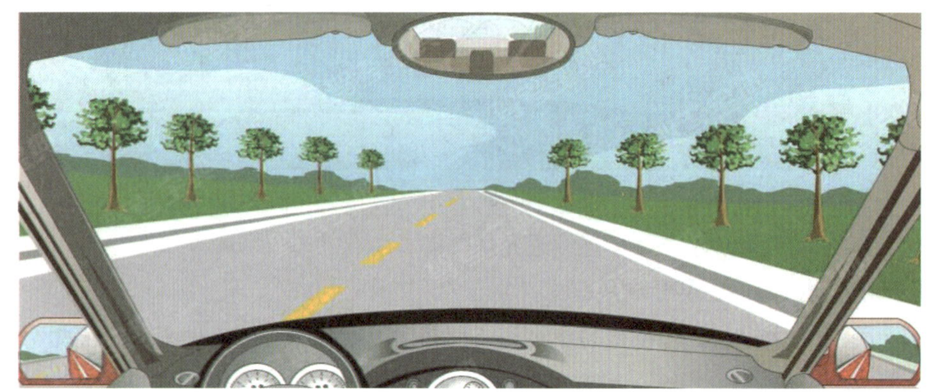

A. 60　B. 40　C. 50　D. 70　E. 80

47. 以下哪个指示灯亮时，表示防抱死制动系统出现故障：（　）

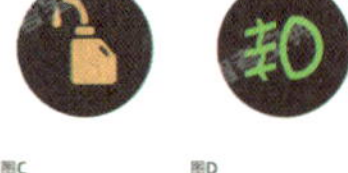

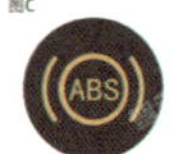

A. 如图中A所示　B. 如图中B所示

C. 如图中C所示　D. 如图中D所示

E. 均不是

48. 驾驶拼装机动车上路行驶的驾驶人，除按规定接受罚款外，还要受到哪种处理：（　）

A. 处10日以下拘留　B. 暂扣驾驶证　C. 吊销驾驶证

D. 扣6分　E. 追究刑事责任

49. 长下坡禁止挂空挡的原因，下列叙述错误的是：（　）

A. 长下坡空挡滑行导致车速过高时，难以抢挂低速挡

B. 长下坡挂低速挡可以借助发动机控制车速

C. 低速挡易通过刹车系统控制车速　D. 避免因刹车失灵发生危险

E. 下坡挂空挡，油耗容易增多

50. 遇到这种情况时，车辆应当怎样通过该路口：（　）

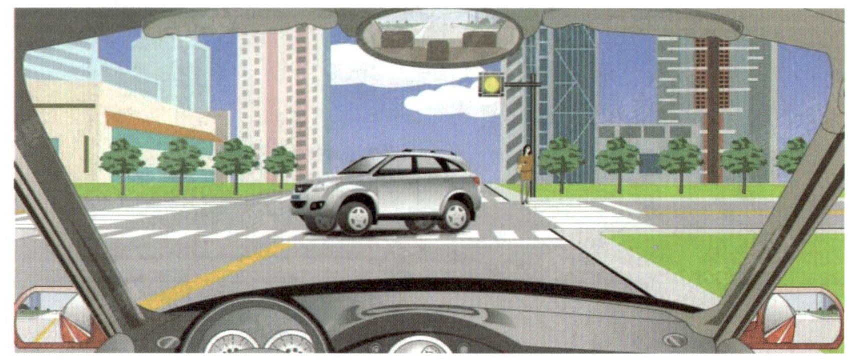

A. 左转弯加速通过　B. 右转弯加速通过　C. 加速直行通过
D. 确认安全后通过　E. 掉头

51. 隐瞒有关情况或者提供虚假材料申领机动车驾驶证的，公安机关交通管理部门不予受理或者不予办理，并处多少元以下罚款：（　）

A. 2 000元　B. 200元　C. 500元　D. 1 000元　E. 5 000元

52. 机动车发生财产损失交通事故，对应当自行撤离现场而未撤离的，交警应如何处置：（　）

A. 责令当事人撤离现场　B. 处以200元罚款　C. 扣留机动车　D. 拘留驾驶人
E. 对驾驶人扣6分

53. 车辆在主干道上行驶，驶近主、支干道交汇处时，为防止与从支路突然驶入的车辆相撞，正确的做法是：（　）

A. 靠边停车　B. 提前加速通过　C. 鸣喇叭，迅速通过
D. 提前减速，观察，谨慎驾驶　E. 保持正常速度行驶

54. 车辆因故障必须在高速公路停车时，应在车后方至少多少米处设置故障警告标志：（　）

A. 25米　B. 50米　C. 75米　D. 100米　E. 150米

55. 会车前选择的交会位置不理想时，应怎样做：（　）

A. 加速，选择理想位置　B. 向左占道，让对方减速让行
C. 打开前照灯，示意对方停车让行　D. 减速，低速会车或停车让行　E. 立即掉头

56. 驾驶机动车遇前方机动车停车排队或者缓慢行驶时，借道超车或者占用对面车道、穿插等候车辆的，将被一次记多少分：（　）

A. 3分　B. 9分　C. 6分　D. 12分　E. 2分

57. 路口最前端的双白实线是什么含义：（　）

A. 左弯待转线　B. 停车让行线　C. 等候放行线
D. 减速让行线　E. 禁止跨越线

58. 如图所示路面上的白色标线是何含义：（　）

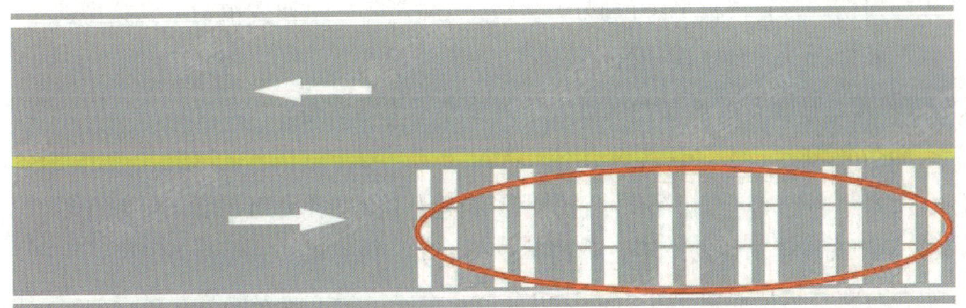

A. 车行道纵向减速标线　B. 车道变少提示标线　C. 人行道
D. 道路施工提示标线　E. 车行道横向减速标线

59. 驾驶机动车不得在交叉路口、铁路道口、急弯路、宽度不足4米的窄路、桥梁、陡坡、隧道，以及距离上述地点多少米以内的路段停车：（　）

A. 30米　B. 50米　C. 70米　D. 90米　E. 100米

60. **驾驶机动车在道路上发生故障，车辆难以移动时，以下做法正确的是：（　）**

A. 在车上长时间鸣喇叭警示　B. 开启危险报警闪光灯

C. 所有乘员在车内等待救援　D. 在车辆后方50米以内设置警告标志

E. 下车推行

61. **以下关于创伤处理的顺序，正确的是：（　）**

A. 固定→包扎→止血→搬运　B. 止血→包扎→固定→搬运

C. 止血→固定→包扎→搬运　D. 包扎→止血→固定→搬运

E. 搬运→包扎→固定→止血

62. **异物刺入体内的固定原则包括：（　）**

A. 勿包扎，勿晃动，勿施压　B. 勿取出，勿晃动，勿施压

C. 勿取出，勿固定，勿施压　D. 勿包扎，勿固定，勿施压

E. 勿固定，勿晃动，勿施压

63. **担架分头端和尾端，救治患者上担架后，以下做法正确的是：（　）**

A. 行进在水平或下坡路线时，担架尾端先行

B. 行进在上坡路线时，担架尾端先行　C. 行进在下坡路线时，担架头端先行

D. 无论何时何地，担架尾端先行　E. 无论何时何地，担架头端先行

64. **以下安全操作，错误的是：（　）**

A. 使用铲式担架转移患者时，应绑好固定带

B. 将已固定在铲式担架上的患者转移到上车担架，不需要扣上车担架的固定带

C. 将上车担架推上救护车后，应锁好上车担架的卡扣

D. 将上车担架拉下救护车时，应确保上车担架前侧支腿完全打开

E. 车辆启动前，观察车辆周围情况

65. **为下列伤情选择对应的搬运方法，错误的是：（　）**

A. 昏迷——楼梯担架坐位搬运　B. 内脏损伤——铲式担架平卧位搬运

C. 颈椎损伤——脊柱板平卧位搬运　D. 骨盆骨折——铲式担架平卧位搬运

E. 双下肢骨折——脊柱板平卧位搬运

66. **使用担架搬运有脑脊液耳漏的病员，下列操作不正确的是：（　）**

A. 头部抬高30°　B. 应请周围的人帮忙　C. 要注意伤者的呼吸及脸部表情

D. 行走要步调一致　E. 在平路使用担架转运时，患者头部在前，足部在后

67. **以下关于铲式担架的说法，不正确的是：（　）**

A. 铝合金铲式担架通常由左右两片铝合金板组成，为了伸缩调节，可以加机油润滑

B. 可以分别将铲式担架左右两片插入平躺患者身体下方，扣合后抬起

C. 塑料铲式担架由特殊聚乙烯（PE）和铝合金管组成，可以透X射线

D. 需要用铲式担架搬运脊柱损伤患者时，首先将担架左右两片从患者侧面插入背部，然后再安排人员手法固定患者头颈部

E. 铲式担架可以最大限度地减少在搬运过程中对患者造成的二次伤害

68. 以下哪一项是专门为转运脊柱损伤患者设计的转运工具：（   ）

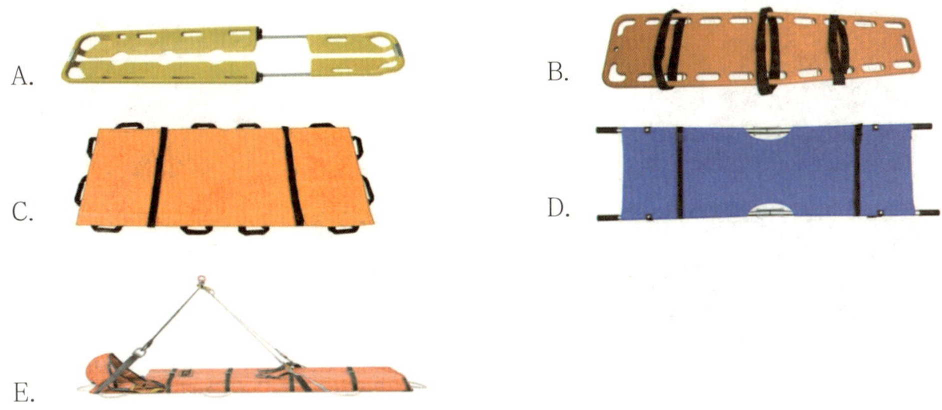

69. 关于呼吸道异物阻塞，以下表述<u>不正确</u>的是：（   ）

A. 分为不完全或完全异物阻塞呼吸道

B. 发生呼吸道阻塞时，患者可能会出现剧烈的咳嗽或有鸡鸣、犬吠样的喘鸣音

C. 可能伴有口唇和面色发紫或苍白

D. 被较大异物阻塞时，患者会出现面色发紫、发白，有的甚至很快出现昏迷，心跳停止

E. 不是完全异物阻塞呼吸道时，基本不用处理

70. 下列物品中，哪个是口咽通气管：（   ）

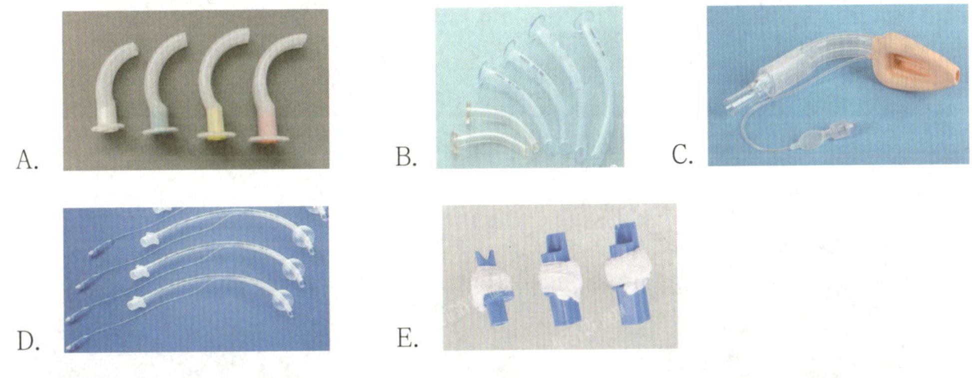

71. 下列物品中，哪个是鼻咽通气管 ：（   ）

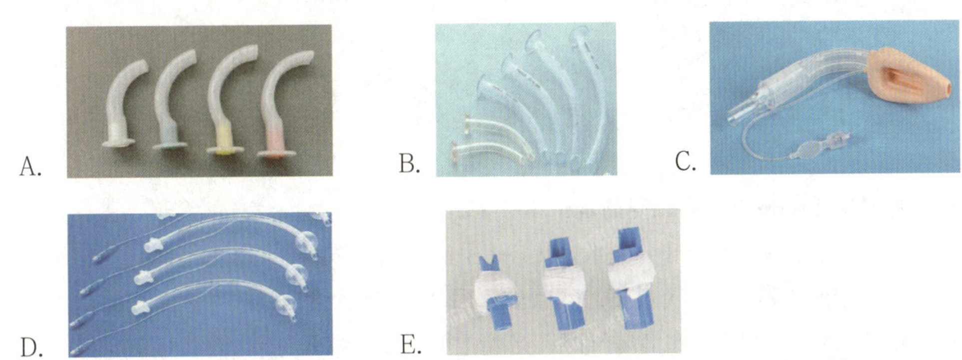

72. 下列物品中，哪个是气管导管：（　）

A. 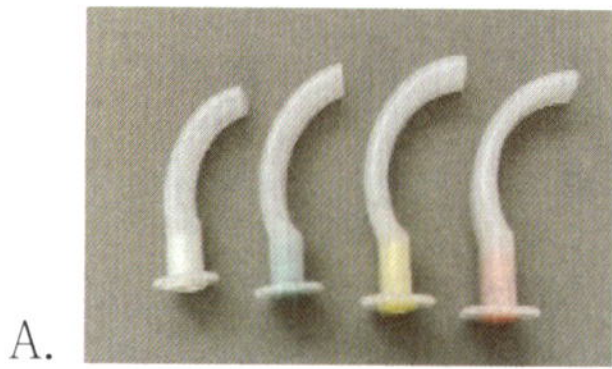

B. 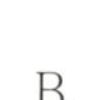 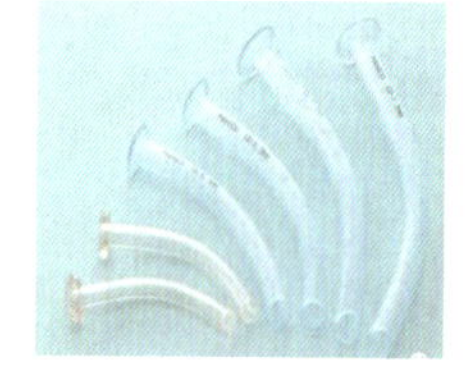

C. 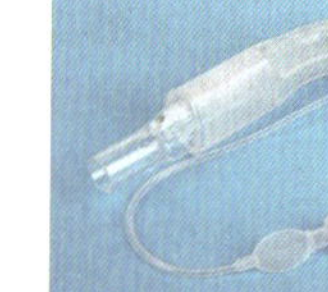

D. 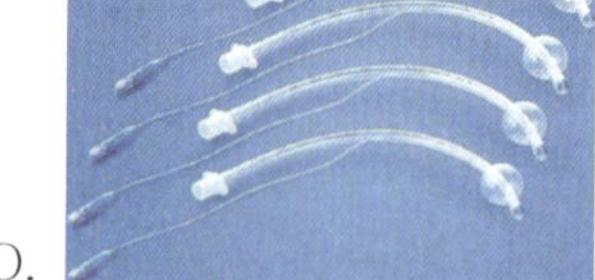

E. 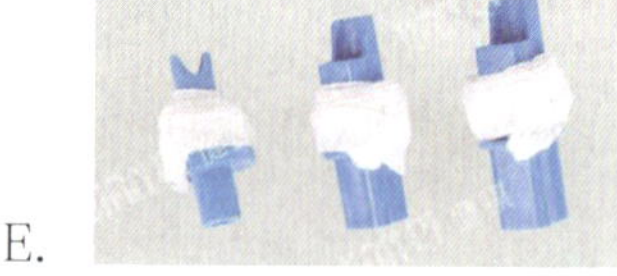

73. 下列物品中，哪个是牙垫：（　）

A. 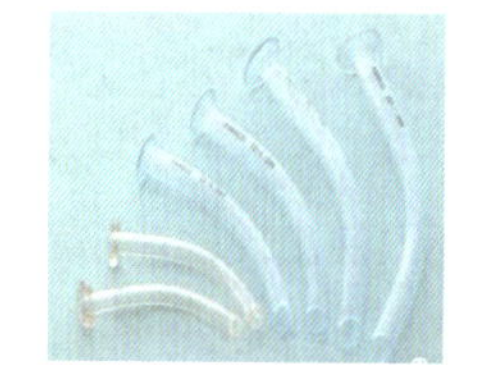

B. 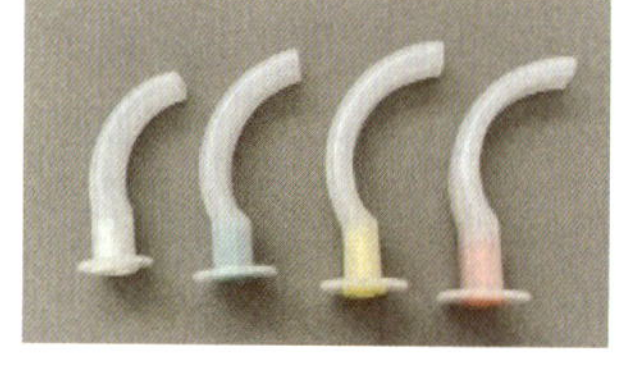

C. 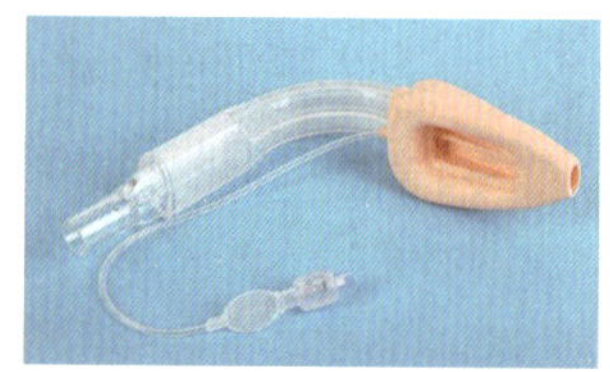

D. 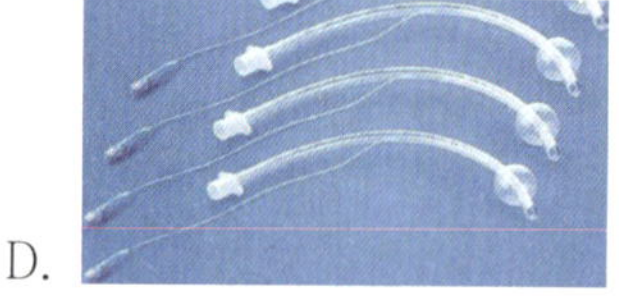

E.

74. 下列物品中，哪个是喉罩：（　）

A. 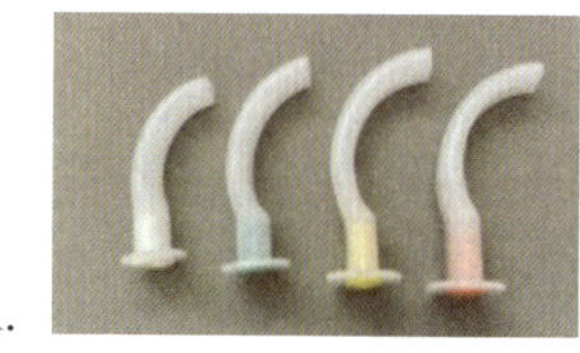

B. 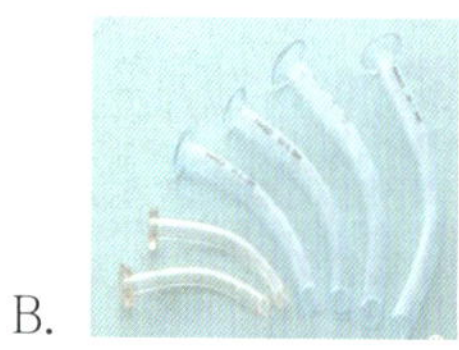

C. 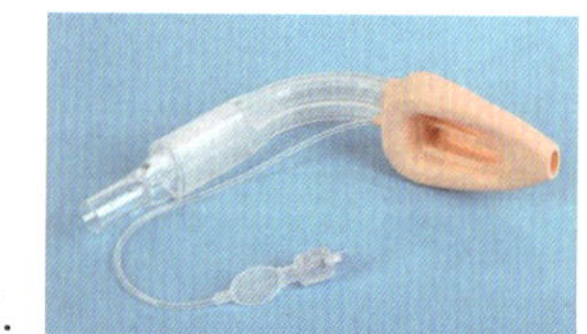

D. 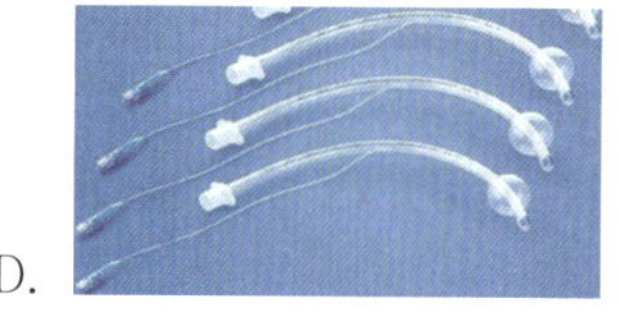

E. 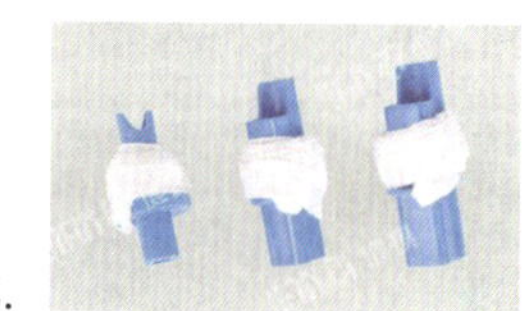

75. 关于球囊面罩的使用，不正确的是：（　）

A. 要选择合适的面罩　B. 一般使用E-C手法固定面罩

C. 固定面罩时要防止漏气　D. 气管插管后，一般6秒给1次气

E. 在人工通气过程中，患者呼气时，必须把面罩完全移开

76. 对发生气道异物阻塞的患者，下面操作不正确的是：（　）

A. 对于意识清醒的患者，施救者可以站在患者身后，用双手抱住患者的腰部，一手握拳，用拇指侧顶在剑突与肚脐连线的中点，另一手重叠在握拳的手上，向上、向内挤压上腹部

B. 挤压要快而有力，压后放松，反复操作，直至驱除异物

C. 患者没有反应时，施救者应立即进行心肺复苏

D. 患者昏迷倒地时，施救者应立即打开他的口腔，将异物挖出来

E. 婴儿发生呼吸道异物阻塞时，须将孩子身体头低面朝下放在施救者的前臂上，再将其前臂支撑在自己大腿上方，用另一只手拍击孩子两肩胛骨之间的背部，促使其喷出异物

77. 在出诊医生判断需要对患者进行气管插管时，作为医疗辅助人员，应该积极协助，下列哪个操作是不正确的：（　）

A. 准备球囊面罩（分成人、儿童）　B. 准备氧气瓶　C. 准备呼吸机

D. 准备铲式担架　E. 准备楼梯担架

78. 心血管疾病、溺水、触电、窒息、中毒、失血过多时，常会造成心脏停搏。对心跳、呼吸骤停的急救，简称心肺复苏，主要包括：（　）

A. 胸外按压　B. 人工呼吸　C. 电除颤（包括AED）

D. 胸外按压、人工呼吸和电除颤（包括AED）　E. 胸外按压、人工呼吸

79. 看到有人突然倒地，旁边的人叫他，但没有反应，下面的操作哪项是错误的：（　）

A. 首先应拍击患者双肩并大声呼叫患者

B. 同时观察患者有无反应，是否有呼吸或存在不正常的呼吸

C. 有能力的话，再判断患者有没有脉搏　D. 同时呼叫“120”

E. 先立刻去找AED，做好除颤准备

80. 对于心肺复苏操作，表述正确的是：（　）

A. 保持患者当前的体位（姿势），尽量不搬动　B. 按压的位置在胸骨上半部分

C. 使患者仰卧在硬板床或地上

D. 双臂伸直，两个手掌根平放重叠，十指相扣，手指贴在患者胸前皮肤上

E. 按压时，以肩关节为支点

81. 胸外按压使患者胸骨下陷____cm：（　）

A. 1～3　B. 2～4　C. 3～5　D. 5～6　E. 6～7

82. 关于人工呼吸，说法不正确的是：（　）

A. 用压额抬颏法打开患者气道（一只手按住患者的额头，另一只手的食指、中指托起其下巴，使头向后仰）

B. 吹气时间大约为2秒

C. 用大拇指和食指捏紧患者鼻孔，正常吸一口气（不必深吸）再吹气

D. 当看到患者的胸廓（部）隆起时停止吹气，离开患者的口唇，同时松开捏紧患者鼻孔的手指

E. 连续进行2次人工呼吸（通气）

83. 成人心肺复苏时，胸外按压与人工通气的比例是：（　）

A. 15∶1　B. 15∶2　C. 30∶1　D. 30∶2　E. 30∶3

84. 对于胸外按压说法错误的是：（　）

A. 对男性或一些没有乳房下垂的患者，可以用两个乳头连线的中点作为按压位置

B. 女性患者可用剑突上三横指为按压位置　C. 按压位置为胸骨的中下1/3交点处

D. 按压过程中注意观察患者面色　E. 按压后让胸廓充分回弹，减少按压中断

85. 成人心肺复苏时，胸外按压的频率是：（　）

A. 60～80次/min　B. 80～100次/min　C. 90～110次/min　D. 100～120次/min

E. 110～130次/min

86. 对于高质量的心肺复苏的叙述，哪一项是不正确的：（　）

A. 按压深度5～6cm　B. 按压频率110～130次/min　C. 按压后让胸廓充分回弹

D. 减少按压中断　E. 避免过度通气

87. 关于心肺复苏，下列操作不正确的是：（　）

A. 打开患者气道时，如果发现口腔内有异物，例如松动的假牙、血液、痰液等，可以暂时不进行清除

B. 按压时以髋关节为支点，肘关节伸直，利用上半身重量垂直向下压

C. 尽量减少按压中断时间，直到患者恢复呼吸、脉搏，或有专业急救人员到达现场

D. 若施救者不愿对患者进行口对口人工呼吸，可给予患者不间断的持续胸外按压，直到患者恢复呼吸心跳或专业急救人员到达现场

E. 如果附近有AED，可以派人去取得并及时使用

88. 对婴儿进行心肺复苏操作，以下说法错误的是：（　）

A. 轻拍患者足底并呼叫，判断时间为3～5秒

B. 单人进行心肺复苏时，一手固定婴儿头部，一手食指、中指或中指、环指按压；双人进行心肺复苏时，采用两拇指环抱按压

C. 按压的深度为胸廓前、后径的1/2　D. 按压呼吸比单人是30∶2，双人是15∶2

E. 按压频率100～120次/min

89. 关于现场检伤分类，以下说法错误的是：（　）

A. 最先到达现场的医护人员应尽快进行检伤、分类，并由具有一定创伤救治经验的高年资医生最后确定检伤结果

B. 检伤人员到达现场须立刻针对重点患者进行专业救治

C. 伤情检查应认真、迅速，方法应简单、易行

D. 现场检伤、分类的主要目的是救命，重点不是受伤种类和机制，而是创伤危及生命的严重程度和致命性并发症

E. 对危重伤病患者需要在不同的时段由初检人员反复检查、记录并对比前后检查结果

90. 突发事件发生后，最先到达现场的医护人员和救护车发现有大批伤病员，正确的做法是：（　）

A. 专注处置某一名伤病员　B. 首先处理大声喊叫的伤病员

C. 打电话回医院要求增援　D. 迅速开展检伤分类

E. 直接将伤病员送上救护车转送

91. 以下对现场医疗卫生救援及指挥相关内容的叙述，错误的是：（　）

A. 对伤病员进行检伤分类，分别用绿、黄、红、黑四种颜色，对轻、重、危重伤病员和死亡人员做出标志

B. 迅速将伤员转送出危险区，本着“先救命后治伤、先救重后救轻”的原则开展工作

C. 有关卫生行政部门要及时向本级人民政府和突发公共事件应急指挥机构报告相关情况

D. 对有活动性大出血或转运途中有生命危险的急危重症者，应就地先予以抢救、治疗，做必要的处理后再进行监护下转运

E. 认真填写转运卡，提交接纳的医疗机构，并报现场医疗卫生救援指挥部汇总

92. 急救人员到达创伤现场后，首要的任务是：（　）

A. 除去正在威胁患者生命的因素　B. 检伤分类　C. 安全地运送

D. 静脉输液　E. 骨折固定

93. 医用防护口罩一般可以持续应用的时间是：（　）

A. 4～6小时　B. 6～8小时　C. 8～10小时　D. 10～12小时　E. 12～24小时

94. 以下各项中，哪项不是各级医疗急救中心（站）/“120”网络的职责：（　）

A. 24小时值班，随时接受呼救　B. 突发公共卫生事件现场医疗卫生救援

C. 擅自对外公布院前急救相关信息　D. 组织开展急救培训

E. 监管和调度“120”急救车辆

95. 当医护人员手部有伤口，在院前急救出车接触患者血液、体液及污物时，为保证安全，正确的做法是：（　）

A. 戴双层一次性手套　B. 使用手消毒剂　C. 穿防护服　D. 正确洗手

E. 戴保洁用橡胶手套

96. 下列不属于医疗救援物品辅助装备的是：（　）

A. 心电图机　B. X线机　C. 血糖仪　D. 血气分析仪　E. B超仪

97. 下列哪项不是初级清创包的物品：（　）

A. 清创缝合包　B. 气管切开器械包　C. 手术辅助包　D. 换药包

E. 综合急救手术包

98. 缺氧环境一般是指环境中的氧气浓度不足：（　）

A. 12%　B. 14%　C. 16%　D. 18%　E. 21%

99. 下述关于骨折的急救措施中，不正确的是：（　）

A. 首先抢救生命，抢救休克　B. 包扎创口，用绷带压迫包扎止血或用止血带止血

C. 妥善固定　D. 迅速转运　E. 迅速现场行内固定术

第四部分

法 律 法 规 篇

（共155题）

包括

A1型题125题　　X型题30题

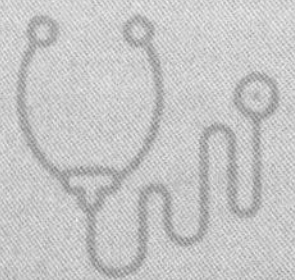

一、A1型题　125题

（单句型最佳选择题。每道试题由1个题干和5个备选答案组成，备选答案中只有1个是最佳选择，称为正确答案，其余4个均为干扰答案。）

1. 国家对传染病防治实行的方针是：（　）

A. 依靠科学　B. 依靠群众　C. 分类管理　D. 防治结合　E. 预防为主

2. 拒绝隔离治疗或者隔离期未满擅自脱离隔离治疗的，可以由____协助医疗机构采取强制隔离治疗措施：（　）

A. 街道办　B. 公安机关　C. 村（居）委　D. 法院　E. 城管部门

3. 需要解除依照规定采取的甲类传染病预防、控制措施的，由国务院卫生行政部门报经____批准后予以公布：（　）

A. 省人民政府　B. 市人民政府　C. 区人民政府　D. 国务院

E. 疾病预防控制机构

4. 国家发展现代医学和中医药等传统医学，支持和鼓励开展传染病防治的科学研究，提高传染病防治的：（　）

A. 医疗救治水平　B. 科学技术水平　C. 监管水平　D. 防治力度

E. 监测力度

5. ____应当指定专门人员负责对医疗机构内传染病预防工作进行指导、考核，开展流行病学调查：（　）

A. 卫生健康主管部门　B. 医疗机构管理部门　C. 卫生健康行政部门

D. 疾病预防控制机构　E. 市、区人民政府

6. 在最新的《中华人民共和国传染病防治法》中，人感染高致病性禽流感属于下列哪一类传染病：（　）

A. 甲类　B. 乙类　C. 丙类　D. 丁类　E. 非法定传染病

7. 下列哪一类传染病属于乙类传染病：（　）

A. 传染性非典型肺炎、鼠疫、脊髓灰质炎　B. 麻疹、流行性出血热、霍乱

C. 传染性非典型肺炎、艾滋病、病毒性肝炎　D. 流行性感冒、麻疹、病毒性肝炎

E. 流行性感冒、麻风病、艾滋病

8. 在最新的《中华人民共和国传染病防治法》中，流行性感冒属于下列哪一类传染病：（　）

A. 甲类　B. 乙类　C. 丙类　D. 丁类　E. 非法定传染病

9. 必须接受疾病预防控制机构、医疗机构有关传染病的调查、检验、样本采集、隔离治疗等预防、控制措施，如实提供有关情况的是：（　）

A. 中华人民共和国居民　B. 中华人民共和国公民

C. 中华人民共和国市民　D. 在中华人民共和国居住人员

E. 在中华人民共和国领域内的一切单位和个人

10. 对传染病的发生、流行，以及影响其发生、流行的因素进行监测的是：（　）

A. 省级疾病预防控制机构　B. 市级疾病预防控制机构

C. 县级疾病预防控制机构　D. 区级疾病预防控制机构

E. 各级疾病预防控制机构

11. 对可能导致甲类传染病传播的，以及国务院卫生行政部门规定的菌种、毒种和传染病监测样本，确需采集、保藏、携带、运输和使用的，须经___以上人民政府卫生行政部门批准：（　）

A. 省级　B. 市级　C. 区级　D. 县级　E. 各级

12. 任何单位和个人发现传染病患者或者疑似传染病患者时，应当及时向___报告：（　）

A. 公安部门　B. 卫生健康主管部门　C. 卫生健康行政部门

D. 附近的疾病预防控制机构或者医疗机构　E. 各级疾病预防控制机构

13. 医疗机构发现甲类传染病时，应当及时采取的措施<u>不包括</u>：（　）

A. 对患者、病原携带者，予以隔离治疗　B. 隔离期限根据医学检查结果确定

C. 对疑似患者，确诊前在指定场所单独隔离治疗

D. 对医疗机构内的患者、病原携带者、疑似患者的密切接触者，在指定场所进行医学观察和采取其他必要的预防措施

E. 立即对医疗机构进行封锁

14. 医疗机构对本单位内被传染病病原体污染的场所、物品以及医疗废物，必须依照法律法规的规定实施____：（　）

A. 病原体检测和消毒　B. 病原体检测和消杀处理　C. 消毒和灭菌

D. 消毒和无害化处置　E. 消毒和销毁

15. 国家开展预防传染病的健康教育，应当无偿开展传染病防治和公共卫生教育公益宣传的部门是：（　）

A. 各级疾病预防控制机构　B. 医疗机构　C. 卫生行政主管部门

D. 各区人民政府　E. 新闻媒体

16. 用于传染病防治的消毒产品、饮用水供水单位供应的饮用水和涉及饮用水卫生安全的产品，应当符合____卫生标准和卫生规范：（　）

A. 各县（区）　B. 各地级市　C. 各省（直辖市）　D. 国家　E. 国际

17. 医疗机构应当实行传染病预检、分诊制度；对传染病患者、疑似传染病患者，应当引导至相对隔离的____进行初诊：（　）

A. 特殊门诊　B. 发热门诊　C. 分诊点　D. 专家诊室　E. 专科门诊

18. 生产用于传染病防治的消毒产品的单位和生产用于传染病防治的消毒产品，应当经____以上人民政府卫生行政部门审批：（　）

A. 中央级　B. 省级　C. 地市级　D. 县级　E. 区级

19. 对乙类传染病中____，采取甲类传染病的预防、控制措施：（　）

A. 传染性非典型肺炎、炭疽中的肺炭疽和艾滋病

B. 传染性非典型肺炎、炭疽中的肺炭疽和流行性出血热

C. 传染性非典型肺炎、炭疽中的肺炭疽和人感染高致病性禽流感

D. 传染性非典型肺炎、炭疽中的肺炭疽和登革热

E. 传染性非典型肺炎、人感染高致病性禽流感和艾滋病

20. 医疗机构发现传染病疫情时，未按照规定对传染病患者、疑似传染病患者提供医疗救护、现场救援、接诊、转诊的，或者拒绝接受转诊的，可做出以下处理，除了：（　）

A. 由县级以上人民政府卫生行政部门责令改正，通报批评，给予警告

B. 构成犯罪的，依法追究刑事责任

C. 由疾病预防控制机构责令改正，通报批评，给予警告

D. 造成传染病传播、流行或者其他严重后果的，对此负有责任的主管人员和其他直接责任人员，依法给予降级、撤职、开除的处分

E. 依法吊销有关责任人员的执业证书

21. 医源性感染是指在____中，因____传播引起的感染：（　）

A. 医学领域　病原体　B. 医学领域　细菌　C. 医学服务　病原体

D. 医学服务　病毒　E. 医学服务　细菌

22. 流行病学调查是指对人群中疾病或者健康状况的分布及其决定因素进行调查研究，提出：（　）

A. 传染病防护措施　B. 疾病预防控制措施及保健对策　C. 传染病防控对策

D. 疾病预防和处置措施　E. 疾病防护措施及控制对策

23. 人畜共患传染病是指人与____共同罹患的传染病，如鼠疫、狂犬病、血吸虫病等：（　）

A. 脊椎动物　B. 无脊椎动物　C. 冷血动物　D. 哺乳类动物　E. 低等动物

24. 《中华人民共和国传染病防治法》中提到，对于违反有关规定的，最高可处____以下的罚款：（　）

A. 五千元　B. 一万元　C. 五万元　D. 十万元　E. 二十万元

25. ____应当按照国务院卫生行政部门规定的传染病诊断标准和治疗要求，采取相应措施，提高传染病医疗救治能力：（　）

A. 各地卫生行政部门　B. 疾病预防控制机构　C. 医疗机构　D. 采供血机构

E. 急救中心

26. 在医疗资源短缺的农村地区，可以配备经急救医疗指挥机构培训考核合格的____参与实施院前医疗急救工作：（　）

A. 执业药师　B. 实习医师　C. 执业助理医师　D. 实习护士　E. 实习生

27. “120”急救网络医院应当在急诊科下设立院前急救组，建立专职院前医疗急救队伍，配备经____培训考核合格的由执业医师、执业护士、担架员、驾驶员组成的急救人员，并采取措施鼓励卫生技术人员从事院前医疗急救工作：（　）

A. 市红十字会　B. 社会培训机构　C. 卫生健康行政部门

D. 急救医疗指挥机构　E. 社会团体

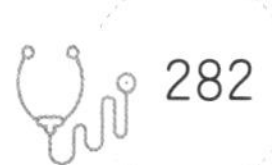

28. 卫生健康行政主管部门、急救医疗指挥机构、红十字会应当依照本市社会急救医疗知识与技能普及培训年度计划，对社会公众开展心肺复苏、____、气道异物梗阻解除手法等内容的急救技能培训：（　）

A. 自动体外除颤器的使用　B. 呼吸机的使用　C. 血糖仪的使用

D. 电子血压计的使用　E. 体温计的使用

29. 建立和执行急救医师、护士、担架员、驾驶员岗前和岗位____，定期开展急救培训和演练：（　）

A. 急救培训计划　B. 应急演练制度　C. 应急培训计划

D. 应急培训和演练计划　E. 培训教育制度

30. 火车站、长途汽车站、客运码头、城市轨道交通站点、机场、高速公路服务区、体育场馆、风景旅游区等场所的管理单位，经营高危险性体育项目的企业，建筑施工单位以及大型工业企业等，应当配备必要的急救器械和药品，在生产经营时间安排____的工作人员或者志愿服务人员在岗，并在院前医疗急救和突发事件中协助开展紧急现场救护：（　）

A. 取得执业医师资格证　B. 经过急救培训　C. 取得初级救护员证

D. 取得中级救护员证　E. 取得高级救护员证

31. 由广州市急救医疗指挥中心、广州市院前急救管理专家委员会编写的教材中，除了《广州市院前急救团队标准化操作流程培训手册》外，还有哪本教材是通过出版社正式出版的：（　）

A. 《广州地区院前急救规范化培训教材》

B. 《广州市院前急救技能师资培训教材》

C. 《广州市院前医疗急救理论考核题库》

D. 《各式担架操作说明》

E. 《广州市院前急救辅助人员理论考核题库》

32. 由广州市急救医疗指挥中心、广州市院前急救管理专家委员会编写，广东科技出版社于2018年出版的《广州市院前急救团队标准化操作流程培训手册》把院前急救团队出诊操作流程分成____个阶段进行叙述：（　）

A. 十二　B. 十三　C. 十四　D. 十五　E. 十六

33. 按照《中华人民共和国网络安全法》有关规定，以下做法正确的是：（　）

A. 为方便自己执行“120”院前急救任务、抢救患者，通过微信、QQ等软件用文字、语音、图片等方式在内部传递任务信息或患者信息

B. 直接让网络安全检查工作人员对“120”院前急救电脑数据和相关软件进行备份和检查操作

C. 为方便患者提取自己的院前急救信息，直接让患者对“120”系统进行拍照或录像

D. 为保护网络和数据安全，不使用“自动登录”或“记住密码”功能登录“120”相关软件和管理系统

E. 出车任务单、病历单在打印和完成使用需求后，按照普通文件废纸进行废弃处理

34. 关于“120”院前急救电脑和软件的日常使用管理，以下做法正确的是：（　）

A. 为方便非“120”院前急救业务的开展，在“120”院前急救电脑上安装、使用本院的医院管理信息系统、医学影像管理系统等相关软件

B. 在“120”院前急救电脑、救护车上安装录屏、摄像等相关数据采集工具，拷贝相关硬盘数据资料作为课题研究数据来源

C. 为快速操作“120”院前急救电脑和相关软件，不设置开机密码或者系统账号登录密码

D. “120”院前急救电脑或相关软件出现一般故障时，通过拨打“120”向急救医疗指挥中心咨询或反馈

E. 以上均不正确

35. 网络医院出车必须使用统一安装了车载信息终端的救护车，出车人员应在____打开车载终端及通信设备，保持与“120”的联系：（　）

A. 立即　B. 1分钟内　C. 3分钟内　D. 5分钟内　E. 10分钟内

36. 救护车出车，当发现本次任务的实际出车时间已经超过规定时限时，正确的出车时间填报方式是：（　）

A. 按照实际出车时刻如实填报　B. 直接修改出车时刻至规定时限内

C. 不填写出车时刻

D. 为避免超时，下次出车时提前在车载终端上点击“出车”按钮

E. 拨打“120”电话让调度员修改出车时刻

37. 填写完成并提交院前病历后，发现需要修改病历内容时，正确的申请病历修改方式是：（　）

A. 拨打“120”电话让调度员修改　B. 在管理系统中申请退回修改

C. 不修改，任其错误　D. 不提交病历　E. 删除错误病历

38. 医师资格考试分为执业医师资格考试和执业助理医师资格考试。医师资格考试由____组织实施。（　）

A. 县级以上人民政府卫生健康主管部门　B. 市级以上人民政府卫生健康主管部门

C. 省级以上人民政府卫生健康主管部门　D. 国务院卫生健康主管部门

E. 各级人民政府卫生健康主管部门均可

39. 取得医师资格的，可以向所在地县级以上地方人民政府卫生健康主管部门申请注册。除有《中华人民共和国执业医师法》规定不予注册的情形外，卫生健康主管部门应当自受理申请之日起____内准予注册，将注册信息录入国家信息平台，并发给医师执业证书。（　）

A. 二十个工作日　B. 二十日　C. 十五个工作日　D. 十五日　E. 十个工作日

40. 未注册取得医师执业证书的职业范围是：（　）

A. 在上级医师的指导下可以从事医师执业活动　B. 可以在保健机构从事医师执业活动

C. 可以在预防机构从事医师执业活动　D. 可以在药店从事医师执业活动

E. 不得从事医师执业活动

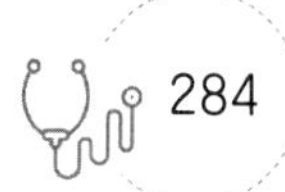

41. 医师经注册后，（　）

A. 可以在医疗卫生机构中按照注册的执业地点、执业类别执业，从事相应的医疗卫生服务

B. 可以在医疗卫生机构中按照注册的执业类别、执业范围执业，从事相应的医疗卫生服务

C. 可以在医疗卫生机构中按照注册的执业地点、执业类别、执业范围执业，从事相应的医疗卫生服务

D. 可以直接到多个医疗卫生机构定期执业

E. 经相关专业培训，可以增加执业范围

42. 医师从事下列活动时，可以不办理相关变更注册手续的是：（　）

A. 到预防机构执业　B. 到保健机构执业

C. 参加规范化培训、进修、对口支援、会诊、突发事件医疗救援、慈善或者其他公益性医疗、义诊

D. 到县级以下医疗卫生机构，包括乡镇卫生院、村卫生室、社区卫生服务中心等，提供医疗卫生服务

E. 到同级别医疗机构执业

43. 中止医师执业活动____或者《中华人民共和国执业医师法》规定不予注册的情形消失，申请重新执业的，应当由县级以上人民政府卫生健康主管部门或者其委托的医疗卫生机构、行业组织考核合格，并依照《中华人民共和国执业医师法》规定重新注册。（　）

A. 六个月以上　B. 一年以上　C. 二年以上　D. 二年半以上　E. 三年以上

44. 医师个体行医应当依法办理审批或者备案手续。执业医师个体行医，须经注册后在医疗卫生机构中执业满____；但是，依照《中华人民共和国执业医师法》第十一条第二款规定，取得中医医师资格的人员，按照考核内容进行执业注册后，即可在注册的执业范围内个体行医。（　）

A. 两年　B. 三年　C. 四年　D. 五年　E. 十年

45. 医师在执业活动中享有下列权利，哪项除外：（　）

A. 在注册的执业范围内，按照有关规范进行医学诊查、疾病调查、医学处置、出具相应的医学证明文件，选择合理的医疗、预防、保健方案

B. 开具职业病医学证明文件

C. 获取劳动报酬，享受国家规定的福利待遇，按照规定参加社会保险并享受相应待遇

D. 获得符合国家规定标准的执业基本条件和职业防护装备

E. 对所在医疗卫生机构和卫生健康主管部门的工作提出意见和建议，依法参与所在机构的民主管理

46. 医师在执业活动中须履行下列义务，哪项除外：（　）

A. 尊重、关心、爱护患者，根据情况采集患者隐私和个人信息

B. 树立敬业精神，恪守职业道德，履行医师职责，尽职尽责救治患者，执行疫情防控等公共卫生措施

C. 遵循临床诊疗指南，遵守临床技术操作规范和医学伦理规范等

D. 努力钻研业务，更新知识，提高医学专业技术能力和水平，提升医疗卫生服务质量

E. 宣传推广与岗位相适应的健康科普知识，对患者及公众进行健康教育和健康指导

47. 国家实行医师定期考核制度，考核周期为____。对具有较长年限执业经历、无不良行为记录的医师，可以简化考核程序。（　）

A. 一年　B. 两年　C. 三年　D. 四年　E. 五年

48. 国家实行医师定期考核制度，对考核不合格的医师，县级以上人民政府卫生健康主管部门应当责令其暂停执业活动____，并接受相关专业培训。暂停执业活动期满，再次进行考核，对考核合格的，允许其继续执业。（　）

A. 一个月　B. 三个月　C. 三个月至六个月　D. 六个月至一年　E. 一年

49. 以下表述正确的是：（　）

A. 在医师资格考试中有违反考试纪律等行为，情节严重的，一年至三年内禁止参加医师资格考试

B. 以不正当手段取得医师资格证书或者医师执业证书的，由发给证书的卫生健康主管部门予以撤销，两年内不受理其相应申请

C. 对考核不合格的医师，县级以上人民政府卫生健康主管部门应当责令其暂停执业活动三个月，并接受相关专业培训。暂停执业活动期满，再次进行考核，对考核合格的，允许其继续执业

D. 伪造、变造、买卖、出租、出借医师执业证书的，吊销医师执业证书

E. 对需要紧急救治的患者，拒绝急救处置，或者由于不负责任而延误诊治的，由县级以上人民政府卫生健康主管部门责令改正，给予警告；情节严重的，责令暂停一年以上执业活动直至吊销医师执业证书

50. 医疗卫生机构应当做到：（　）

A. 为医师提供职业安全和卫生防护用品，并采取有效的卫生防护和医疗保健措施

B. 合理安排工作时间，根据情况落实带薪休假制度

C. 完善安全保卫措施，维护良好的医疗秩序，配合化解医疗纠纷，保障医师执业安全

D. 建立医疗责任保险或医疗风险基金

E. 加强医疗卫生机构及周边治安综合治理，维护医疗卫生机构良好的执业环境，有效防范和依法打击涉医违法犯罪行为，保护医患双方合法权益

51. 以不正当手段取得医师资格证书或者医师执业证书的，由发给证书的卫生健康主管部门予以撤销，____不受理其相应申请。（　）

A. 半年内　B. 一年内　C. 两年内　D. 三年内　E. 四年内

52. 《中华人民共和国医师法》所称医师，是指依法取得医师资格，经注册在医疗卫生机构中执业的专业医务人员，包括：（　）

A. 执业医师和执业助理医师　B. 执业医师　C. 执业助理医师　D. 兽医

E. 执业药师

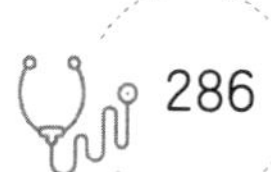

53. 国家建立健全医师医学专业技术职称设置、评定和岗位聘任制度，将____作为重要条件，科学设置有关评定、聘任标准。（　）

A. 专业实践能力　B. 专业实践能力、工作业绩　C. 职业道德、专业实践能力

D. 职业道德、工作业绩　E. 职业道德、专业实践能力和工作业绩

54. 以师承方式学习中医满三年，或者经多年实践医术确有专长的，经____委托的中医药专业组织或者医疗卫生机构考核合格并推荐，可以参加中医医师资格考试。（　）

A. 县级以上人民政府卫生健康主管部门　B. 市级以上人民政府卫生健康主管部门

C. 省级人民政府卫生健康主管部门　D. 国务院卫生健康主管部门

E. 各级人民政府卫生健康主管部门

55. 以师承方式学习中医或者经多年实践，医术确有专长的，由至少____中医医师推荐，经省级人民政府中医药主管部门组织实践技能和效果考核合格后，即可取得中医医师资格及相应的资格证书。（　）

A. 一名　B. 二名　C. 三名　D. 四名　E. 五名

56. 遇有____等严重威胁人民生命健康的突发事件时，县级以上人民政府卫生健康主管部门根据需要组织医师参与卫生应急处置和医疗救治，医师应当服从调遣。（　）

A. 公共卫生事件　B. 自然灾害　C. 事故灾难

D. 自然灾害、事故灾难、公共卫生事件和社会安全事件　E. 社会安全事件

57. 医师在执业活动中，违反《中华人民共和国医师法》的，由县级以上人民政府卫生健康主管部门责令改正，给予警告，没收违法所得，并处一万元以上、三万元以下的罚款；情节严重的，责令暂停六个月以上、一年以下执业活动直至吊销医师执业证书。以下行为，没有违反规定的是：（　）

A. 泄露患者隐私或者个人信息

B. 出具虚假医学证明文件，或者未经亲自诊查、调查，签署诊断、治疗、流行病学等证明文件或者有关出生、死亡等证明文件

C. 隐匿、伪造、篡改或者擅自销毁病历等医学文书及有关资料

D. 未按照规定使用麻醉药品、医疗用毒性药品、精神药品、放射性药品等

E. 在提供医疗卫生服务或者开展医学临床研究中，按照规定履行告知义务或者取得知情同意

58. 院前急救指挥、调度的原则是：（　）

A. 按行政区域调度　B. 统一指挥、调度，快速救治

C. 尊重患者或者其监护人、近亲属意愿　D. 就急、就近　E. 满足专业需要

59. 市民拨打医院急诊科电话，医院收到院前急救呼车信息时，应该：（　）

A. 受理后报告“120”，由“120”急救医疗指挥中心调度派车

B. 安排医院一线救护车立即出诊　C. 安排医院二线救护车出诊

D. 请市民拨打“120”　E. 先安排出车，后报告“120”急救医疗指挥中心

60. “120”急救网络医院、区域急救医疗中心或者急救医疗指挥机构直属急救站应当在接到急救医疗指挥机构的调度指令后____内派出“120”急救车辆及急救人员：（ ）

A. 1分钟 B. 3分钟 C. 4分钟 D. 白天3分钟，晚上5分钟

E. 白天4分钟，晚上5分钟

61. 急救人员在途中遇到车辆故障、交通拥堵等情况，预计在接到调度指令后____内不能到达急救现场的，应当立即向急救医疗指挥机构报告，并向呼救人员说明情况：（ ）

A. 10分钟 B. 15分钟 C. 20分钟 D. 25分钟 E. 30分钟

62. 急救站或出车救护车接到来自非“120”急救医疗指挥中心取消出车的信息时，恰当的处置方法是：（ ）

A. 取消任务返回医院待命 B. 致电呼车联系人，确认不需要救护车后返回医院

C. 继续前往执行任务

D. 向“120”急救医疗指挥中心报告，等待“120”急救医疗指挥中心指令

E. 向“120”急救医疗指挥中心报告后，取消任务返回医院待命

63. 以下说法<u>不正确</u>的是：（ ）

A. 急救医疗指挥机构应在呼救信息接听完毕后1分钟内向“120”急救网络医院、区域急救医疗中心或者急救医疗指挥机构直属急救站发出调度指令

B. 指挥调度人员应当熟悉急救医疗知识和社会急救医疗网络的基本情况，具备专业的指挥、调度能力和水平

C. “120”急救网络医院应建立专职院前医疗急救队伍，配备经急救医疗指挥机构培训考核合格的由医师、护士、担架员、驾驶员组成的急救人员队伍

D. “120”急救网络医院、区域急救医疗中心和急救医疗指挥机构直属急救站应当服从急救医疗指挥机构的指挥、调度，完成院前医疗急救任务

E. 急救医疗指挥分中心负责辖区内院前医疗急救的组织、指挥、调度工作，但需要接受市急救医疗指挥中心的统一指挥、调度和业务指导

64. “120”急救网络医院在执行院前急救任务时，以下操作<u>不正确</u>的是：（ ）

A. 详细核对急救派车单内容，明确呼救地点、原因等信息，打印派车单，无电脑终端或终端故障时要做好出车信息记录

B. 主动与呼救者联系，了解现场伤病员情况，做好急救指导工作

C. 怀疑有刑事案件、安全隐患、施救受阻等异常情况时，立即向“110”报告并等待公安人员到场即可

D. 遇突发事件，应尽快了解事件性质、人员伤亡等情况，立即向“120”报告，请求增援，同时根据人员伤亡情况，开展检伤分类和救治

E. 如伤病员转送到其他医院，按《广州市“120”院前急救患者交接规定》做好交接工作。未与接收医院医护人员做好交接之前，不可中断救治

65. “120”急救网络医院（急救站）在接到“120”任务后，因各种情况不能及时出车时，应该进行的操作是：（　）

A. 立即向科室负责人报告、请示　B. 立即向“120”急救医疗指挥中心报告

C. 先由医院协调解决，不能解决时再向“120”急救医疗指挥中心报告

D. 与患方联系，告知出车困难，建议其自行送院　E. 转交任务给其他医院代为出车

66. 关于院前患者转诊工作，以下表述不正确的是：（　）

A. 医疗机构收到接收患者的指令后，应做好准备，及时办理交接手续，积极开展救治，原则上不得拒绝收治患者

B. 如果患者病情危重或患者身份特殊需要直接送达接收医院的其他科室时，可由接收医院急诊科详细告知出车医院转送路径，由出车医院直接送达相应科室

C. 出车急救人员应向接收医院的医务人员详细交代患者病情、处理情况，提供患者病情记录单、转送知情同意书等有关文书，并在交接记录上签名

D. 接收医院医务人员认真查阅患者病情记录等资料，共同做好查对工作，在交接班记录单上签名确认后，出车医院医务人员才可离去

E. 在接收医院急救设备未就绪前，出车医院不能因为交接直接撤离相关设备、设施

67. 关于院前急救出车，以下表述正确的是（　）

A. 救护车从停车位置开动到急诊科接出诊人员，此时间节点为出车时刻

B. 出诊医务人员已上车做好出诊准备，救护车开出并离开医院，此时间节点为出车时刻

C. 遇突发事件，现场伤病员较多时，应联系医院，派出二线车辆前往支援

D. 一线救护车待命期间，发现车辆故障等原因不能执行任务时，可以向“120”急救医疗指挥中心报停（暂停接收新任务），进行车辆维修等操作

E. 遇精神病患者呼车时，告知患方，“120”急救网络医院不负责精神病患者的处置，请其联系社区、“110”或精神病专科医院

68. 护士执业，应当经执业注册取得护士执业证，关于执业护士应具备的注册条件，以下错误的是：（　）

A. 在中等职业学校完成全日制2年以上的临床护理专业课程学习，在综合医院完成8个月以上护理临床实习

B. 国家卫生健康委员会组织的护士执业资格考试合格

C. 护士执业注册申请，应当自通过护士执业资格考试之日起3年内提出

D. 申请护士执业注册的，应当向拟执业地省、自治区、直辖市人民政府卫生主管部门提出申请

E. 护士执业注册有效期届满需要继续执业的，应当在护士执业注册有效期届满前30日向执业地省、自治区、直辖市人民政府卫生主管部门申请延续注册

69. 2022年6月，广州市急救医疗指挥中心组织对“120”急救网络医院进行院前急救检查，其中模拟院前急救出车检查了某医院急诊科出车李护士的执业资格情况，以下属于直接

违反《护士条例》规定，不允许执业的情况是：（　）

A. 李护士毕业于某医科大学护理学院，具有3年全日制大专学历

B. 李护士的护士执业证最近一次的注册日期是2016年4月

C. 李护士于2021年脱产参加某大型综合医院举办的为期3个月的专科护士培训

D. 李护士于2021年被安排到发热门诊支援护理工作

E. 李护士在抢救危重症患者中，进行了气管插管操作

70. 以下属于违法行为的是：（　）

A. 在抢救一名脑卒中患者时，家属不满护士为患者进行气管插管而殴打护士

B. 因接诊医生繁忙，护士向咨询患者病情的家属回答、解释病症产生的原因

C. 护士亲自护送危重症患者外出检查　D. 护士经常到病房与患者深入交流

E. 护士协助医生整理病历资料

71. 日常诊疗工作中，常出现侵犯护士人格、威胁人身安全的行为，以下哪种做法是正确的：（　）

A. 某日在医院急诊科，患者家属因候诊时间太长，将不满情绪直接向接诊护士发泄，辱骂接诊护士，护士“以牙还牙”，大声责骂患者家属

B. 某日，一名醉酒者因摔伤被送至急诊科，伤者右上肢明显畸形，在急诊室，醉酒者大吵大闹，辱骂、挑衅医护人员，护士见状，在未为其进行检查和治疗的情况下，先报警处理

C. 某日，一名醉酒者因摔伤被送至急诊科，伤者右上肢明显畸形，在急诊室，醉酒者大吵大闹，辱骂、挑衅医护人员，见此状况，护士请来医院保安，并与保安一起将醉酒者捆绑、固定在抢救床上，接着为其进行相应的检查和治疗

D. 某日在医院急诊科输液室，李护士为发热患儿输液，家属不满护士反复静脉穿刺不成功，打了李护士一巴掌，同班的王护士见状挥手打了患儿家属一拳

E. 某日，一名醉酒者被朋友送至医院急诊科，醉酒者非但不配合接受诊查，还砸烂了接诊台的文件盒，并威胁医护人员。值班护士见状，通知医院保安，与保安一起将醉酒者护送到医院门口，避免其影响急诊科的正常工作

72. 以下说法正确的是：（　）

A. 护士执业证注册有效期为3年　B. 护士执业证注册有效期为5年

C. 护士执业证注册有效期为2年　D. 护士执业证注册有效期为6年

E. 护士执业证注册有效期为4年

73. 以下说法错误的是：（　）

A. 申请护士执业注册的，应当向拟执业地省、自治区、直辖市人民政府卫生主管部门提出申请

B. 卫生主管部门收到执业护士注册申请的，应当自收到申请之日起20个工作日内作出决定，对具备本条例规定条件的，准予注册，并发给护士执业证书

C. 卫生主管部门收到执业护士注册申请的，应当自收到申请之日起20个工作日内作出

决定，对不具备本条例规定条件的，不予注册，并书面说明理由

D. 护士执业注册申请，应当自通过护士执业资格考试之日起3年内提出；逾期提出申请的，必须再次参加国务院卫生主管部门组织的护士执业资格考试

E. 护士执业资格考试办法由国务院卫生主管部门会同国务院人事部门制定

74. 以下说法正确的是：（　）

A. 医疗机构任何情况下不得克扣护士工资，但可以降低护士福利待遇

B. 结核病专科医院的护士，在临床护理工作中被感染，罹患肺结核，医院应给予积极治疗，并对该护士做好关心关爱的工作，但不需要对其做出赔偿处理

C. 传染病医院应为重症监护室的护士提供健康监护

D. 未具备副高及以上专业技术职称的护士，不可加入行业协会和专业学术团体

E. 护士须服从卫生主管部门对临床护理管理的规定，不应提出意见

75. 护士应爱护患者，保护患者的隐私，以下<u>不属于</u>违法行为的是：（　）

A. 护士小美，工作积极，对患者态度热情，深得患者王女士信任，一次交谈中，王女士向小美吐露一些私人的信息，后小美在与同事、患者的交流中不经意地将信息传播出去，王女士获悉后非常不满

B. 护士帮助患者整理住院期间的私人物品

C. 急诊科接诊了一名性病患者，护士在就诊的患者中公开此信息

D. 未经患者本人同意，护士将其病历资料交给其他患者阅览

E. 因某病例具有典型性，护士将该病历信息张贴在网站上

76. 以下属于违法行为的是：（　）

A. 传染病暴发流行时，医院安排消化科王护士支援发热门诊的工作，王护士以不是传染科护士为理由，拒绝服从医院的安排

B. 某市传染病暴发流行，“120”急救网络某医院急诊科王护士向医院提出支援疫区的申请

C. 传染病暴发流行时，院前传染病患者转运任务繁重，内分泌科王护士申请前往急诊科支援护理工作

D. 传染病暴发流行时，急诊科李护士值班期间一直穿防护服

E. 急诊科王护士在护理操作结束后没有洗手

77. 以下哪项说法是<u>错误</u>的：（　）

A. 医疗卫生机构不得允许未取得护士执业证书的人员在本机构从事诊疗技术规范规定的护理活动

B. 医疗卫生机构不得允许执业地点不在该机构的护士在本机构从事诊疗技术规范规定的护理活动

C. 医疗卫生机构不得聘用护士执业注册有效期届满且未延续执业注册的护士

D. 在教学、综合医院进行护理临床实习的人员，应当在护士指导下开展有关工作

E. 在综合医院进行护理临床实习的人员，可以安排其单独从事临床护理工作

78. 关于护士执业注册，以下说法错误的是：（　）

A. 申请护士执业注册的，应当向拟执业地省、自治区、直辖市人民政府卫生主管部门提出申请

B. 申请护士执业注册的，应当向其户籍所在地省、自治区、直辖市人民政府卫生主管部门提出申请

C. 护士在其执业注册有效期内变更执业地点的，应当向拟执业地省、自治区、直辖市人民政府卫生主管部门报告

D. 收到护士执业地点变更报告的卫生主管部门应当自收到报告之日起7个工作日内为其办理变更手续

E. 护士跨省、自治区、直辖市变更执业地点的，收到护士执业地点变更报告的卫生主管部门还应当向其原执业地省、自治区、直辖市人民政府卫生主管部门通报

79. 关于卫生行政主管部门对护士的管理，以下说法错误的是：（　）

A. 县卫生健康局应当建立本行政区域的护士执业良好记录和不良记录，并将该记录记入护士执业信息系统

B. 地级以上市卫生健康局应当建立本行政区域的护士执业良好记录和不良记录，并将该记录记入护士执业信息系统

C. 省卫生健康委建立本省区域内护士执业良好记录和不良记录，并将该记录录入护士执业信息系统

D. 护士执业良好记录包括护士受到的表彰、奖励及完成政府指令性任务的情况等内容

E. 护士执业良好记录和不良记录，只由所在医疗机构护理部做好即可，以作为评优评先的依据

80. 以下不属于护士不良行为的是：（　）

A. 护士淡妆上岗　　B. 错漏重要治疗1次或一般性治疗超过3天

C. 错用、漏用毒、麻、限、剧药及特殊治疗用药

D. 将激素、抗生素、特效药、时间药的应用提前或推后2小时以上

E. 将易过敏药物，错注入或未按规定做过敏试验即给药

81. 以下记录，属于护士不良行为的是：（　）

A. 给急诊患者输液治疗，护士配药前查对患者的姓名和药物的名称、浓度、剂量、用法、用药时间、有效期

B. 静脉穿刺前，护士查对患者的姓名和药物的名称、浓度、剂量、用法

C. 静脉穿刺成功后，护士查对患者的姓名和药物的名称、浓度、剂量、用法

D. 急诊室护士输液，药品查对的内容包括：有效期、配伍禁忌、液体有无变质和浑浊、安瓿有无破损、瓶盖有无松动

E. 急诊室护士输液，输错患者

82. 以下哪一项不是护士的权利：（　）

A. 护士享有参加社会保险的权利　　B. 护士应获得医疗保健服务

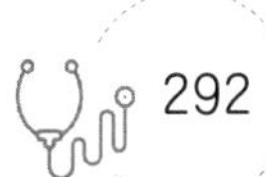

C. 护士患职业病时，应获得赔偿　D. 护士有权加入专业学术团体

E. 在应急状态下，急诊科护士未经医嘱使用镇痛药

83. 以下行为不恰当的是：（　）

A. 护士查阅患者病历　B. 护士参与医生组织的病例讨论

C. 护理查房中，护士询问患者病史　D. 急诊科护士参与急诊科主任大查房

E. 急诊科护士将急诊科主任查房的信息向留观患者公开

84. 关于护士在职业活动中，有义务在紧急情况下为抢救垂危患者生命，先行实施必要的紧急救护，以下行为错误的是：（　）

A. 急诊科接到一名消化道大出血的患者，接诊护士立即通知内科值班医生

B. 急诊科接到一名消化道大出血的患者，护士立即让患者平躺，采取头低脚高位，并让患者将头部偏向一侧

C. 急诊科接到一名消化道大出血的患者，护士立即报告医生，征得医生口头同意后，用右旋糖酐建立静脉通道

D. 急诊科接到一名消化道大出血的患者，实施抢救措施后给予患者口腔清洗，避免患者呕血后口腔残留细菌引起口腔感染

E. 急诊科接到一名消化道大出血的患者，在为其实施抢救措施后，护士给患者喝温开水

85. 关于护士培训的权利和义务，以下说法错误的是：（　）

A. 护士有权发明护理新技术　B. 护士有权接受专科护理培训

C. 急诊科可以根据岗位设置需要，制订护士年度计划，安排部分护士前往重症监护室学习培训

D. 急诊科可以根据岗位设置需要，制订护士年度计划，安排部分护士前往儿科学习培训

E. 护理部不可以安排急诊科护士参加妇产科护理知识的培训

86. 关于医疗机构护理管理，以下做法错误的是：（　）

A. 医疗机构配备兼职护理管理人员

B. 医疗机构建立护士岗位责任制

C. 某医院护理部接到患者对急诊科王护士的投诉后，立即展开调查

D. 某医院护理部接到患者对急诊科王护士的投诉后，护理部将调查结果告知投诉人

E. 某医院护理部接到患者对急诊科王护士的投诉后，立即对王护士作出“停职检查”的处理

87. 关于护士履行职责的行为，以下行为违法的是：（　）

A. 护士发现患者病情危急后，未立即通知医生处理

B. 护士在执行医嘱时发现用药量是常规用量的2倍，立即报告开具医嘱的医生

C. 某居民区出现大面积塌方，某医院接到大批伤病员，护理部紧急安排骨科护士支援急诊科工作

D. 护士发现出院患者的病历遗留在病房，立即取回病历并放护理站进行保管

E. 留观患者离院，护士向患者做好健康指导工作

88. 临床护理工作中，以下哪些行为是正确的：（　）

A. 抢救患者时，执行口头医嘱，但用药剂量错误

B. 按医嘱输液，在液体中加药4支，但掰开了8支

C. 给患者使用过期药品

D. 交班清点物品时，在交接班本上签字，但并未清点物品

E. 输液前用盐水冲洗静脉留置针

89. 社会急救医疗属于：（　）

A. 政府主导的健康保障行为　B. 政府主导的公益事业

C. 政府主导的非营利性行为　D. 政府主导的营利性行为

E. 政府主导的慈善事业

90. 以下哪项<u>不是</u>“120”急救网络医院应当履行的职责：（　）

A. 做好院前医疗急救信息的登记、汇总、统计、保存和报告

B. 实行24小时应诊制　C. 执行急救医疗操作规范

D. 对急救医疗药品、器械、急救设备和医务人员等进行日常管理

E. 对院前急救患者进行回访

91. 新《广州市社会急救医疗管理条例》规定，在医疗资源短缺的农村地区，可以解决医生缺乏问题的方法是：（　）

A. 院前急救病例稀少时，从中心城区调度急救资源实施院前急救

B. 由大型医疗机构派出医务人员轮转并支援村卫生站

C. 让经急救医疗指挥机构培训考核合格的执业助理医师参与实施院前医疗急救工作

D. 布局二级以上医疗机构，配备符合资质的医生

E. 让经院前急救培训合格的医学生、医疗志愿者进驻村卫生站并临时承担院前急救工作

92. 以下说法正确的是：（　）

A. 院前急救以“满足患者意愿”为原则

B. 院前医疗急救遵循“统一指挥调度、快速救治”的原则

C. 院前急救根据患者病情程度，应调度具有相应能力水平的医疗机构出车

D. 日常院前急救，可以使用已经安装警灯和警报器，但没有喷涂统一急救标识的救护车出车

E. 急诊科人员紧缺的情况下，没有接受院前急救规范化培训，但具有医师/护士执业证的医护人员，可以执行院前急救任务

93. 以下<u>不属于</u>“120”急救医疗指挥中心职责的是：（　）

A. 负责监管和调配“120”急救车辆　B. 对院前医疗急救网络进行管理

C. 组织培训和考核指挥调度人员、急救人员　D. 实行24小时值班制度，随时接受呼救

E. 独立负责对外公布急救相关信息

94. 以下属于“120”急救医疗指挥中心职责的是：（　）

A. 协助政府有关部门开展重大社会活动的急救医疗保障及突发事件紧急医学救援工作

B. 负责对社会急救车辆的监管　C. 负责全市院前急救行为的管理

D. 建立公众急救培训体系　E. 制订并公布自动体外除颤器的配置规划和配置规范

95. 院前急救人员到达现场后，以下行为错误的是：（　）

A. 判断并确保施救环境安全

B. 按照急救医疗操作规范立即对患者进行救治

C. 现场患者或者其监护人、近亲属应当协助急救人员做好相关工作

D. 现场患者没有近亲属的，先报告“120”通知公安人员，再实施紧急救治

E. 急救人员无法进入现场开展急救的，应当请求公安机关或者消防救援等部门的协助

96. 患者经急救人员现场处置后需要送至医疗机构救治，以下做法正确的是：（　）

A. 急救人员应当遵循“就近、就急、满足专业需要”的原则，将患者转运至医疗机构及时救治

B. 将患者转运至就近的大型综合医院及时救治

C. 以患者为中心，以“满足患者及其近亲属意愿”为原则，将患者转运至医疗机构及时救治

D. 按“谁出车、谁接回”的原则，将患者转运至出车医疗机构及时救治

E. 按“首诊负责制”原则，由出车医生决定，将患者转运至出车医疗机构及时救治

97. 下列说法错误的是：（　）

A. 院前急救人员在到达现场前及时与呼救人员取得联系，给予必要的急救指导

B. 急救人员在途中遇到车辆故障、交通拥堵等情况，预计在接到调度指令后15分钟内不能到达急救现场的，应当立即向急救医疗指挥机构报告，并向呼救人员说明情况

C. 急救人员到达现场后，按照急救医疗操作规范立即对患者进行救治

D. 现场工作人员应当在职责范围内，采取措施保障施救环境安全，并为现场急救活动提供协助、便利

E. 急救医疗指挥机构无法确认患者地址或者急救人员无法进入现场开展急救的，先请示其医院值班领导提供协助

98. 患者经现场处置后需要转运至医疗机构救治，以下处置错误的是：（　）

A. 急救人员应当立即通知医疗机构做好救治准备

B. 患者及其监护人、近亲属选择送往其他医疗机构的，急救人员应当立即向急救医疗指挥机构报告

C. 急救医疗指挥机构接到报告后，应当及时联系医疗机构做好救治准备

D. 患者被送至医疗机构后，急救人员应当及时与医疗机构办理交接手续

E. 医疗机构拒绝接收患者的，急救人员立即报告“120”，由“120”协调送往其他医院

99. 急救人员在现场救治过程中发现疑似传染病患者需要特殊防护，以下行为正确的是：（　）

A. 立即向急救指挥机构报告，并将患者送往指定医院

B. 先请示医院值班领导，由值班领导决定是否送往医院

C. 无须向急救指挥机构报告，直接将患者送往指定医院

D. 按“就近、就急”的原则，将患者送往离事发地点最近的医院

E. 向卫生健康行政主管部门报告，由其决定送往指定医院

100. 以下哪项不是《广州市社会急救医疗管理条例》规定卫生健康行政主管部门应当履行的职责：（　）

A. 对急救医疗指挥机构进行监督、检查，每年定期组织对“120”急救网络医院的考核，并向社会公布考核结果；对考核不合格的，责令限期整改

B. 每年定期组织对区域急救医疗中心、急救医疗指挥机构直属急救站的考核

C. 向社会公布急救医疗监督电话，接受举报和投诉，对被举报、投诉的行为依法进行处理

D. 建立公众急救培训体系，市卫生健康行政主管部门应当制订培训计划

E. 统一指挥、调度“120”急救网络医院救护车

101. 以下说法错误的是：（　）

A. “120”急救车辆依法使用警报器、标志灯具

B. “120”急救车辆执行院前急救任务时，可以使用公交专用车道、消防车通道、应急车道

C. “120”急救车辆执行院前急救任务时，在确保安全的前提下，不受行驶路线、行驶方向、行驶速度和交通信号灯的限制

D. “120”急救车辆执行院前急救任务时，可以在禁停区域或者路段临时停车

E. “120”急救车辆在付费停车场停车时，应当按规定交付停车费

102. 《国家突发公共卫生事件应急预案》规定，在____统一领导下，负责组织、协调全国突发公共卫生事件应急处理工作。（　）

A. 国家卫生健康委员会　B. 所在区域省（直辖市）卫生健康委员会　C. 国务院

D. 所在区域省委办公室　E. 所在地市市委办公室

103. 《国家突发公共事件医疗卫生救援应急预案》的编制目的不包括以下选项中的：（　）

A. 保障突发公共事件发生后，各项医疗卫生救援工作迅速、高效、有序地进行

B. 提高医师的职业道德和业务素质，保障医师的合法权益

C. 保障人民群众身体健康和生命安全

D. 提高卫生部门应对各类突发公共事件的应急反应能力和医疗卫生救援水平

E. 最大程度地减少人员伤亡和健康危害

104. 按照医疗卫生紧急救援分级要求，一次事件伤亡30人以上、49人以下，死亡和危重病例超过3例的突发公共事件属于___级别的卫生紧急救援事件。（　）

A. 观察事件　B. 一般事件　C. 较大事件　D. 重大事件　E. 特别重大事件

105. 突发公共卫生事件责任报告人是：（　）

A. 医疗机构的工作人员　B. 企业的负责人　C. 学校的工作人员

D. 新闻单位的负责人　E. 领导指定人员

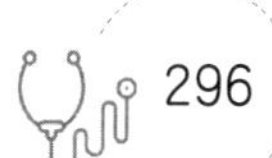

106. 《中华人民共和国突发事件应对法》第十一条规定："有关人民政府及其部门采取的应对突发事件的措施，应当与突发事件可能造成的社会危害的性质、程度和范围相适应；有多种措施可供选择的，应当选择有利于最大程度地保护公民、法人和其他组织权益的措施。"这一规定体现的原则是：（ ）

A. 信息公开原则 B. 社会动员原则 C. 预防与应急结合原则

D. 比例原则 E. 法治原则

107. 在突发公共卫生事件现场分区，冷区相对应的颜色警示为：（ ）

A. 红色 B. 黄色 C. 绿色 D. 白色 E. 蓝色

108. 突发公共卫生事件根据事件性质、危害程度、涉及范围，划分等级为：（ ）

A. 一级 B. 二级 C. 三级 D. 四级 E. 五级

109. 因传染病传播、流行或者对社会公众健康造成其他严重危害后果，构成犯罪的处理是：（ ）

A. 通报批评 B. 降职 C. 停职 D. 撤职 E. 依法追究刑事责任

110. 下列关于突发公共卫生事件报告组织机构职责的说法，不正确的是：（ ）

A. 卫生行政部门应指定专门机构负责突发公共卫生事件相关信息报告系统的技术管理、网络系统维护和网络人员的指导、培训

B. 疾控中心负责对报告的所有突发公共卫生事件进行核实、确认和分级

C. 疾病预防控制中心、职业病预防控制机构或其他专业防治机构均要负责各自职责范围内的各类突发公共卫生事件相关信息的业务管理工作、网络直报和审核工作

D. 各级各类医疗卫生机构负责报告发现的突发公共卫生事件相关信息

E. 疾病预防控制中心、职业病预防控制机构或其他专业防治机构均要接受公众对突发公共卫生事件的举报、咨询和监督，负责收集、核实、分析辖区内来源于其他渠道的突发公共卫生事件相关信息

111. 下列关于突发公共卫生事件的做法，正确的是：（ ）

A. 突发公共卫生事件报告要等流行病学调查结束，实验室检查结果出来，明确原因后才上报

B. 突发公共卫生事件报告的病例数，领导说多少就是多少

C. 突发公共卫生事件报告网络要有专人管理，每日查看

D. 突发公共卫生事件一旦网络报告，国家卫生健康委员会和疾控中心都可以看到，能不报就不报

E. 突发公共卫生事件报告主体是疾控中心，事件报告不需要通过卫生行政部门，疾控中心想怎么报就怎么报

112. 医院发现突发公共卫生事件，应在____小时内向所在地区县（区）级人民政府的卫生行政部门报告：（ ）

A. 2 B. 6 C. 12 D. 18 E. 24

113. **国务院有关部门根据各自的职责和国务院相关应急预案，制定国家突发事件____应急预案。（　）**

A. 总体　B. 部门　C. 专项　D. 单项　E. 临时

114. **构成突发事件的首要特征应是：（　）**

A. 突发性　B. 危险性　C. 紧迫性　D. 社会严重性　E. 不确定性

115. **“灾害”的定义为：（　）**

A. 人为因素造成的交通事故、意外中毒、火灾、毒气或核泄漏、工农业生产的重大事故等

B. 任何能引起设施破坏、经济严重损失、人员伤亡、人的健康状况及社会卫生服务条件恶化的事件，当其破坏力超过了所发生地区的承受程度而不得不向该地区以外的地区求援时，就可以认为灾害发生了

C. 提高抗灾能力的人类活动

D. 一些相同或不同类型的原因常常接踵而至或是相伴发生，形成灾害现象

E. 由自然力（自然变异）造成的灾害，是指发生在地球表层系统中、能造成人们生命和财产损失的自然事件

116. **在突发公共卫生事件应急救援中，不属于医院职责的是：（　）**

A. 突发公共卫生事件相关信息的报告

B. 配合进行流行病学调查和检测样本的采集

C. 伤病员的现场抢救、运送、诊断、治疗和院内感染的控制

D. 本单位医务人员应急救援技能的培训与演练

E. 突发公共卫生事件的监测和报告

117. **在应急响应过程中，为消除、减少事故危害，防止事故扩大或恶化，最大限度地降低事故造成的损失或危害而采取的救援措施或行动称为：（　）**

A. 应急预案　B. 应急保障　C. 应急救援　D. 应急转运　E. 应急恢复

118. **全国突发公共卫生事件应急预案应由哪个部门制定与批准？（　）**

A. 省级以上卫生行政部门　B. 国家卫生健康委员会制定发布　C. 国务院

D. 国务院有关部门　E. 国家卫生健康委员会制定，国务院批准

119. **突发公共卫生事件应急处理要采取____的方式，以有效措施控制事态发展。（　）**

A. 边指挥，边核实，边调查，边处理

B. 边指挥，边核实，边调查，边抢救

C. 边指挥，边核实，边调查，边抢救，边处理

D. 边调查，边处理，边抢救，边核实

E. 边指挥，边核实，边调查，边抢救，边处理，边报告

120. **关于突发公共事件现场个人防护原则，阐述错误的是：（　）**

A. 必须选择防护性能与危害水平相当的防护设备

B. 所有参加援救的人员应在充分防护的前提下开展救援工作

C. 正确选择和使用个人防护装置可以保证参加援救的人员的安全

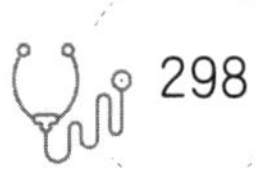

D. 个体防护装备的使用必须经过现场风险评价

E. 从事现场工作的人员必须经过系统的个体防护培训和定期演练

121. 广州市第十六届人民代表大会常务委员会第五次会议于2022年8月19日通过的《广州市社会急救医疗管理条例》，业经广东省第十三届人民代表大会常务委员会第四十七次会议于2022年11月30日批准，现予公布，自____起施行。( )

A. 2022年8月19日　B. 2022年11月30日　C. 2023年1月1日

D. 2023年5月1日　E. 2023年6月1日

122. 按照广东省第十三届人民代表大会常务委员会第四十七次会议批准的《广州市社会急救医疗管理条例》规定，“120”急救网络医院、区域急救医疗中心或者急救医疗指挥机构直属急救站应当在接到急救医疗指挥机构的调度指令后____分钟内派出“120”急救车辆及急救人员。( )

A. 1　B. 2　C. 3　D. 4　E. 5

123. “120”急救网络医院应当在急诊科下设立院前急救组，建立专职院前医疗急救队伍。院前医疗急救队伍人员组成包括：( )

A. 执业医生、护工、担架员、驾驶员　B. 执业医生、执业护士、保洁员、驾驶员

C. 执业医生、保洁员、担架员、驾驶员　D. 执业医生、执业护士、担架员、驾驶员

E. 执业医生、执业护士、保洁员、担架员

124. 在接到急救医疗指挥机构的调度指令后，急救人员应当尽快到达急救现场。以下做法正确的是：( )

A. 为节省时间，院前医疗急救队伍人员未全部上车，可以先开出“120”急救车快速赶赴急救现场

B. 急救人员在途中遇到车辆故障、交通拥堵等情况，不必报告，直接请求公安机关交通管理部门的帮助

C. 预计在接到调度指令后30分钟内不能到达急救现场的，应当立即向急救医疗指挥机构报告

D. 在到达现场前及时与呼救人员取得联系，给予必要的急救指导

E. “120”急救车辆可以左右穿梭，不受行驶路线、行驶方向、行驶速度和交通信号灯的限制

125. 以下说法正确的是：( )

A. “120”救护车应当按照规定安装、使用统一的警示灯具、报警器和急救医疗标志

B. “120”急救网络医院不用定期对车辆及其急救医疗器械、设备进行维护、保养、清洁和消毒

C. “120”急救网络医院可以动用“120”救护车执行非“120”急救任务

D. “120”急救网络医院可以使用“120”救护车对法律法规没有规定的非急救患者进行转院、转送

E. “120”急救网络医院配置1辆符合标准的救护车作为“120”一线救护车即可

二、X型题 30题

（即任意选择题，每道题后有5个或4个备选答案，备选答案中有1个或1个以上正确答案，多选或少选均不得分。）

1. 依法开展卫生应急工作，相关的法律法规包括：（　）

A. 《中华人民共和国传染病防治法》　B. 《突发公共卫生事件应急条例》

C. 《国家突发公共卫生事件应急预案》

D. 《全国卫生部门卫生应急管理工作规范》　E. 《中华人民共和国职业病防治法》

2. 根据《国家突发公共卫生事件相关信息报告管理工作规范（试行）》，对信息报告的时限和要求是：（　）

A. 责任报告单位和责任报告人应在2小时内以电话和传真等方式向指定的专业机构报告

B. 具备网络直报条件的责任报告单位和责任报告人，同时进行网络直报

C. 不具备网络直报条件的责任报告单位和责任报告人，采用最快的通信方式，将信息报告卡报送指定的专业机构

D. 指定的专业机构对信息报告卡进行审核，2小时内进行网络直报

E. 指定的专业机构同时以电话或传真等方式报告同级卫生行政部门

3. 有关突发公共卫生事件，叙述正确的是：（　）

A. 突然发生的公共卫生事件

B. 造成或者可能造成社会公众健康严重损害的重大传染病疫情

C. 群体性不明原因疾病　D. 重大食物和职业中毒　E. 严重影响公众健康的事件

4. 紧急医学救援队伍的指挥人员的主要任务包括：（　）

A. 下达集结指令　B. 协调通信　C. 上报信息

D. 对现场伤病员实施紧急救治　E. 抢救物资、保障药品供应

5. 在突发事件的应急处理中，医疗卫生机构必须：（　）

A. 对伤病员提供医疗救护和现场救援　B. 诊治伤病员，书写详细、完整的病历记录

C. 按规定转送伤病员　D. 对传染病患者的密切接触者采取医学观察措施

E. 防止院内感染

6. 甲类传染病是指：（　）

A. 新型冠状病毒肺炎　B. 传染性非典型肺炎　C. 霍乱　D. 艾滋病　E. 鼠疫

7. 传染病预防、控制预案应当包括以下哪些内容：（　）

A. 传染病预防控制指挥部的组成和相关部门的职责

B. 传染病的监测、信息收集、分析、报告、通报制度

C. 疾病预防控制机构、医疗机构在发生传染病疫情时的任务与职责

D. 传染病暴发、流行情况的分级以及相应的应急工作方案

E. 传染病预防、疫点疫区现场控制，应急设施、设备和救治药品、医疗器械以及其他物资、技术的储备与调用

8. 以下属于乙类传染病的是：（　）

A. 传染性非典型肺炎　B. 艾滋病　C. 霍乱　D. 鼠疫　E. 流行性感冒

9. 各级疾病预防控制机构承担传染病的____：（　）

A. 监测　B. 预测　C. 流行病学调查　D. 疫情报告　E. 其他预防、控制工作

10. 医疗机构应当对传染病患者或者疑似传染病患者提供____，并妥善保管：（　）

A. 现场救援　B. 医疗救护　C. 接诊治疗　D. 病历记录　E. 其他有关资料

11. 区域急救医疗中心负责服务区域内____和____的院前急救培训、质量管理等工作：（　）

A. “120”急救网络医院　B. “120”急救医疗指挥分中心

C. 急救医疗指挥机构直属急救站　D. “120”急救医疗指挥中心

12. 卫生健康行政部门应当定期组织开展面向____的急救知识和技能的宣传教育培训，增强公众的急救意识和自救、互救能力：（　）

A. 社区、农村　B. 企业　C. 事业单位　D. 机关

13. 以下哪些培训课程是市急救医疗指挥中心已经开设的：（　）

A. 院前急救规范化医护人员培训班　B. 院前急救规范化辅助人员培训班

C. 院前急救团队培训班　D. 院前创伤生命救援术证书课程培训班

14. 下列有关“120”急救网络医院信息管理职责的表述，说法正确的有：（　）

A. 应当做好院前医疗急救信息的登记、汇总、统计、保存和报告等工作

B. 应当按照医疗机构病历管理相关规定，做好现场抢救、转运途中救治、监护等过程的信息记录以及资料的保管工作

C. 有关单位或者个人在保存期限内申请查询、调取现场抢救、转运途中救治、监护等过程的信息记录资料的，拒绝提供任何资料

D. 应当保持院前急救专线电话的畅通，实行24小时应诊制，接受急救医疗指挥机构的统一指挥、调度

E. 以上均不正确

15. 医师在诊疗活动中应当：（　）

A. 对需要紧急救治但不能取得本人或者其近亲属意见的患者，医师应当采取紧急措施进行诊治，不得拒绝急救处置

B. 应当向患者说明病情、医疗措施和其他需要告知的事项

C. 不能或者不宜向患者说明的，应当向患者的近亲属说明，并取得其明确同意

D. 需要实施手术、特殊检查、特殊治疗的，医师应当及时向患者具体说明医疗风险、替代医疗方案等情况，并取得其明确同意

E. 医师实施医疗、预防、保健措施，签署有关医学证明文件，必须亲自诊查、调查，在紧急情况下，可以由同级医师代为及时填写病历等医学文书

16. 以下说法正确的是：（　）

A. 医师经注册后，可以在医疗卫生机构中按照注册的执业地点、执业类别、执业范围执业，从事相应的医疗卫生服务

B. 中医、中西医结合医师可以在医疗机构中的中医科、中西医结合科或者其他临床科室按照注册的执业类别、执业范围执业

C. 医师经相关专业培训和考核合格，可以增加执业范围。法律、行政法规对医师从事特定范围执业活动的资质条件有规定的，从其规定

D. 西医医师按照国家有关规定，在执业活动中可以采用与其专业相关的中医药技术方法

E. 经考试取得医师资格的中医医师按照国家有关规定，在执业活动中可以采用与其专业相关的西医药技术方法

17. 对于药物、器械的研究和使用，医师应当：（　）

A. 坚持“安全有效、经济合理”的用药原则

B. 遵循药品临床应用指导原则、临床诊疗指南和药品说明书等合理用药

C. 在尚无有效或者更好治疗手段等特殊情况下，医师取得患者明确知情同意后，可以采用药品说明书中未明确但具有循证医学证据的药品用法实施治疗

D. 医师开展药物、医疗器械临床试验和其他医学临床研究应当符合国家有关规定，遵循医学伦理规范开展，特殊情况下不一定需要取得书面知情同意

E. 医师应当使用经依法批准或者备案的药品、消毒药剂、医疗器械，采用合法、合规、科学的诊疗方法

18. 在执业活动中有下列情形之一的，医师应当按照有关规定及时向所在医疗卫生机构或者有关部门、机构报告：（　）

A. 发现传染病、突发不明原因疾病或者异常健康事件

B. 发生或者发现医疗事故

C. 发现可能与药品、医疗器械有关的不良反应或者不良事件

D. 发现假药或者劣药　　E. 发现患者涉嫌伤害事件或者非正常死亡

19. 患者或者其监护人、近亲属要求送往其指定医疗机构的，具有下列情形之一的，急救人员有权按照“就近、就急、满足专业需要”的原则决定将患者送往相应的医疗机构，并告知理由和如实记录，患者或者其监护人、近亲属应当配合：（　）

A. 患者病情危急或者有生命危险的

B. 要求送往的医疗机构与急救现场的路程距离超过5千米的

C. 要求送往的医疗机构不具备相应救治条件的

D. 依法需要对患者进行隔离治疗的

E. 患者或者其监护人、近亲属要求送往其指定的医疗机构，但是拒绝签字确认自行承担风险的

20. 发生突发事件时，卫生健康行政主管部门应当根据突发事件医疗应急预案分级分类组建急救转运专门队伍，并指导、规范社会急救医疗救治工作，保障救治渠道畅通。全市各级各类医疗机构应当按照应急响应级别做到：（　）

A. 接受急救医疗指挥机构的统一指挥、调度

B. 车到现场后立即将患者送往就近的医院救治

C. 开通急危重症患者就诊绿色通道

D. 现场出诊医生认为本院有救治能力的，都可以接回本院处理

E. 首先到达的医院应开展检伤分类和救治

21. 救护车在出车执行任务途中遇到其他需要急救的情况，应如何处理：（ ）

A. 停车查看并向“120”报告

B. 原则上救护车继续执行原派车任务，向现场人员做好解释

C. 如途中患者病情危重，救护车必须留下抢救时，与原任务呼车联系人做好解释，请其让“120”另行派车

D. 不停车，继续执行原任务，电话向“120”报告，请“120”派救护车抢救患者

E. 停车查看，协助处理患者后，继续前往执行原任务

22. 关于执业护士注册的说法，以下内容正确的是：（ ）

A. 获得中华人民共和国护士执业证书者，方可申请护士执业注册

B. 在中等职业学校完成普通全日制3年以上的护理专业课程学习，包括期间在教学、综合医院完成8个月以上护理临床实习，并取得相应学历证书者，可申请执业护士注册

C. 在高等学校完成国务院教育主管部门和国务院卫生主管部门规定的普通全日制3年以上的护理课程学习，包括在教学、综合医院完成8个月以上的护理临床实习，并取得相应学历证书者，可申请执业护士注册

D. 通过国家卫生健康委员会统一组织的护士执业资格考试，可申请执业护士注册

E. 护士执业注册申请，应当自通过护士执业资格考试之日起3年内提出

23. 以下日常临床护理工作以及对护士的监督管理，属于违法行为的是：（ ）

A. “120”急救网络某医院急诊科王护士，在给急诊患儿输液过程中，患儿家长因王护士进行2次静脉穿刺才成功，心生不满而对王护士大肆辱骂

B. “120”急救网络某医院急诊科丁护士，其最后一次护士执业证书注册日期是2015年6月，从2015年6月至2023年6月，甲医院一直安排丁护士从事临床护理工作

C. “120”急救网络某医院急诊科丁护士，毕业于某大学护理学院，具有4年全日制本科学历，经过统一考核，应聘至该院从事临床护理工作

D. 根据有关计划安排，市卫生健康主管部门收到某医院提交的一批护士执业注册申请，在材料审核环节中，发现首次注册的贾护士执业资格考试成绩已经超过3年，因此在收到申请材料后的第7天通知了该医院，并要求该医院立即通知贾护士本人

E. “120”急救网络某医院急诊科丁护士，其护士执业注册地点在甲医院，且入职以来一直在甲医院从事临床护理工作

24. 关于执业护士，以下说法<u>错误</u>的是：（ ）

A. 执业护士不属于卫生专业技术人员

B. 县人民医院护士执业的监督管理工作，由省级卫生行政部门负责

C. 在护理工作中做出杰出贡献的护士，卫生行政主管部门不能直接进行表彰，应由工会系统授予劳动模范、先进工作者等荣誉称号

D. 护士执业良好记录包括护士受到的表彰、奖励，以及完成政府指令性任务的情况等内容

E. 护士执业不良记录包括护士因违反《护士条例》，以及其他卫生管理法律法规、规章或者诊疗技术规范的规定而受到的行政处罚、处分的情况等内容

25. 关于执业护士培训，以下做法正确的是：（　）

A. “120”急救网络某医院急诊科，根据科室内不同岗位分工，制定了年度护士培训计划

B. “120”急救网络某医院急诊科，根据院前急救工作特点，制定了急诊专科护士助产技术培训的年度计划

C. “120”急救网络某医院急诊科黄护士，其在日常工作中勤于思考，勇于创新，个人拥有2项发明专利，护理部向医院提出申请，并同意委派黄护士外出进修1年

D. “120”急救网络某医院急诊科黄护士，其参加全国急诊医学学术会议的征文投稿，撰写的稿件被录用，医院安排黄护士参加全国急诊医学学术会议的交流学习

E. 某大学护理学院护理学专业学生李晓晓，在“120”急救网络某医院实习了6个月，由于她在临床实习中，勤学苦练，善于思考，表现突出，各科室的实践指导老师对其学习的各项操作技术进行考核后，均给出了很高的分数，李晓晓轮转至急诊科后，科室以任务繁忙、人力紧张为由，安排其单独上输液班

26. 以下关于急诊科护士在日常急诊急救护理工作中的行为，正确的是：（　）

A. “120”急救网络某医院急诊科李护士，在一次夜班工作中接诊了急诊送来的一名高热惊厥患儿，来院时患儿仍处于抽搐状态，意识不清，家属报患儿体重16kg，李护士立即给患儿肌内注射5mg地西泮注射液，同时呼唤同班同事通知休息中的儿科值班医生，儿科值班医生根据李护士的报告补开了肌内注射地西泮注射液的医嘱

B. “120”急救网络某医院急诊科李护士，一次在为留观患者进行输液准备时，发现医嘱中10%氯化钾注射液10mL的用药方式是“静脉注射”后，立即报告开具医嘱的医生，修改为“静脉滴注”

C. 护理临床带教进行典型案例分析时，老师没有向见习的学生公开典型病例患者的姓名

D. “120”急救网络某医院急诊科李护士，在抢救一名呼吸困难的艾滋病患者时，按医嘱为患者抽血检验，匆忙中，在抽血操作时没有戴手套

E. 登革热大流行，某医院决定抽调呼吸科3名护士到发热门诊支援护理工作

27. 《广州市社会急救医疗管理条例》所称的院前医疗急救是：（　）

A. 在患者送达医疗机构救治前开展的现场抢救　B. 转运途中的紧急救治

C. 以监护为主的医疗活动　D. 接受急救医疗指挥机构调度的医疗活动

E. 社会公众急救

28. 本市院前医疗急救网络由以下哪些机构组成：（　）

A. 急救医疗指挥机构　B. “120”急救网络医院　C. 区域急救医疗中心

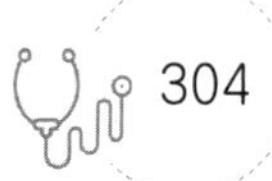

D. 急救医疗指挥机构直属急救站　E. 社区卫生服务中心

29. 关于院前急救信息的管理，以下处置正确的是：（　）

A. 急救医疗指挥机构要妥善保存“120”呼救专线电话录音、急救呼救受理信息等资料，保存时间不少于3年

B. “120”急救网络医院要做好现场抢救、转运途中救治、监护等过程的信息记录，以及资料的保管工作

C. “120”急救网络医院应当按照医疗机构病历管理相关规定，做好院前急救的信息记录及资料的保管工作

D. “120”急救网络医院应当参照医疗机构病历管理的相关规定，为有关单位或者个人提供在保存期限内的院前急救资料

E. 急救医疗指挥机构不须向患者及近亲属提供院前急救相关资料

30. 以下说法错误的是：（　）

A. 凡是救护车，都可以使用“120”的名称和急救标识

B. “120”网络医疗急救在车辆空闲的情况下，可以使用“120”急救车辆执行非院前医疗急救任务，对非急救患者进行转院、转送

C. “120”网络医疗急救在执行非紧急任务时，可以使用“120”的警报器和标志灯具

D. 禁止谎报呼救信息，禁止对“120”呼救专线电话进行恶意呼救和其他干扰

E. 社会车辆可以不避让执行医疗急救任务的救护车

参 考 答 案

第一部分　医生篇

一、A1型题　330题

1. E　2. E　3. A　4. D　5. B　6. C　7. C　8. D　9. B　10. D　11. E
12. D　13. B　14. A　15. B　16. C　17. C　18. E　19. B　20. A　21. D
22. C　23. D　24. A　25. C　26. D　27. C　28. A　29. A　30. C　31. E
32. C　33. B　34. D　35. B　36. E　37. B　38. E　39. D　40. A　41. D
42. E　43. A　44. E　45. D　46. D　47. E　48. D　49. E　50. B　51. E
52. D　53. E　54. D　55. E　56. B　57. B　58. D　59. E　60. E　61. D
62. B　63. C　64. A　65. C　66. E　67. D　68. C　69. A　70. A　71. B
72. D　73. B　74. C　75. E　76. C　77. D　78. C　79. D　80. A　81. B
82. D　83. C　84. A　85. C　86. D　87. C　88. E　89. C　90. C　91. D
92. D　93. B　94. C　95. B　96. A　97. C　98. C　99. E　100. D　101. E
102. B　103. D　104. E　105. C　106. E　107. C　108. E　109. C　110. E
111. B　112. C　113. C　114. D　115. B　116. E　117. B　118. E　119. E
120. D　121. A　122. E　123. A　124. D　125. B　126. E　127. A　128. D
129. B　130. D　131. B　132. D　133. C　134. B　135. C　136. E　137. A
138. A　139. D　140. B　141. C　142. B　143. C　144. B　145. D　146. C
147. E　148. D　149. E　150. B　151. E　152. D　153. E　154. E　155. E
156. E　157. E　158. A　159. D　160. D　161. D　162. C　163. D　164. E
165. E　166. E　167. E　168. C　169. A　170. D　171. E　172. E　173. E
174. E　175. E　176. E　177. E　178. D　179. A　180. C　181. D　182. B
183. A　184. B　185. E　186. C　187. B　188. C　189. B　190. E　191. A
192. C　193. B　194. C　195. D　196. C　197. A　198. E　199. A　200. D
201. E　202. E　203. A　204. A　205. D　206. E　207. B　208. A　209. A
210. C　211. D　212. C　213. E　214. B　215. D　216. D　217. B　218. B
219. E　220. B　221. D　222. D　223. C　224. C　225. D　226. D　227. E
228. B　229. A　230. A　231. E　232. D　233. D　234. A　235. B　236. A
237. D　238. C　239. A　240. C　241. B　242. D　243. B　244. E　245. E
246. D　247. B　248. C　249. A　250. A　251. E　252. C　253. E　254. B
255. A　256. D　257. C　258. E　259. E　260. D　261. D　262. C　263. A
264. D　265. A　266. E　267. A　268. E　269. E　270. D　271. E　272. A
273. C　274. B　275. B　276. E　277. D　278. C　279. D　280. B　281. A
282. B　283. D　284. E　285. D　286. B　287. E　288. B　289. E　290. C

291. C　292. E　293. E　294. E　295. E　296. E　297. A　298. B　299. C
300. E　301. C　302. A　303. D　304. D　305. B　306. D　307. C　308. B
309. A　310. D　311. C　312. E　313. E　314. A　315. B　316. E　317. A
318. A　319. A　320. D　321. B　322. D　323. E　324. D　325. C　326. A
327. E　328. B　329. B　330. B

二、A2型题　331题

1. D　2. C　3. B　4. D　5. E　6. D　7. C　8. B　9. E　10. A　11. C
12. C　13. D　14. E　15. B　16. D　17. D　18. A　19. B　20. C　21. B
22. C　23. D　24. E　25. B　26. E　27. C　28. A　29. B　30. C　31. D
32. B　33. C　34. A　35. C　36. D　37. C　38. B　39. C　40. C　41. E
42. D　43. E　44. B　45. D　46. E　47. D　48. C　49. C　50. E　51. C
52. A　53. D　54. E　55. C　56. E　57. C　58. E　59. A　60. E　61. D
62. C　63. B　64. B　65. C　66. D　67. E　68. C　69. B　70. C　71. C
72. D　73. E　74. B　75. E　76. B　77. A　78. C　79. A　80. C　81. D
82. D　83. E　84. E　85. D　86. D　87. E　88. B　89. B　90. E　91. A
92. B　93. A　94. C　95. D　96. B　97. B　98. B　99. E　100. B　101. E
102. A　103. A　104. C　105. D　106. E　107. C　108. E　109. E　110. C
111. D　112. B　113. E　114. C　115. E　116. B　117. D　118. C　119. A
120. D　121. D　122. C　123. D　124. E　125. D　126. B　127. D　128. E
129. D　130. D　131. D　132. C　133. B　134. B　135. B　136. B　137. D
138. A　139. A　140. A　141. D　142. D　143. C　144. C　145. C　146. C
147. B　148. D　149. B　150. A　151. B　152. A　153. E　154. A　155. B
156. C　157. D　158. A　159. E　160. B　161. A　162. C　163. E　164. E
165. B　166. E　167. D　168. E　169. A　170. D　171. D　172. A　173. B
174. C　175. E　176. D　177. C　178. D　179. C　180. D　181. B　182. B
183. C　184. A　185. C　186. D　187. E　188. D　189. B　190. E　191. D
192. D　193. C　194. C　195. C　196. B　197. D　198. C　199. E　200. B
201. E　202. B　203. B　204. D　205. E　206. D　207. B　208. D　209. D
210. D　211. E　212. B　213. C　214. B　215. D　216. D　217. B　218. D
219. C　220. B　221. D　222. A　223. B　224. B　225. C　226. B　227. C
228. B　229. A　230. D　231. C　232. B　233. C　234. D　235. B　236. E
237. E　238. D　239. C　240. D　241. B　242. E　243. D　244. B　245. C
246. D　247. A　248. C　249. A　250. B　251. A　252. B　253. C　254. A
255. E　256. C　257. C　258. D　259. E　260. A　261. E　262. E　263. B
264. C　265. C　266. B　267. A　268. A　269. A　270. B　271. E　272. C

273. D 274. C 275. D 276. D 277. E 278. E 279. B 280. D 281. D
282. E 283. A 284. D 285. E 286. D 287. A 288. B 289. B 290. B
291. A 292. B 293. A 294. E 295. C 296. B 297. D 298. B 299. B
300. E 301. A 302. C 303. B 304. D 305. C 306. D 307. C 308. C
309. E 310. E 311. B 312. D 313. B 314. C 315. D 316. D 317. D
318. C 319. E 320. D 321. D 322. C 323. B 324. C 325. B 326. E
327. D 328. A 329. B 330. C 331. B

三、A3型题 348题

1. E 2. C 3. D 4. A 5. A 6. A 7. D 8. D 9. D 10. E 11. D
12. C 13. C 14. A 15. D 16. B 17. D 18. E 19. E 20. E 21. C
22. B 23. A 24. C 25. E 26. E 27. E 28. B 29. C 30. D 31. B
32. D 33. C 34. E 35. B 36. C 37. D 38. B 39. E 40. C 41. D
42. E 43. E 44. E 45. D 46. B 47. E 48. D 49. C 50. D 51. C
52. E 53. E 54. B 55. D 56. D 57. E 58. D 59. E 60. B 61. A
62. B 63. B 64. C 65. A 66. C 67. B 68. D 69. E 70. B 71. D
72. D 73. E 74. A 75. B 76. B 77. E 78. C 79. A 80. B 81. A
82. C 83. E 84. E 85. A 86. E 87. E 88. E 89. A 90. A 91. E
92. D 93. D 94. E 95. A 96. C 97. A 98. B 99. B 100. A 101. A
102. B 103. A 104. C 105. C 106. B 107. D 108. A 109. A 110. B
111. B 112. E 113. E 114. B 115. D 116. A 117. A 118. A 119. E
120. E 121. B 122. E 123. E 124. A 125. B 126. D 127. A 128. C
129. B 130. D 131. E 132. A 133. A 134. C 135. E 136. A 137. E
138. C 139. A 140. C 141. B 142. A 143. E 144. B 145. D 146. B
147. B 148. A 149. C 150. C 151. C 152. D 153. A 154. E 155. D
156. C 157. D 158. C 159. A 160. B 161. B 162. A 163. E 164. E
165. B 166. E 167. B 168. D 169. C 170. B 171. A 172. C 173. B
174. E 175. B 176. E 177. D 178. D 179. A 180. B 181. D 182. B
183. B 184. C 185. D 186. E 187. C 188. D 189. A 190. B 191. D
192. D 193. E 194. B 195. D 196. B 197. B 198. E 199. B 200. A
201. C 202. B 203. E 204. A 205. D 206. C 207. B 208. D 209. E
210. D 211. B 212. C 213. B 214. A 215. D 216. B 217. D 218. A
219. D 220. C 221. A 222. D 223. B 224. B 225. D 226. A 227. E
228. A 229. D 230. B 231. B 232. B 233. E 234. B 235. A 236. B
237. E 238. D 239. E 240. A 241. E 242. A 243. C 244. E 245. B
246. A 247. B 248. B 249. C 250. D 251. B 252. C 253. E 254. B

255. E　256. A　257. A　258. B　259. E　260. C　261. A　262. E　263. E
264. E　265. A　266. B　267. D　268. B　269. A　270. B　271. D　272. A
273. B　274. D　275. E　276. E　277. D　278. B　279. D　280. A　281. E
282. C　283. D　284. D　285. C　286. E　287. B　288. C　289. E　290. E
291. A　292. B　293. D　294. D　295. D　296. B　297. B　298. D　299. E
300. B　301. A　302. E　303. D　304. A　305. E　306. A　307. E　308. C
309. D　310. C　311. D　312. E　313. C　314. D　315. E　316. D　317. E
318. D　319. D　320. B　321. C　322. B　323. A　324. E　325. D　326. D
327. C　328. E　329. D　330. E　331. E　332. D　333. C　334. E　335. D
336. C　337. D　338. B　339. E　340. B　341. A　342. B　343. C　344. D
345. C　346. E　347. B　348. C

四、A4型题　156题

1. B　2. A　3. E　4. C　5. E　6. D　7. A　8. E　9. D　10. C　11. D
12. B　13. A　14. E　15. E　16. B　17. D　18. C　19. E　20. B　21. D
22. E　23. A　24. A　25. C　26. B　27. E　28. C　29. D　30. A　31. C
32. E　33. E　34. B　35. D　36. E　37. C　38. E　39. D　40. D　41. E
42. C　43. E　44. A　45. A　46. C　47. D　48. A　49. B　50. D　51. C
52. C　53. C　54. B　55. C　56. B　57. E　58. C　59. B　60. B　61. D
62. E　63. B　64. C　65. C　66. B　67. A　68. C　69. A　70. B　71. C
72. D　73. D　74. D　75. C　76. E　77. E　78. A　79. D　80. E　81. B
82. D　83. C　84. B　85. D　86. D　87. C　88. B　89. C　90. D　91. D
92. B　93. D　94. E　95. B　96. D　97. E　98. C　99. E　100. B　101. E
102. C　103. E　104. A　105. C　106. A　107. B　108. D　109. D　110. B
111. D　112. E　113. E　114. B　115. C　116. E　117. A　118. A　119. A
120. E　121. E　122. C　123. D　124. B　125. A　126. D　127. D　128. E
129. C　130. E　131. B　132. C　133. A　134. B　135. B　136. C　137. E
138. D　139. E　140. D　141. C　142. D　143. E　144. B　145. E　146. C
147. B　148. C　149. B　150. C　151. B　152. D　153. E　154. A　155. C
156. C

五、X型题　156题

1. ABCDE　2. ABCDE　3. ABCDE　4. ABDE　5. ABCDE　6. ABCDE　7. ABCDE
8. ABCDE　9. ABCDE　10. ABCDE　11. ABCDE　12. ABCDE　13. ABCDE
14. AD　15. ABCDE　16. ABCDE　17. ACDE　18. ABCD　19. ABCE　20. ACE
21. BDE　22. ABCD　23. ABCE　24. ABD　25. ABCDE　26. ACD　27. ABDE

28. ABCDE 29. ABCE 30. ABCDE 31. ABCDE 32. ABCDE 33. ABCDE 34. ABCDE 35. ABE 36. ACD 37. ABCE 38. ADE 39. ABDE 40. BCD 41. ABD 42. CDE 43. ABCE 44. ABCE 45. ACE 46. ABCD 47. BCDE 48. BCD 49. ABCDE 50. ABDE 51. CD 52. BCDE 53. BDE 54. BD 55. ABCDE 56. BCD 57. ABCD 58. AD 59. ABCD 60. ABCDE 61. ABCDE 62. ABCE 63. ABCDE 64. ADE 65. ACDE 66. ABCDE 67. ABCDE 68. ABCDE 69. DE 70. ADE 71. ABCDE 72. BCE 73. ABDE 74. ABCDE 75. ABCDE 76. ABCE 77. ABCDE 78. ACE 79. ABCE 80. BE 81. ABCE 82. ACDE 83. ACDE 84. ABCDE 85. ABD 86. ABCDE 87. ABCDE 88. ABC 89. ABCD 90. ABCDE 91. ABCDE 92. ACDE 93. ABCDE 94. ABCDE 95. ABCDE 96. BD 97. ABCDE 98. ADE 99. ABCD 100. ABDE 101. ACDE 102. ABCE 103. ACDE 104. ABCDE 105. ABCDE 106. A 107. CE 108. BCD 109. ABCE 110. BCD 111. ABCDE 112. ABCDE 113. ABCDE 114. ABCDE 115. ABC 116. ACE 117. ABDE 118. ABCE 119. ABCDE 120. ABDE 121. AB 122. ABCDE 123. ABCE 124. ABD 125. ACE 126. ABCE 127. CD 128. ADE 129. BE 130. ACE 131. ABD 132. ABCD 133. ABDE 134. BCDE 135. BCDE 136. ABCD 137. BCDE 138. ABE 139. BCE 140. ABE 141. ADE 142. BCE 143. BE 144. BCD 145. ABCD 146. ACD 147. BE 148. ABDE 149. ABCD 150. BC 151. ACDE 152. ABCDE 153. ABCDE 154. ABCDE 155. ADE 156. ABCDE

第二部分 护士篇

一、A1型题 190题

1. A 2. D 3. B 4. C 5. C 6. A 7. E 8. B 9. E 10. D 11. B 12. E 13. B 14. C 15. C 16. C 17. D 18. A 19. D 20. B 21. A 22. C 23. D 24. C 25. E 26. A 27. B 28. B 29. A 30. C 31. C 32. B 33. B 34. D 35. D 36. B 37. B 38. A 39. B 40. E 41. A 42. E 43. A 44. D 45. E 46. E 47. C 48. E 49. D 50. E 51. C 52. C 53. B 54. D 55. C 56. E 57. D 58. B 59. D 60. D 61. B 62. D 63. E 64. E 65. C 66. A 67. A 68. B 69. C 70. D 71. C 72. C 73. C 74. C 75. D 76. B 77. E 78. B 79. B 80. A 81. E 82. C 83. C 84. C 85. D 86. C 87. D 88. D 89. E 90. D 91. B 92. C 93. B 94. A 95. C 96. B 97. E 98. E 99. D 100. E 101. E 102. A 103. E 104. C 105. D 106. C 107. C 108. D 109. C 110. E

111. D　112. C　113. E　114. C　115. D　116. C　117. B　118. C　119. E
120. B　121. D　122. E　123. C　124. E　125. E　126. B　127. E　128. C
129. E　130. C　131. D　132. E　133. B　134. E　135. B　136. C　137. A
138. E　139. B　140. E　141. E　142. C　143. D　144. E　145. C　146. D
147. A　148. C　149. B　150. B　151. B　152. E　153. E　154. A　155. E
156. E　157. B　158. A　159. C　160. A　161. D　162. B　163. C　164. D
165. D　166. E　167. C　168. D　169. C　170. E　171. E　172. A　173. A
174. E　175. A　176. C　177. A　178. A　179. C　180. D　181. C　182. C
183. B　184. A　185. E　186. E　187. E　188. D　189. D　190. B

二、A2型题　257题

1. D　2. E　3. D　4. E　5. E　6. A　7. D　8. C　9. B　10. E　11. B
12. B　13. E　14. B　15. D　16. B　17. D　18. E　19. D　20. C　21. C
22. A　23. B　24. B　25. C　26. C　27. C　28. D　29. A　30. A　31. D
32. B　33. C　34. D　35. B　36. D　37. E　38. A　39. B　40. B　41. D
42. D　43. E　44. C　45. D　46. B　47. A　48. E　49. E　50. E　51. B
52. C　53. E　54. C　55. E　56. E　57. E　58. D　59. D　60. D　61. C
62. C　63. C　64. E　65. E　66. D　67. A　68. B　69. C　70. D　71. D
72. C　73. D　74. B　75. E　76. B　77. E　78. E　79. D　80. C　81. C
82. E　83. C　84. A　85. B　86. D　87. C　88. A　89. B　90. B　91. E
92. D　93. A　94. B　95. C　96. D　97. A　98. C　99. A　100. B　101. B
102. E　103. B　104. D　105. C　106. D　107. E　108. B　109. E　110. D
111. E　112. C　113. E　114. D　115. B　116. D　117. C　118. A　119. D
120. B　121. B　122. E　123. B　124. C　125. D　126. B　127. C　128. B
129. E　130. D　131. C　132. B　133. E　134. D　135. C　136. D　137. E
138. E　139. A　140. B　141. B　142. B　143. E　144. B　145. B　146. C
147. B　148. A　149. D　150. C　151. B　152. B　153. E　154. C　155. A
156. A　157. D　158. B　159. E　160. E　161. B　162. D　163. A　164. D
165. B　166. C　167. A　168. C　169. C　170. C　171. B　172. E　173. A
174. D　175. D　176. A　177. C　178. A　179. B　180. B　181. A　182. E
183. A　184. B　185. A　186. C　187. C　188. D　189. A　190. D　191. E
192. E　193. C　194. D　195. B　196. B　197. A　198. B　199. A　200. E
201. B　202. C　203. D　204. C　205. B　206. D　207. A　208. E　209. A
210. B　211. E　212. C　213. D　214. C　215. D　216. C　217. E　218. B
219. B　220. A　221. C　222. B　223. E　224. D　225. D　226. B　227. E
228. E　229. D　230. B　231. E　232. A　233. C　234. A　235. B　236. D

237. A 238. B 239. D 240. D 241. A 242. B 243. E 244. C 245. E
246. B 247. C 248. B 249. E 250. A 251. C 252. A 253. A 254. E
255. E 256. D 257. C

三、A3型题 180题

1. C 2. D 3. A 4. E 5. E 6. A 7. D 8. E 9. D 10. E 11. C
12. D 13. B 14. E 15. E 16. D 17. E 18. C 19. B 20. E 21. B
22. D 23. B 24. D 25. B 26. E 27. A 28. C 29. C 30. A 31. E
32. C 33. D 34. D 35. B 36. A 37. A 38. B 39. A 40. E 41. D
42. A 43. B 44. A 45. C 46. C 47. D 48. C 49. E 50. A 51. B
52. B 53. D 54. E 55. B 56. E 57. C 58. E 59. C 60. E 61. D
62. E 63. D 64. D 65. B 66. A 67. A 68. C 69. E 70. D 71. A
72. A 73. D 74. D 75. B 76. C 77. A 78. E 79. C 80. C 81. C
82. B 83. A 84. B 85. C 86. D 87. E 88. B 89. A 90. C 91. C
92. E 93. B 94. E 95. E 96. B 97. D 98. A 99. A 100. A 101. C
102. B 103. B 104. D 105. E 106. A 107. D 108. B 109. C 110. A
111. E 112. C 113. B 114. C 115. E 116. E 117. D 118. B 119. D
120. C 121. B 122. D 123. D 124. C 125. C 126. A 127. C 128. A
129. C 130. D 131. B 132. A 133. A 134. C 135. D 136. D 137. C
138. E 139. B 140. B 141. C 142. D 143. A 144. A 145. B 146. D
147. D 148. D 149. C 150. E 151. C 152. A 153. A 154. E 155. A
156. C 157. C 158. A 159. C 160. D 161. A 162. C 163. C 164. B
165. A 166. A 167. C 168. A 169. B 170. D 171. A 172. B 173. B
174. C 175. C 176. C 177. A 178. D 179. A 180. C

四、A4型题 175题

1. D 2. B 3. E 4. E 5. D 6. B 7. D 8. D 9. E 10. B 11. A
12. E 13. A 14. D 15. E 16. D 17. E 18. D 19. C 20. D 21. B
22. B 23. E 24. B 25. A 26. E 27. A 28. D 29. B 30. D 31. E
32. B 33. B 34. B 35. D 36. B 37. B 38. A 39. E 40. B 41. A
42. E 43. C 44. E 45. D 46. A 47. E 48. D 49. C 50. D 51. B
52. A 53. D 54. B 55. E 56. C 57. C 58. B 59. C 60. E 61. B
62. B 63. E 64. D 65. A 66. D 67. D 68. C 69. C 70. C 71. B
72. A 73. A 74. B 75. B 76. C 77. B 78. D 79. D 80. C 81. B
82. B 83. D 84. B 85. B 86. A 87. D 88. A 89. C 90. A 91. C
92. B 93. B 94. B 95. D 96. D 97. C 98. E 99. C 100. A 101. A

102. E 103. D 104. E 105. A 106. C 107. C 108. D 109. D 110. D
111. D 112. A 113. A 114. C 115. D 116. B 117. C 118. D 119. C
120. C 121. D 122. E 123. B 124. B 125. D 126. E 127. A 128. D
129. A 130. C 131. C 132. E 133. C 134. E 135. A 136. C 137. A
138. C 139. D 140. C 141. E 142. B 143. E 144. C 145. E 146. D
147. A 148. E 149. B 150. E 151. A 152. A 153. A 154. A 155. D
156. A 157. A 158. C 159. A 160. C 161. C 162. D 163. A 164. B
165. D 166. D 167. B 168. C 169. B 170. C 171. C 172. D 173. E
174. B 175. A

五、X型题 95题

1. ABCD 2. ABCDE 3. ABCDE 4. ABCDE 5. ABCDE 6. ABCDE 7. AD
8. ABCDE 9. ACDE 10. ABCDE 11. CDE 12. ABCDE 13. ABCDE 14. ABCE
15. ABCDE 16. BCDE 17. BCE 18. ABCD 19. ACD 20. ABCDE 21. ABCDE
22. ABDE 23. BCDE 24. ABE 25. BCD 26. ABC 27. ABCDE 28. ABDE
29. ABCDE 30. ABDE 31. BCDE 32. ABCD 33. AE 34. CD 35. ABCE
36. ABCDE 37. ABCE 38. ABCD 39. ABCDE 40. ADE 41. ABCE 42. ABCDE
43. ABDE 44. ABCD 45. ABCDE 46. ABCDE 47. ABCDE 48. ABCDE
49. ABCD 50. ABCDE 51. ABCDE 52. ABCDE 53. ABDE 54. BD 55. CD
56. ACE 57. ACE 58. ACDE 59. BCE 60. ABCDE 61. ABCE 62. BCDE
63. ABCD 64. ABCDE 65. ACE 66. AC 67. ACE 68. BD 69. BCE 70. ACD
71. ABC 72. AC 73. ABCDE 74. ABCDE 75. ABD 76. ABDE 77. AB
78. ABCDE 79. ABC 80. ABCE 81. ABCDE 82. ABCDE 83. ABCDE
84. ABCDE 85. ABCD 86. ABCDE 87. ACDE 88. ABCDE 89. BE
90. ABC 91. ABCDE 92. ABCDE 93. ABCE 94. ABCDE 95. ABCDE

第三部分 医疗辅助人员篇

A1型题 99题

1. E 2. D 3. B 4. E 5. C 6. D 7. A 8. D 9. A 10. B 11. E
12. C 13. B 14. C 15. C 16. B 17. C 18. D 19. E 20. B 21. C
22. E 23. A 24. E 25. E 26. C 27. C 28. A 29. E 30. C 31. B
32. A 33. C 34. E 35. C 36. C 37. D 38. D 39. C 40. D 41. E
42. D 43. B 44. D 45. E 46. D 47. C 48. C 49. E 50. D 51. C
52. A 53. D 54. E 55. D 56. A 57. B 58. E 59. B 60. B 61. B

62. B 63. A 64. B 65. A 66. E 67. D 68. B 69. E 70. A 71. B
72. D 73. E 74. C 75. E 76. D 77. E 78. D 79. E 80. C 81. D
82. B 83. D 84. B 85. D 86. B 87. A 88. C 89. B 90. D 91. A
92. B 93. B 94. C 95. B 96. C 97. D 98. D 99. E

第四部分　法律法规篇

一、A1型题　125题

1. E 2. B 3. D 4. B 5. D 6. B 7. C 8. C 9. E 10. E 11. A
12. D 13. E 14. D 15. E 16. D 17. C 18. B 19. C 20. C 21. C
22. B 23. A 24. D 25. C 26. C 27. D 28. A 29. E 30. B 31. C
32. B 33. D 34. E 35. A 36. A 37. B 38. C 39. A 40. E 41. C
42. C 43. C 44. D 45. B 46. A 47. C 48. C 49. A 50. A 51. D
52. A 53. E 54. A 55. B 56. D 57. E 58. D 59. A 60. B 61. B
62. D 63. C 64. C 65. B 66. B 67. B 68. A 69. B 70. A 71. B
72. B 73. D 74. C 75. B 76. A 77. E 78. B 79. E 80. A 81. E
82. E 83. E 84. E 85. E 86. E 87. A 88. E 89. B 90. E 91. C
92. B 93. E 94. A 95. D 96. A 97. E 98. E 99. A 100. E 101. E
102. C 103. B 104. C 105. A 106. D 107. C 108. D 109. E 110. B
111. C 112. A 113. B 114. D 115. B 116. E 117. C 118. E 119. D
120. C 121. D 122. C 123. D 124. D 125. A

二、X型题　30题

1. ABCDE 2. ABCDE 3. ABCDE 4. ABCE 5. ABCDE 6. CE 7. ABCDE
8. AB 9. ABCDE 10. ABCDE 11. AC 12. ABCD 13. ABCD 14. ABD
15. ABCD 16. ABCE 17. ABCE 18. ABCDE 19. ACDE 20. ACE 21. AB
22. ABCDE 23. AB 24. ABC 25. ABCD 26. BCE 27. ABCD 28. ABCD
29. ABCD 30. ABCE